瘙 痒
Pruritus

瘙 痒
Pruritus

原　著　Laurent Misery

　　　　Sonja Ständer

主　译　谢志强

副主译　张春雷　杨高云　李启芳

主　审　朱学骏　陈学荣

北京大学医学出版社

SAOYANG

图书在版编目（CIP）数据

瘙痒 /（法）米色瑞（Misery, L.），（德）斯塔德原著；
谢志强译，—北京：北京大学医学出版社，2014.3
书名原文：Pruritus
ISBN 978-7-5659-0732-6

Ⅰ．①瘙…　Ⅱ．①米…②斯…③谢…　Ⅲ．①瘙痒
Ⅳ．① R758.3

中国版本图书馆 CIP 数据核字（2013）第 309154 号

北京市版权局著作权合同登记号：图字 01-2012-1506

Translation from English language edition:
Pruritus
by Laurent Misery and Sonja Ständer
Copyright © 2010 Springer-Verlag London Limited
Springer London is a part of Springer Science+Business Media
All Rights Reserved

瘙　痒

主　译：谢志强
出版发行：北京大学医学出版社（电话：010-82802230）
地　　址：（100191）北京市海淀区学院路 38 号　北京大学医学部院内
网　　址：http://www.pumpress.com.cn
E-mail：booksale@bjmu.edu.cn
印　　刷：北京佳信达欣艺术印刷有限公司
经　　销：新华书店
责任编辑：韩忠刚　金美娜　　责任校对：金彤文　　责任印制：张京生
开　　本：787mm×1092mm　1/16　　印张：21.25　　插页：2　　字数：479 千字
版　　次：2014 年 3 月第 1 版　2014 年 3 月第 1 次印刷
书　　号：ISBN 978-7-5659-0732-6
定　　价：99.00 元
版权所有，违者必究
（凡属质量问题请与本社发行部联系退换）

译者名单

（按姓名汉语拼音排序）

白培明　厦门大学附属中山医院泌尿外科
陈步东　首都医科大学附属北京友谊医院放射科
段昕所　承德医学院附属医院皮肤科
韩　宁　中国医科大学附属盛京医院麻醉科
兰宇贞　北京大学第三医院皮肤科
李启芳　上海交通大学医学院附属第九人民医院麻醉与疼痛医学中心
陆　洁　承德医学院附属医院皮肤科
路雪艳　北京大学第三医院皮肤科
门月华　北京大学第三医院皮肤科
孟秀丽　北京大学第三医院麻醉科及北京大学第三医院疼痛医学中心
牛云彤　天津武警医学院附属医院皮肤科
谭艳红　北京中关村医院皮肤科
王文慧　北京大学第三医院皮肤科
乌仁娜　清华大学医院眼科
谢志强　北京大学第三医院皮肤科及北京大学第三医院疼痛医学中心
徐丽敏　天津市中医药研究院附属医院皮肤科
杨高云　首都医科大学附属北京友谊医院皮肤科
张春雷　北京大学第三医院皮肤科及北京大学第三医院疼痛医学中心
张广中　北京中医院皮肤科
张宏宇　第三军医大学西南医院肝胆外科
张俊岭　天津市中医药研究院附属医院皮肤科
张理涛　天津市中医药研究院附属医院皮肤科
Xiang Zhang　美国德州大学 MD 安德森癌症中心皮肤科

主　审：朱学骏　北京大学第一医院皮肤科
　　　　陈学荣　北京大学第三医院皮肤科

中文版序

　　瘙痒是皮肤病最为独特、也是最为常见的症状。但对瘙痒的认识却是不够的，论述瘙痒的专著更如凤毛麟角，少之又少。由法德二国学者 Laurent Misery 和 Sonja Ständer 主编的《瘙痒》则是近年来出版的一本好书。该书分神经生理、临床及治疗三部分，从基础至临床对瘙痒作了全面的论述。

　　我的同事、北京大学第三医院皮肤科谢志强教授长期以来从事瘙痒的研究。他在日常繁忙的工作之余，牵头组织多个学科的医生翻译了《瘙痒》这部著作，相信对我国从事瘙痒研究的学者，对广大皮肤科医生将是大有裨益的。

北京大学第一医院　朱学骏

2014 年 2 月

译者前言

瘙痒，特别是慢性瘙痒，是一种不愉快的多维度的复杂感受或反应，可引发搔抓和不良情绪反应，皮肤科医生对之既熟悉又陌生，这与目前瘙痒的流行性、缺乏充分有效治疗手段及对瘙痒的研究与认识相对滞后不无关系。因此，多年来，瘙痒特别是慢性瘙痒，一直是困扰患者和医生的棘手问题。然而，过去的 10 年，无论在基础领域还是在临床领域，有关瘙痒的研究都取得了令人兴奋的进展。相信这些研究进展的临床转化，正在改变或必将改变临床医生对瘙痒诊断和治疗的传统理念。

2010 年，我有幸赴美国圣路易斯华盛顿大学医学院疼痛 / 瘙痒研究中心（Center for the Study of Itch, Washington University School of Medicine Pain Center）作研究访问学者，在那里有机会体验和了解美国前沿瘙痒研究实验室的研究工作，并有机会汲取国际上有关瘙痒的基础和临床研究的前沿信息。这段经历对我来说非常珍贵，不但强化了我对瘙痒的研究兴趣，还促使我考虑如何将这些进展信息系统地传递给我国的临床医生，特别是天天与瘙痒打交道的皮肤科医生，并对同道们的临床实践和研究有所启发或帮助。在华盛顿大学医学院瘙痒研究中心访问期间，我发现了由法国 Laurent Misery 教授和德国 Sonja Ständer 教授主编的《Pruritus》一书，通篇浏览此书，兴奋不已，发现其中内容丰富，论述简明扼要，贴近临床，实用性强，由此萌生了翻译此书的想法。2011 年底，我与对瘙痒有兴趣的同行们约定，将此书翻译成中文呈现给中国读者。

本书是瘙痒领域的一本国际性权威著作，第一篇为神经生理学，包括瘙痒的神经解剖学、神经介质和受体、瘙痒的调节、瘙痒与疼痛的相互作用、神经影像、瘙痒的测量及瘙痒的实验模型等基础内容。第二篇为临床部分，涵盖了与瘙痒有关的皮肤病、系统性疾病、神经性疾病、肿瘤及心身和精神疾病等多个学科内容，也包括瘙痒的分类和患者检查。第三篇为治疗部分，包括外用药物、系统药物、心理治疗、物理治疗及针灸。总之，本书对瘙痒作了全面而简约的论述，涵盖基础与临床，特别是涵盖了多个临床学科。因此相信此书内容会惠及多个相关学科的医生、研究生和科研人员。

参加本书翻译的人员为来自国内多家医学院校及医院的专家教授及其研究生们，部分同行正在或曾在美国及德国留学或工作；同时邀请北京大学第一医院皮肤科朱学骏教授和北京大学第三医院皮肤科陈学荣教授担任本书主审。尽管译者们尽了最大的努力，尽量使译文忠实于原文；然而，由于内容涉及多个学科，译文中难免会有不足或不准确之处，恳请各位同道和读者谅解并予以指正。

谢志强
2013 年 10 月于北京大学医学部校园

原 著 序

20 世纪末（1994 年），我主编了第一本有关瘙痒的综合性医学教科书。从那时起，有关瘙痒的临床和实验室研究蓬勃发展。

目前，有一个有关瘙痒研究的国际论坛（www.itchforum.net），在其赞助下成立了有关瘙痒研究的 4 个国际机构，研究和讨论有关瘙痒的各个方面：从化学受体到特异的瘙痒神经元、从瘙痒抑制剂到临床治疗。

在过去的 15 年里，有关瘙痒的研究在各个领域都取得了进步：神经解剖学、神经生理学、分子生物学、诊断、命名、分类和治疗。

本书涵盖了专家们撰写的关于瘙痒从实验室到临床的各个方面。Misery 和 Ständer——两位全球公认的瘙痒研究领导者——现在出版了这本 21 世纪关于瘙痒的书籍。

Jeffrey D. Bernhard, MD, FRCPedin

（王文慧 译　谢志强 校）

原 著 序

美国诗人 Ogden Nash 告诉我们："快乐就是搔抓每一处瘙痒"，这句精辟的格言说得非常真实。然而，对于慢性瘙痒患者，我们仍缺乏切实有效的解决办法。在临床中，尽管我们已经尽力，还是常常要面对因剧烈、顽固的瘙痒而不快乐的患者。

瘙痒是皮肤病的显著症状，直到我职业生涯的近几年，瘙痒都一直没有或很少被生理学家关注。在它过去被注意时，也总是被降级，认为是灰姑娘式的微弱状态的疼痛，尽管二者的差异非常明显，如对疼痛的躲避反射和对瘙痒的搔抓反应完全不同。皮肤生理领域的敏锐观察家 Thomas Lewis 在他的经典文章《人类皮肤的血管及其反应》中，有几章讨论组胺的作用，但从未提及瘙痒。

幸运的是，我们在 21 世纪从分子水平见证了瘙痒研究机制的高潮，对瘙痒的神经生理学有了深刻理解，这给瘙痒患者的治疗带来了福音。神经生理学技术的进展促进了这些进步，包括微神经学和人脑正电子发射断层显像术、评价瘙痒和它对生活质量不良影响方法的改良。生理学家 Pat Wall 最近提出一个观点，即瘙痒可以由中枢产生，由中枢神经系统传入神经元传导失调引起，这个观点也对瘙痒的治疗策略产生了影响。

尽管本书不是首本把瘙痒多方面研究糅合在一起的书，但本书为新研究奠定更加坚实的基础，尤其在基础分子水平和治疗应用价值方面。本书由 Misery 和 Ständer（二者都是当前瘙痒研究领域的领军人物）主编，成功地概括了所有主要的研究进展。由于他们的临床背景，本书的论述重点着眼于转化研究，很多内容不仅吸引执业医师，也吸引科研工作者。

总之，本书将会是实验室和临床图书馆非常珍贵的藏书。

Malcolm W. Greaves
Emeritus Professor of Dermatology, The Cutaneous Allergy Clinic,
St John's Institute of Dermatology, St Thomas' Hospital,
Lambeth Palace Rd, London SE1 7EH UK

（王文慧 译 谢志强 校）

原 著 序

　　我很高兴为 Misery 医生和 Ständer 医生编写的《瘙痒》一书作序，并且祝贺他们这一杰出的贡献。他们在皮肤神经生物学临床和实验室研究方面开拓多年，增加了对瘙痒的理解，并且发展了新的治疗策略。

　　瘙痒是身体对外界有害刺激或累及很多器官的多种疾病的一种重要的危险信号，由于知识的缺乏，以往曾被忽视，认为是"疼痛的小妹妹"。它可以发展得令人非常痛苦，严重影响患者的生活质量，在一些病例中，瘙痒甚至能引起患者自杀。由于我们对瘙痒病理生理学和分子学基础理解的巨大进步，瘙痒有了新的分类方法；一些新的化合物已经可用，其他一些正在研究中，形成一种针对瘙痒潜在病因的个体化治疗。

　　本书有关瘙痒的复杂的流行病学、临床、实验室和治疗方面最前沿的知识，由本领域一流专家汇集提供。本书分为 3 篇，每一篇按照逻辑顺序分章。第一篇主要讨论基础方面，比如神经解剖学、中枢和外周传导、神经肽及其受体、神经影像、测量工具及动物模型。第二篇致力于不同形式瘙痒的临床方面研究，以及与瘙痒相关的疾病和心理学的介绍。第三篇主要介绍了对不同形式瘙痒有特定疗效的最新治疗进展。

　　我确信，这本对快速发展的瘙痒领域进行深入研究的优秀的书，会成为所有需要处理具有这一痛苦症状的临床医师的必需品；对于那些对瘙痒研究有兴趣的科学家，本书将提供有关最新资料。

Thomas A. Luger
Professor and Chairman
Department of Dermatology
University of Münster
Münster, Germany
（王文慧 译　谢志强 校）

原著前言

瘙痒[1,3]是一种使人想去搔抓的不愉快的感觉，这个定义在近 350 年内未有改变。只要动物和人类具有皮肤或毛皮，瘙痒作为一种保护性机制就将继续存在。急性和慢性瘙痒也是皮肤科和非皮肤科疾病的常见表现。最近的流行病学研究[2]显示，慢性瘙痒非常常见（占人口近 1/3）。

所有遭受瘙痒痛苦的患者都知道，瘙痒是一种使人非常苦恼的感觉，对生活质量有很大影响。然而，在 20 世纪初期之前，这个重要的症状被认为是"小弟弟"，与疼痛相比不严重。这种认识模式的后果是有关这个领域的研究受阻及有效的抗瘙痒药物开发滞后。近年来，有关瘙痒的新概念和发现已经彻底改变了我们对瘙痒的理解，我们提出了新的治疗手段。由于第一个致力于瘙痒研究的协会即瘙痒研究国际论坛（IFSI，网址：www.itchforum.net）的创建，国际协作开始真正发挥作用。

我们的目的是提供一本有关瘙痒的书，通过有关瘙痒病因和治疗实用性的数据，展示有关病理生理和治疗学的所有新数据，给面对瘙痒患者的医生带来便利。如果没有来自全世界的专家和朋友，这本书不可能完成；因此，我们应该感谢所有对这本书做出贡献的作者。

Laurent Misery

Sonja Ständer

（王文慧 译 谢志强 校）

参考文献

1. Bernhard JD. *Itch. Mechanisms and Management of Pruritus*. Mac Graw-Hill; 1994:454.

2. Dalgard F, Lien L, Dalen I. Itch in the community: associations with psychosocial factors among adults. *J Eur Acad Dermatol Venereol*. 2007;21:1215–1219.

3. Hafenreffer S. Nosodochium, in quo cutis, eique adhaerentium partium, affectus omnes, singulari methodo, et cognoscendi et curandi fidelissime traduntur. Ulm, Typis & expensis Balthasar. Kühnen, reipubl. ibid. typogr. & biblopolae;1660.

原著者名单

Heidrun Behrendt
ZAUM – Center for Allergy and Environment, Division of Environmental
Dermatology and Allergy Helmholtz Zentrum/TUM, Technische Universität
München, Munich, Germany

Nora V. Bergasa
Department of Medicine, Metropolitan Hospital Center, New York, USA

Ulrich Beuers
Department of Gastroenterology and Hepatology, Liver Center, Academic Medical
Center, University of Amsterdam, Amsterdam, The Netherlands

Nicholas Boulais
Laboratory of Skin Neurobiology, Unit of Compared and Integrative Physiology,
University Hospital of Brest, Brest, France

Eric Caumes
Département des Maladies Infectieuses et Tropicales, Hôpital Pitié-Salpêtrière,
Paris, France

Florence Dalgard
Institute of General Practice and Community Medicine, University of Oslo and
Judge Baker Children's Center, Harvard Medical School, Boston, Massachusetts,
USA

Ulf Darsow
Department of Dermatology and Allergy Biederstein, Technische Universität
München, Munich, Germany

Deewan Deewan
Medicine, Woodhull Medical and Mental Health Center, Brooklyn, New York, USA

Sabine Dutray
Dermatology, University and Regional Hospital Center, Brest Cedex, France

Stefan Evers
Department of Neurology, University of Münster, Münster, Germany

Alan B. Fleischer, Jr.
Department of Dermatology, Wake Forest University School of Medicine,
Winston-Salem, North Carolina, USA

Camille Fleuret
Service de Dermatologie, CHIC Laënnec, Quimper, France

Caroline Gaudy-Marqueste
Dermatology Department, STE Marguerite Hospital, Marseille, France

Tobias Görge
Department of Dermatology, University Hospital Münster, Münster, Germany

Matthieu Gréco
Department of Dermatology, University Hospital, Brest, France

Wolfgang Hartschuh
Department of Dermatology, University of Heidelberg, Heidelberg, Germany

Akihiko Ikoma
Department of Dermatology, University of California, San Francisco,
San Francisco, USA

Yozo Ishiuji
Department of Dermatology, Jikei University School of Medicine, Tokyo, Japan

Alexander Kapp
Department of Dermatology and Allergology, Hannover Medical School, Hannover,
Germany

Malgorzata Krajnik
Nicolaus Copernicus University, Collegium Medicum, Bydgoszcz, Poland

Andreas E. Kremer
Department of Gastroenterology and Hepatology, Liver Center, Academic Medical
Center, University of Amsterdam, Amsterdam, The Netherlands

Torello Lotti
Department of Dermatology, Faculty of Medicine, University of Florence, Florence,
Italy

Thomas A. Luger
Department of Dermatology, University of Münster, Münster, Germany

Martin Marziniak
Department of Neurology, University of Münster, Münster, Germany

Thomas Mettang
Nephrology, Deutsche Klinik für Diagnostik, Wiesbaden, Germany

Laurent Misery
Department of Dermatology and Laboratory of Skin Neurophysiology, University
of Western Brittany, Brest, France

Silvia Moretti
Department of Dermatology, Faculty of Medicine, University of Florence, Florence,
Italy

Micheline Moyal-Barracco
Department of Dermatology, Hôpital Ambroise Paré, Boulogne, France

Ronald P.J. Oude-Elferink
Department of Gastroenterology and Hepatology, Liver Center, Academic Medical
Center, University of Amsterdam, Amsterdam, The Netherlands

Tejesh Surendra Patel
Department of Internal Medicine, University of Tennessee Health Science Center,
Memphis, Tennessee, USA

Ulysse Pereira
Department of Dermatology, University Hospital, Brest, Bretagne, France

Florian Pfab
Department of Dermatology and Allergy Biederstein, Technische Universität
München, Munich, Germany

Esther Pogatzki-Zahn
Department of Anesthesiology, University of Münster, Münster, Germany

Francesca Prignano
Department of Dermatology, Faculty of Medicine, University of Florence,
Florence, Italy

Sylvia Proske
Department of Dermatology, University of Heidelberg, Heidelberg, Germany

Ulrike Raap
Department of Dermatology and Allergology, Hannover Medical School, Hannover,
Germany

Adam Reich
Department of Dermatology, Venereology and Allergology, Wroclaw Medical
University, Wroclaw, Poland

Laurence Richard
University Hospital of Brest, Brest, France

Johannes Ring
Department of Dermatology and Allergy, Technische Universität München,
Munich, Germany

Meinhard Schiller
University Hospital Münster, Department of Dermatology, Münster, Germany

Martin Schmelz
Department Anesthesiology and Intensive Care Medicine, Karl Feuerstein
Professorship, Medical Faculty Mannheim, University of Heidelberg, Mannheim,
Germany

Gudrun Schneider
Department of Psychosomatics and Psychotherapy, University of Münster, Münster,
Germany

Sonja Ständer
Competence Center Pruritus, Department of Dermatology, University of Münster,
Münster, Germany

Jacek C. Szepietowski
Department of Dermatology, Venereology and Allergology, Wroclaw Medical University, Wroclaw, Poland

Thomas R. Tölle
Department of Neurology, Technische Universität München, Munich, Germany

Michael Valet
Department of Neurology, Technische Universität München, Munich, Germany

Joanna Wallengren
Department of Dermatology, University Hospital, Getingev, Lund, Sweden

Bettina Wedi
Department of Dermatology and Allergology, Hannover Medical School, Hannover, Germany

Elke Weisshaar
Department of Clinical Social Medicine, Occupational and Environmental Dermatology, University Hospital of Heidelberg, Heidelberg, Germany

Gil Yosipovitch
Departments of Dermatology and Neurobiology and Anatomy, Wake Forest University School of Medicine, Winston-Salem, North Carolina, USA

Zbigniew Zylicz
Dove House Hospice, East Riding of Yorkshire, Hull, UK

目　录

第一篇
神经生理学

第1章　瘙痒的神经解剖学

Akihiko Ikoma

1.1 皮肤中的神经

皮肤、结膜和黏膜是能产生瘙痒感觉的外周组织。在皮肤中，感觉神经支配表皮、真皮及皮下脂肪组织，而自主神经不支配表皮。然而，引起瘙痒的感觉神经似乎定位于皮肤的限定部位。组胺是人类中一种强致痒原已认知数十年，组胺在荨麻疹相关瘙痒中起关键作用[1]。然而，由实验性应用组胺诱导的感觉并不总是瘙痒。通过电离子透入法或刺入法于皮肤上应用组胺所产生的主要感觉是瘙痒，而皮下注射时产生的感觉是疼痛[2]。临床上，真皮浅层肥大细胞释放组胺导致以风团、红斑和瘙痒为特征的荨麻疹。另外，真皮深层和皮下组织释放的组胺经常导致与疼痛而不是瘙痒有关的血管性水肿[3]。皮肤烧伤引起的感觉依赖损伤深度。瘙痒经常出现于局限表浅性损伤或最后恢复阶段，而深部损害仅出现疼痛。根据半个世纪前的报告，来自豆科攀缘植物豆荚的单刺体插入基底膜深度时可诱导强烈瘙痒，而表皮和真皮浅层被移除则不产生瘙痒[4]。因此，瘙痒的外周起源限于皮肤浅层，特别是表皮和基底膜周围的真皮浅层。

然而，这并不意味疼痛的起源局限于深层。免疫组化超微结构研究显示健康人表皮内存在游离神经末梢[5]。在许多瘙痒性皮肤病中，如特应性皮炎，它们延伸入表皮上层[6]（图1.1a,b）。而且，在会阴区与疼痛致敏有关的女阴前庭炎中也有游离神经末梢延伸入表皮的报道[7]。这表明在表皮中延伸的神经末梢涉及瘙痒或疼痛的强化感觉，还不清楚延伸神经末梢是归属于痒神经还是痛神经，因为区别痒和痛神经的特异性受体还未确定。

1.2 瘙痒的初级传入神经

在皮肤中有神经末梢的感觉神经分为

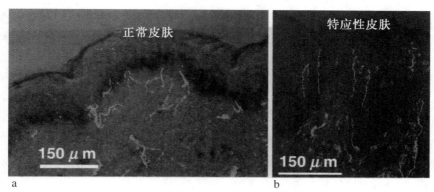

图1.1　特应性皮炎游离神经末梢延伸入表皮与正常皮肤（图1.1a）比较，特应性皮炎（图1.1b）表皮呈现大量蛋白质基因产物9.5（PGP9.5）阳性神经（Courtesy of Prof.Kenji Takamori，Juntendo University，Japan.）

3

表 1.1　初级感觉神经分类

	直径 （μm）	传导速率 （m/s）	感觉
Aβ	6 ~ 12	33 ~ 75	触、压
Aδ	1 ~ 5	3 ~ 30	刺痛、温感
C	0.2 ~ 1.5	0.5 ~ 2	灼痛、瘙痒、温感

表 1.2　组胺敏感性 C 神经和多觉性 C 神经的区别

	组胺敏感性 C 神经	多觉性 C 神经
感觉	瘙痒	疼痛
百分率	5	80
对机械刺激敏感性	无	有
支配皮肤区域	大	小
传导速率	0.5m/s	0.5 ~ 2m/s
电刺激阈值	高	低
自动活性	无	有

3 类：Aβ，Aδ 和 C 神 经（表 1.1）。Aδ 和 C 神经涉及热、痛及痒感觉传导，而 Aβ 神经传导触觉[8]。源自皮肤表面的疼痛分为两个不同类型，随时间间隔而被感知。首先由 Aδ 神经传导的疼痛经常描述为"刀割"，而由 C 神经传导的疼痛描述为"烧灼"。从时程角度，痒具有类似于烧灼的特征。痒过去被认为是发生于传导疼痛 C 纤维的弱激活[9]。这个假说称为"强度理论"，然而反对这个理论的假说是"特异性理论"，有更多证据支持痒和痛是由各自途径传导的截然不同感觉的"特异性理论"，如阿片减轻疼痛但诱导瘙痒，用于诱发瘙痒的电刺激在高频率时并不转换成疼痛[10]。

通过确定组胺诱导痒的神经提供了支持特异性理论的决定性证据。过去几个微神经学研究仅显示组胺诱导多觉 C 神经弱激活，这不能解释强烈瘙痒，而且皮肤感受域太小，不能解释组胺诱导大面积潮红。另外，在机械不敏感 C 神经（CMi）中，发现被激活的组胺敏感神经元平行于组胺诱导瘙痒的时程，同时 CMi 神经的感受野大于多觉 C 神经的感受野，并与大的红斑区域一致[11]。因此，组胺诱导瘙痒和红斑显然是由这些 CMi 神经介导的。另外，组胺敏感 CMi 神经具有不同于多觉 C 纤维的特征，如对电刺激的高阈值，较慢传导速度，较少自发活性，表明存在一个不同于疼痛途径的瘙痒特异性神经通路（表 1.2）。以后的研究显示他们不仅对组胺反应，而且有时也对辣椒素和其他疼痛介质产生弱反应[12]。在某种程度上，组胺可以激活机械 / 热敏感 C 神经（CMH）纤维。这些表明致痒原可能是强力激活瘙痒 CMi 神经而弱激活 CMH 神经的物质[13]。

确定组胺诱导瘙痒的初级传入神经是瘙痒研究中的一个突破，但用组胺反应 CMi 神经不能解释其他类型瘙痒。组胺诱导瘙痒总是伴随轴突反射性红肿，而在我们日常生活中见到的是不伴红斑的瘙痒。由豆科攀缘植物的单刺体插入皮肤诱导的瘙痒并不伴随轴突反射性红斑。最近的一项研究支持豆科攀缘植物诱导瘙痒是由辣椒素敏感的传入神经亚群介导，这个亚群能从传导组胺诱导瘙痒的神经中分离出[14]。另一个报告描述由弱的经皮电刺激健康人皮肤诱导的瘙痒表明，存在对电刺激比组胺敏感 C 神经阈值低得多的瘙痒 C 神经[15]。因此，对于瘙痒可能不仅存在一条外周神经通道。

1.3 瘙痒的次级传入神经

皮肤源疼痛的初级传入神经的神经元定位在背根神经节（DRG），是相对小的神

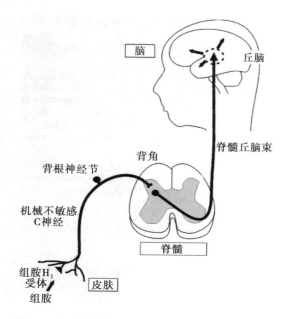

图 1.2　组胺诱导瘙痒的神经通路

相比之下，灵长目动物的最新研究显示，从丘脑的 VPL 逆轴突激活组胺反应宽动力范围（wide dynamic range,WDR）神经元也对辣椒素反应，它们可能有助于疼痛而不是瘙痒[20]。另一项在猴进行的 STT 神经元对组胺和豆科攀缘植物反应的研究显示 STT 神经元对组胺和豆科攀缘植物没有反应，提示对组胺和豆科攀缘植物存在不同于 STT 的途径[21]。

因此，瘙痒在初级和次级传入神经中可能存在几条神经通道，还很难断定瘙痒的特异性神经通道。

（谢志强　译　李启芳　校）

经元[16]，对瘙痒的功能可能相同。DRG 神经元近端轴突末梢位于脊髓背角。猫组胺敏感神经元位于板层 I 的小亚群中，它的轴突通过脊髓丘脑束（STT）延续至对侧丘脑[17]。后来在皮肤干燥大鼠的研究中显示瘙痒相关 c-fos 表达于板层 I，而不在板层 II 或 III，这不同于辣椒素诱导的贯穿板层 I、II 和 III 的 c-fos 表达[18]。类似于人类组胺敏感 C 神经，猫组胺敏感 STT 管神经元对机械或热刺激不反应并呈慢传导速度。而且它们主要投射到外侧丘脑的腹侧后下方（VPI）核和腹侧后外侧（vVPL）核，而伤害感受性 STT 神经元主要投射到内侧丘脑的近中线（SM）核。这些发现支持组胺诱导的瘙痒不仅在初级水平而且在次级水平上激活瘙痒特异性的神经元件（图 1.2）。最近关于定位于背角浅层的胃泌素释放肽（GRP）及其受体（GRPR）及报告显示，GRPR 基因敲出小鼠降低瘙痒相关的搔抓，而不是疼痛相关的行为[19]，这也支持在脊髓水平上存在瘙痒特异性传导机制。

参考文献

1. Ikoma A, Steinhoff M, Stander S, et al. The neurobiology of itch. *Nat Rev Neurosci.* 2006;7:535–546.
2. Rosenthal SR. Histamine as the chemical mediator for cutaneous pain. *J Invest Dermatol.* 1977;69:98–105.
3. Black AK. Unusual urticarias. *J Dermatol.* 2001;28:632–634.
4. Shelley WB, Arthur RP. Mucunain, the active pruritogenic proteinase of cowhage. *Science.* 1955;122:469–470.
5. Hilliges M, Wang L, Johansson O. Ultrastructural evidence for nerve fibers within all vital layers of the human epidermis. *J Invest Dermatol.* 1995;104:134–137.
6. Urashima R, Mihara M. Cutaneous nerves in atopic dermatitis. A histological, immunohistochemical and electron microscopic study. *Virchows Arch.* 1998;432:363–370.
7. Bohm-Starke N, Hilliges M, Falconer C, et al. Increased intraepithelial innervation in women with vulvar vestibulitis syndrome. *Gynecol Obstet Invest.* 1998;46:256–260.
8. Lawson SN. Phenotype and function of somatic primary afferent nociceptive neurones with C-, Adelta- or Aalpha/beta-fibres. *Exp Physiol.* 2002;87:239–244.
9. von Frey M. Zur Physiologie der Juckempfindung. *Arch Neerland Physiol.* 1922;7:142–145.
10. Tuckett RP. Itch evoked by electrical stimulation of the skin. *J Invest Dermatol.* 1982;79:368–373.
11. Schmelz M, Schmidt R, Bickel A, et al. Specific C-receptors for itch in human skin. *J Neurosci.* 1997;17:8003–8008.
12. Schmelz M, Schmidt R, Weidner C, et al. Chemical response pattern of different classes of C-nociceptors to pruritogens and algogens. *J Neurophysiol.* 2003;89:2441–2448.
13. Schmelz M. Itch – mediators and mechanisms. *J Dermatol Sci.* 2002;28:91–96.
14. Johanek LM, Meyer RA, Hartke T, et al. Psychophysical and physiological evidence for parallel afferent pathways mediating the sensation of itch. *J Neurosci.* 2007;27:7490–7497.
15. Ikoma A, Handwerker H, Miyachi Y, et al. Electrically evoked itch in humans. *Pain.* 2005;113:148–154.

16. Zimmermann M. Pathobiology of neuropathic pain. *Eur J Pharmacol*. 2001;19:429:23–37.

17. Andrew D, Craig AD. Spinothalamic lamina 1 neurons selectively sensitive to histamine: a central neural pathway for itch. *Nat Neurosci*. 2001;4:72–77.

18. Nojima H, Cuellar JM, Simons CT, et al. Spinal c-fos expression associated with spontaneous biting in a mouse model of dry skin pruritus. *Neurosci Lett*. 2004;361:79–82.

19. Sun YG, Chen ZF. A gastrin-releasing peptide receptor mediates the itch sensation in the spinal cord. *Nature*. 2007;448:700–703.

20. Simone DA, Zhang X, Li J, et al. Comparison of responses of primate spinothalamic tract neurons to pruritic and algogenic stimuli. *J Neurophysiol*. 2004;91:213–222.

21. Davidson S, Zhang X, Yoon CH, et al. The itch-producing agents histamine and cowhage activate separate populations of primate spinothalamic tract neurons. *J Neurosci*. 2007;27:10007–10014.

第 2 章　神经受体和神经介质

Sonja Ständer · Thomas A. Luger

2.1 引　言

皮肤拥有重要的感觉功能，以应对诸如冷、热、触、痛、痒等外界刺激。这些感觉通过专门的传导系统传递到中枢神经系统（CNS）。皮肤有髓神经纤维，如 Aβ 和 Aδ 神经纤维，传导触觉、其他机械刺激（如伸拉皮肤）和快速传导的痛觉[46]。真皮乳头和表皮的无髓 C 神经纤维专门传导冷、热、烧灼和慢速传导的痛觉及痒觉[13,14,41,84]。根据其传导速度、营养素刺激反应（如神经生长因子和神经胶质细胞系源性的神经营养因子）、神经肽和神经受体的表达情况，表皮中感觉神经纤维可分为两大类[3,115,116]（表 2.1）。通过这个复杂的系统，CNS 可以清楚地区分来自不同特性与定位的神经元的信号[33,77]。C 神经纤维可以与其他皮肤细胞接触并维持交流，这些细胞包括角质形成细胞、朗格汉斯细胞、肥大细胞和炎症细胞[5,12,31,34,36,37,82,109]。这使感觉纤维不仅可以作为传入系统将皮肤刺激传导至 CNS，还可以作为传出系统通过分泌多种神经肽刺激皮肤细胞[24,73,105]，并且通过这种相互作用在强度与质量上修饰感觉。本章将概述参与皮肤感觉系统的 C 神经纤维的神经受体和介质以及它们与其他细胞的相互作用。

2.2 组胺受体

组胺及其 H₁ 受体是近几十年来研究最透彻的介质和神经受体（表 2.2）。Lewis

在 70 年前即报道了皮内注射组胺会激发红斑、风团和潮红（所谓的神经源性炎症的三联征），并伴有瘙痒[52]。于是，绝大多数研究都用组胺来研究神经源性炎症与瘙痒[78,99]。组胺存在于肥大细胞及角质形成细胞中，H₁ 至 H₄ 受体在感觉神经纤维与炎症细胞上表达[15,35,100]。因此，肥大细胞及炎症细胞均可以释放组胺，诱导瘙痒。近来有报道称，除 H₁ 受体外，小鼠神经纤维上的 H₃ 及 H₄ 受体也参与瘙痒的传导[6,96]。与 H₁ 受体相比，组胺 H₄ 受体与组胺的亲和力更强，表达更具选择性，参与细胞趋化与嗜酸细胞、肥大细胞、单核细胞、树突状细胞及 T 细胞释放炎症介质的过程。并且，H₄ 拮抗剂在实验模型中能很好地对抗哮喘和瘙痒，提示其可能成为慢性瘙痒的治疗靶点[38]。有趣的是，从肥大细胞中释放的组胺可能会作用于角质形成细胞，增加神经生长因子（NGF）的产生与释放[47]。反过来，NGF 可以促使肥大细胞释放组胺，并致敏包括瞬时受体电位香草素受体 1（TRPV1）在内的不同神经受体[113]。研究表明，组胺还可以通过位于感觉神经外周末梢突触前组胺 H₃ 受体来调节 P 物质的释放[67]。这对于 P 物质依赖性的疾病如特应性皮炎和溃疡形成有重要意义。最近有研究表明肥大细胞活化和组胺参与正常皮肤伤口的愈合[32,53,106]。

2.3 内皮素受体

内皮细胞、肥大细胞产生的内皮素

表 2.1　表皮 C 神经纤维的主要类型

	肽能 C 神经纤维	非肽能 C 神经纤维
传导速度	0.5m/s	1.0m/s
直径	0.3 ~ 1.0μm	0.3 ~ 1.0μm
在表皮所处部位	上至棘层	上至颗粒层
受体（生长因子及其他受体）	trkA、p75 等，组胺受体，TRP 组	c-RET、异凝集素 B4 结合体、Mrgprd、TRPV1
神经递质	神经肽类（SP 和 CGRP）	–
营养因子（均存在于角质形成细胞）	神经生长因子（NGF）	神经胶质细胞系源性的神经营养因子（GDNF）
作用	痒、冷、温、烧伤痛、伤害性热	机械刺激、温、痛

表 2.2　C 神经纤维的神经受体及其在瘙痒中的作用

受体	配体	作用
组胺受体：H_1 至 H_4	组胺	瘙痒（H_1 和 H_4 受体），神经源炎症；可由缓激肽、前列腺素致敏
内皮素受体：A 和 B	内皮素 1,2,3	内皮素受体 A：瘙痒，肥大细胞脱颗粒，炎症，增加 TNF-α、IL-6、VEGF 及 TGF-β 内皮素受体 B：抑制瘙痒
TRPV1	有害温度（> 42℃）、质子、辣椒素、花生四烯酸乙醇胺	冷、热、烧灼痛、烧灼性瘙痒，由 NGF、加兰肽、缓激肽致敏的有害热
TRPM8	冷（8 ~ 28℃）、薄荷脑、冰素	冷
TRPA1（AnkTM1）	有害性冷（< 17℃）、绿芥末、山葵根、芥子	由冷导致的痛，烧灼
PAR-2	糜蛋白酶、胰蛋白酶	瘙痒、神经源炎症
阿片受体：μ 受体和 δ 受体	内啡肽、脑内啡肽	抑制疼痛、瘙痒和神经源性炎症
大麻素受体 CB_1 和 CB_2	大麻酚类 CB_1：花生四烯酸乙醇胺 CB_2：PEA	抑制瘙痒、疼痛和神经源性炎症，释放阿片类物质

（ET）-1，-2 和 -3 能诱导与烧灼性瘙痒相关的神经源炎症[48,108]。ET 与两类受体结合，ET 受体 A（ETA）和 ETB，它们在肥大细胞上有表达[57]。皮肤内注射 ET-1 会导致肥大细胞脱颗粒和肥大细胞依赖的炎症[59]。ET-1 还可导致肿瘤坏死因子（TNF）-α 和白介素（IL）-6 产生，而上述物质增加了血管内皮生长因子（VEGF）的产生和肥大细胞转化生长因子（TGF）-β 的表达[57]。因此，我们认为 ET-1 在特定条件下通过与肥大细胞多重相关的作用参与多种病理过程，例如 ET-1 参与紫外线（UVR）诱导

的皮肤反应，包括晒黑和肥大细胞参与的炎症反应[59]。有趣的是，实验证明 ET-1 通过 ETA 途径参与小鼠的瘙痒反应，而同时 ETB 扮演了抗瘙痒的角色[101]。ET 在人类感觉神经中所扮演的角色，目前还在研究中。

2.4 瞬时受体电位通道（TRP）家族

瞬时受体电位通道（TRP）家族在离子通道中的数目日增，目前已发现 30 余个阳离子通道，绝大多数能透过 Ca^{2+}。根据其序列同源性，TRP 家族可以分为 7 个亚家族：TRPC（"Canonical"即经典的）家族，TRPV（"Vanilloid"即香草素）家族，TRPM（"Melastatin"即黑素抑制素）家族，TRPP（"Polycystin"即多囊素）家族，TRPML（"Mucolipin"即黏脂素）家族，TRPA（"Ankyrin"即锚蛋白）家族，TRPN（"NOMPC"即非机械感受电位 C）家族。TRPV 和 TRPM 参与皮肤伤害性感受过程，在感觉神经上均有分布，但功能各异[68]。

2.5 TRPV1：辣椒素受体

TRPV1 受体（香草素受体，VR1）在中枢及外周神经元上均有表达[19,68]。皮肤中，TRPV1 受体存在于感觉性 C 神经纤维和 Aδ 神经纤维上[87]。不同类型的刺激如酸性环境（pH < 5.9）、有害热度（> 42℃）、大麻类／内源性香草素花生四烯乙醇胺、白三烯 B_4 和外源性辣椒素等都可以激活该受体。TRP 受体是一种非选择性的阳离子通道，在受到刺激后打开，离子流入神经纤维内导致去极化。结果，例如应用辣椒素后，TRPV1 被刺激而传导烧灼性疼痛或者烧灼性瘙痒。由于逆向激活，C 神经纤维释放的

神经肽介导神经源炎症。已经很清楚地知道，TRPV1 是一种诱导烧灼性疼痛的受体。TRPV1 在瘙痒传导中的生理作用尚未阐明。然而，推测它具有几个非直接作用。例如，组胺在刺激磷脂酶 A2 和脂氧化酶通路后可以激活 TRPV1，导致感觉神经元兴奋[43]。

对于慢性刺激，例如用辣椒素或质子反复激活，Ca^{2+} 通过 TRPV1 的流入功能上去敏通道本身，这不仅可以反馈性地保护细胞免受 Ca^{2+} 超载的不良反应，并且可能有助于辣椒素止痛与抗瘙痒作用[111]。而且，神经肽如 SP 在感觉神经纤维中被排空，神经肽和 NGF 在外周轴突运输中的速度变缓。在治疗上长期外用辣椒素缓解局限性疼痛和瘙痒利用的就是这种机制。临床上，治疗首日往往伴随着神经源炎症导致的烧灼、红斑和潮红。但在初期过后，疼痛和瘙痒的感觉被抑制，这点已被多篇研究和病例报道证实[83]。与组胺受体一样，TRPV1 受体可以被缓激肽、前列腺素以及 NGF 敏化[39,81,113]，使其激动阈值降低而有利于疼痛与瘙痒传导。例如，中等温度而非有害热度，就可以激活被敏化的受体。

近些年来，外用钙调神经磷酸酶抑制剂如吡美莫司和他克莫司成为了新型的局部抗炎治疗药物，临床相关的不良反应为应用初期的烧灼感和刺痒感，而随后瘙痒迅速缓解。这类似于激活 TRPV1 受体诱导的神经源炎症。近年动物实验证明上述两种钙调神经磷酸酶抑制剂均可与 TRPV1 结合[80,90]。实验证明，外用吡美莫司和他克莫司初期会导致小鼠皮肤中的初级传入神经纤维释放 P 物质和 CGRP（降钙素基因相关肽）[90]。动物实验显示，Ca^{2+} 依赖的脱敏 TRPV1 受体部分是由钙调神经磷酸酶介导的离子通道去磷酸化调节[61,111]。

9

2.6 TRPM8 和 TRPA1：冷受体

TRPM8（CMR1）是表达于无髓鞘 C 神经纤维及有髓鞘 Aδ 神经纤维上的受体，可被 8 ~ 28℃ 温度域激活[50,98]。薄荷醇和冰素（icilin）可被用来治疗瘙痒，因为它们可以激活 TRPM8，而寒冷又可以诱导对瘙痒的抑制[68]。另一种冷受体 TRPA1（ANKTM1）比 TRPM8 受体激活的温度更低（< 17℃），它可被绿芥末、辣根、芥末、缓激肽以及四氢大麻酚激活（THC）[45,71,95]。近来发现植物大麻素和印度大麻提取物通过激活 TRPM8 和 TRPA1 通道发挥药理作用，这就提示它们可能用于治疗瘙痒[18]。人们在一亚类伤害性感觉神经元上发现了 TRPA1，但它们不表达 TRPM8。结果显示，通过降低皮肤温度可以缓解实验诱导的瘙痒反应。尽管皮肤的实际温度并未下降，薄荷脑可以诱导类似的效应[11]。这些结果提示激活冷感受 Aδ 神经纤维对于瘙痒有中枢抑制作用。人们曾假定冷性痛觉过敏在炎症及神经性疼痛发挥作用，但这种增强对冷的敏感性的具体机制尚不清楚[65]。有一种假说认为这种寒冷性痛觉过敏是由于 NGF 导致 TRPA1 受体在神经纤维上的表达增加产生的。

2.7 蛋白酶活化受体 2

蛋白酶活化受体 2（PAR-2）存在于感觉神经纤维上，可以被肥大细胞介质如类胰蛋白酶所激活[92,94]。PAR-2 的激活可以导致瘙痒及神经源炎症，与肥大细胞组胺释放引起反应相当[66,102]。在特应性皮炎（AD）的皮损中，PAR-2 在初级传入神经纤维上的表达增强，提示此种受体与 AD 的病理生理过程相关[93]。这从另一方面也解释了为何抗组胺治疗对于 AD 无效，因为它并未阻断肥

大细胞的类胰蛋白酶轴。皮肤肥大细胞也表达 PAR-2，提示其可能具有额外的自分泌机制[62]。近来发现 PAR-2 也与疼痛相关。有报道称 PAR-2 激活可以诱导初级疼痛感受器致敏，引起痛觉过敏[21]。总之，这些结果表明 PAR-2 主要涉及炎症期间的皮肤伤害性感受。

2.8 阿片受体

皮肤感觉神经纤维中存在两种阿片受体：μ 受体和 δ 受体[85-86]。外周阿片受体与中枢阿片受体不同[8,29,49,76]。在脊髓中，与阿片受体结合可以导致瘙痒，所以我们应用阿片受体阻滞剂治疗瘙痒[60,97]。皮肤中的阿片肽，如 β 内啡肽、脑啡肽以及内吗啡肽，在感觉神经中的作用是抑制炎症类神经肽的释放，包括 P 物质、神经激肽 A 和 CGRP[51,74]。之前的研究证实激活外周阿片受体中的 μ 受体比 δ 受体更优先起到镇痛作用[91]。在周围系统中应用吗啡可以同时抑制机械和温度对炎症性皮肤的刺激，说明外周的阿片类物质可能可以调节炎症性疼痛[107]。这些发现提示外周的阿片类物质在皮肤中可能是一种抑制性受体。有趣的是，最近的一篇文章描述了局部外用 μ 阿片受体阻滞剂治疗慢性瘙痒有效，这也告诉我们外周阿片受体在伤害感受中作用的复杂性。

2.9 大麻素受体

目前，我们刚刚证实了两种大麻素受体 CB_1 和 CB_2 在中枢神经系统（CNS）和免疫细胞中普遍存在[20,56,63]。CB_1 密集存在于 CNS 中；近来研究显示 CB_1 还存在于外周组织，如初级传入神经元[2,16,72]。CB_2 受体主要在外周，如 T 淋巴细胞、肥大细胞[26,30]

以及大鼠的脊髓[112]。上述两种受体在皮肤感觉神经纤维、肥大细胞和角质形成细胞上均有表达[88]。

花生四烯酸乙醇胺作用于 CB$_1$ 和 TRPV1，下调角蛋白 1 和角蛋白 10、转谷氨酰胺酶及包壳蛋白。花生四烯酸乙醇胺也能通过增加 DNA 甲基化诱导人角质形成细胞分化基因的表达。而且由于大麻素抑制角质形成细胞增殖被建议用于银屑病治疗。近来证明内源性大麻素系统包括花生四烯酸乙醇胺对接触性过敏有保护作用。而且，在炎症期间，初级传入神经元表达的 CB$_1$ 及其运转到轴突增加，因此有助于增强局部应用 CB$_1$ 激动剂抗痛觉过敏效应。外用 CB$_2$ 激动剂产生抗伤害作用，如抑制疼痛、瘙痒及神经源炎症。另外，已证明注射 CB$_2$ 激动剂棕榈酰乙胺醇（PEA）可抑制试验性 NGF 诱导的热痛觉过敏。

然而，大麻素激动剂抗伤害性感受的作用被认为部分是由阿片和香草素机制介导，而不是直接激活大麻素受体的效应。例如，CB$_1$ 激动剂花生四烯酸乙醇胺直接结合 TRPV1 受体。局部用大麻素通过钙调神经磷酸酶途径直接抑制 TRPV1 活性。而且证明 CB$_2$ 激动剂的抗伤害作用能被阿片 μ 受体拮抗剂纳洛酮阻止。有趣的是大麻素激动剂 AM1241 能刺激鼠皮肤组织和人培养角质形成细胞释放 β 内啡肽。总之，大麻素受体在皮肤直接或间接伤害性感受中起中心作用，因此成为抗伤害性感受治疗中的有趣靶标。

2.10 营养因子

神经生长因子（NGF）

近年来，人们发现神经营养素在维持皮肤稳态以及在炎症性疾病中的重要作用。神经生长因子（NGF）作为其中的一员通过对肽能 C 神经纤维的作用，在皮肤伤害性感受、皮肤神经损伤后的发展与重建中发挥多种调节功能[9,64]。在表皮角质形成细胞中，NGF 成为神经肽释放的基础。在伤害性感受刺激产生神经肽后，角质形成细胞 NGF 的表达与分泌上调[17]。释放的 NGF 作用于皮肤神经，使神经受体对于有害温度、机械刺激和化学刺激（见上）的感觉致敏，并通过轴突上传至背根神经节（DRG），从而诱导多种与神经生长及敏感性有关蛋白表达上调。以上机制可以调节外周伤害性感受，如使瘙痒和疼痛更容易被诱导。例如，长时间应用中等剂量的 NGF 可以使大鼠初级传入神经的神经肽合成增加，而不引起长时间伤害性温度阈值的改变[79]。而且，应用 NGF 还可以增加辣椒素诱发的热性痛觉过敏[10]。在皮肤炎症性疾病中，已经证明了 NGF 在结节性痒疹[11]、AD 和过敏性疾病中高表达，推测有助于这些疾病的神经增生[22,44,64]。

2.11 胶质细胞源性神经营养因子（GDNF）

在胚胎发育阶段，伤害性感觉完全依赖于 NGF，但是其中很大一部分在其后的胚胎发育期和出生后失去了这种依赖型，转而对转化生长因子 β 家族的成员——胶质细胞源性神经营养因子（GDNF）敏感。上述家族包括 artemin 和 neurturin，它们参与疼痛和痛觉过敏的产生与维持[3]。上述因子作用于非肽能的 C 神经纤维[115-116]，并且皮肤中 GDNF 的产生可以改变其对机械刺激的敏感度[3]。更重要的是，GNDF 可以通过增强 TRPV1 信号通路或增加 TRPA1 的表达，导致温度性伤害感受器对于冷、热产生痛觉过敏[25,54,55]。在 DRG，暴露于 GDNF，artemin 或 neurturin 具有增强 TRPV1 的功能，相当于低于 10 ～ 100 倍 NGF 的剂量。并且，

GDNF 家族成员可以诱导一组神经元的辣椒素反应，而这些神经元此前对辣椒素是不敏感的[55]。此外，神经纤维暴露于 GDNF 还可以导致非肽能的神经元中促动素受体（PKR）的表达。这些受体通过致敏 TRPV1 导致对于热的痛觉过敏[103]。

综上，近些年来在感觉神经纤维上发现了多种介导感觉和感受外界刺激的神经受体。而导致痛觉和痒觉迁延化的作用机制复杂，神经元致敏是其机制之一。作用于以上机制的新治疗方法是否可以在临床上缓解外周疼痛与瘙痒还有待证明。

（门月华 谢志强 译 李启芳 校）

参考文献

1. Abadia Molina F, Burrows NP, Jones RR, et al. Increased sensory neuropeptides in nodular prurigo: a quantitative immunohistochemical analysis. *Br J Dermatol*. 1992;127: 344–351.
2. Ahluwalia J, Urban L, Capogna M, et al. Cannabinoid 1 receptors are expressed in nociceptive primary sensory neurons. *Neuroscience*. 2000;100:685–688.
3. Albers KM, Woodbury CJ, Ritter AM, et al. Glial cell-line-derived neurotrophic factor expression in skin alters the mechanical sensitivity of cutaneous nociceptors. *J Neurosci*. 2006;26:2981–2990.
4. Amaya F, Shimosato G, Kawasaki Y, et al. Induction of CB1 cannabinoid receptor by inflammation in primary afferent neurons facilitates antihyperalgesic effect of peripheral CB1 agonist. *Pain*. 2006;124:175–183.
5. Bigliardi PL, Stammer H, Jost G, Rufli T, Büchner S, Bigliardi-Qi M. Treatment of pruritus with topically applied opiate receptor antagonist. *J Am Acad Dermatol*. 2007; 56:979–988.
6. Bell JK, McQueen DS, Rees JL. Involvement of histamine H4 and H1 receptors in scratching induced by histamine receptor agonists in Balb C mice. *Br J Pharmacol*. 2004;142:374–380.
7. Bernstein JE, Swift RM. Relief of intractable pruritus with naloxone. *Arch Dermatol*. 1979;115:1366–1367.
8. Bernstein JE, Grinzi RA. Butorphanol-induced pruritus antagonized by naloxone. *J Am Acad Dermatol*. 1981;5: 227–228.
9. Botchkarev VA, Yaar M, Peters EM, et al. Neurotrophins in skin biology and pathology. *J Invest Dermatol*. 2006;126: 1719–1727.
10. Bowles WR, Sabino M, Harding-Rose C, et al. Chronic nerve growth factor administration increases the peripheral exocytotic activity of capsaicin-sensitive cutaneous neurons. *Neurosci Lett*. 2006;403:305–308.
11. Bromm B, Scharein E, Darsow U, et al. Effects of menthol and cold on histamine-induced itch and skin reactions in man. *Neurosci Lett*. 1995;187:157–160.
12. Chateau Y, Misery L Connections between nerve endings and epidermal cells: are they synapses? *Exp Dermatol*. 2004;13:2–4.
13. Chung MK, Lee H, Caterina MJ. Warm temperatures activate TRPV4 in mouse 308 keratinocytes. *J Biol Chem*. 2003;278:32037–32046.
14. Chung MK, Lee H, Mizuno A, et al. TRPV3 and TRPV4 mediate warmth-evoked currents in primary mouse keratinocytes. *J Biol Chem*. 2004;279:21569–1575.
15. Church MK, el-Lati S, Caulfield JP. Neuropeptide-induced secretion from human skin mast cells. *Int Arch Allergy Appl Immunol*. 1991;94:310–318.
16. Coutts AA, Irving AJ, Mackie K, et al. Localisation of cannabinoid CB(1) receptor immunoreactivity in the guinea pig and rat myenteric plexus. *J Comp Neurol*. 2002;448: 410–422.
17. Dallos A, Kiss M, Polyanka H, et al. Effects of the neuropeptides substance P, calcitonin gene-related peptide, vasoactive intestinal polypeptide and galanin on the production of nerve growth factor and inflammatory cytokines in cultured human keratinocytes. *Neuropeptides*. 2006;40:251–263.
18. De Petrocellis L, Vellani V, Schiano-Moriello A, Marini P, Magherini PC, Orlando P, Di Marzo V. Plant-derived cannabinoids modulate the activity of transient receptor potential channels of ankyrin type-1 and melastatin type-8. *J Pharmacol Exp Ther*. 2008;325:1007–1015.
19. Denda M, Sokabe T, Fukumi-Tominaga T, et al. Effects of skin surface temperature on epidermal permeability barrier homeostasis. *J Invest Dermatol*. 2007;127:654–659.
20. Devane WA, Dysarz FA 3rd, Johnson MR, et al. Determination and characterization of a cannabinoid receptor in rat brain. *Mol Pharmacol*. 1988;34:605–613.
21. Ding-Pfennigdorff D, Averbeck B, Michaelis M. Stimulation of PAR-2 excites and sensitizes rat cutaneous C-nociceptors to heat. *Neuroreport*. 2004;15:2071–2075.
22. Dou YC, Hagstromer L, Emtestam L, et al. Increased nerve growth factor and its receptors in atopic dermatitis: an immunohistochemical study. *Arch Dermatol Res*. 2006;298:31–37.
23. Dvorak M, Watkinson A, McGlone F, et al. Histamine induced responses are attenuated by a cannabinoid receptor agonist in human skin. *Inflamm Res*. 2003;52:238–245.
24. Yaping E, Golden SC, Shalita AR, et al. Neuropeptide (calcitonin gene-related peptide) induction of nitric oxide in human keratinocytes in vitro. *J Invest Dermatol*. 2006;126: 1994–2001.
25. Elitt CM, McIlwrath SL, Lawson JJ, et al. Artemin overexpression in skin enhances expression of TRPV1 and TRPA1 in cutaneous sensory neurons and leads to behavioral sensitivity to heat and cold. *J Neurosci*. 2006;26:8578–8587.
26. Facci L, Dal Toso R, Romanello S, et al. Mast cells express a peripheral cannabinoid receptor with differential sensitivity to anandamide and palmitoylethanolamide. *Proc Natl Acad Sci USA*. 1995;92:3376–3380.
27. Farquhar-Smith WP, Rice AS A novel neuroimmune mechanism in cannabinoid-mediated attenuation of nerve growth factor-induced hyperalgesia. *Anesthesiology*. 2003;99: 1391–1401.
28. Fattore L, Cossu G, Spano MS, et al. Cannabinoids and reward: interactions with the opioid system. *Crit Rev Neurobiol*. 2004;16:147–158.
29. Fjellner B, Hägermark O. Potentiation of histamine-induced itch and flare response in human skin by the enkephalin analogue FK 33–824, beta-endorphin and morphine. *Arch Dermatol Res*. 1982;274:29–37.
30. Galiegue S, Mary S, Marchand J, et al. Expression of central and peripheral cannabinoid receptors in human immune tissues and leukocyte subpopulations. *Eur J Biochem*.

1995;232:54–61.

31. Gaudillere A, Misery L, Souchier C, et al. Intimate associations between PGP9.5-positive nerve fibres and Langerhans cells. *Br J Dermatol*. 1996;135:343–344.

32. Gibran NS, Jang YC, Isik FF, et al. Diminished neuropeptide levels contribute to the impaired cutaneous healing response associated with diabetes mellitus. *J Surg Res*. 2002;108: 122–128.

33. Gray EG. Electron microscopy of presynaptic organelles of the spinal cord. *J Anat*. 1963;97:101–106.

34. Hara M, Toyoda M, Yaar M, et al. Innervation of melanocytes in human skin. *J Exp Med*. 1996;184:1385–1395.

35. Hill SJ. Distribution, properties, and functional characteristics of three classes of histamine receptor. *Pharmacol Rev*. 1990;42:45–83.

36. Hilliges M, Wang L, Johansson O. Ultrastructural evidence for nerve fibers within all vital layers of the human epidermis. *J Invest Dermatol*. 1995;104:134–137.

37. Hosoi J, Murphy GF, Egan CL, et al. Regulation of Langerhans cell function by nerves containing calcitonin gene-related peptide. *Nature*. 1993;363:159–163.

38. Huang JF, Thurmond RL. The new biology of histamine receptors. *Curr Allergy Asthma Rep*. 2008;8:21–27.

39. Hu HJ, Bhave G, Gereau RW 4th. Prostaglandin and protein kinase A-dependent modulation of vanilloid receptor function by metabotropic glutamate receptor 5: potential mechanism for thermal hyperalgesia. *J Neurosci*. 2002;22: 7444–7452.

40. Ibrahim MM, Porreca F, Lai J, et al. CB2 cannabinoid receptor activation produces antinociception by stimulating peripheral release of endogenous opioids. *Proc Natl Acad Sci USA*. 2005;102(8):3093–3098.

41. Ikoma A, Steinhoff M, Ständer S, et al Neurobiology of pruritus. *Nat Rev Neurosci*. 2006;7:535–547.

42. Karsak M, Gaffal E, Date R, Wang-Eckhardt L, Rehnelt J, Petrosino S, Starowicz K, Steuder R, Schlicker E, Cravatt B, Mechoulam R, Buettner R, Werner S, Di Marzo V, Tüting T, Zimmer A. Attenuation of allergic contact dermatitis through the endocannabinoid system. *Science* 2007;316:1494–1497.

43. Kim JC, Kim DB, Seo SI, Park YH, Hwang TK. Nerve growth factor and vanilloid receptor expression, and detrusor instability, after relieving bladder outlet obstruction in rats. *BJU Int*. 2004;94:915–918.

44. Johansson O, Liang Y, Emtestam L Increased nerve growth factor- and tyrosine kinase A-like immunoreactivities in prurigo nodularis skin - an exploration of the cause of neurohyperplasia. *Arch Dermatol Res*. 2002;293:614–619.

45. Jordt SE, Bautista DM, Chuang HH, et al. Mustard oils and cannabinoids excite sensory nerve fibres through the TRP channel ANKTM1. *Nature*. 2004;427:260–265.

46. Julius D, Basbaum AI. Molecular mechanisms of nociception. *Nature*. 2001;413:203–210.

47. Kanda N, Watanabe S Histamine enhances the production of nerve growth factor in human keratinocytes. *J Invest Dermatol*. 2003;121:570–577.

48. Katugampola R, Church MK, Clough GF. The neurogenic vasodilator response to endothelin-1: a study in human skin in vivo. *Exp Physiol*. 2000;85:839–846.

49. Ko MC, Naughton NN. An experimental itch model in monkeys: characterization of intrathecal morphine-induced scratching and antinociception. *Anesthesiology*. 2000;92:795–805.

50. Lee H, Caterina MJ. TRPV channels as thermosensory receptors in epithelial cells. *Pflugers Arch*. 2005;451:160–167.

51. Lembeck F, Donnerer J, Bartho L. Inhibition of neurogenic vasodilation and plasma extravasation by substance P antagonists, somatostatin and [D-Met^2, Pro^5]-enkephalinamide. *Eur J Pharmacol*. 1982;85:171–176.

52. Lewis T, Grant RT, Marvin HM. Vascular reactions of the skin to injury. *Heart*. 1929;14:139–160.

53. Liang Y, Marcusson JA, Jacobi HH, et al. Histamine-containing mast cells and their relationship to NGFr-immunoreactive nerves in prurigo nodularis: a reappraisal. *J Cutan Pathol*. 1998;25:189–198.

54. Lindfors PH, Voikar V, Rossi J, et al. Deficient nonpeptidergic epidermis innervation and reduced inflammatory pain in glial cell line-derived neurotrophic factor family receptor alpha2 knock-out mice. *J Neurosci*. 2006;26:1953–1960.

55. Malin SA, Molliver DC, Koerber HR, et al. Glial cell line-derived neurotrophic factor family members sensitize nociceptors in vitro and produce thermal hyperalgesia in vivo. *J Neurosci*. 2006;26:8588–8599.

56. Matsuda LA, Lolait SJ, Brownstein MJ, et al. Structure of a cannabinoid receptor and functional expression of the cloned cDNA. *Nature*. 1990;346:561–564.

57. Matsushima H, Yamada N, Matsue H, et al. The effects of endothelin-1 on degranulation, cytokine, and growth factor production by skin-derived mast cells. *Eur J Immunol*. 2004;34:1910–1919.

58. Maekawa T, Nojima H, Kuraishi Y, Aisaka K. The cannabinoid CB2 receptor inverse agonist JTE-907 suppresses spontaneous itch-associated responses of NC mice, a model of atopic dermatitis. *Eur J Pharmacol*. 2006;542:179–183.

59. Metz M, Lammel V, Gibbs BF, et al. Inflammatory murine skin responses to UV-B light are partially dependent on endothelin-1 and mast cells. *Am J Pathol*. 2006;169: 815–822.

60. Metze D, Reimann S, Beissert S, et al. Efficacy and safety of naltrexone, an oral opiate receptor antagonist, in the treatment of pruritus in internal and dermatological diseases. *J Am Acad Dermatol*. 1999;41:533–539.

61. Mohapatra DP, Nau C. Regulation of Ca^{2+}-dependent desensitization in the vanilloid receptor TRPV1 by calcineurin and cAMP-dependent protein kinase. *J Biol Chem*. 2005;280: 13424–13432.

62. Moormann C, Artuc M, Pohl E, et al. Functional characterization and expression analysis of the proteinase-activated receptor-2 in human cutaneous mast cells. *J Invest Dermatol*. 2006;126:746–755.

63. Munro S, Thomas KL, Abu-Shaar M. Molecular characterization of a peripheral receptor for cannabinoids. *Nature*. 1993;365:61–65.

64. Nockher WA, Renz H. Neurotrophins in allergic diseases: from neuronal growth factors to intercellular signaling molecules. *J Allergy Clin Immunol*. 2006;117:583–589.

65. Obata K, Katsura H, Mizushima T, et al. TRPA1 induced in sensory neurons contributes to cold hyperalgesia after inflammation and nerve injury. *J Clin Invest*. 2005;115: 2393–2401.

66. Obreja O, Rukwied R, Steinhoff M, et al. Neurogenic components of trypsin- and thrombin-induced inflammation in rat skin, in vivo. *Exp Dermatol*. 2006;15:58–65.

67. Ohkubo T, Shibata M, Inoue M, et al. Regulation of substance P release mediated via prejunctional histamine H3 receptors. *Eur J Pharmacol*. 1995;273:83–88.

68. Patapoutian A. TRP channels and thermosensation. *Chem Senses*. 2005;30(suppl 1):i193–i194.

69. Patwardhan AM, Jeske NA, Price TJ, et al. The cannabinoid WIN 55,212–2 inhibits transient receptor potential vanilloid 1 (TRPV1) and evokes peripheral antihyperalgesia via calcineurin. *Proc Natl Acad Sci USA*. 2006;103: 11393–11398.

70. Paradisi A, Pasquariello N, Barcaroli D, Maccarrone M. Anandamide regulates keratinocyte differentiation by inducing DNA methylation in a CB1 receptor-dependent manner.

J Biol Chem. 2008;283:6005–6012.

71. Peier AM, Reeve AJ, Andersson DA, et al. A heat-sensitive TRP channel expressed in keratinocytes. *Science.* 2002;296: 2046–2049.

72. Pertwee RG. Evidence for the presence of CB1 cannabinoid receptors on peripheral neurones and for the existence of neuronal non-CB1 cannabinoid receptors. *Life Sci.* 1999; 65:597–605.

73. Quinlan KL, Song IS, Naik SM, et al. VCAM-1 expression on human dermal microvascular endothelial cells is directly and specifically up-regulated by substance P. *J Immunol.* 1999;162:1656–1661.

74. Ray NJ, Jones AJ, Keen P. Morphine, but not sodium cromoglycate, modulates the release of substance P from capsaicin-sensitive neurones in the rat trachea in vitro. *Br J Pharmacol.* 1991;102:797–800.

75. Rukwied R, Watkinson A, McGlone F, et al. Cannabinoid agonists attenuate capsaicin-induced responses in human skin. *Pain.* 2003;102:283–288.

76. Sakurada T, Sakurada S, Katsuyama S, et al. Evidence that N-terminal fragments of nociceptin modulate nociceptin-induced scratching, biting and licking in mice. *Neurosci Lett.* 2000;279:61–64.

77. Schmelz M, Schmidt R, Bickel A, et al. Innervation territories of single sympathetic C fibers in human skin. *J Neurophysiol.* 1998;79:1653–1660.

78. Schmelz M, Schmidt R, Weidner C, et al. Chemical response pattern of different classes of C-nociceptors to pruritogens and algogens. *J Neurophysiol.* 2003;89: 2441–2448.

79. Schuligoi R, Amann R. Differential effects of treatment with nerve growth factor on thermal nociception and on calcitonin gene-related peptide content of primary afferent neurons in the rat. *Neurosci Lett.* 1998;252:147–149.

80. Senba E, Katanosaka K, Yajima H, et al. The immunosuppressant FK506 activates capsaicin- and bradykinin-sensitive DRG neurons and cutaneous C-fibers. *Neurosci Res.* 2004;50:257–262.

81. Shu X, Medell LM. Nerve growth factor acutely sensitizes the response of adult rat sensory neurons to capsaicin. *J Neurosci.* 1998;18:8947–8959.

82. Singh LK, Pang X, Alexacos N, et al. Acute immobilization stress triggers skin mast cell degranulation via corticotropin releasing hormone, neurotensin, and substance P: A link to neurogenic skin disorders. *Brain Behav Immun.* 1999;13:225–239.

83. Ständer S, Metze D. Treatment of pruritic skin diseases with topical capsaicin. In: Yosipovitch G, Greaves MW, Fleischer AB, McGlone F, eds. *Itch: Basic Mechanisms and Therapy.* New York: Marcel Dekker; 2004:287–304.

84. Ständer S, Schmelz M. Chronic itch and pain – similarities and differences. *Eur J Pain.* 2006;10:473–478.

85. Ständer S, Gunzer M, Metze D, et al. Localization of μ-opioid receptor 1A on sensory nerve fibers in human skin. *Regul Pept.* 2002;110:75–83.

86. Ständer S, Steinhoff M, Schmelz M, et al. Neurophysiology of pruritus. cutaneous elicitation of itch. *Arch Dermatol.* 2003;139:1463–1470.

87. Ständer S, Moormann C, Schumacher M, et al. Expression of vanilloid receptor subtype 1 (VR1) in cutaneous sensory nerve fibers, mast cells and epithelial cells of appendage structures. *Exp Dermatol.* 2004;13:129–139.

88. Ständer S, Schmelz M, Metze D, et al. Distribution of cannabinoid receptor 1 (CB1) and 2 (CB2) on sensory nerve fibers and adnexal structures in human skin. *J Dermatol Sci.* 2005;38:177–188.

89. Ständer S, Reinhardt HW, Luger TA. Topische Cannabinoid-

Agonisten: Eine effektive, neue Möglichkeit zur Behandlung von chronischem Pruritus. *Hautarzt.* 2006;57:801–807.

90. Ständer S, Ständer H, Seeliger S, et al. Topical pimecrolimus (SDZ ASM 981) and tacrolimus (FK 506) transiently induces neuropeptide release and mast cell degranulation in murine skin. *Br J Dermatol.* 2007;156:1020–1026.

91. Stein C, Millan MJ, Shippenberg TS, et al. Peripheral opioid receptors mediating antinociception in inflammation. Evidence for involvement of mu, delta and kappa receptors. *J Pharmacol Exp Ther.* 1989;248:1269–1275.

92. Steinhoff M, Vergnolle N, Young SH, et al. Agonists of proteinase-activated receptor 2 induce inflammation by a neurogenic mechanism. *Nat Med.* 2000;6:151–158.

93. Steinhoff M, Neisius U, Ikoma A, et al. Proteinase-activated receptor-2 mediates itch: a novel pathway for pruritus in human skin. *J Neurosci.* 2003;23:6176–6180.

94. Steinhoff M, Stander S, Seeliger S, et al. Modern aspects of cutaneous neurogenic inflammation. *Arch Dermatol.* 2003;139: 1479–1488.

95. Story GM, Peier AM, Reeve AJ, et al. ANKTM1, a TRP-like channel expressed in nociceptive neurons, is activated by cold temperatures. *Cell.* 2003;112:819–829.

96. Sugimoto Y, Iba Y, Nakamura Y, et al. Pruritus-associated response mediated by cutaneous histamine H3 receptors. *Clin Exp Allergy.* 2004;34:456–459.

97. Summerfield JA. Pain, itch and endorphins. *Br J Dermatol.* 1981;105:725–726.

98. Takashima Y, Daniels RL, Knowlton W, Teng J, Liman ER, McKemy DD. Diversity in the neural circuitry of cold sensing revealed by genetic axonal labeling of transient receptor potential melastatin 8 neurons. *J Neurosci.* 2007;27: 14147–14157.

99. Thomsen JS, Sonne M, Benfeldt E, et al. Experimental itch in sodium lauryl sulphate-inflamed and normal skin in humans: a randomized, double-blind, placebo-controlled study of histamine and other inducers of itch. *Br J Dermatol.* 2002;146:792–800.

100. Togias A. H1-receptors: localization and role in airway physiology and in immune functions. *J Allergy Clin Immunol.* 2003;112(suppl):S60–S68.

101. Trentin PG, Fernandes MB, D'Orleans-Juste P, et al. Endothelin-1 causes pruritus in mice. *Exp Biol Med (Maywood).* 2006;231:1146–1151.

102. Ui H, Andoh T, Lee JB, et al. Potent pruritogenic action of tryptase mediated by PAR-2 receptor and its involvement in anti-pruritic effect of nafamostat mesilate in mice. *Eur J Pharmacol.* 2006;530:172–178.

103. Vellani V, Colucci M, Lattanzi R, et al. Sensitization of transient receptor potential vanilloid 1 by the prokineticin receptor agonist Bv8. *J Neurosci.* 2006;26:5109–5116.

104. Vigano D, Rubino T, Parolaro D. Molecular and cellular basis of cannabinoid and opioid interactions. *Pharmacol Biochem Behav.* 2005;81:360–368.

105. Weidner C, Klede M, Rukwied R, et al. Acute effects of substance P and calcitonin gene-related peptide in human skin - a microdialysis study. *J Invest Dermatol.* 2000;115: 1015–1020.

106. Weller K, Foitzik K, Paus R, et al. Mast cells are required for normal healing of skin wounds in mice. *FASEB J.* 2006;publ. online Sept. 11th 2006.

107. Wenk HN, Brederson JD, Honda CN. Morphine directly inhibits nociceptors in inflamed skin. *J Neurophysiol.* 2006;95:2083–2097.

108. Wenzel RR, Zbinden S, Noll G, et al. Endothelin-1 induces vasodilation in human skin by nociceptor fibres and release of nitric oxide. *Br J Clin Pharmacol.* 1998;45:441–446.

109. Wiesner-Menzel L, Schulz B, Vakilzadeh F, et al. Electron

microscopal evidence for a direct contact between nerve fibres and mast cells. *Acta Derm Venereol*. 1981;61:465–469.

110. Wilkinson JD, Williamson EM. Cannabinoids inhibit human keratinocyte proliferation through a non-CB1/CB2 mechanism and have a potential therapeutic value in the treatment of psoriasis. *J Dermatol Sci*. 2007;45:87–92.

111. Wu ZZ, Chen SR, Pan HL. Transient receptor potential vanilloid type 1 activation down-regulates voltage-gated calcium channels through calcium-dependent calcineurin in sensory neurons. *J Biol Chem*. 2005;280:18142–51.

112. Zhang J, Hoffert C, Vu HK, et al. Induction of CB2 receptor expression in the rat spinal cord of neuropathic but not inflammatory chronic pain models. *Eur J Neurosci*. 2003;17:2750–2754.

113. Zhang X, Huang J, McNaughton PA. NGF rapidly increases membrane expression of TRPV1 heat-gated ion channels. *EMBO J*. 2005;24:4211–4223.

114. Zygmunt PM, Petersson J, Andersson DA, et al. Vanilloid receptors on sensory nerves mediate the vasodilator action of anandamide. *Nature*. 1999;400:452–457.

115. Zylka MJ. Nonpeptidergic circuits feel your pain. *Neuron*. 47:771–772 (Comment on: *Neuron*. 2005;47:787–793.

116. Zylka MJ, Rice FL, Anderson DJ. Topographically distinct epidermal nociceptive circuits revealed by axonal tracers targeted to Mrgprd. *Neuron*. 2005;45:17–25.

第3章　皮肤的大脑：神经-表皮突触

Nicholas Boulais・Laurent Misery

在过去的几年中，有数量相当可观的文献资料阐述了有关表皮具有感觉能力的新观点[1-2]。表皮是一个感觉组织，因此出现了很多关于表皮和感觉神经元之间密切联系的研究。在某些情况下，这些联系如此紧密，以至于有人提出突触样通讯假说。结构学证据证实了这一设想[3]。此外，表皮细胞表达许多类似于神经元细胞表达的受体。这些受体大多与钙通道相关联，钙通道的激活可导致细胞内钙浓度升高，这与信号转导、细胞兴奋性以及神经递质的释放有关。在感觉神经元中，这些受体涉及识别环境刺激如机械刺激、渗透压、温度和化学刺激并由此转化为电信号。在表皮细胞表面出现的这些受体可使表皮细胞感知相同类型的刺激。因此，由于表皮细胞表达刺激感受的分子成分及其信息传导分子成分，表明表皮可能是皮肤内信号整合的第1步。根据这一假设，皮肤刺激和化学介质会首先被表皮细胞感知，此后，可能会或不会被传递到神经末梢，从而激发动作电位。动作电位会进一步传导至中枢神经系统，我们便可意识到刺激的存在。

对于神经源性、神经病理性或心源性瘙痒，即使呈现出解剖学定位，痒觉是直接由中枢神经系统大脑产生的信号的结果[4]。这一现象可于连接髓质板层 I 到丘脑的脊髓丘脑束[5]中的抑制瘙痒的痛觉通路活性降低时出现[6]。相反，由皮肤产生的瘙痒，称为皮肤源瘙痒，更容易发生于位于皮肤的外周刺激。事实上，有力证据表明，瘙痒特异性神经元在结构和功能上不同于痛觉通路的神

经元[6]。外周性瘙痒的初级传入神经大多是无髓鞘的、机械不敏感的、组胺能 C 神经纤维。而且，我们应该清楚，它们可以被称为致痒原的多种生化介质激活，如组胺是最为熟知的致痒原[5,7]。这些纤维常可到达表皮的基底层和基底层上。有趣的是，瘙痒涉及神经-表皮突触样连接激活或感受瘙痒的神经元敏化。表皮细胞激活感觉神经元的机制至今仍不十分明了。据最近发表的资料记载，ATP 可能是参与者之一[8]。ATP 可由角质形成细胞传播而诱导钙波传入邻近的细胞以及感觉神经元轴突。细胞内钙浓度升高可致敏痛觉感受器及痒觉神经元。这便可以解释两个系统的广泛重叠。而且，由于瘙痒是建立在瘙痒感受器的活动和介导疼痛的痛觉感受器活性降低的基础上[9]，瘙痒可由痛觉通路的分子如神经激肽和辣椒素诱导[4,9-11]，由此推导表皮与瘙痒联系密切。的确，瘙痒原可致使涉及疼痛传递的神经肽释放如 P 物质（SP）和降钙素基因相关肽（CGRP）[12]。一旦被瘙痒性神经元释放，它们便与神经性和非神经性的皮肤细胞表面的相应受体结合，这些细胞又反过来释放致痒原，由此形成一个正反馈循环[10,13]。此外，对于 AD 患者，有害刺激如热、搔抓或介导疼痛的神经肽，并不能抑制通常可以抑制的瘙痒[14]。相反，在 AD 患者的皮损中，致痛原如缓激肽，5-羟色胺或 SP 可转变成潜在致痒原[12]。这些论著有力的支持了表皮本身可作为瘙痒调制器的观点，尤其是因为它们表达了多种与瘙痒有关的神经肽介质

和受体[1,2,15]。

众所周知，皮内注射相当剂量组胺可引起瘙痒。特异性组胺受体参与组胺诱导的瘙痒，此受体在人类与小鼠存在差异[16]。在人类中组胺H_1和H_2受体似乎在瘙痒的病因学中更为重要[7,10]，而在小鼠中瘙痒更多涉及组胺H_1和H_4受体[17]。这些受体尤其是组胺H_1受体表达于外周神经元表面[18]。令人吃惊的是，它们还表达于人类角质形成细胞[19-20]。因此，受到刺激后由肥大细胞、嗜碱性细胞和血小板释放的组胺除激活感觉神经元外还可激活角质形成细胞。事实上，被释放的组胺导致多种效应，如水肿、红斑还有瘙痒，这支持被直接激活的不仅仅是瘙痒感受器的理论。实际上，在AD患者中，抗组胺药（H_1受体阻滞剂）并不能永远阻断瘙痒[12,21]，表明除组胺外，还有其他介质参与瘙痒形成。角质形成细胞参与瘙痒形成，或许可以解释为什么组胺H_1受体阻滞剂对严重瘙痒起效甚微[22]。此外，还可以解释为什么AD患者或有皮肤损害的患者在重复性机械刺激或搔抓后会感到强烈的瘙痒，而在正常皮肤这些刺激通常会降低瘙痒的程度[14]。

神经肽在皮肤生理学、皮肤功能以及疼痛信号转导的调节中发挥重要作用[16,23]，它们还参与瘙痒的调节。瘙痒感受器接收到组胺刺激信号后释放SP；另外，SP又刺激肥大细胞使他们释放组胺[24]。如此，在肥大细胞和瘙痒感受器之间便形成一个正反馈环，从而使募集的细胞数量增多。角质形成细胞也可产生和释放组胺[25]、SP[26]和表达它们的特异性受体[19,27-28]。由于位置关系，角质形成细胞最先受交流影响，而且它们有可能参与其中。同样，有研究表明被SP刺激的角质形成细胞会产生SP，而这种分泌能力将有助于进一步传导和增强刺激的信息传递，直至肥大细胞[26]。此外，SP可激发

皮肤释放一氧化氮等致痒原，它们可增强SP诱导的瘙痒相关反应[29]。有趣的是，前面我们所说的参与瘙痒反馈环的神经激肽受体，在AD患者的皮肤中存在过表达，这可能与顽固的瘙痒有关[30]。这一发现印证了SP在瘙痒形成中的地位。

CGRP可抑制瘙痒，而非加重瘙痒，因为它可增加SP诱导的瘙痒潜伏期[31]。然而，这一介质在瘙痒性疾病皮肤中过表达，提示了它可参与瘙痒调节。另外，当缓激肽与表达于感觉神经元的缓激肽B2受体结合后，便成为介导疼痛的介质。尽管如此，它也可以通过诱导肥大细胞释放组胺来诱导瘙痒。缓激肽还可结合角质形成细胞，促进SP、CGRP和前列腺素E_2释放[32]，从而增强皮肤神经末梢包括痒感受器的敏感性。

血管活性肠肽（VIP）在美克尔细胞有强烈的表达，而在其他表皮细胞却没有表达[33]。这一神经肽参与血流调节、汗液产生，此外还存在抗炎特性[34]。但是，一些资料对此存在争议：在一些病理情况下，VIP释放增加会导致皮肤肥大细胞释放组胺，从而介导局部炎症反应[33]。在一例水源性瘙痒症的病例报告中也阐明了VIP在瘙痒中的作用，水源性瘙痒症是一种与接触水相关的瘙痒性皮肤疾患。有关这一罕见疾病的免疫组化研究表明，除表皮细胞过表达的VIP外，并未发现其他神经肽紊乱。这一发现有力地证实了皮肤与大脑的关系，以及表皮细胞在瘙痒中的作用。

炎症介质如TNFα、前列腺素、白三烯和白介素仍被认为会降低瘙痒感受器的刺激阈值，但其所涉及通路仍不十分明确。很多病例报告指出，表皮细胞是必须考虑的。例如，注射IL-2可通过激活组胺能神经元诱导瘙痒，但它亦可激活缓激肽相关的神经元，以此增强缓激肽通路[35]。角质形成细

胞仅仅弱表达 IL-2 受体[36]。尽管如此，已经有文献阐明，至少在 T 细胞中 SP 刺激可促进 IL-2 释放[37]。因此，由于角质形成细胞强表达 SP，可影响角质形成细胞的细胞因子便可通过 IL-2 的介导来调节瘙痒。相反，IL-4 过表达小鼠可自发形成瘙痒性炎性皮肤疾病，而在 AD 患者的皮损中可发现 IL-4 的 mRNA 表达增强[38]。此外，钙调神经磷酸酶抑制剂他克莫司可有效抑制瘙痒并降低皮肤中的 IL-4mRNA 水平[38-39]。结节性痒疹的患者神经纤维中发现 IL-6 存在，并且 IL-6 在瘙痒性银屑病患者的角质形成细胞中也存在过表达[40]。IL-31 在 AD 患者表达增加，它可诱导实验小鼠产生皮炎和严重瘙痒[41]。据报道，花生四烯酸衍生物，如前列腺素 E_2[42]、白三烯 B_4[43] 和血栓烷 A_2[44]，可通过降低瘙痒感受器的刺激阈值而介导瘙痒。由于这些分子的阻滞剂可抑制 SP 诱导的瘙痒，因此支持它们在瘙痒形成中的重要作用。SP 注射后引起白三烯 B_4 和前列腺素 E_2 在角质形成细胞中浓度增加也在某种程度上解释了这一点[43]。

神经营养因子除了在皮肤神经的生长、存活及再生方面起重要作用外，也在产生皮肤瘙痒的多维联系中发挥作用[45]。NGF 可由肥大细胞、角质形成细胞、美克尔细胞[46]、成纤维细胞和神经末梢表达。在受损皮肤中，NGF 存在过表达，它作为一种炎症介质启动传入 C 神经纤维的急性致敏。NGF 结合于外周神经元，可使致痒原如 SP、CGRP 及瞬时受体电位香草样受体 1（TRPV1）表达上调，它诱导肥大细胞脱颗粒，此外还发现它作为治疗药物使用时可诱导瘙痒产生[10]。因此，释放 NGF 的角质形成细胞可刺激瘙痒感受器。由于组胺可通过激活组胺 H_1 受体而促使人角质形成细胞产生 NGF，NGF 的这一能力就显得十分重要[47]。此外，在 AD[48]、结节性痒疹[49] 以及银屑病[50] 患者的瘙痒性皮损中发现 NGF 水平升高。

蛋白酶活化受体（PAR）是一种代谢性 G 蛋白偶联受体，可由传入神经纤维和角质形成细胞表达。在 AD 患者皮内注射 PAR-2 激动剂如胰蛋白酶或激肽释放酶可导致强烈瘙痒，而无组胺浓度升高。这一现象非常有趣，因为它提示这些受体通过它们自己的通路在瘙痒的病理生理中发挥关键作用。的确，有文献已经阐明 AD 患者的角质形成细胞中 PAR-2 表达上调[51]。因此，可以推测蛋白酶有可能激活角质形成细胞，而随之刺激瘙痒感受器。

TRP 通道传导感觉被认为可能是一种痒感受器，它们对温度敏感，并广泛表达于感觉神经元和表皮细胞；而瘙痒是一种温度敏感性的感觉，这意味着此通道是大脑 - 皮肤双向连接[10,52]。TRPV1 是 TRP 家族中最著名的受体。它是非特异性阳离子通道，一旦被激活便可导致神经元去极化并诱发动作电位，伴随神经肽和致痒性细胞因子释放[53]。自从发现它在结节性痒疹患者的角质形成细胞中存在戏剧性的过表达后，其在瘙痒中的作用便受到关注[54]。其后，又有人发现组胺反应性感觉神经元也表达 TRPV1，这便进一步证实它可参与瘙痒还有疼痛形成的作用[11]。在这些瘙痒感受器中，特异性 TRPV1 阻滞剂阻断 TRPV1 可抑制组胺刺激诱导的钙离子内流[55]。因此，TRPV1 的作用发生在组胺受体诱导瘙痒的下游。TRPV1 可被从辣椒中提取的辣椒素激活，但大量的称为内源性香草样物的内源性物质，可激活 TRPV1 或至少可使其敏感性升高。这样，暴露于内源性香草样物便可激惹瘙痒发生。在这些分子中，花生四烯酸乙醇胺是一种内源性大麻素，与大麻素受体（CB-R）结合后具有镇痛和抗瘙痒活性。这一特性是很有意义的，因为 CB-R 刺激后产生的瘙痒抑制会伴随神经肽消耗，如同在 TRPV1 被强力激活之后发生的现象一样 [56]。角质形成细胞可能参与这一现象，因为它们也表达 CB-R；角质形成细胞活化释放镇痛 β- 内啡肽和抗瘙痒神经肽如阿黑皮素原 [57]。因此，角质形成细胞与疼痛和瘙痒有密切关系，调节这些通道的因子可相互影响。所有这些新发现都支持处理疼痛的 TRPV1 通道与瘙痒之间，以及表达 TRPV1 的表皮细胞和瘙痒感受器之间存在紧密联系。

因此，角质形成细胞可能在激活及致敏瘙痒感受器方面发挥重要作用。尽管产生组胺的细胞如肥大细胞和 T 细胞，在这一过程的初始非常重要，表皮细胞属于信号通道，它可以导致瘙痒，尤其是角质形成细胞中转瘙痒信号直至瘙痒神经纤维调制信息。在某些情况下，它们无需组胺刺激便可以传导瘙痒。

（兰宇贞　谢志强 译　李启芳 校）

参考文献

1. Boulais N, Pereira U, Lebonvallet N, Misery L. The whole epidermis as the forefront of the sensory system. *Exp Dermatol.* 2007;16(8):634–635.
2. Denda M, Nakatani M, Ikeyama K, Tsutsumi M, Denda S. Epidermal keratinocytes as the forefront of the sensory system. *Exp Dermatol.* 2007;16(3):157–161.
3. Chateau Y, Misery L. Connections between nerve endings and epidermal cells: are they synapses? *Exp Dermatol.* 2004;13(1):2–4.
4. Paus R, Schmelz M, Biro T, Steinhoff M. Frontiers in pruritus research: scratching the brain for more effective itch therapy. *J Clin Invest.* 2006;116(5):1174–1186.
5. Schmelz M. A neural pathway for itch. *Nat Neurosci.* 2001;4(1):9–10.
6. Andrew D, Craig AD. Spinothalamic lamina I neurons selectively sensitive to histamine: a central neural pathway for itch. *Nat Neurosci.* 2001;4(1):72–77.
7. Schmelz M, Schmidt R, Bickel A, Handwerker HO, Torebjork HE. Specific C-receptors for itch in human skin. *J Neurosci.* 1997;17(20):8003–8008.
8. Koizumi S, Fujishita K, Inoue K, Shigemoto-Mogami Y, Tsuda M, Inoue K. Ca²⁺ waves in keratinocytes are transmitted to sensory neurons: the involvement of extracellular ATP and P2Y2 receptor activation. *Biochem J.* 2004;380(Pt 2):329–338.
9. Steinhoff M, Bienenstock J, Schmelz M, Maurer M, Wei E, Biro T. Neurophysiological, neuroimmunological, and neu-

10. Biro T, Toth BI, Marincsak R, Dobrosi N, Geczy T, Paus R. TRP channels as novel players in the pathogenesis and therapy of itch. *Biochim Biophys Acta.* 2007;1772(8):1004–1021.
11. Ikoma A, Steinhoff M, Stander S, Yosipovitch G, Schmelz M. The neurobiology of itch. *Nat Rev Neurosci.* 2006;7(7):535–547.
12. Hosogi M, Schmelz M, Miyachi Y, Ikoma A. Bradykinin is a potent pruritogen in atopic dermatitis: a switch from pain to itch. *Pain.* 2006;126(1–3):16–23.
13. Paus R, Theoharides TC, Arck PC. Neuroimmunoendocrine circuitry of the 'brain-skin connection'. *Trends Immunol.* 2006;27(1):32–39.
14. Ishiuji Y, Coghill RC, Patel TS, et al. Repetitive scratching and noxious heat do not inhibit histamine-induced itch in atopic dermatitis. *Br J Dermatol.* 2008;158(1):78–83.
15. Inoue K, Koizumi S, Fuziwara S, Denda S, Inoue K, Denda M. Functional vanilloid receptors in cultured normal human epidermal keratinocytes. *Biochem Biophys Res Commun.* 2002;291(1):124–129.
16. Roosterman D, Goerge T, Schneider SW, Bunnett NW, Steinhoff M. Neuronal control of skin function: the skin as a neuroimmunoendocrine organ. *Physiol Rev.* 2006;86(4):1309–1379.
17. Bell JK, McQueen DS, Rees JL. Involvement of histamine H4 and H1 receptors in scratching induced by histamine receptor agonists in Balb C mice. *Br J Pharmacol.* 2004;142(2):374–380.
18. Kashiba H, Fukui H, Senba E. Histamine H1 receptor mRNA is expressed in capsaicin-insensitive sensory neurons with neuropeptide Y-immunoreactivity in guinea pigs. *Brain Res.* 2001;901(1–2):85–93.
19. Giustizieri ML, Albanesi C, Fluhr J, Gisondi P, Norgauer J, Girolomoni G. H1 histamine receptor mediates inflammatory responses in human keratinocytes. *J Allergy Clin Immunol.* 2004;114(5):1176–1182.
20. Ashida Y, Denda M, Hirao T. Histamine H1 and H2 receptor antagonists accelerate skin barrier repair and prevent epidermal hyperplasia induced by barrier disruption in a dry environment. *J Invest Dermatol.* 2001;116(2):261–265.
21. Rukwied R, Lischetzki G, McGlone F, Heyer G, Schmelz M. Mast cell mediators other than histamine induce pruritus in atopic dermatitis patients: a dermal microdialysis study. *Br J Dermatol.* 2000;142(6):1114–1120.
22. Andoh T. Importance of epidermal keratinocytes in itching. *Yakugaku Zasshi.* 2006;126(6):403–408.
23. Slominski A, Wortsman J. Neuroendocrinology of the skin. *Endocr Rev.* 2000;21(5):457–487.
24. Ebertz JM, Hirshman CA, Kettelkamp NS, Uno H, Hanifin JM. Substance P-induced histamine release in human cutaneous mast cells. *J Invest Dermatol.* 1987;88(6):682–685.
25. Fitzsimons C, Engel N, Duran H, et al. Histamine production in mouse epidermal keratinocytes is regulated during cellular differentiation. *Inflamm Res.* 2001;50(suppl 2):S100–S101.
26. Bae S, Matsunaga Y, Tanaka Y, Katayama I. Autocrine induction of substance P mRNA and peptide in cultured normal human keratinocytes. *Biochem Biophys Res Commun.* 1999;263(2):327–333.
27. Liu JY, Hu JH, Zhu QG, Li FQ, Sun HJ. Substance P receptor expression in human skin keratinocytes and fibroblasts. *Br J Dermatol.* 2006;155(4):657–662.
28. Staniek V, Doutremepuich J, Schmitt D, Claudy A, Misery L. Expression of substance P receptors in normal and psoriatic skin. *Pathobiology.* 1999;67(1):51–54.
29. Andoh T, Kuraishi Y. Nitric oxide enhances substance

roendocrine basis of pruritus. *J Invest Dermatol.* 2006;126(8):1705–1718.

P-induced itch-associated responses in mice. *Br J Pharmacol.* 2003;138(1):202–208.

30. Staniek V, Liebich C, Vocks E, et al. Modulation of cutaneous SP receptors in atopic dermatitis after UVA irradiation. *Acta Derm Venereol.* 1998;78(2):92–94.

31. Ekblom A, Lundeberg T, Wahlgren CF. Influence of calcitonin gene-related peptide on histamine- and substance P-induced itch, flare and weal in humans. *Skin Pharmacol.* 1993;6(3):215–222.

32. Averbeck B, Reeh PW. Interactions of inflammatory mediators stimulating release of calcitonin gene-related peptide, substance P and prostaglandin E2 from isolated rat skin. *Neuropharmacology.* 2001;40(3):416–423.

33. Hartschuh W, Reinecke M, Weihe E, Yanaihara N. VIP-immunoreactivity in the skin of various mammals: immuno-histochemical, radioimmunological and experimental evidence for a dual localization in cutaneous nerves and merkel cells. *Peptides.* 1984;5(2):239–245.

34. Gomariz RP, Juarranz Y, Abad C, Arranz A, Leceta J, Martinez C. VIP-PACAP system in immunity: new insights for multitarget therapy. *Ann N Y Acad Sci.* 2006;1070:51–74.

35. Martin HA. Bradykinin potentiates the chemoresponsiveness of rat cutaneous C-fibre polymodal nociceptors to inter-leukin-2. *Arch Physiol Biochem.* 1996;104(2):229–238.

36. Grone A. Keratinocytes and cytokines. *Vet Immunol Immunopathol.* 2002;88(1–2):1–12.

37. Calvo CF, Chavanel G, Senik A. Substance P enhances IL-2 expression in activated human T cells. *J Immunol.* 1992;148(11):3498–3504.

38. Inagaki N, Shiraishi N, Igeta K, et al. Inhibition of scratching behavior associated with allergic dermatitis in mice by tacrolimus, but not by dexamethasone. *Eur J Pharmacol.* 2006;546(1–3):189–196.

39. Stander S, Weisshaar E, Luger TA. Neurophysiological and neurochemical basis of modern pruritus treatment. *Exp Dermatol.* 2007.

40. Polat M, Lenk N, Yalcin B, et al. Efficacy of erythromycin for psoriasis vulgaris. *Clin Exp Dermatol.* 2007;32(3):295–297.

41. Takaoka A, Arai I, Sugimoto M, et al. Involvement of IL-31 on scratching behavior in NC/Nga mice with atopic-like dermatitis. *Exp Dermatol.* 2006;15(3):161–167.

42. Futaki N, Arai I, Sugimoto M, et al. Role of prostaglandins on mechanical scratching-induced cutaneous barrier disruption in mice. *Exp Dermatol.* 2007;16(6):507–512.

43. Andoh T, Katsube N, Maruyama M, Kuraishi Y. Involvement of leukotriene B(4) in substance P-induced itch-associated response in mice. *J Invest Dermatol.* 2001;117(6): 1621–1626.

44. Andoh T, Nishikawa Y, Yamaguchi-Miyamoto T, Nojima H, Narumiya S, Kuraishi Y. Thromboxane A2 induces itch-associated responses through TP receptors in the skin in mice. *J Invest Dermatol.* 2007;127(8):2042–2047.

45. Botchkarev VA, Yaar M, Peters EM, et al. Neurotrophins in skin biology and pathology. *J Invest Dermatol.* 2006;126(8): 1719–1727.

46. Vos P, Stark F, Pittman RN. Merkel cells in vitro: production of nerve growth factor and selective interactions with sensory neurons. *Dev Biol.* 1991;144(2):281–300.

47. Kanda N, Watanabe S. Histamine enhances the production of nerve growth factor in human keratinocytes. *J Invest Dermatol.* 2003;121(3):570–577.

48. Toyoda M, Nakamura M, Makino T, Hino T, Kagoura M, Morohashi M. Nerve growth factor and substance P are useful plasma markers of disease activity in atopic dermatitis. *Br J Dermatol.* 2002;147(1):71–79.

49. Johansson O, Liang Y, Emtestam L. Increased nerve growth factor- and tyrosine kinase A-like immunoreactivities in pru-rigo nodularis skin – an exploration of the cause of neurohy-perplasia. *Arch Dermatol Res.* 2002;293(12):614–619.

50. Chang SE, Han SS, Jung HJ, Choi JH. Neuropeptides and their receptors in psoriatic skin in relation to pruritus. *Br J Dermatol.* 2007;156(6):1272–1277.

51. Buddenkotte J, Stroh C, Engels IH, et al. Agonists of protei-nase-activated receptor-2 stimulate upregulation of intercel-lular cell adhesion molecule-1 in primary human keratinocytes via activation of NF-kappa B. *J Invest Dermatol.* 2005; 124(1):38–45.

52. Boulais N, Misery L. The epidermis: a sensory tissue. *Eur J Dermatol.* 2008;18(2):119–127.

53. Southall MD, Li T, Gharibova LS, Pei Y, Nicol GD, Travers JB. Activation of epidermal vanilloid receptor-1 induces release of proinflammatory mediators in human keratino-cytes. *J Pharmacol Exp Ther.* 2003;304(1):217–222.

54. Stander S, Moormann C, Schumacher M, et al. Expression of vanilloid receptor subtype 1 in cutaneous sensory nerve fibers, mast cells, and epithelial cells of appendage structures. *Exp Dermatol.* 2004;13(3):129–139.

55. Kim BM, Lee SH, Shim WS, Oh U. Histamine-induced Ca$^{(2+)}$ influx via the PLA(2)/lipoxygenase/TRPV1 pathway in rat sensory neurons. *Neurosci Lett.* 2004;361(1–3):159–162.

56. Dvorak M, Watkinson A, McGlone F, Rukwied R. Histamine induced responses are attenuated by a cannabinoid receptor agonist in human skin. *Inflamm Res.* 2003;52(6):238–245.

57. Ibrahim MM, Porreca F, Lai J, et al. CB2 cannabinoid recep-tor activation produces antinociception by stimulating peripheral release of endogenous opioids. *Proc Natl Acad Sci USA.* 2005;102(8):3093–3098.

第 4 章　中枢传导：从皮肤到大脑

Tejesh Surendra Patel · Gil Yosipovitch

4.1 引　言

自 1660 年来，瘙痒一直被定义为"一种与渴望搔抓有关的不愉快的感觉"[1]。这个定义包括瘙痒感受的感觉和认知方面。然而，这种从皮肤到大脑处理感觉刺激的传导方式最近才被阐明。本章将叙述有关瘙痒从外周到中枢神经系统的神经信息。

4.2 瘙痒的神经理论

对于瘙痒的神经编码已提出了几个理论：

4.2.1 强度学说

根据这个理论，弱的有害刺激引起神经纤维较低的激活而被感觉为瘙痒，而较强的有害刺激兴奋神经纤维至更大程度的激活而诱发疼痛[2]。反对这个理论的依据是应用低浓度致痛剂一般并不产生瘙痒，而是不强的疼痛[3]。通过微神经学证明，刺激传入神经纤维诱导的不是疼痛就是瘙痒，也挑战这个理论的效力。重要的是，减低刺激频率降低疼痛或瘙痒的强度，而不是导致一种感觉形式转换成另一种感觉[4-5]。上述证据意味着瘙痒强度理论已被抛弃。

4.2.2 闸门控制学说

这个学说是疼痛"门控制学说"的扩展。它假定由疼痛刺激的大直径神经纤维通过激活脊髓的抑制性神经元可以损伤瘙痒 C 神经纤维传递[6]。许多疼痛性刺激如热，冷，电及机械刺激抑制瘙痒[7]。搔抓，本身是疼痛的，是对瘙痒的行为反应，也减轻瘙痒。支持这个假说的依据在于许多抑制疼痛的治疗药物诱导瘙痒，反之亦然。例如 μ 阿片抑制疼痛，但加重瘙痒。

4.2.3 特异性假说

这个假说提出仅存在对瘙痒刺激反应的初级感觉神经元。支持存在一条瘙痒特异性感觉通路是发现对组胺敏感的痒觉初级传入神经和脊髓丘脑投射神经元[8-9]。最近的证据表明，存在其他传导非组胺性瘙痒的特异性初级传入神经，这种神经与临床上病理性瘙痒更相关[10]。

4.2.4 选择性假说

现在认为对组胺敏感的瘙痒神经纤维不是"瘙痒特异性"的，而是"瘙痒选择性"的。因为它们也被纯致痛剂辣椒素兴奋[11]。在慢性瘙痒病人身上应用有害刺激包括热、机械和化学（缓激肽）刺激诱导瘙痒而不是疼痛的研究支持这个假说[12-13]。现在的认识倾向于瘙痒"特异性"或"选择性"假说。

4.3 皮肤的瘙痒神经支配

皮肤是人体中最富有神经支配的器官，

各种感觉和运动神经末梢遍及皮肤各层。皮肤的感觉神经支配使人类能感觉温度、触、震动、疼痛和瘙痒的刺激。大多数皮肤细胞表达神经递质的受体，并且皮肤本身是这些分子的重要来源。除了神经营养作用外，皮肤中神经介质涉及皮肤自稳态、营养作用和应激反应[14]。

瘙痒的区别性特征是其局限于皮肤、黏膜和结膜，而其他组织不感觉瘙痒[15]。目前的证据表明，瘙痒感觉源于表皮神经纤维的活动。虽然在表皮中还没有确定瘙痒的特异性受体，下面证据支持这个看法：

- 移除表皮，痒感移除[16]；
- 网状真皮和皮下脂肪炎症（如脂膜炎和蜂窝织炎所见）典型诱导疼痛而不是瘙痒，推测位于网状真皮深层和皮下脂肪的神经纤维不传导瘙痒；
- 在瘙痒性皮肤病中过度呈现延伸入颗粒层的具有"游离"非特化神经末梢的表皮间神经纤维。许多神经纤维对瘙痒传导中有意义的神经肽染色阳性（如 SP、生长激素抑制素、血管活性肠多肽和神经肽 Y），表明瘙痒在表皮通过这些神经纤维传导[17]。

4.4 特异性组胺敏感痒觉 C 神经纤维

目前已确定了传导组胺诱导瘙痒的组胺敏感性传入神经纤维[9]。这些组胺敏感性痒觉 C 神经纤维以传导速度低，支配区域大，机械刺激不反应，透皮电阈值高和产生轴突反射红斑为特征。重要的是，这些纤维对组胺的反应方式与患者报告的瘙痒感觉时程相匹配[9]。而且在慢性瘙痒患者微神经学研究中发现这些神经纤维呈自发性活动[18]。组胺敏感性神经纤维在皮肤所有伤害感受器中

所占比例不到 5%[3]。注意：绝大多数 C 纤维对机械和热刺激敏感，而对组胺不敏感[19]。

4.5 组胺非依赖痒觉 C 神经纤维

组胺敏感性神经纤维不能解释瘙痒的外周传导的所有方面。越来越多的证据表明存在组胺非依赖痒觉 C 神经纤维。在许多瘙痒性皮肤病中，抗组胺并不能缓解慢性瘙痒，表明组胺不是主要介质[20-21]。而且瘙痒可被机械性、点状热和电刺激及豆科攀缘植物的针状体引发，所有这些刺激不激活组胺敏感 C 神经纤维[2,10,16,22]。另外，电刺激及豆科攀缘植物的针状体引发缺乏潮红反应（轴突反射性红斑）的瘙痒，提示这些潜在的神经纤维与慢性瘙痒性疾病（典型无红斑反应）特别相关[10,22]。重要的是，最近研究显示豆科攀缘植物引发的瘙痒是通过辣椒素敏感传入神经纤维群传导的，这些神经纤维不同于传导组胺瘙痒的组胺敏感 C 纤维[10]。

4.6 痒觉脊髓丘脑神经元投射

在脊髓，初级传入 C 神经元与背角灰质的次级神经元形成突触。这些神经元然后穿过并在脊髓丘脑侧束上行至丘脑。在猫中使用微神经学确定了经离子导入组胺特异性和选择性兴奋板层 I 脊髓丘脑束神经元亚类[8]。这些神经元类似于组胺敏感 C 神经纤维，在于它们是机械不敏感及对组胺具有延长激活的反应。有趣的是最近的一项研究显示胃泌素释放肽受体（GRPR）在脊髓背侧传导瘙痒感觉（而不是疼痛）中起重要作用[23]。所有以上证据扩展了对于瘙痒不仅在外周而且在中枢神经系统存在一个精细的神经途径的概念。

4.7 高级中枢神经系统结构涉及瘙痒处理

瘙痒的中枢处理显示激活涉及感觉和运动功能及情绪的脑区。瘙痒选择性脊髓丘脑神经元从脊髓板层Ⅰ投射到丘脑内侧背核的腹侧尾侧部分，然后依次投射到高级中枢神经系统结构[7]。健康人使用正电子发射X线断层显像术（PET）和功能性核磁影像（fMRI）的神经影像技术已证明瘙痒的高级中枢处理过程。这些研究中，组胺诱导的瘙痒共同激活前扣带和脑岛皮质、前运动和辅助运动区、小脑、初级体觉皮质和丘脑[24-28]。这些脑区涉及感觉和运动功能及情绪。因此，多脑区参与瘙痒的中枢处理反映出这个灾难性症状的多维性。被瘙痒激活的脑区也涉及疼痛的中枢处理，提示被这两种感觉刺激激活的神经网络不是完全分开的，而是反映一个不同的激活方式[29]。

4.8 结　语

过去数十年的研究已极大地增加了我们对瘙痒如何从皮肤传导至大脑的理解。未来的研究将进一步阐明瘙痒的神经通路，并将最终有助于发展新的治疗瘙痒的手段。

（谢志强　译　李启芳　校）

参考文献

1. Haffenreffer S., De pruritu, Nosodochium in Quo Cutis, Eique Adhaerentium Partium, Affectus Omnes, Singulari Methodo, Et Cognoscendi Et Curandi Fidelissime Traduntur, Kuhnen Balthasar, Ulm (1660) p. 98–102.
2. von Frey M. Zur Physiologie der Juckempfindung. *Arch Neerland Physiol.* 1922;7:142–145.
3. Schmelz M, Handwerker H. Neurophysiologic basis of itch. In: Yosipovitch G, Greaves MW, Fleischer AB Jr, McGlone F, eds. *Itch. Basic Mechanisms and Therapy.* New York: Marcel Dekker, Inc; 2004:5–12.
4. Torebjork HOJ. Pain and itch from C fiber stimulation. *Neurosci Abstr.* 1981;7:28.
5. Tuckett RP. Itch evoked by electrical stimulation of the skin. *J Invest Dermatol.* 1982;79(6):368–373.
6. Biro T, Ko MC, Bromm B, et al. How best to fight that nasty itch – from new insights into the neuroimmunological, neuroendocrine, and neurophysiological bases of pruritus to novel therapeutic approaches. *Exp Dermatol.* 2005;14(3):225–240.
7. Biro T, Toth BI, Marincsak R, Dobrosi N, Geczy T, Paus R. TRP channels as novel players in the pathogenesis and therapy of itch. *Biochim Biophys Acta.* 2007 Aug;1772(8):1004–1021.
8. Andrew D, Craig AD. Spinothalamic lamina I neurons selectively sensitive to histamine: a central neural pathway for itch. *Nat Neurosci.* 2001;4(1):72–77.
9. Schmelz M, Schmidt R, Bickel A, Handwerker HO, Torebjork HE. Specific C-receptors for itch in human skin. *J Neurosci.* 1997;17(20):8003–8008.
10. Johanek LM, Meyer RA, Hartke T, et al. Psychophysical and physiological evidence for parallel afferent pathways mediating the sensation of itch. *J Neurosci.* 2007;27(28):7490–7497.
11. Ikoma A, Steinhoff M, Stander S, Yosipovitch G, Schmelz M. The neurobiology of itch. *Nat Rev Neurosci.* 2006;7(7):535–547.
12. Hosogi M, Schmelz M, Miyachi Y, Ikoma A. Bradykinin is a potent pruritogen in atopic dermatitis: a switch from pain to itch. *Pain.* 2006;126(1–3):16–23.
13. Ikoma A, Fartasch M, Heyer G, Miyachi Y, Handwerker H, Schmelz M. Painful stimuli evoke itch in patients with chronic pruritus: central sensitization for itch. *Neurology.* 2004;62(2):212–217.
14. Pincelli C, Bonte F. The "beauty" of skin neurobiology. *J Cosmet Dermatol.* 2003;2(3–4):195–198.
15. Charlesworth EN, Beltrani VS. Pruritic dermatoses: overview of etiology and therapy. *Am J Med.* 2002; 113(suppl 9A):25S–33S.
16. Shelley WB, Arthur RP. The neurohistology and neurophysiology of the itch sensation in man. *AMA Arch Derm.* 1957;76(3):296–323.
17. Yosipovitch G. The pruritus receptor unit: a target for novel therapies. *J Invest Dermatol.* 2007;127(8):1857–1859.
18. Schmelz M, Hilliges M, Schmidt R, et al. Active "itch fibers" in chronic pruritus. *Neurology.* 2003;61(4):564–566.
19. Schmelz M, Schmidt R, Weidner C, Hilliges M, Torebjork HE, Handwerker HO. Chemical response pattern of different classes of C-nociceptors to pruritogens and algogens. *J Neurophysiol.* 2003;89(5):2441–2448.
20. Dawn A, Yosipovitch G. Treating itch in psoriasis. *Dermatol Nurs.* 2006;18(3):227–233.
21. Klein PA, Clark RA. An evidence-based review of the efficacy of antihistamines in relieving pruritus in atopic dermatitis. *Arch Dermatol.* 1999;135(12):1522–1525.
22. Ikoma A, Handwerker H, Miyachi Y, Schmelz M. Electrically evoked itch in humans. *Pain.* 2005;113(1–2):148–154.
23. Sun YG, Chen ZF. A gastrin-releasing peptide receptor mediates the itch sensation in the spinal cord. *Nature.* 2007;448(7154):700–703.
24. Darsow U, Drzezga A, Frisch M, et al. Processing of histamine-induced itch in the human cerebral cortex: a correlation analysis with dermal reactions. *J Invest Dermatol.* 2000;115(6):1029–1033.
25. Drzezga A, Darsow U, Treede RD, et al. Central activation by histamine-induced itch: analogies to pain processing: a correlational analysis of O-15 H_2O positron emission tomography studies. *Pain.* 2001;92(1–2):295–305.
26. Hsieh JC, Hagermark O, Stahle-Backdahl M, et al. Urge to scratch represented in the human cerebral cortex during itch. *J Neurophysiol.* 1994;72(6):3004–3008.

27. Leknes SG, Bantick S, Willis CM, Wilkinson JD, Wise RG, Tracey I. Itch and motivation to scratch: an investigation of the central and peripheral correlates of allergen- and histamine-induced itch in humans. *J Neurophysiol*. 2007; 97(1):415–422.

28. Mochizuki H, Tashiro M, Kano M, Sakurada Y, Itoh M, Yanai K. Imaging of central itch modulation in the human brain using positron emission tomography. *Pain*. 2003; 105(1–2):339–346.

29. Paus R, Schmelz M, Biro T, Steinhoff M. Frontiers in pruritus research: scratching the brain for more effective itch therapy. *J Clin Invest*. 2006;116(5):1174–1186.

第 5 章　瘙痒的调节：外周敏化和中枢敏化

Martin Schmelz

5.1 引　言

伤害感受器敏化被确定为慢性疼痛的关键机制。敏化过程不但可以被外周组织炎症介质介导，而且可以由中枢神经系统直接放大伤害性信息的过程介导。在瘙痒中，研究主要集中在外周瘙痒介质，这些介质能激活瘙痒感受神经元，因此代表理想的治疗干预靶标。然而，在外周和中枢神经系统通过敏化调节疼痛和瘙痒的过程具有许多类似性，因此在疼痛敏化机制中的广泛知识可用于瘙痒研究及可能的抗瘙痒治疗。

5.2 外周敏化

目前已确定了能激活和敏化伤害感受器神经末梢的许多内源性炎症介质[1]。有趣的是，已证明炎症时释放许多经典的炎症介质如缓激肽、5- 羟色胺、组胺和前列腺素，不仅能急性敏化伤害感受器[2]，而且能激活瘙痒感受器。

炎症介质的复合效应因其相互作用而复杂化：已经知道各种介质联合的加合作用如前列腺素 E_2 和组胺[3]。而且，通过各种介质（其中蛋白酶活化受体 2，PAR-2）敏化辣椒素受体 TRPV1，这种方式敏化为交叉敏化的潜在机制提供了证据。

然而，即使介质联合的急性效应能解释初级传入神经纤维的敏化，但联系这些急性效应到患者的长期超敏性上仍是有问题的，因为在初级传入神经纤维上发生适应和快速

减敏过程并脱敏[5]。

因此，除了急性敏化，临床超敏性状态需要长效的结构变化。神经营养素不仅诱导急性敏化[6]，而且能引起伤害感受器持久性的结构变化（芽生）。神经生长因子（NGF）在损伤和炎症组织中表达增高，激活伤害神经元的 NGF 受体酪氨酸激酶 trkA 触发和增强由多种机制传导的疼痛信号[7]。

由增加的 NGF 引发的表皮神经纤维发芽不仅发生于局部疼痛和痛觉过敏联合症状的女阴触痛[8]，也发生于 AD[9]。此外，还发现血清中显著升高的 NGF 和 SP 与 AD 疾病严重度相关[10]。NGF 的主要来源是角质形成细胞和肥大细胞[11]。在瘙痒性接触性皮炎患者中发现神经纤维密度增加和局部 NGF 浓度升高[12]。而结节性痒疹[13]及银屑病[14]瘙痒皮损中 NGF 和 trkA 免疫反应性增强。这些局部疼痛和瘙痒损害中的相似性表明对于疼痛和瘙痒在外周水平上存在神经发芽和敏化的类似机制。抗 NGF 策略已用于动物疼痛模型研究[15]及疼痛患者身上[16]。针对瘙痒的治疗性抗 NGF 方法仅在特应性皮炎动物模型使用[17]。在这个模型中（NC/Nga 小鼠）表皮 NGF 表达增加[18-19]。

已知 NGF 能上调神经肽，特别是 SP 和 CGRP[20]。虽然对于 NK1 阻滞剂临床止痛效应还没有更多证据[22]，但对于 SP 在啮齿动物中发现的一个重要作用是诱导疼痛和痛觉过敏[21]。在人类中没有证据 SP 作为急性致痒原[23]，但它可以通过使神经敏化及与肥大细胞长期反应而有助于瘙痒[24]。在

啮齿动物上已发现 CGRP 对伤害性感受器的敏化作用[25-26]，但在瘙痒中的作用仍不清楚[27]。有趣的是在 NC/Nga 小鼠中（AD 模型小鼠）SP 水平增高伴随 CGRP 水平降低[28]。因为热和痛敏感性与 CGRP 水平相关[29]，在瘙痒模型中痛敏感性与瘙痒敏感性负相关，由此推测 CGRP 对伤害感觉有优势作用，而 SP 对瘙痒呈优势作用。

迄今为止，大多数关于神经营养因子在瘙痒中作用资料表明瘙痒与 NGF 有关。然而，脑源性神经营养因子（BDNF）、神经营养素 3、神经营养素 4 和胶质细胞系源神经营养因子也是表皮内神经纤维的重要调节因子，涉及慢性瘙痒性疾病[30-31]。

5.3 中枢敏化

伤害性神经性输入至脊髓，即熟知的在脊髓使疼痛过程敏化被称为"中枢敏化"[32]。这由触超敏性（触诱发痛）和点机械刺激（点痛觉过敏）组成。我们能区分这两型机械痛觉过敏。在未发生损害的创伤的周围，非伤害的接触刺激能感受为疼痛性的"触或刷诱发痛觉过敏"，或痛觉异常。虽然这个感觉是由有髓机械受体单位介导的，但它需要初级传入 C- 伤害感受器正在进行的活动[33]。第二型机械痛觉过敏是在炎症中心的周围次级区域轻微疼痛刺激被感受为更强的疼痛，这型被称为点痛觉过敏。它不需要初级传入 C- 伤害感受器正在进行的活动。继发损伤后的这种疼痛可持续数小时，通常长于触或刷（轻触）诱发的痛觉过敏[34]。在瘙痒的通路中可观察到显著的类似的中枢敏化方式：在瘙痒部位周围触或刷（轻触）诱发的瘙痒，被称为"瘙痒皮肤"[35-36]。像触诱发痛，它需要初级传入纤维持续活动性，而且最可能被低阈值机械受体引发（A-β纤维）[36-37]。在正常健康志愿者[38]中行组

胺离子电渗透法后于周围出现更强的针刺诱导的痒感觉，即"痒觉过敏"。

瘙痒的中枢敏化能极大地改善我们对临床瘙痒的理解。在中枢敏化条件下，正常的疼痛性刺激被感受为瘙痒。这种现象已在 AD 患者身上描述过，当在皮损内应用正常疼痛性电刺激时患者感觉为瘙痒[39]。而且在 AD 患者上乙酰胆碱和缓激肽诱发瘙痒而不是疼痛[40-41]，这一现象表明在这些患者身上疼痛诱导的痒抑制可能损伤。

虽然在慢性疼痛患者上中枢敏化起主要作用，在特殊临床条件下瘙痒中枢敏化的真正机制和作用还需探讨。应该注意的是，除了在试验诱导继发敏化现象之间的平行性外，在慢性疼痛和慢性瘙痒患者中存在对应现象。最近报道在患神经痛患者中，组胺电离子透入产生烧灼疼痛而不是纯痒，同样的方法在健康志愿者身上诱导的是纯痒[42-43]。这个现象特别有趣，因为它证明了在慢性疼痛中脊髓对 C 神经纤维输入产生超敏性。相反地，当应用正常疼痛性的电、化学、机械及温度刺激特应性患者损伤皮肤时，这些刺激被感受为瘙痒[41,44]，表明在慢性瘙痒中也存在对 C 神经纤维输入的脊髓超敏性。在 AD 患者非损伤皮肤的组胺皮刺试验中所诱发的瘙痒并不强于健康对照。然而，当应用于皮损内时，瘙痒程度增强并持续很久，而轴突反射性红斑小于对照[37]。因此，在慢性瘙痒中，除了外周敏化，有证据表明还存在瘙痒中枢敏化。

5.4 神经病理性疼痛与神经病理性瘙痒

在痒和痛的中枢敏化的类似性上已产生了把通常用于神经病理性疼痛的药物用于治疗瘙痒的方法。因此，至今虽然没有对照研究，不过也有氨甲酰氮草、加巴喷丁及普瑞巴林成功的报道[45]。加巴喷丁及普瑞巴林

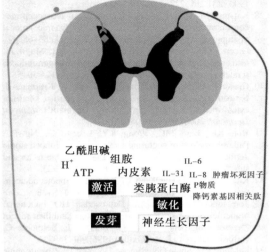

触诱发痛觉异常（触诱发痛） 触诱发痒觉异常
点痛觉过敏 点痒觉过敏
痒痛觉异常（触诱发痛） 疼痛痒觉异常

乙酰胆碱 组胺
H^+ IL-6
ATP 内皮素 IL-31 IL-8 肿瘤坏死因子
激活 类胰蛋白酶 P物质
降钙素基因相关肽
敏化
发芽 神经生长因子

图 5.1 图示疼痛和瘙痒过程的外周和中枢敏化机制。在外周，炎症性介质能激活和致敏伤害感受和瘙痒感受神经末梢。除了急性敏化，营养因子如神经生长因子诱导长期感觉变化与结构改变（发芽）。在脊髓，痒和痛的处理过程能被敏化，以至于触刺激诱发痒（痒觉异常）或痛（触诱发痛），点状机械刺激诱发更强的刺痛（点痛觉过敏）或痒（点痒觉过敏）。而且，在慢性瘙痒患者中，正常疼痛性刺激能误解为痒（疼痛痒觉异常），或在慢性疼痛患者中，正常瘙痒性刺激能误解为痛（痒痛觉异常）

抑制电压门控钙离子通道 α2δ 亚单位。加巴喷丁也被证明有效治疗神经病理性瘙痒，特别是臂桡侧瘙痒症和多发性硬化相关瘙痒[47-48]。在皮肤和系统性疾病中加巴喷丁可能改变瘙痒的感觉及与神经损伤相关瘙痒[49]。

神经病理性疼痛与神经病理性瘙痒组合存在于某些神经病，但很少研究两者关系：带状疱疹后神经性瘙痒显示神经病理性疼痛与神经病理性瘙痒的紧密联系[50]，但缺少有关治疗意义上的资料。在瘙痒和疼痛通路中的中枢和外周敏化方面，未来的主要兴趣是联合皮肤病学家、神经病学家和麻醉学家

的力量，更加紧密地研究神经病理性疾病如带状疱疹后神经痛、感觉异常性股痛及臂桡侧瘙痒症。

（谢志强 译 白培明 校）

参考文献

1. Reeh PW, Kress M. Effects of classical algogens. *Semin Neurosci*. 1995;7:221–226.
2. Kidd BL, Urban LA. Mechanisms of inflammatory pain. *Br J Anaesth*. 2001;87(1):3–11.
3. Nicolson TA, Foster AF, Bevan S, Richards CD. Prostaglandin E(2) sensitizes primary sensory neurons to histamine. *Neuroscience*. 2007;150(1):22–30.
4. Amadesi S, Cottrell GS, Divino L, et al. Protease-activated receptor 2 sensitizes TRPV1 by protein kinase Cepsilon- and A-dependent mechanisms in rats and mice. *J Physiol*. 2006;575(pt 2):555–571.
5. Liang YF, Haake B, Reeh PW. Sustained sensitization and recruitment of rat cutaneous nociceptors by bradykinin and a novel theory of its excitatory action. *J Physiol*. 2001;532 (pt 1):229–239.
6. Zhang X, Huang J, McNaughton PA. NGF rapidly increases membrane expression of TRPV1 heat-gated ion channels. *EMBO J*. 2005;24(24):4211–4223.
7. Hefti FF, Rosenthal A, Walicke PA, et al. Novel class of pain drugs based on antagonism of NGF. *Trends Pharmacol Sci*. 2006;27(pt 2):85–91.
8. Bohm-Starke N, Hilliges M, Falconer C, Rylander E. Increased intraepithelial innervation in women with vulvar vestibulitis syndrome. *Gynecol Obstet Invest*. 1998;46(4): 256–260.
9. Urashima R, Mihara M. Cutaneous nerves in atopic dermatitis – a histological, immunohistochemical and electron microscopic study. *Virchows Arch Int J Pathol*. 1998;432(4): 363–370.
10. Toyoda M, Nakamura M, Makino T, Hino T, Kagoura M, Morohashi M. Nerve growth factor and substance P are useful plasma markers of disease activity in atopic dermatitis. *Br J Dermatol*. 2002;147(1):71–79.
11. Groneberg DA, Serowka F, Peckenschneider N, et al. Gene expression and regulation of nerve growth factor in atopic dermatitis mast cells and the human mast cell line-1. *J Neuroimmunol*. 2005;161(1–2):87–92.
12. Kinkelin I, Motzing S, Koltenzenburg M, Brocker EB. Increase in NGF content and nerve fiber sprouting in human allergic contact eczema. *Cell Tissue Res*. 2000;302(1): 31–37.
13. Johansson O, Liang Y, Emtestam L. Increased nerve growth factor- and tyrosine kinase A-like immunoreactivities in prurigo nodularis skin – an exploration of the cause of neurohyperplasia. *Arch Dermatol Res*. 2002;293(12):614–619.
14. Choi JC, Yang JH, Chang SE, Choi JH. Pruritus and nerve growth factor in psoriasis. *Korean J Dermatol*. 2005;43(6): 769–773.
15. Halvorson KG, Kubota K, Sevcik MA, et al. A blocking antibody to nerve growth factor attenuates skeletal pain induced by prostate tumor cells growing in bone. *Cancer Res*. 2005;65(20):9426–9435.
16. Lane N, Webster L, Lu SP, Gray M, Hefti F, Walicke P.

Proceedings American College of Rheumatology, San Diego (Abstract).

17. Takano N, Sakurai T, Kurachi M. Effects of anti-nerve growth factor antibody on symptoms in the NC/Nga mouse, an atopic dermatitis model. *J Pharmacol Sci.* 2005;99(3): 277–286.

18. Tanaka A, Matsuda H. Expression of nerve growth factor in itchy skins of atopic NC/NgaTnd mice. *J Vet Med Sci.* 2005;67(9):915–919.

19. Tominaga M, Ozawa S, Ogawa H, Takamori K. A hypothetical mechanism of intraepidermal neurite formation in NC/Nga mice with atopic dermatitis. *J Dermatol Sci.* 2007;46(3):199–210.

20. Verge VM, Richardson PM, Wiesenfeld-Hallin Z, Hokfelt T. Differential influence of nerve growth factor on neuropeptide expression in vivo: a novel role in peptide suppression in adult sensory neurons. *J Neurosci.* 1995;15(3 pt 1):2081–2096.

21. Laird JM, Roza C, De Felipe C, Hunt SP, Cervero F. Role of central and peripheral tachykinin NK1 receptors in capsaicin-induced pain and hyperalgesia in mice. *Pain.* 2001; 90(1–2):97–103.

22. Hill R. NK1 (substance P) receptor antagonists - why are they not analgesic in humans? *Trends Pharmacol Sci.* 2000;21(7):244–246.

23. Weidner C, Klede M, Rukwied R, et al. Acute effects of substance P and calcitonin gene-related peptide in human skin – a microdialysis study. *J Invest Dermatol.* 2000;115(6): 1015–1020.

24. Yosipovitch G, Greaves M, Schmelz M. Itch. *Lancet.* 2003;361:690–694.

25. Sun RQ, Tu YJ, Lawand NB, Yan JY, Lin Q, Willis WD. Calcitonin gene-related peptide receptor activation produces PKA- and PKC-dependent mechanical hyperalgesia and central sensitization. *J Neurophysiol.* 2004;92(5):2859–2866.

26. Mogil JS, Miermeister F, Seifert F, et al. Variable sensitivity to noxious heat is mediated by differential expression of the CGRP gene. *Proc Natl Acad Sci USA.* 2005;102(36): 12938–12943.

27. Ekblom A, Lundeberg T, Wahlgren CF. Influence of calcitonin gene-related peptide on histamine- and substance P-induced itch, flare and weal in humans. *Skin Pharmacol.* 1993;6(3):215–222.

28. Katsuno M, Aihara M, Kojima M, et al. Neuropeptides concentrations in the skin of a murine (NC/Nga mice) model of atopic dermatitis. *J Dermatol Sci.* 2003;33(1):55–65.

29. Green AD, Young KK, Lehto SG, Smith SB, Mogil JS. Influence of genotype, dose and sex on pruritogen-induced scratching behaviour in the mouse. *Pain.* 2006;124:50–58.

30. Grewe M, Vogelsang K, Ruzicka T, Stege H, Krutmann J. Neurotrophin-4 production by human epidermal keratinocytes: increased expression in atopic dermatitis. *J Invest Dermatol.* 2000;114(6):1108–1112.

31. Hon KL, Lam MC, Wong KY, Leung TF, Ng PC. Pathophysiology of nocturnal scratching in childhood atopic dermatitis: the role of brain-derived neurotrophic factor and substance P. *Br J Dermatol.* 2007;157(5):922–925.

32. Koltzenburg M. Neural mechanisms of cutaneous nociceptive pain. *Clin J Pain.* 2000;16(3 suppl):S131–S138.

33. Torebjörk HE, Schmelz M, Handwerker HO. Functional properties of human cutaneous nociceptors and their role in "Neurobiology of Nociceptors" Cervero F, Belmonte C, Oxford University Press, Oxford 1996:349–369.

34. LaMotte RH, Shain CN, Simone DA, Tsai EFP. Neurogenic hyperalgesia psychophysical studies of underlying mechanisms. *J Neurophysiol.* 1991;66:190–211.

35. Bickford RGL. Experiments relating to itch sensation, its peripheral mechanism and central pathways. *Clin Sci.* 1938;3:377–386.

36. Simone DA, Alreja M, LaMotte RH. Psychophysical studies of the itch sensation and itchy skin ("alloknesis") produced by intracutaneous injection of histamine. *Somatosens Mot Res.* 1991;8(3):271–279.

37. Heyer G, Ulmer FJ, Schmitz J, Handwerker HO. Histamine-induced itch and allokenesis (itchy skin) in atopic eczema patients and controls. *Acta Derm Venereol (Stockh).* 1995;75(5):348–352.

38. Atanassoff PG, Brull SJ, Zhang J, Greenquist K, Silverman DG, LaMotte RH. Enhancement of experimental pruritus and mechanically evoked dysesthesiae with local anesthesia. *Somatosens Mot Res.* 1999;16(4):291–298.

39. Nilsson HJ, Schouenborg J. Differential inhibitory effect on human nociceptive skin senses induced by local stimulation of thin cutaneous fibers. *Pain.* 1999;80(1–2):103–112.

40. Vogelsang M, Heyer G, Hornstein OP. Acetylcholine induces different cutaneous sensations in atopic and non-atopic subjects. *Acta Derm Venereol.* 1995;75(6):434–436.

41. Hosogi M, Schmelz M, Miyachi Y, Ikoma A. Bradykinin is a potent pruritogen in atopic dermatitis: a switch from pain to itch. *Pain.* 2006;126(1–3):16–23.

42. Birklein F, Claus D, Riedl B, Neundorfer B, Handwerker HO. Effects of cutaneous histamine application in patients with sympathetic reflex dystrophy. *Muscle Nerve.* 1997;20(11): 1389–1395.

43. Baron R, Schwarz K, Kleinert A, Schattschneider J, Wasner G. Histamine-induced itch converts into pain in neuropathic hyperalgesia. *Neuroreport.* 2001;12(16):3475–3478.

44. Ikoma A, Fartasch M, Heyer G, Miyachi Y, Handwerker H, Schmelz M. Painful stimuli evoke itch in patients with chronic pruritus: central sensitization for itch. *Neurology.* 2004;62(2):212–217.

45. Summey BT, Jr., Yosipovitch G. Pharmacologic advances in the systemic treatment of itch. *Dermatol Ther.* 2005;18(4): 328–332.

46. Rogawski MA, Loscher W. The neurobiology of antiepileptic drugs for the treatment of nonepileptic conditions. *Nat Med.* 2004;10(7):685–692.

47. Bueller HA, Bernhard JD, Dubroff LM. Gabapentin treatment for brachioradial pruritus. *J Eur Acad Dermatol Venereol.* 1999;13(3):227–228.

48. Winhoven SM, Coulson IH, Bottomley WW. Brachioradial pruritus: response to treatment with gabapentin. *Br J Dermatol.* 2004;150(4):786–787.

49. Yesudian PD, Wilson NJ. Efficacy of gabapentin in the management of pruritus of unknown origin. *Arch Dermatol.* 2005;141(12):1507–1509.

50. Oaklander AL, Bowsher D, Galer B, Haanpää M, Jensen MP. Herpes zoster itch: Preliminary epidemiologic data. *J Pain.* 2003;4(6):338–343.

第6章 瘙痒和疼痛的相互作用

Martin Schmelz

6.1 引 言

瘙痒和疼痛是两种明显不同的感觉,有各自特征性的神经反射模式:疼痛时会出现肢体缩回反射,瘙痒时则会挠痒。有趣的是,这种相互作用的镜像也有重要的临床作用:减轻疼痛的措施可能诱发瘙痒,例如,椎管内注射阿片类药物可能诱发瘙痒。

机体对疼痛和瘙痒的急性行为学反应可以非常好地保护机体的完整性;但是在病理情况下,慢性疼痛和慢性瘙痒却使患者遭受折磨,而没有明显的益处。目前,人们对于瘙痒和疼痛的发生机制还了解甚少。

6.2 痛性刺激和非痛性刺激对瘙痒的调控

人们都有这样的生活常识,瘙痒可以因挠痒动作本身所引起的疼痛感而减弱。痒感被痛性刺激所抑制已经为许多实验证实,包括热痛、机械痛和化学痛[1]。痛性电刺激可以在超出电刺激区域 10cm 范围内减轻痒感,提示中枢性机制的参与[2]。最近的研究表明,伤害性热刺激和挠抓对痒感的抑制要强于伤害性冷刺激[3]。与这些研究结果相一致,在辣椒素引起的机械性痛觉过敏的继发区域内,瘙痒感受到抑制[4]。这种由辣椒素引起的伤害性受体的中枢效应与高浓度辣椒碱破坏大多数 C 神经纤维末梢(包含传递痒感的神经末梢[5])所致的神经毒性作用不同,后者在神经末梢再生之前,消除了作用

区域内的痒感。

疼痛可以抑制瘙痒,反之亦然,镇痛效应可以减轻对瘙痒的抑制,使痒感增强[6]。这种现象尤其多见于蛛网膜下腔应用 μ 受体兴奋性阿片类药物时,目的是治疗疼痛,但却诱发同节段出现瘙痒[7]。如果我们理解了μ 受体激动剂可以诱发痒感,就不难理解 μ 受体阻滞剂在实验性瘙痒模型[8]和临床胆汁郁积型患者中治疗瘙痒的作用。值得注意的是,在胆汁郁积型患者中,用纳洛酮治疗瘙痒时,会出现疼痛[9]及回缩样反射[10],提示发生了内源性阿片类物质的上调。相反,在动物实验中,κ 受体阻滞剂使痒感加强[11],同一系列的实验中证实,κ 受体激动剂减轻胆汁郁积性瘙痒[12],以及人类和灵长类 μ 受体激动剂诱发的瘙痒[13]。这种新的治疗理念已经在慢性瘙痒患者中得以成功验证[13]。

6.3 表皮中的阿片受体

虽然人类对于阿片类药物对脊髓和中枢神经系统的影响已经研究了几十年,但皮肤局部产生阿片类物质的论断却是一个新的发现。在发现皮肤内存在外周性阿片受体以后,研究外周性镇痛作用成了一个新的究方向[16],但是对阿片类药物镇痛以外效应的研究仍然很少[17]。皮肤内能产生内源性阿片类物质如 β- 内啡肽的发现,最终促进了其他方向研究的开展,包括对毛发生长和色素沉着的控制[18],以及对伤口愈合和皮肤

分化的控制等[19]。我们正在开始了解是哪一种刺激如大麻受体受到兴奋等引发的表皮内阿片类物质的释放[20]，这些活动又怎样控制皮肤生长和分化、炎症及神经兴奋性的调控。

6.4 瘙痒和疼痛的初级传入神经纤维

过去人们认为，伤害性感受器低水平级的兴奋引发瘙痒，而较高频的兴奋产生疼痛[21]。支持此理论的证据是皮内注射高浓度的致痒剂组胺可以产生疼痛。如果要解释瘙痒和疼痛的不同，不能以伤害性感受器的放电频率不同来解释，必须先假设致痒物质，选择性兴奋一个独特亚类的 C 神经纤维而产生瘙痒。研究发现这些 C 神经纤维属于机械刺激不敏感型伤害性感受器，它们对组胺电离子渗入的浓度反应与患者的瘙痒评分相平行[22]。与此相反，最常见的 C 神经纤维类型，机械 - 热伤害性感受器（CMH 或多觉伤害性感受器）对组胺或者不敏感，或者仅有微弱反应[23]。这些感受器不能解释皮内注射组胺引起的长时间瘙痒。

只有少数几个介质能导致组胺非依赖性瘙痒，例如前列腺素（PG）[24]、5- 羟色胺[25]或乙酰胆碱[26]。在正常皮肤中最常见的致痒因子的致痒效能按强弱排列依次是：组胺≫前列腺素 E_2>乙酰胆碱 = 5- 羟色胺。前列腺素 E_2 的反应局限于机械不敏感型伤害感受器的一个亚类，并且在此类感受器的感受区域内也对组胺有反应。与此相反，对组胺不敏感的机械不敏感型感受器，对前列腺素 E_2 也不敏感。所有机械敏感型感受器也对前列腺素 E 不敏感。因此，组胺和前列腺素 E_2 通过激活相同的机械不敏感传入神经纤维而产生瘙痒[27]。

借助于前列腺素 E_2 的致痒效应将组胺

敏感型化学感受器激活，人们发现了与痛觉传导通路全然不同的特异性痒觉传递通路，从而又激起对疼痛和瘙痒关系的强烈争论。然而，对组胺敏感型的感受器也对至少一种致痛物质敏感，如辣椒素。辣椒素既可诱发疼痛又可激活瘙痒传导通路的观察可以用疼痛对瘙痒的中枢抑制作用来解释。另外，在人类，辣椒素的表面应用也可以引起瘙痒[28]，因此辣椒素不能被看作是单纯的致痛物质。正因为这种不明确现状，传递瘙痒的神经通路被称为"瘙痒选择性"[29]。最重要的是，辣椒素这种致痛物质激活的瘙痒神经元并不与已发现的组胺敏感型中枢神经元所提示的瘙痒的"标记线"传导假说相抵触[30]。然而，最近以猴子为实验动物所得实验结果却质疑特异性组胺敏感型脊髓投射神经元的存在，但该结果仍然提示存在两条独立的痒觉传导通路，一条能被组胺激活，另一条则被（致痒）黎豆荚毛所激活[31-32]。

在早期用木瓜蛋白酶所作的研究中，除证实存在不同的痒觉传导通路之外，还发现瘙痒在没有轴突反射潮红的情况下可以被单独诱发[33]。并且，瘙痒可以被弱的电刺激在没有轴突反射潮红的情况下所诱发[34-35]，进一步提供了瘙痒感觉可以与皮肤血管扩张分别存在，因为电刺激与瘙痒感觉之间有较长的时间间歇（＞1s），Ikoma 等提示 C 神经纤维可能是传递瘙痒的神经通路[35]。因此，C 神经纤维中电刺激阈值低于机械敏感型伤害性刺激阈值的神经纤维[36]只能传导瘙痒，但不能导致轴突反射潮红。

黎豆荚毛（发痒鱀豆）的刺刺入人类皮肤可以引起与组胺同等程度的剧痒。机械反应型多觉性 C 神经纤维传入神经元通常被看作是单纯的伤害性感受器，但在猫[37]身上可以被黎豆荚毛（发痒鱀豆）激活，引发瘙痒，根据最近的一篇文章，这种伤害性感受器也可以在灵长类动物[38]身上导致瘙痒。

多觉性 C 神经纤维传入神经元是人类皮肤
内最多的一种感受器[39]，并且被证明与持
续性轴突反射潮红无关[40]。这与相关的黎
豆荚毛（发痒藜豆）导致瘙痒产生却不伴有
广泛性轴突反射潮红的研究结果相一致[41-43]。

　　已知黎豆荚毛（发痒藜豆）的刺可以激
活大量多觉性伤害性感受器之后，我们面临
的一个主要困惑就是，怎样解释这些神经元
如果被热或搔抓所兴奋，就可以抑制瘙痒
的产生，但如果是被黎豆荚毛（发痒藜豆）
的毛刺所兴奋就可以诱发瘙痒的发生。我
们还需要进一步的研究来揭示表皮局部的
刺激所引发的特异性空间激活模式怎样在
局部和脊髓传递；局灶性兴奋小部分传入
神经可能减弱周围抑制，这已经被用来解
释非常局限性刺激所诱发的瘙痒[44]。这一
理论与点状机械性热和电刺激可以引发瘙
痒的现象相吻合[35,45]。

　　虽然可以描述一条特异性的神经传导
通路解释组胺诱发的瘙痒，但是，发痒藜豆
所诱发的瘙痒却极可能涉及经典的伤害性感
受器。瘙痒和疼痛的特异性之争看来可能是
纯学术的，只有神经学家才真正感兴趣；但
是，对于慢性瘙痒的患者，确认哪些皮肤内
介导瘙痒感觉的神经元却至关重要。因此，
人类有必要开展不同类型初级传入神经纤维
的结构和染色模式的实验研究，以促进我们
对疼痛刺激和瘙痒刺激在表皮内被处理过程
的理解。

（孟秀丽　译　谢志强　校）

参考文献

1. Ward L, Wright E, McMahon SB. A Comparison of the effects of noxious and innocuous counterstimuli on experimentally induced itch and pain. *Pain*. 1996;64:129–138.
2. Nilsson HJ, Levinsson A, Schouenborg J. Cutaneous field stimulation (CFS): a new powerful method to combat itch. *Pain*. 1997;71(1):49–55.
3. Yosipovitch G, Fast K, Bernhard JD. Noxious heat and scratching decrease histamine-induced itch and skin blood flow. *J Invest Dermatol*. 2005;125(6):1268–1272.
4. Brull SJ, Atanassoff PG, Silverman DG, Zhang J, LaMotte RH. Attenuation of experimental pruritus and mechanically evoked dysesthesiae in an area of cutaneous allodynia. *Somatosens Mot Res*. 1999;16(4):299–303.
5. Simone DA, Nolano M, Johnson T, Wendelschafer-Crabb G, Kennedy WR. Intradermal injection of capsaicin in humans produces degeneration and subsequent reinnervation of epidermal nerve fibers: correlation with sensory function. *J Neurosci*. 1998;18(21):8947–8954.
6. Atanassoff PG, Brull SJ, Zhang J, Greenquist K, Silverman DG, LaMotte RH. Enhancement of experimental pruritus and mechanically evoked dysesthesiae with local anesthesia. *Somatosens Mot Res*. 1999;16(4):291–298.
7. Andrew D, Schmelz M, Ballantyne JC. Itch – mechanisms and mediators. In: Dostrovsky JO, Carr DB, Koltzenburg M, eds. *Progress in Pain Research and Management*. Seattle: IASP Press; 2003:213–226.
8. Heyer G, Dotzer M, Diepgen TL, Handwerker HO. Opiate and H1 antagonist effects on histamine induced pruritus and alloknesis. *Pain*. 1997;73(2):239–243.
9. McRae CA, Prince MI, Hudson M, Day CP, James OF, Jones DE. Pain as a complication of use of opiate antagonists for symptom control in cholestasis. *Gastroenterology*. 2003;125(2):591–596.
10. Jones EA, Neuberger J, Bergasa NV. Opiate antagonist therapy for the pruritus of cholestasis: the avoidance of opioid withdrawal-like reactions. *QJM*. 2002;95(8):547–552.
11. Kamei J, Nagase H. Norbinaltorphimine, a selective kappa-opioid receptor antagonist, induces an itch-associated response in mice. *Eur J Pharmacol*. 2001;418(1–2):141–145.
12. Inan S, Cowan A. Nalfurafine, a kappa opioid receptor agonist, inhibits scratching behavior secondary to cholestasis induced by chronic ethynylestradiol injections in rats. *Pharmacol Biochem Behav*. 2006;85(1):39–43.
13. Kjellberg F, Tramer MR. Pharmacological control of opioid-induced pruritus: a quantitative systematic review of randomized trials. *Eur J Anaesthesiol*. 2001;18(6):346–357.
14. Lee H, Naughton NN, Woods JH, Ko MC. Effects of butorphanol on morphine-induced itch and analgesia in primates. *Anesthesiology*. 2007;107(3):478–485.
15. Delmez JA. Efficacy and safety of a new kappa-opioid receptor agonist for the treatment of uremic pruritus. *Nat Clin Pract Nephrol*. 2006;2(7):358–359.
16. Stein C, Schafer M, Machelska H. Attacking pain at its source: new perspectives on opioids. *Nat Med*. 2003;9(8):1003–1008.
17. Braz J, Beaufour C, Coutaux A, et al. Therapeutic efficacy in experimental polyarthritis of viral-driven enkephalin overproduction in sensory neurons. *J Neurosci*. 2001;21(20):7881–7888.
18. Schmelz M, Paus R. Opioids and the skin: "itchy" perspectives beyond analgesia and abuse. *J Invest Dermatol*. 2007;127(6):1287–1289.
19. Bigliardi-Qi M, Gaveriaux-Ruff C, Pfaltz K, et al. Deletion of mu- and kappa-opioid receptors in mice changes epidermal hypertrophy, density of peripheral nerve endings, and itch behavior. *J Invest Dermatol*. 2007;127(6):1479–1488.
20. Ibrahim MM, Porreca F, Lai J, et al. CB2 cannabinoid receptor activation produces antinociception by stimulating peripheral release of endogenous opioids. *Proc Natl Acad Sci USA*. 2005;102(8):3093–3098.
21. v.Frey M. Zur Physiologie der Juckempfindung. *Arch Neerl Physiol*. 1922;7:142–145.
22. Schmelz M, Schmidt R, Bickel A, Handwerker HO, Torebjörk HE. Specific C-receptors for itch in human skin. *J Neurosci*. 1997;17(20):8003–8008.

23. Handwerker HO, Forster C, Kirchhoff C. Discharge patterns of human C-fibers induced by itching and burning stimuli. *J Neurophysiol*. 1991;66(1):307–315.

24. Woodward DF, Nieves AL, Hawley SB, Joseph R, Merlino GF, Spada CS. The pruritogenic and inflammatory effects of prostanoids in the conjunctiva. *J Ocul Pharmacol Ther*. 1995;11(3):339–347.

25. Hägermark O. Peripheral and central mediators of itch. *Skin Pharmacol*. 1992;5(1):1–8.

26. Vogelsang M, Heyer G, Hornstein OP. Acetylcholine induces different cutaneous sensations in atopic and non-atopic subjects. *Acta Derm Venereol*. 1995;75(6):434–436.

27. Schmelz M, Schmidt R, Weidner C, Hilliges M, Torebjork HE, Handwerker HO. Chemical response pattern of different classes of C-nociceptors to pruritogens and algogens. *J Neurophysiol*. 2003;89(5):2441–2448.

28. Green BG, Shaffer GS. The sensory response to capsaicin during repeated topical exposures: differential effects on sensations of itching and pungency. *Pain*. 1993;53(3):323–334.

29. McMahon SB, Koltzenburg M. Itching for an explanation. *Trends Neurosci*. 1992;15(12):497–501.

30. Craig AD, Andrew D. Responses of spinothalamic lamina I neurons to repeated brief contact heat stimulation in the cat. *J Neurophysiol*. 2002;87(4):1902–1914.

31. Davidson S, Zhang X, Yoon CH, Khasabov SG, Simone DA, Giesler GJ, Jr. The itch-producing agents histamine and cowhage activate separate populations of primate spinothalamic tract neurons. *J Neurosci*. 2007;27(37):10007–10014.

32. Simone DA, Zhang X, Li J, et al. Comparison of responses of primate spinothalamic tract neurons to pruritic and algogenic stimuli. *J Neurophysiol*. 2004;91(1):213–222.

33. Hagermark O. Influence of antihistamines, sedatives, and aspirin on experimental itch. *Acta Derm Venereol*. 1973; 53(5):363–368.

34. Shelley WB, Arthur RP. The neurohistology and neurophysiology of the itch sensation in man. *AMA Arch Derm*. 1957;76(3):296–323.

35. Ikoma A, Handwerker H, Miyachi Y, Schmelz M. Electrically evoked itch in humans. *Pain*. 2005;113(1–2):148–154.

36. Weidner C, Schmelz M, Schmidt R, Hansson B, Handwerker HO, Torebjork HE. Functional attributes discriminating mechano-insensitive and mechano-responsive C nociceptors in human skin. *J Neurosci*. 1999;19(22):10184–10190.

37. Tuckett RP, Wei JY. Response to an itch-producing substance in cat. II. Cutaneous receptor population with unmyelinated axons. *Brain Res*. 1987;413:95–103.

38. Johanek LM, Meyer RA, Hartke T, et al. Psychophysical and physiological evidence for parallel afferent pathways mediating the sensation of itch. *J Neurosci*. 2007;27(28):7490–7497.

39. Schmidt R, Schmelz M, Forster C, Ringkamp M, Torebjork E, Handwerker H. Novel classes of responsive and unresponsive C nociceptors in human skin. *J Neurosci*. 1995; 15(1 pt 1):333–341.

40. Schmelz M, Michael K, Weidner C, Schmidt R, Torebjork HE, Handwerker HO. Which nerve fibers mediate the axon reflex flare in human skin? *Neuroreport*. 2000;11(3): 645–648.

41. Shelley WB, Arthur RP. Studies on cowhage (*Mucuna pruriens*) and its pruritogenic proteinase, mucunain. *AMA Arch Derm*. 1955;72(5):399–406.

42. Shelley WB, Arthur RP. The neurohistology and neurophysiology of the itch sensation in man. *AMA Arch Derm*. 1957;76(3):296–323.

43. Johanek LM, Meyer RA, Hartke T, et al. Psychophysical and physiological evidence for parallel afferent pathways mediating the sensation of itch. *J Neurosci*. 2007; 27(28): 7490–7497.

44. Greaves MW, Wall PD. Pathophysiology of itching. *Lancet*. 1996;348(9032):938–940.

45. Wahlgren CF, Hagermark O, Bergstrom R. Patients' perception of itch induced by histamine, compound 48/80 and wool fibres in atopic dermatitis. *Acta Derm Venereol*. 1991;71(6): 488–494.

46. Zylka MJ, Rice FL, Anderson DJ. Topographically distinct epidermal nociceptive circuits revealed by axonal tracers targeted to Mrgprd. *Neuron*. 2005;45(1):17–25.

第7章 神经影像

Florian Pfab・Michael Valet・Thomas Tölle・HeidrunBehrendt・Johannes Ring・Ulf Darsow

7.1 引 言

瘙痒是一种复杂而且不愉快的感觉体验，会引起抓挠的冲动[1]。它是炎症性皮肤病最常见的症状[2-3]，而且难于客观衡量。从瘙痒的心理生理学角度，瘙痒对患者的生活质量有实质性的影响。尽管已进行了许多研究，但对其病理生理学的认识仍然很有限[2]。

在不同瘙痒性皮肤病中所感知到的瘙痒的程度和特性具有不同的特征。临床观察显示这些不同取决于中枢神经系统对瘙痒症的不同处理。全面（多维）的"艾普多夫瘙痒调查问卷"（EIQ）被用于患有特应性湿疹（AE，$n=62$）和慢性荨麻疹（CU，$n=58$）的住院患者。从总分（127 项）、情绪和感官评分、反应行为和瘙痒强度视觉模拟评分（VAS）等方面进行评估。瘙痒强度平均 VAS 评分显示，这两种疾病之间没有显著性差异。比较之下，AE 组的情绪和感官评分总分（231.6 ± 11.5）显著高于 CU 组的总分（175.2 ± 9.4）。AE 组在 127 项评价中有 34 项显示有显著性差异的评分，这些项目大多为具有较高的情感负荷和一些感觉性项目。在对抓挠反应的描述中也可以看到显著性差异。因此，AE 和 CU 的痒感在性质和对生活质量的影响上存在不同。在一项调查针灸对实验性瘙痒的预防效果的研究中也获得了相似的结果，即显示预防性特定针灸点对 EIQ 中情绪项目的具体作用。这些发现强调了瘙痒感的情绪成分，其差异可能发生在中枢神经系统（CNS）的处理过程中。

瘙痒很容易用实验的方法诱发，最有效的方法是组胺刺激。在主要的主观特征方面，瘙痒与疼痛有类似的心理生理学表现。尽管存在某种程度的重叠，最近的神经生理学研究已经证实，瘙痒的通路明显不同于疼痛的通路[8-10]。近年来，中枢神经系统影像技术的进展对瘙痒的研究产生了重大的影响。测量瘙痒的新模式也可以有助于发展新的瘙痒治疗策略。

7.2 瘙痒的正电子发射断层显像（PET）神经影像学

使用中枢神经系统的成像技术显示瘙痒的客观协变量和与疼痛处理的不同：如在 $H^{2(15)}O$ PET 的相关性研究（$n=6$）[8] 中观察到了组胺二氢氯化物（0.03% ~ 8%）于健康志愿者的右小臂诱导实验性瘙痒的复杂脑激活模式。组胺与对照条件的减法分析显示初级感觉皮质和相关区域有显著激活，主要发生在额叶、眶额皮质、颞上回和前扣带回。与疼痛刺激诱导的激活模式不同，刺激性瘙痒并不导致丘脑的激活，但在岛叶有显著激活，而在感觉、运动和扣带回的激活上也不相同。

Mochizuki 等[12] 研究了应用对侧冷疼痛刺激引起的组胺性瘙痒的中枢性调控，结果显示前扣带回、丘脑、顶叶、背外侧前额叶

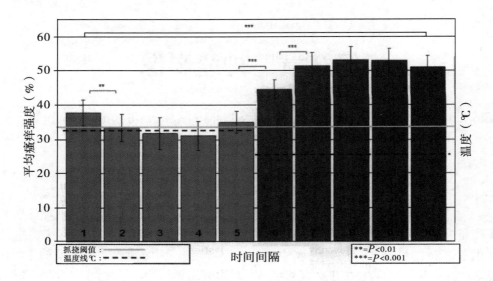

图 7.1　刺激模式下的一个循环：两组不同温度不同时间间隔的平均瘙痒强度（VAS）（*n*=9）。如虚线所示，编号为 1 ~ 5 的红色列代表 32℃时的时间间隔，而编号为 6 ~ 10 的蓝色列代表 25℃时的时间间隔，每一间隔持续 4s。黄线代表抓挠阈值（33% 瘙痒强度）。* 表示不同时间间隔之间存在显著性差异：**$P < 0.01$，***$P < 0.001$（adapted from Pfab et al[13].）

皮质和前运动皮质局部脑血流量显著增加。

这些结果提供了中枢神经系统处理瘙痒的证据，并清楚地表明其不同于疼痛的处理。抓挠反应实验显示在皮质的运动区中有广泛的激活，其他区域也可能参与了痒觉的情绪评价。

7.3　测量瘙痒的新方法 - 功能磁共振成像（fMRI）

直到最近，功能磁共振成像（fMRI）对瘙痒的研究才突破一直受阻于缺乏相位刺激（a phasic stimulus）的影响。与疼痛不同，人们没有办法在数秒内说出痒感的发生和停止。在最近的一项研究中，通过在短时间内改变温度来调节组胺致痒的方法，研究了瘙痒的感觉[13]。

9 名惯用右手的健康男性志愿者，使用 1% 的组胺盐酸盐评价在右小臂上序列使用梅多克（Medoc）TSA 变温器调整目标区域皮肤温度的瘙痒刺激[5]。梅多克 TSA 变温器可准确放置于刺激区域，并加热或冷却皮肤。应用包含有 14 个相同循环的 boxcar 设计：每个循环以加热程序开始，产生 32℃恒定的皮肤温度，持续 20s，然后在 1.5s（下降 5℃/s）内变为制冷程序，温度为 25℃，也持续 20s。

以 4s 为间隔，使用计算机 VAS 评分记录主观量表，变化范围从 0 ~ 100。在 VAS 的 1/3 处（33/100），安置"抓挠阈值"介入点。高于这一阈值的每一个人都感觉到有抓挠的明确意愿。然而，试验时不允许搔抓。瘙痒强度以 VAS 评分的最大百分比来定量表达。

所有受试者在组胺应用后的 40s 内都表示有无痛苦的瘙痒。在整个实验过程中没有志愿者曾有疼痛的感觉。

每名个体受试者与全组一样，不同间隔的瘙痒强度 VAS 评分之间存在着显著性差异。在每个循环中，瘙痒强度被普遍认为在25℃时高于32℃。25℃时平均瘙痒强度为50.6%±3.5%（间隔6～10），32℃时平均瘙痒强度33.8%±3.9%（间隔1～5），两个温度区之间瘙痒强度有高度显著性差异（$P < 0.0001$；图7.1）。

冷暖区平均瘙痒感觉的交替变化可以很容易被重复再现。

尽管常识为强冷可抑制瘙痒的感觉，但短时间内的温和冷却可显著增强组胺诱导的瘙痒，而且具有很好的可重复性。这个效应可由异常的传入活动模式所触发的外周和中枢的适应过程解释。

这种方法可以控制和快速地调整瘙痒。短时间的凉却能增强组胺诱导的瘙痒，这为应用功能影像方法（如fMRI）进一步和更详细研究瘙痒提供了可能。

7.4 短期变温调整组胺诱发瘙痒的中枢处理——功能磁共振成像研究

使用预先建立的双相温度刺激模型，我们使用功能磁共振成像研究了12名健康志愿者瘙痒处理的中枢激活模式[14]。

使用1%的组胺二盐酸盐在右前臂激发瘙痒。局部温度调整可以使瘙痒在25℃时于抓挠阈值（VAS评分定义为33/100）之上重复出现；相反，在32℃期间瘙痒程度低于抓挠阈值。使用生理盐水后调节温度没有痒感。

在25℃刺激的时间段内，第4、8、12、16和20s瘙痒的特定激活图证实，在最初8s这一时段内的大脑活动高于其他时段。（$P < 0.001$；图7.2）。在25℃刺激的最初8s内，组胺组的丘脑、前辅助运动区（SMA）、外侧前额叶皮质、前岛叶皮质和下顶叶皮质活动比生理盐水对照者活跃

（$P < 0.001$；图7.2）。与盐水对照组比较，内侧额叶皮质、眶额叶皮质、背侧前扣带皮质（dACC）和初级运动皮质（M1）在组胺诱导瘙痒时不活跃（$P < 0.001$；图7.2）。

到目前为止，这是唯一使用相位超阈值瘙痒模型比较痒和不痒时相的影像研究。

7.5 进一步的影像学研究

利用PET[8,12,15-17]和更近期的fMRI[18-19]已经对瘙痒的神经影像学进行了研究分析。表7.1总结了目前的神经影像学研究的结果。

综合这些研究结果，在健康志愿者中，组胺诱发瘙痒感觉的关键中心似乎是同侧的运动前区和辅助运动区和对侧扣带皮质、脑岛皮质、丘脑和额叶下回（下顶叶和背外侧前额叶皮质）。

目前，一项研究调查[19]显示，黏膜特应性患者由过敏原诱发的瘙痒与组胺诱发的瘙痒有相似的效应（表7.1）。Mochizuki[18]等直接应用fMRI在健康志愿者中比较了瘙痒和疼痛刺激；与瘙痒相关的后扣带回皮质和后脑岛的神经活动显著高于疼痛；不同于瘙痒，疼痛诱发丘脑激活。

7.6 瘙痒的大脑重点解剖区域及其功能

7.6.1 脑岛皮质

前脑岛被认为有促进主观感受[20]和整合感觉和情绪体验的功能[21]。人们认为脑岛皮质是体内感觉交叉系统的一部分，它提供了反映生理状况各方面的稳态（homeostatic）活性皮质影像的基础。因此，脑岛皮质的激活可能表明干扰了瘙痒的感觉，影响了稳态平衡，导致想要抓挠[13,19]。

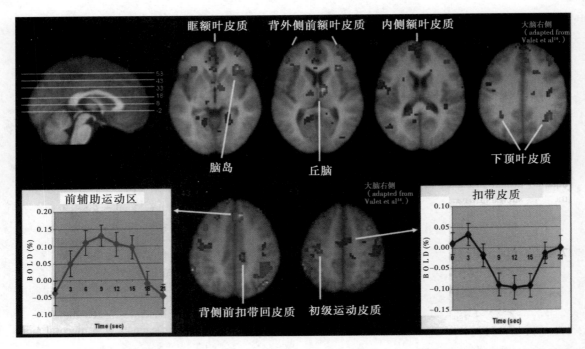

图 7.2　25℃温度刺激在最初 8s 可增加组胺（与生理盐水对照）的致痒，与此相联系的是与瘙痒处理相关的感觉、情绪、认知和运动等不同大脑结构的活动增加（红色）和下降（蓝色）。例如，在 25℃时，与生理盐水相比，所有受试者在 20s 内，其功能磁共振成像平均相对 BOLD 信号，在前辅助运动区（SMA）区均出现增高，在扣带回皮质信号降低

7.6.2 前辅助运动区和初级运动皮质、扣带皮质的运动部分

在自发的随意运动之前和在想象运动动作期间，前辅助运动区 SMA 被认为具有编码运动动作的功能[23]。初级运动皮质（M1）通常涉及运动计划和运动执行，其运动执行突显了瘙痒的定义，包括有抓挠的意愿。当受试者未被允许抓挠时，不激活可能表明运动活动的抑制。背侧前扣带回皮质（dACC）也被认为参与运动前的规划[26-27]，同时也参与对刺激强度的编码[26-27]。转化从疼痛到瘙痒处理的相关信息，我们推测，dACC 的双重功能及其在解剖上与 M1 相邻，有利于对与感觉信息处理相关的瘙痒刺激（抓挠反应计划）产生足够的运动反应。

7.6.3 丘脑和初级躯体感觉皮质

瘙痒的感觉可能引起丘脑和 S_1 皮质的激活。S_1 可确定瘙痒的位置，这在启动退缩行为中起着重要作用。这些大脑结构执行着对感官刺激的发现、定位、识别和强度编码等重要功能[28]。

7.6.4 下顶叶皮质和背外侧前额叶皮质

我们已知下顶叶参与人的内部和外部空间（体位）的立体定位，并被认为是多种感官的联合区，整合着丘脑、脑岛、前扣带皮质和前额叶皮质的多种感觉信息[29]。我们知道在非优势半球，这一区域的病灶与忽视和注意力不集中综合征高度相关。因此，这

表 7.1 最新影像学研究小结

脑 区	组胺诱发的瘙痒							过敏原诱发的瘙痒
	PET[16]	PET[15]	PET[12]	fMRI[17]	fMRI[19]	fMRI[14]	fMRI[18]	fMRI[19]
初级躯体感觉皮质（BA 1～3）		I,C				C		C
初级运动皮质（BA 4）		C						C
躯体感觉相关/顶叶 par. 皮质（BA 5,7）		I,C	I					
前运动和辅助运动皮质（BA6）	I,C	I,C	I			I	I	C
前额叶皮质（BA 9）	I,C	C						
额极和眶额叶区（BA 10～12）		C		I,C		I-,C-	I	I,C
脑岛皮质（BA 13,14）		C			I,C	C	C	
颞上回（BA 20～22）			C					
扣带回皮质（BA 23,24,25,32）	C	I,C	C	C	I,C	I-	C	I,C
颞叶/Wernickes 区（BA 38～40）			I			I,C		C
下顶叶和背外侧前额叶皮质（BA 45,46）		C	I,C			I,C		
小脑	I,C		C					
丘脑		C		I,C	I,C			I,C
基底节				I			I	

在相应区域的激活标记 I（同侧）或 C（对侧），减号（－）表示与生理盐水刺激比较，激活减少。

一区域的激活可能反映了对瘙痒刺激已进行了空间定位。

背外侧前额叶皮质与认知评价、注意-依赖（attention-dependent）、工作记忆和执行功能相关[30]。除了从丘脑和扣带皮质的输入，它也接收和处理主要来源于下顶叶的多种感觉信息[30]。在准备行动时，需收集和整合各种感觉。

7.7 结 语

瘙痒的感觉由大脑区域网络负责处理，此区域有助于编码感觉、情绪、注意力、认知评价和激发方式。现在看来，应用这些重要的激活模型，有可能进一步分析各种疗法的具体影响。

（陈步东 译 谢志强 校）

参考文献

1. Hafenreffer S. In: Kuhnen, ed. Nosodochium, in quo cutis, eique adaerentium partium, affectus omnes, singulari methodo, et cognoscendi e curandi fidelissime traduntur. Ulm; 1660:98–102.

2. Charlesworth EN, Beltrani VS. Pruritic dermatoses: overview of etiology and therapy. *Am J Med.* 2002;113(suppl 9A): 25S–33S.

3. Behrendt H, Krämer U, Schäfer T, Kasche A, Eberlein-König B, Darsow U. Allergotoxicology – a research concept to study the role of environmental pollutants in allergy. *ACI Int.* 2001;13:122–128.

4. Staender S, Weisshaar E, Mettang T, et al. Clinical classification of itch: a position paper of the international forum for the study of itch. *Acta Derm Venereol*. 2007;87(4):291–294.
5. Darsow U, Scharein E, Simon D, Walter G, Bromm B, Ring J. New aspects of itch pathophysiology: component analysis of atopic itch using the "Eppendorf Itch Questionaire". *Int Arch Allergy Immunol*. 2001;124:326–331.
6. Pfab F, Hammes M, Backer M, et al. Preventive effect of acupuncture on histamine-induced itch: a blinded, randomized, placebo-controlled, crossover trial. *J Allergy Clin Immunol*. 2005;116(6):1386–1388.
7. Darsow U, Ring J, Scharein E, Bromm B. Correlations between histamine-induced wheal, flare and itch. *Arch Dermatol Res*. 1996;288(8):436–441.
8. Darsow U, Drzezga A, Frisch M, et al. Processing of histamine-induced itch in the human cerebral cortex: a correlation analysis with dermal reactions. *J Invest Dermatol*. 2000;115(6):1029–1033.
9. Schmelz M, Schmidt R, Bickel A, Handwerker HO, Torebjoerk HE. Specific C-receptors for itch in human skin. *J Neurosci*. 1997;17(20):8003–8008.
10. Ikoma A, Steinhoff M, Stander S, Yosipovitch G, Schmelz M. The neurobiology of itch. *Nat Rev*. 2006;7(7):535–547.
11. Sprenger T, Ruether K, Boecker H, et al. Altered metabolism in frontal brain circuits in cluster headache. *Cephalgia* 2007;27:1033–1042.
12. Mochizuki H, Tashiro M, Kano M, Sakurada Y, Itoh M, Yanai K. Imaging of central itch modulation in the human brain using positron emission tomography. *Pain*. 2003;105(1–2):339–346.
13. Pfab F, Valet M, Sprenger T, et al. Short-term alternating temperature enhances histamine-induced itch: a biphasic stimulus model. *J Invest Dermatol*. 2006;126(12):2673–2678.
14. Valet M, Pfab F, Sprenger T, et al. Cerebral processing of histamine-induced itch using short-term alternating temperature modulation – an fMRI study. *J Invest Dermatol*. 2008;128:426–433.
15. Drzezga A, Darsow U, Treede RD, et al. Central activation by histamine-induced itch: analogies to pain processing: a correlational analysis of O-15 H$_2$O positron emission tomography studies. *Pain*. 2001;92(1–2):295–305.
16. Hsieh JC, Hagermark O, Stahle-Backdahl M, et al. Urge to scratch represented in the human cerebral cortex during itch. *J Neurophysiol*. 1994;72(6):3004–3008.
17. Walter B, Sadlo MN, Kupfer J, et al. Brain activation by histamine prick test-induced itch. *J Invest Dermatol*. 2005;125(2):380–382.
18. Mochizuki H, Sadato N, Saito DN, et al. Neural correlates of perceptual difference between itching and pain: a human fMRI study. *NeuroImage*. 2007;36(3):706–717.
19. Leknes SG, Bantick S, Willis CM, Wilkinson JD, Wise RG, Tracey I. Itch and motivation to scratch: an investigation of the central and peripheral correlates of allergen-and histamine-induced itch in humans. *J Neurophysiol*. 2007;97(1):415–422.
20. Singer T, Seymour B, O'Doherty J, Kaube H, Dolan RJ, Frith CD. Empathy for pain involves the affective but not sensory components of pain. *Science*. 2004;303(5661):1157–1162.
21. Gracely RH, Geisser ME, Giesecke T, et al. Pain catastrophizing and neural responses to pain among persons with fibromyalgia. *Brain*. 2004;127(pt 4):835–843.
22. Craig AD. Interoception: the sense of the physiological condition of the body. *Curr Opin Neurobiol*. 2003;13(4):500–505.
23. Cunnington R, Windischberger C, Moser E. Premovement activity of the pre-supplementary motor area and the readiness for action: studies of time-resolved event-related functional MRI. *Hum Mov Sci*. 2005;24(5–6):644–656.
24. Vogt BA. Pain and emotion interactions in subregions of the cingulate gyrus. *Nat Rev*. 2005;6(7):533–544.
25. Kwan CL, Crawley AP, Mikulis DJ, Davis KD. An fMRI study of the anterior cingulate cortex and surrounding medial wall activations evoked by noxious cutaneous heat and cold stimuli. *Pain*. 2000;85(3):359–374.
26. Tölle TR, Kaufmann T, Siessmeier T, et al. Region-specific encoding of sensory and affective components of pain in the human brain: a positron emission tomography correlation analysis. *Ann Neurol*. 1999;45(1):40–47.
27. Buchel C, Bornhovd K, Quante M, Glauche V, Bromm B, Weiller C. Dissociable neural responses related to pain intensity, stimulus intensity, and stimulus awareness within the anterior cingulate cortex: a parametric single-trial laser functional magnetic resonance imaging study. *J Neurosci*. 2002;22(3):970–976.
28. Apkarian AV, Bushnell MC, Treede RD, Zubieta JK. Human brain mechanisms of pain perception and regulation in health and disease. *Eur J Pain (London, England)*. 2005;9(4):463–484.
29. Freund HJ. The parietal lobe as a sensorimotor interface: a perspective from clinical and neuroimaging data. *NeuroImage*. 2001;14(1 pt 2):S142–S146.
30. Fuster JM. *The Prefrontal Cortex. Anatomy, Physiology and Neuropsychology of the Frontal Lobe*. Philadelphia: Lippincott-Raven; 1997.

第 8 章　瘙痒的测量

Joanna Wallengren

瘙痒是皮肤疾病的主要症状。但是过去的 30 年 , 研究者们一直忽视对瘙痒的研究, 一个重要的原因是对瘙痒的测量缺乏可靠而敏感的方法。我们只能在神经系统不同的层面间接测量瘙痒不同方面的表现。生理性瘙痒参与器官受到有害物质威胁时的正常防御机制, 瘙痒的神经传导通路包含多个环节: 外周受体、将冲动传入到脊髓的传入纤维、脊髓的信号处理、最后信号传输到更高级的脑中枢, 包括丘脑和皮质[1]。感知到瘙痒诱发挠抓, 目的是去除皮肤有害因素。很长时间以来, 挠痒的动作被看作是最客观可信的测量方法[2]。本章介绍历史上临床和实验室曾使用的客观和主观评价瘙痒的方法。

8.1 对患者挠痒的定量评价

为了评价止痒药物的疗效, 早期临床研究常采用客观性指标评价瘙痒。在 Savin[3] 的睡眠实验室, 睡眠干扰被认为是判断瘙痒严重程度的粗略指标, 而夜间挠痒动作被认为是瘙痒的客观记录。这里使用整个夜间的脑电图记录、动眼脑电波记录和肌电图记录。患者双手都用双电极记录肌电位, 电极用胶带固定在前臂腹侧的尺侧端, 用以记录挠痒动作。这项技术可以记录各睡眠阶段每一阵瘙痒发作时的频率和发作时程, 以及睡眠中瘙痒时间的比例。这种记录方法的局限是必须要有睡眠实验室, 并且, 连接到患者身上的导线可能干扰睡眠。Felix 和

Shuster[4] 为了测量睡眠中的身体运动, 使用了连接到床上的震动传感器。此外, 他们使用"自我转动的手表"测量了双腿和双手的运动[4]。后来的迹象表明这种技术没有记录下来任何挠痒动作[5]。因此, 研究者制作了一种电磁肢体运动记录仪记录瘙痒运动的总时间, 并同时记录对照组和瘙痒患者所有挠痒动作[5]。另一种记录夜间瘙痒的办法是将一种纸质的测量计固定在每一只手的手背, 连接放大器[6]。这种技术的缺陷是将测量计和自传表固定到患者手腕会干扰部分患者睡眠。另外, 所有早期的挠痒记录都是在住院患者身上进行, 因此, 研究者设计了另一种测量设备, 借助一种被称为"雷达"的传感器, 将其放置于距睡眠患者手臂一定距离的地方进行测定[7]。测量目的是记录挠痒的典型快速动作, 过滤掉肢体和躯干的大动作。不幸的是, 只有一项用这种手段的研究发表[7]。

关于瘙痒的进一步临床研究是在患者家中进行。这里使用的金标准是夜间使用近红外录像带记录患者的运动[8]。研究者研制出一种新的设备——加速度仪 (Actiwatch Plus, 剑桥神经科技, 剑桥, 英国)。患者夜间优势手腕佩戴上加速度仪, 用以记录挠痒动作的强度、数量和时间期限[9]。研究者将 AD 儿童的加速度仪的记录与录像带进行了对比, 结果表明, 加速度仪记录的不仅有挠痒动作, 还包括翻滚、低速摩擦以及被子下面的运动, 所有这些表现均被认为是与疾病有关的症状[9]。在稍晚进行的成人研究中,

39

研究者发现客观的运动活动与自我报告的睡眠质量之间呈负相关[10]。另一种市面有售的监测夜间运动的监测仪是 DigiTrac（IM系统，巴尔的摩，MD，美国），需要夜间睡眠时戴在患者的优势手腕上[11]。

多种皮肤病，如特应性湿疹，夜间瘙痒很严重，所以对于夜间瘙痒的记录非常有用。在其他情况下，例如大型临床试验中评价抗瘙痒治疗的效果时，日间挠痒和夜间挠痒或者每小时平均挠痒情况可能非常重要。所以，一种新型的测痒仪 Ⅱ 被研制并用于记录储存24h 的挠痒情况[12]。这种仪器将固定在患者优势手中指上的压电震动传感器的信号进行处理，并与患者手腕上像手表一样的计数器信息相对比，测痒仪测得的数据与计数器上记录的数据在统计学上相关性好[12]。为了得到满意的 24h 记录结果，患者必须在夜间持续佩戴这些装置，因此需要患者有较好的依从性。

8.2 动物模型中对瘙痒的定量测定

在炎症介质研究中普遍应用的小型动物模型也被用于研究瘙痒，以不同的方式研究了皮内注射致痒剂之后的挠痒行为。在日本进行的一项研究中，实验小鼠的两个后肢均被安装磁铁，然后诱发挠痒行为。小鼠被放进缠绕着线圈的容器中（Microact，Neuroscience，Inc，东京，日本）[13]，另一个容器用于检测并放大小鼠后肢的磁铁运动所产生的电流[6]。这项研究的困难之处在于区别挠痒运动和其他的肢体运动，研究者发现挠痒时引发特征性的波形[13]。在其他研究中，离子电渗入方法被用于研究皮内应用某些介质的研究，其优点是使被研究物质导致的疼痛感最小化，被研究动物的行为学特征由录像机记录[14]。这样发现了辣椒素不

仅导致挠痒动作，还导致休息、喂食、饮水和理毛行为的改变。因此，同一组研究人员开发了计算机编程的微控制器，用以区分动物后肢的非特异性运动、理毛行为和挠痒行为[15]。然而，挠痒行为可能也是大鼠和小鼠对疼痛的一种反应[16-17]。综上，在动物实验中，仅对阵发性挠抓行为计数不能用于评价不同致痒介质诱发的感觉或者评价可能有止痒作用的药物的治疗效果。

8.3 测量瘙痒的阈值、时限和强度

在早期关于瘙痒介质的试验中，试验物质外用于有划痕的皮肤上[18]，或皮内注入[19]，后来为了减轻注射疼痛，开始应用微电离技术[20] 来测定瘙痒的诱发阈值[18] 或时限[19]。

在临床环境中，特别是临床试验时，瘙痒的强度和性质，以及对不同治疗的反应是主要问题。医疗记录包括瘙痒性质如烧灼、刺痒、刺痛或者虫爬感，以及瘙痒的严重程度如轻微、中度或者严重干扰睡眠。因此，瘙痒分级标准开始引入瘙痒定量分级，问卷调查表开始设计应用于瘙痒感觉不同方面的定性测量。

8.4 瘙痒等级量表

下面是皮肤病学常用的等级量表综述。此外，常用于疼痛研究的几个其他量表也用于对瘙痒的描述和研究。

8.4.1 语言评分量表

语言评分量表（VRS）由一系列形容词组成，描述强度逐渐增加的瘙痒感觉。在4 级评分系统（VRS-4）中，最常用的词是

"没有、轻微、中度和严重"。为了记录方便，这些形容词以数字表示，因此最轻微的程度通常以 0 分表示，稍微加重表示为 1 分，依此类推。这些分级的数字可能提示不同的分级梯度是均等的，但实际上并非一定如此[21]。这仅表明 VRS 是以序数分级，以 VRS 评分所收集的资料只能以力度稍弱的非参数统计方法来分析；另外，在回顾性研究中，VRS 分级可能最容易使用。

另一种 6 级行为学评分（BRS-6）在疼痛研究中广泛应用[21]，包括一系列陈述表明疼痛对日常生活的干扰程度。关于瘙痒的分级，可以按如下标准进行。0 级：无痒感；1 级：痒感存在，但很容易被忽略；2 级：有痒感，不能被忽略，但是也不足以影响日常活动；3 级：有痒感存在，不能被忽略，影响注意力；4 级：痒感存在，不能被忽略，影响除基本生活需要如大小便和饮食之外的所有任务的完成；5 级：痒感存在，不能被忽略，使患者生活能力丧失（患者自己不知道要干什么）。

对这三种方法的比较揭示：BRS-4 显示最大数量的准确反映，BRS-5 次之，BRS-6 最低[21]。

尽管 3 岁儿童可以自己进行报告，目前研究者对儿童评价瘙痒的能力仍然所知甚少[22]。一种被称为"脸谱疼痛评分"的 7 级评分方法最容易获得儿童和职业保健人士的欢迎，因为这种方法容易使用，重复性很好[22-23]。这种分级方法包括一系列不同表情的脸谱，已被证明在儿童疼痛测量方面有效并且可靠，但目前还没有在瘙痒的测量中使用。

8.4.2 数字分级评分

数字分级评分是基于一个假设，假设存在一个真正的零点，可以直线（视觉模拟评分，VAS）或者方框（Box 评分）的图形方式表示，利用边界清晰界定一种感觉的两个极端，即从"没有"到"最严重"。数字分级评分的最主要优势是可以用参数统计处理。

最简单的分级评分管理的方法是数字评分分级法（NRS-101）[21]。患者被要求将他或者她感受到的瘙痒严重程度用想象中的数字进行分级，0 表示没有痒感，100 表示所能想象的最严重的瘙痒，必须只用一个数字将自己体会到的痒感进行分级。这个数字可由患者写出，或者患者口头表达给研究者。有研究将 VAS、Box 和 NRS-101 三种评分方法进行相互比较，后者被认为是比较治疗效果的最敏感方法[21]。

Box 评分在疼痛研究中应用比瘙痒研究更为常用。方框评分 11（BS-11）包含被方框包围的 11 个数字（0～10），这些方框彼此紧密并排放置在同一水平上[21]。患者被告知，0 代表疼痛的一端（无痛），10 代表最严重的疼痛，并被要求将患者所感受的疼痛用 X 标示于相应的数字。根据一些研究，11 级分级在要求患者定量他们所感受的疼痛时应用最为广泛[24]。

视觉模拟评分（VAS）是最早使用的图形评级方法，自从 1960 年就开始用于感觉测量[25]。在瘙痒评级方面，至今为止，VAS 最常使用。这种方法是将 100mm 长的直线用描述性语言在相应位置进行标示，通常使用的词是"不感到痒"和"所能想象的最严重的痒"。患者被告知要将 X 放到患者体验到的痒所对应的直线位置[21]。在不同个体之间可能存在评价的差异；文化差异也会导致表达差异。但在同一个个体，可以很方便地在不同时间使用 VAS 进行瘙痒程度的比较，例如在评价治疗效果时。

在老年患者和儿童患者中，如果没有监护人进行适当解释，使用 VAS 很困难[21]。当有监护人陪伴时，6～12 岁儿童可以以一种剂量相关的方式辨别出不同程度的瘙痒刺激[26]。

在西方国家，VAS 评分使用的直线通常水平放置，并被认为是最自然的位置。有趣的是，在中国患者使用垂直的线被证明更少出现错误[24]。这提示 VAS 使用的指导图形类型应该由使用者正常的阅读习惯决定[24]。

在儿童患者中，一种竖直的 VAS 评分工具被称为色彩模拟评分仪（CAS），外形与温度计类似，用于对急诊室的儿童患者进行评价[23]。测量仪底部很小，呈白色，表示没有疼痛，顶端较宽，表示能想象到的最严重的疼痛。儿童在监护人的陪伴下，按要求将一个标志物放在他们当时正在体验到的疼痛强度所表示的对应颜色处[23]。

对疼痛和瘙痒的即时评分，如在急诊室所作的评分，可能比回忆过去时间里所体会的感觉来评分更为可靠。因此，有一种经微电脑处理的疼痛跟踪设备（Autenta AB，Uppsala，瑞典）已被研制出并用于临床，患者整天都佩戴这种设备，能够每小时都对疼痛进行评分[27]。另一种被称为"Symtrack"仪器用来评估瘙痒[28]，这是一个微电脑信息携带载体，患者全天佩戴，有一个按键表明是清醒状态还是睡眠状态。白天每 1 小时，仪器会发出信号提醒患者移动 100mm 长的控制杆进行瘙痒评分。

8.5 瘙痒性质的测量

对疼痛进行量化测量的里程碑是麦吉尔疼痛问卷。按照 Pubmed 公布的数据，自从 1975 年麦吉尔疼痛问卷在蒙特利尔的麦吉尔大学首次由罗纳德·迈尔扎克首次描述以来[29]，已经有 32 000 种出版物使用过它。麦吉尔问卷的设计是用于定量收集疼痛信息，以便使用统计学方法进行分析。该问

卷对不同的疼痛治疗方法所产生的不同缓解疼痛效应足够敏感[29]。麦吉尔问卷主要包括三大类描述性词汇：感觉、情感和评价。在麦吉尔问卷的最初版本中，这些问题由助理研究员大声朗读给患者，在感觉和情感两部分中，患者应该在 20 个分类中的 78 个词汇中，挑选出最能描述他所体验的疼痛的词汇。不适合的词汇应该被忽略，每一分类中，只可选择一个词。在接下来的部分，患者应该描述他的疼痛如何随着时间变化，什么因素可以解除疼痛，什么因素能够加强疼痛。最后一部分，患者要在不同的时间点（现在，疼痛最剧烈时和疼痛最轻微时）使用 5 级语言评定量表对他的疼痛进行分级，包括轻微的、让人感觉不适的、让人感觉痛苦的、让人恐惧的和让人感觉像酷刑的这 5 个级别。

与麦吉尔疼痛问卷类似，Darsoy 等开展了对原发性瘙痒的问卷调查式分析评价，这就是埃普多夫（Eppendorf）瘙痒问卷[30]。这里，有一些针对疼痛的描述词被替换为对瘙痒的描述词。总共有 40 个形容词描述瘙痒的感觉特性，另有 40 个形容词描述瘙痒的情感特性，并以 5 级语言评分量表（VRS-5）来评级，从 0="不正确"到 4="恰如其分的描述了我的瘙痒感觉"。接下来的部分，患者应该描述瘙痒感觉随着时间怎样变化，什么因素对缓解瘙痒有利，什么因素加重瘙痒感觉。最后一部分患者将按要求使用视觉模拟评分（VAS）进行瘙痒分级自我评定。尽管这份问卷最初针对原发瘙痒而设计，但实际上对其他瘙痒患者同样适用。

1987 年，Melzack[31] 发表了麦吉尔问卷的简化形式，这份调查问卷包括 11 个关于感觉的描述词语和 4 个关于情感的描述词语，以 4 级语言评定分级：0= 没有，1= 轻微，2= 中度，3= 重度。麦吉尔原来的问

卷中疼痛强度按照五级语言评定分级标准（VRS-5），并且还要增加视觉模拟评分来进行总的疼痛强度评分。

与简化式麦吉尔疼痛评分相似，Yosipo-vitch 等建立了瘙痒问卷来评定尿毒症性瘙痒[32]。该问卷含有 6 个感觉描述词语和 4 个情感描述词语（见上述）。总的强度评分用视觉模拟评分来定。此外，还包括评价瘙痒对睡眠和日间活动以及日常习惯的影响。最后一部分包括对处理瘙痒的行为学以及生活质量的评定。

8.6　测量瘙痒对日常生活质量的影响

在临床试验和群体研究中，与健康相关的生活质量参数现在已经被认识到是主要结果指标[33]。皮肤病学家很久以来就意识到皮肤病对患者生活质量的影响，现在，这一影响可以通过皮肤医学生活质量指数来测量。这种问卷调查包含 10 个问题，评价刚过去的一周内皮肤问题的严重程度。这些问题关注瘙痒和皮肤不适等感觉，影响因素有：家庭活动、衣物、社会活动、运动、工作、与合作伙伴以及亲密朋友的关系、性生活困难和治疗对于日常生活的影响。问卷结果依照 4 级评分标准分级。

在最近一份研究中，Verhoeven 等[34]发现，492 例皮肤病患者中，大约 50% 经历过瘙痒和疲劳，25% 被严重的症状折磨。这些严重症状的发生与患者较低的疾病相关生活质量和更严重的皮肤病呈显著相关。上述结果提示瘙痒的定性和定量测量都有重要意义。

（孟秀丽 译　谢志强 校）

参考文献

1. Wallengren J. Neuroanatomy and neurophysiology of itch. Dermatol Ther. 2005;18:292–303.
2. Rees JL, Laidlaw A. Pruritus: more scratch than itch. Clin Exp Dermatol. 1999;24(6):490–493.
3. Savin JA, Paterson WD, Oswald I. Scratching during sleep. Lancet. 1973;2(7824):296–297.
4. Felix R, Shuster S. A new method for the measurement of itch and the response to treatment. Br J Dermatol. 1975;93(3):303–312.
5. Summerfield JA, Welch ME. The measurement of itch with sensitive limb movement meters. Br J Dermatol. 1980;103(3):275–281
6. Aoki T, Kushimoto H, Hisikawa Y, et al. Nocturnal scratching and its relationship to the disturbed sleep of itchy subjects. Clin Exp Dermatol. 1991;16(4):268–272
7. Mustakallio KK, Räsanen T. Scratch radar. Skin Pharmacol 1989;2:233.
8. Ebata T, Aizawa H, Kamide R. An infrared video camera system to observe nocturnal scratching in atopic dermatitis patients. J Dermatol. 1996;23(3):153–155
9. Benjamin K, Waterston K, Russell M, Schofield O, Diffey B, The development of an objective method for measuring scratch in children with atopic dermatitis suitable for clinical use. J Am Acad Dermatol. 2004;50(1):33–40
10. Bringhurst C, Waterston K, Schofield O, et al. Measurement of itch using actigraphy in pediatric and adult populations. J Am Acad Dermatol. 2004;51(6):893–898
11. Hon KLE, Lam MC, Leung WY, et al. Nocturnal wrist movements are correlated with objective clinical scores and plasma chemokine levels in children with atopic dermatitis. Br J Dermatol. 2006;154(4):629–635
12. Bijak M, Mayr W, Rafolt D, et al. Pruritometer 2: portable recording system for the quantification of scratching as objective criterion for the pruritus. Biomed Tech (Berl). 2001;46(5):137–141.
13. Inagaki N, Igeta K, Shiraishi N, et al. Evaluation and characterization of mouse scratching behavior by a new apparatus, MicroAct. Skin Pharmacol Appl Skin Physiol. 2003;16(3):165–175.
14. Rees JL, Flecknell P, Laidlaw A. Production of acute and chronic itch with histamine and contact sensitizers in the mouse and guinea pig. Exp Dermatol. 2002;11(4):285–291.
15. Brash HM, McQueen DS, Christie D, et al. A repetitive movement detector used for automatic monitoring and quantification of scratching in mice. J Neurosci Methods. 2005;142(1):107–114.
16. Seo YJ, Kwon MS, Shim EJ, et al. Changes in pain behavior induced by formalin, substance P, glutamate and pro-inflammatory cytokines in immobilization-induced stress mouse model. Brain Res Bull. 2006;71(1–3):279–286.
17. Osborne MG, Coderre TJ. Nociceptive effects of intrathecal administration of sulphur-containing amino acids. Behav Brain Res. 2003;144(1–2):105–110.
18. Greaves MW, McDonald-Gibson W. Itch. Role of prostaglandins. Br Med J. 1973;3(5881):608–609.
19. Fjellner B, Hägermark O. Studies on pruritogenic and histamine-releasing effects of some putative peptide neurotransmitters. Acta Derm Venereol. 1981;61(3): 245–250.
20. Rukwied R, Lischetzki G, McGlone F, et al. Mast cell mediators other than histamine induce pruritus in atopic dermatitis patients: a dermal microdialysis study. Br J Dermatol. 2000;142(6):1114–1120.
21. Jensen MP, Karoly P, Braver S. The measurement of clinical

pain intensity: a comparison of six methods. *Pain*. 1986;27: 117–126.

22. Belville RG, Seupaul RA. Pain measurement in pediatric emergency care: a review of the faces pain scale-revised. *Pediatr Emerg Care*. 2005;21(2):90–93.

23. Bulloch B, Tenenbein M. Validation of the Ottawa Knee Rule in children: a multicenter study. *Ann Emerg Med*. 2003;42(1):48–55.

24. Williamson A, Hoggart B. Pain: a review of three commonly used pain rating scales. *J Clin Nurs*. 2005;14(7):798–804.

25. Aitken RCB. A growing edge of measurement of feelings. *Proc R Soc Med*. 1969;62:989–993.

26. Wahlgren CF. Children's rating of itch: an experimental study. *Pediatr Dermatol*. 2005;22(2):97–101.

27. Wahlgren CF, Ekblom A, Hägermark O. Some aspects of the experimental induction and measurement of itch. *Acta Derm Venereol*. 1989;69(3):185–189.

28. Hagermark O, Wahlgren CF. Some methods for evaluating clinical itch and their application for studying pathophysiological mechanisms. *J Dermatol Sci*. 1992;4(2):55–62.

29. Melzack R. The McGill Pain Questionnaire: major properties and scoring methods. *Pain*. 1975;1(3):277–299.

30. Darsow U, Scharein E, Simon D, Walter G, Bromm B, Ring J. New aspects of itch pathophysiology: component analysis of atopic itch using the 'Eppendorf Itch Questionnaire'. *Int Arch Allergy Immunol*. 2001;124(1–3):326–331.

31. Melzack R. The short-form McGill Pain Questionnaire. *Pain*. 1987;30(2):191–197.

32. Yosipovitch G, Zucker I, Boner G, Gafter U, Shapira Y, David M. A questionnaire for the assessment of pruritus: validation in uremic patients. *Acta Derm Venereol*. 2001;81(2):108–111

33. Finlay AY, Khan GK. Dermatology Life Quality Index (DLQI) - a simple practical measure for routine clinical use. *Clin Exp Dermatol*. 1994;19(3):210–216.

34. Verhoeven EW, Kraaimaat FW, van de Kerkhof PC, et al. Prevalence of physical symptoms of itch, pain and fatigue in patients with skin diseases in general practice. *Br J Dermatol*. 2007;156(6):1346–1349.

第9章　瘙痒的实验模型

Ulysse Pereira · Laurent Misery

9.1 引　言

瘙痒可以被定义为一种能引起搔抓的、不愉快的皮肤感觉。这个 360 年前由德国医生 Samuel Hafenreffer 提出的概念并没有描述出瘙痒这种现象的复杂性。瘙痒可分为皮肤源性瘙痒、神经源性瘙痒、神经病理性瘙痒和心理源性瘙痒等，其激活和控制可以发生在皮肤—大脑联系[1] 通路的不同水平上。由于瘙痒存在各种类型，因此不可能建立一个普遍适用的瘙痒研究模型，要根据研究目的的不同而选用不同的模型。没有哪一种模型是完美无缺的，某种模型对某一特定类型的研究是合适的，但对其他研究也可能是要受到严格限制的。

9.2 人体研究

这是研究心理源性瘙痒[2] 的唯一方法，并且可以作为确定其他模型相关性的参考。人体研究可以在以下人群实施：

健康志愿者：通过一些有创的技术方法，临床实验可以用来探索瘙痒的生理过程。这些方法有皮刺实验、与不同医学成像技术[3-5] 相关的离子电渗透法、经皮电刺激法[6-8]、微透析研究法[9] 等。

存在瘙痒的患者：这类研究能更好地理解瘙痒的不同原因[10-16]，并能更好地评价治疗效果[17-19]（见第 8 章）。

人体研究存在很多限制。第一，医学研究要严格受到法律和伦理的规范；第二，人

体研究成本费用高昂；第三，这样的研究存在科学缺陷，例如研究组的规模（很难找到一个特定的组群）。由于很难在人体上进行实验研究，这样就使"实验模型"的应用成为必然。

9.3 动物模型

关于实验动物研究方面的立法是基于这样的原则：在某种特定条件下，使用动物进行科学实验在道德上是可以被接受的。这也是我们的大部分生理、生化、药理知识都来自于动物实验的原因。然而，动物是研究人类疾病的最好模型吗？是否有其他可替代的模型？我们认为至少在近几十年内找不到其他更好的模型[20]。在这种情况下，实验物种的选择至关重要，为确保实验结果从动物推断到人类的有效性我们必须认真考虑这个问题。例如：这个模型只是简单复制了疾病的症状，还是反映了疾病的真实病因，如反应作用物或遗传缺陷？与人类遗传特质和代谢途径相似或所得疾病与人类相似的动物物种更适合作为动物实验模型。研究者现已经开发出很多可用于研究的不同瘙痒动物模型（正常的或病理的），这些动物模型表现出很多瘙痒的特质，但在开始动物实验前评估一下"我们研究所采取的特殊方法对于研究所要达到的目的究竟是否合适？"十分重要。因此在开始任何动物实验前，应确认以下 3 点：

1. 是否可用其他方法获得所要结果？

实验模型已经被确证了吗？

2．动物的选择最为关键。必须选择哪一个种属？

3．是否有充足的设备来制备此模型？

9.3.1 啮齿类动物

啮齿类动物因其多重特点而被广泛应用在动物实验领域。它们的特点有易获得、繁殖快、体型小、成本低、易控制。例如，豚鼠可以被用于探索治疗过敏性结膜炎的动物实验，而过敏性结膜炎会引起瘙痒。这个模型建立于使用卵清蛋白连续致敏 Hartley 豚鼠眼所诱发的结膜炎和对眼睛瘙痒—搔抓反应的观察[21-23]。大鼠也可用来研究结膜炎[24-25]、胆汁淤积[26]、皮炎[28]和脊髓海绵状血管瘤[29]。这些模型因诱发症状的方法不同而各不相同，但它们都是基于对后爪抓挠动作的观察。典型的搔抓行为表现为不同时长的多次抓挠，而每一次抓挠是指用后爪指甲迅速地反复搔抓受试皮肤区域（通常为颈部皮肤）[30]。大鼠也可用于拓展我们关于皮肤源性瘙痒[31-33]、神经源性瘙痒[34-36]和神经病理性瘙痒[37]等这些生理性瘙痒[44-45]方面的知识。但是，在啮齿类家族中，小鼠是在研究皮肤瘙痒[38-43]或中枢系统瘙痒的生理性通路方面应用最广泛的动物。诱发疾病小鼠（或原发疾病小鼠）可以被用于阐明疾病机制和研发新的、更有效的治疗药物，如特应性皮炎[46-48]、自身免疫疾病[49]、二异氰酸盐哮喘[50]、胆汁淤积[51]的小鼠模型。小鼠模型可分为四类：

1．自发患病小鼠[52]

2．基因工程小鼠（转基因小鼠，基因敲除小鼠）[53-54]

3．蛋白敏化致病小鼠[55-56]

4．人源化性小鼠模型[57]

小鼠模型的一个重要特性是可以用作探明某一基因病理学含义的基因工具[58-60]。这项应用的一个最好例子是 Carstens 小组对于瘙痒的中枢神经传递中 SP 作用的研究。在这项研究中，他们将小鼠的前速激肽 A 基因敲除，然后比较了其与野生小鼠间由 5-羟色胺引起的瘙痒的不同[61]。

尽管存在许多优点，但小动物与人类相比仍有很多解剖与生理上的差异。例如这些动物体毛厚密而表皮和真皮菲薄。此外，啮齿类动物在皮肤源性瘙痒和神经源性瘙痒方面与人类差别很大。如神经肽 P 物质能诱发人类搔抓，但不能引起啮齿类动物搔抓；即使能诱发，所要求的强度也不同。这些瘙痒活体在药理学上的种属差异能产生明显不同的结果和解释。最具代表性的例子是组胺，组胺是最著名的能引起人类瘙痒的物质，但这一活性物质却不能引起啮齿类动物瘙痒[32,62-64]；相反，一些可引起啮齿类动物瘙痒的物质也不能引起人类瘙痒[65]。例如，鞘内注射吗啡可引起人类严重的长时间瘙痒，但这种现象不会在啮齿类动物身上发生[66-67]。还有，疼痛诱发啮齿类动物出现的一些搔抓反应可以被吗啡减弱，证明这种反应并不能代表是一种瘙痒感觉。

9.3.2 猪

基于成本、体积、圈养及繁殖等各方面因素考虑，大型动物很少用于实验研究。但是猪被越来越多地用于制作人类疾病模型，这是因为猪的器官从生理学角度与人类最相近，而且许多人类疾病也会发生在猪的身上。猪是研究皮肤疾病的理想大型动物模型[68]，这是因为猪皮肤的结构和形态学特征与人类皮肤非常相似[69]：猪和人类都有着较厚的表皮，人类表皮厚度为 50 ～ 120μm，猪的表皮厚为 30 ～ 140μm；真皮与表皮厚度比人类是 10：1，猪是 13：1[70]；另外，它们都具有发达的网桥和真皮乳头小体以及丰富的皮下脂肪组织[71-72]。尽管在脂质构成上猪的角质层与人类的最相近，但是它们的厚度是不同的[73]。幼猪比成年猪的角质层薄很多，但与人类的角质层最相近。另外一个使得猪模型得以广泛应用的原因是其神经源炎症与人类的相似[74]。事实上，与啮齿类不同，猪与人类对相同分子作用可产生相同的反应及反应程度，引起伴有神经肽释放的 CNI（皮肤神经源炎症）就是组胺作用的最好例证[75]。这与对猪的 TRPV1 的研究一致，TRPV1 在猪和人类中就可产生非常近似的反应[76]。猪还适用于对人类神经病学方面的研究[77]。所有以上因素的存在使猪模型得以在神经—皮肤研究领域中应用。最近，猪模型也被应用于对渗透作用的研究[78-80]并被用作净化模型[81]、炎症模型[82-85]及过敏性皮炎模型[86]。

9.3.3 人类以外的灵长类

动物世界里，灵长类的感觉系统与人类的最接近。人和猴子对刺激有相似的感受阈和神经反应阈[87]。以瘙痒为例，当猴子接受组胺或鞘内注射吗啡后可产生与人类同样程度的抓挠反应，这种脊髓行为的同源性使得我们可以应用猴子模型来研究鞘内注射阿片肽与瘙痒的关系[88-89]。只是伦理和资金方面的原因使灵长类动物在研究领域不能被广泛地应用。

为避免不必要的动物实验，大部分科学团体和政府组织达成了伦理共识，即倡导 Russell 和 Burch 提出的 3R 原则，这也成为许多国家实验动物使用的总原则。

1．Refinement——优化：尽量使用那些能避免、缓解或最小化实验动物疼痛、应激及其他不良反应的、并能提高动物的舒适性的方法。

2．Reduce——减少：是指那些能使研究者从最少量的、或相同数目的动物中获得最大量信息的方法。

3．Replacement——替代：是指在能达到同样科学目的的情况下，尽量选择不使用动物的方法。

9.4 离体实验模型

根据欧洲委员会 67/548/EEC 的指导意见以及减少使用实验动物数量的目标要求，科学家们开始尝试应用离体实验模型。然而瘙痒模型是非常复杂的，不可能将所有瘙痒的致病因素集中到一个培养皿上。事实上，使用离体实验模型的目的并非复制瘙痒的整个病理生理过程，而是对研究对象（多细胞、细胞、受体）复杂性的简化。瘙痒的离体实验研究不能脱离对炎症反应的研究，离体实验需要严格地控制实验条件以保证其可重复性。

瘙痒感受器与伤害性感受器的不同首先表现在瘙痒感受器对组胺有强烈的反应[90]。毋庸置疑，组胺是最著名的致痒剂，也是抗瘙痒治疗的主要目标。然而组胺敏感性神经纤维的存在不能解释瘙痒的所有特点，特别是机械刺激引起的瘙痒或不引起特征性潮红反应的瘙痒，因此一定存在另一种传入纤维参与瘙痒的形成。而离体实验可以通过对神经肽的电生理[91]、钙含量检测[92]以及 Elisa 实验[93]、细胞免疫荧光实验[94]等给我们提供大量的有关信息。

神经元并不是参与瘙痒形成的唯一细胞。皮肤是人体主要的感觉器官，整个表皮层是感觉系统的"前哨"[95-96]。研究皮肤细胞上的 TRPV1 受体、PAR2[97-98]受体或 NGF、神经肽、细胞因子等介质是研究瘙痒的新方法。这些研究有助于为我们理解神经细胞与角质形成细胞[99]、默克尔细胞、黑色素细胞、肥大细胞[100]和内皮细胞[101]等的细胞间信息交流提供线索。

肥大细胞在瘙痒研究中备受关注，这是因为它不仅是组胺的主要产生者而且还可释放很多种与瘙痒相关的炎性介质如蛋白酶、TNF-α和白介素。瘙痒离体模型的第一种研究方法是检测不同分子对由复合物48/80诱导的肥大细胞脱颗粒的影响。这个脱颗粒过程可以通过不同方法进行研究，如o-phtaldialdehyde胶束增敏荧光分析法对组胺释放的测定[102-103]或ELISA法对蛋白酶、TNFα和白介素释放的测定[104-105]。对肥大细胞的第二种研究方法是采用RT-PCR技术[106]检测分子对炎性介质的影响或应用Western blot技术[107]检测分子对细胞核中NF-kB转录的影响。肥大细胞的激活导致酪氨酸激酶磷酸化以及蛋白激酶C、丝裂原活化蛋白激酶（MAPKs）、核因子（NF-κB）激活引起的细胞内Ca离子动员。NF-κB、MAPK被认为在对细胞应答时促炎症分子（特别是TNF-α、IL-1和IL-6）合成的调节中起着重要作用。

毋庸置疑，瘙痒的形成是细胞间信息交流的结果。更好的实验模型应该是能将同一环境中不同类型的细胞整合到一个共同培养体系中。肥大细胞包括在第一个共同培养体系里，肥大细胞与神经突触间的相互作用于1990年被成功建立[108-111]。

因为瘙痒受体存在于表皮层中，更为可靠的瘙痒模型一定要能模仿表皮与神经纤维间的相互联系。这种培养的最大问题是很难建立一个共享环境。离体情况下角质形成细胞需要低钙的环境进行增殖，与之相反，神经元轴突的生长却需要高钙环境[112]。然而，在共同培养环境中对角质形成细胞与感觉神经间相互作用的研究是可能的。初级新生脊髓细胞可与大鼠星形胶质细胞在特定35mm的培养皿中共同生长。培养皿中在体条件的

复制是通过微通道连接三个分隔的小室，分别培养角质形成细胞（皮肤）、感觉神经元（神经节细胞）和脊髓细胞（脊髓），感觉神经元自动向表皮和脊髓发出轴突。这个方法适用于对角质形成细胞和感觉神经元间信息交流的初级研究[113]。该模型在瘙痒研究中也存在着一些局限：如使用的条件培养基在实验过程中非常容易变化；多系列实验时培养皿的形式互不兼容；角质形成细胞与轴突间联系的数目不可复制；人类细胞与大鼠细胞一起培养可能会产生假结果。

有关瘙痒的研究通常采用单物种模型，最简易的是使用啮齿类动物细胞模型，但活体观察研究显示啮齿类动物对研究瘙痒来说是一个不适合的选择[32,62-64]，猪的细胞由于与人类细胞和炎症反应的相似性而更适合用于瘙痒的研究[76]。这种猪细胞模型过去用于筛选条件，将角质形成细胞和感觉神经元细胞置于96孔培养板中，联合培养1周后，使用酶免疫分析法测定孵化后培养皿中神经源炎性标记物P物质的基础浓度，并与能诱导神经源炎性的复合物如辣椒素或蛋白酶作比较。如在体条件下一样，前列腺素E_2（瘙痒诱导剂）预处理可增加P物质的释放水平，而钌红（Ca通道阻滞剂）预处理能降低P物质的释放。因此我们可以检测不同分子调节P物质释放及辣椒素诱导CNI产生的能力。这一模型可作为筛选新分子抗炎、抗瘙痒作用的可靠工具。

另一种瘙痒的离体模型是具有整合电极的多室分隔模型。在该模型中，角质形成细胞室中引起刺激的神经脉冲可以被金电极测定。

离体实验与活体实验这两种方法可相互取长补短。如果想更好地理解相互作用系统（如在瘙痒过程）中存在的各种通路，利用硅（in silico）模型将从基因组学、转录组

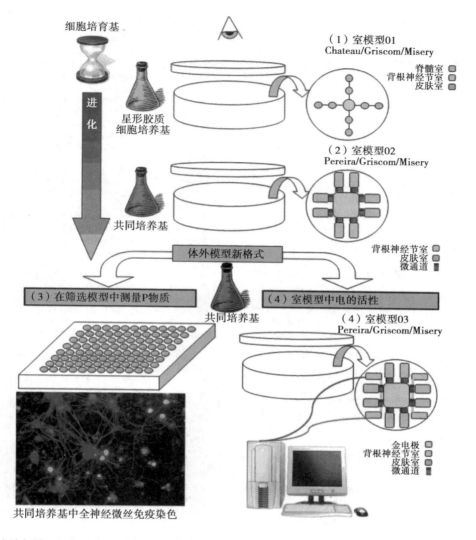

图 9.1　皮肤与神经间相互作用（瘙痒）的离体实验模型进化图

(1) 共同培育系统中角质形成细胞与感觉神经细胞间相互作用离体模型的初级模式是要通过 3 个不同的分隔室复制出活体条件，这个 3 个分隔室通过微通道相连。分别是人类角质形成细胞（皮肤），大鼠感觉神经细胞（背根神经节），大鼠脊髓细胞（脊髓）。这些细胞生长在具有大鼠星形胶质细胞培养基的特殊培养盘中。(2) 该模型的第一次进化是取消脊髓室并在可复制的共同培育基（COC）中建立一个猪模型。这个新格式与多系列实验是不相容的。(3) 为解决这个问题，一种新型的、非分隔室模型被用来做筛选条件。这个与 P 物质 ELISA 实验有关的离体模型可作为筛选具有抗炎、抗瘙痒作用的新分子的可信赖工具。(4) 另一种瘙痒的离体模型是具有整合电极的多室分隔模型。该模型中，角质形成细胞室中引起刺激的神经脉冲可以被金电极测定

学、蛋白组学、代谢组学、临床学和流行病学数据中得到的各种信息进行整合是十分必要的。

9.5 硅（in silico）模型和 in Virtuo 模型

　　生物系统是一个由细胞组分间的生化反

应和信号交流构成的无数动态网络形成的复杂系统。其复杂性使得它几乎不能用传统方法进行分析。硅模型可融合各种不同类型的信息。在不久的将来，这些模型将被用来复制实验数据或估测通过实验不能获得的隐藏系统参数。

目前，还没有硅模型用于瘙痒的研究。这些模型需要综合数据库的支持来获取不同类型研究得到的信息。我们能想到如下一些研究项目：

1. 肥大细胞特有基因的研究。这个项目需要使用与过敏性疾病相关的微阵列芯片技术。其目标是通过分析关于肥大细胞基因组、转录组和蛋白组的整合信息，去创建一个可构成人类肥大细胞硅模型的数据库。

2. 研究过敏反应的离体实验模型。这个项目可通过数学模型再现人类皮肤在注射组胺后产生过敏的不同阶段。

事实上，以上模型不能完全替代瘙痒的动物研究，因为它们还不能真正模仿出活体组织中复杂的相互作用。而离体模型和硅模型是研究中可用于筛选实验的便捷工具。

（韩宁译　谢志强校）

参考文献

1. Pereira U, Misery L. Understanding pruritus. *Keratin.* 2006;11:12–18.
2. Misery L, Alexandre S, Detray S et al. Functional itch disorder or psychogenic pruritus: suggested diagnosis criteria from the French psychodermatology group. *Acta Derm Venereol.* 2007;87(4):341–344.
3. Walter B, et al. Brain activation by histamine prick test-induced itch. *J Invest Dermatol.* 2005;125(2):380–382.
4. Valet M, et al. Cerebral processing of histamine-induced itch using short-term alternating temperature modulation – an fMRI study. *J Invest Dermatol.* 2008; 128(2):426–433.
5. Mochizuki H, et al. Neural correlates of perceptual difference between itching and pain: a human fMRI study. *Neuroimage.* 2007;36(3):706–717.
6. Dundas JE, Thickbroom GW, Mastaglia FL. Perception of comfort during transcranial DC stimulation: effect of NaCl solution concentration applied to sponge electrodes. *Clin Neurophysiol.* 2007;118(5):1166–1170.
7. Ozawa M, et al. Neuroselective transcutaneous electric stimulation reveals body area-specific differences in itch percep-
tion. *J Am Acad Dermatol.* 2006;55(6):996–1002.
8. Ikoma A, et al. Electrically evoked itch in humans. *Pain.* 2005;113(1–2):148–154.
9. Blunk, JA, et al. Opioid-induced mast cell activation and vascular responses is not mediated by mu-opioid receptors: an in vivo microdialysis study in human skin. *Anesth Analg.* 2004;98(2):364–370, table of contents.
10. Yosipovitch G, et al. Skin barrier structure and function and their relationship to pruritus in end-stage renal disease. *Nephrol Dial Transplant.* 2007;22(11):3268–3272.
11. Hosogi M, et al. Bradykinin is a potent pruritogen in atopic dermatitis: a switch from pain to itch. *Pain.* 2006;126(1–3):16–23.
12. Namura K, et al. Relationship of serum brain-derived neurotrophic factor level with other markers of disease severity in patients with atopic dermatitis. *Clin Immunol.* 2007;122(2):181–186.
13. Raychaudhuri SP, Raychaudhuri SK. Role of NGF and neurogenic inflammation in the pathogenesis of psoriasis. *Prog Brain Res.* 2004;146:433–437.
14. Toyoda M, et al. Localization and content of nerve growth factor in peripheral blood eosinophils of atopic dermatitis patients. *Clin Exp Allergy.* 2003;33(7):950–955.
15. Toyoda M, et al. Nerve growth factor and substance P are useful plasma markers of disease activity in atopic dermatitis. *Br J Dermatol.* 2002;147(1):71–79.
16. Patel T, Ishiuji Y, Yosipovitch G. Nocturnal itch: why do we itch at night? *Acta Derm Venereol.* 2007;87(4):295–298.
17. Legroux-Crespel E, Cledes J, Misery L. A comparative study on the effects of naltrexone and loratadine on uremic pruritus. *Dermatology.* 2004;208(4):326–330.
18. Misery L, Cambazard F. Pruritis (with treatment). Diagnostic approach. *Rev Prat.* 2002;52(10):1139–1144.
19. Shohrati M, et al. Cetirizine, doxepine, and hydroxyzine in the treatment of pruritus due to sulfur mustard: a randomized clinical trial. *Cutan Ocul Toxicol.* 2007;26(3):249–255.
20. Kim L. Of mice and men. Momentum 2002;4(3):1–10.
21. Kato M, et al. Apafant, a potent platelet-activating factor antagonist, blocks eosinophil activation and is effective in the chronic phase of experimental allergic conjunctivitis in guinea pigs. *J Pharmacol Sci.* 2004;95(4):435–442.
22. Woodward DF, Nieves AL, Friedlaender MH. Characterization of receptor subtypes involved in prostanoid-induced conjunctival pruritus and their role in mediating allergic conjunctival itching. *J Pharmacol Exp Ther.* 1996;279(1):137–142.
23. Woodward DF, et al. Characterization of a behavioral model for peripherally evoked itch suggests platelet-activating factor as a potent pruritogen. *J Pharmacol Exp Ther.* 1995;272(2):758–765.
24. Minami K, Kamei C. A chronic model for evaluating the itching associated with allergic conjunctivitis in rats. *Int Immunopharmacol.* 2004;4(1):101–108.
25. Minami K, Fujii Y, Kamei C. Participation of chemical mediators in the development of experimental allergic conjunctivitis in rats. *Int Immunopharmacol.* 2004;4(12):1531–1535.
26. Inan S, Cowan A. Nalfurafine, a kappa opioid receptor agonist, inhibits scratching behavior secondary to cholestasis induced by chronic ethynylestradiol injections in rats. *Pharmacol Biochem Behav.* 2006;85(1):39–43.
27. de Paula Coelho C, et al. Therapeutic and pathogenetic animal models for Dolichos pruriens. *Homeopathy.* 2006;95(3):136–143.
28. Hayashi K, et al. Effects of olopatadine hydrochloride on the cutaneous vascular hyperpermeability and the scratching

behavior induced by poly-L-arginine in rats. *Jpn J Pharmacol*. 2001;87(2):167–170.

29. Dey DD, Landrum O, Oaklander AL. Central neuropathic itch from spinal-cord cavernous hemangioma: a human case, a possible animal model, and hypotheses about pathogenesis. *Pain*. 2005;113(1–2):233–237.

30. Nojima H, Carstens E. Quantitative assessment of directed hind limb scratching behavior as a rodent itch model. *J Neurosci Methods*. 2003;126(2):137–143.

31. Thomsen JS, et al. The effect of topically applied salicylic compounds on serotonin-induced scratching behaviour in hairless rats. *Exp Dermatol*. 2002;11(4):370–375.

32. Thomsen JS, et al. Scratch induction in the rat by intradermal serotonin: a model for pruritus. *Acta Derm Venereol*. 2001; 81(4):250–254.

33. Nojima H, Carstens MI, Carstens E. c-fos expression in superficial dorsal horn of cervical spinal cord associated with spontaneous scratching in rats with dry skin. *Neurosci Lett*. 2003;347(1):62–64.

34. Jinks SL, Carstens E. Superficial dorsal horn neurons identified by intracutaneous histamine: chemonociceptive responses and modulation by morphine. *J Neurophysiol*. 2000;84(2):616–627.

35. Carstens E. Responses of rat spinal dorsal horn neurons to intracutaneous microinjection of histamine, capsaicin, and other irritants. *J Neurophysiol*. 1997;77(5):2499–2514.

36. Nojima H, et al. Opioid modulation of scratching and spinal c-fos expression evoked by intradermal serotonin. *J Neurosci*. 2003;23(34):10784–10790.

37. Gingold AR, Bergasa NV. The cannabinoid agonist WIN 55, 212–2 increases nociception threshold in cholestatic rats: implications for the treatment of the pruritus of cholestasis. *Life Sci*. 2003;73(21):2741–2747.

38. Andoh T. Importance of epidermal keratinocytes in itching. *Yakugaku Zasshi*. 2006;126(6):403–408.

39. Yamaoka J, et al Erratum to "changes in cutaneous sensory nerve fibers induced by skin-scratching in mice". *J Dermatol Sci*. 2007;47(2):172–182.

40. Yamaoka J, et al. Changes in cutaneous sensory nerve fibers induced by skin-scratching in mice. *J Dermatol Sci*. 2007;46(1):41–51.

41. Yamashita H, et al. Pharmacological characterization of a chronic pruritus model induced by multiple application of 2,4,6-trinitrochlorobenzene in NC mice. *Eur J Pharmacol*. 2007;563(1–3):233–239.

42. Costa SK, et al. How important are NK1 receptors for influencing microvascular inflammation and itch in the skin? Studies using Phoneutria nigriventer venom. *Vascul Pharmacol*. 2006;45(4):209–214.

43. Shimada SG, Shimada KA, Collins JG. Scratching behavior in mice induced by the proteinase-activated receptor-2 agonist, SLIGRL-NH2. *Eur J Pharmacol*. 2006;530(3): 281–283.

44. Sun YG, Chen ZF. A gastrin-releasing peptide receptor mediates the itch sensation in the spinal cord. *Nature*. 2007;448(7154):700–703.

45. Umeuchi H, et al. Involvement of central mu-opioid system in the scratching behavior in mice, and the suppression of it by the activation of kappa-opioid system. *Eur J Pharmacol*. 2003;477(1):29–35.

46. Yatsuzuka R, et al. Development of new atopic dermatitis models characterized by not only itching but also inflammatory skin in mice. *Eur J Pharmacol*. 2007;565(1–3): 225–231.

47. Akamatsu H, et al. The effect of fexofenadine on pruritus in a mouse model (HR-ADf) of atopic dermatitis. *J Int Med Res*. 2006;34(5):495–504.

48. Sasakawa T, et al. Topical application of FK506 (tacrolimus) ointment inhibits mite antigen-induced dermatitis by local action in NC/Nga mice. *Int Arch Allergy Immunol*. 2004; 133(1):55–63.

49. Umeuchi H, et al. Spontaneous scratching behavior in MRL/lpr mice, a possible model for pruritus in autoimmune diseases, and antipruritic activity of a novel kappa-opioid receptor agonist nalfurafine hydrochloride. *Eur J Pharmacol*. 2005;518(2–3):133–139.

50. Herrick CA, et al. A novel mouse model of diisocyanate-induced asthma showing allergic-type inflammation in the lung after inhaled antigen challenge. *J Allergy Clin Immunol*. 2002;109(5):873–878.

51. Nelson L, et al. Endogenous opioid-mediated antinociception in cholestatic mice is peripherally, not centrally, mediated. *J Hepatol*. 2006;44(6):1141–1149.

52. Onishi N, et al. A new immunomodulatory function of low-viscous konjac glucomannan with a small particle size: its oral intake suppresses spontaneously occurring dermatitis in NC/Nga mice. *Int Arch Allergy Immunol*. 2005;136(3): 258–265.

53. Baiou D, et al. Neurochemical characterization of insulin receptor-expressing primary sensory neurons in wild-type and vanilloid type 1 transient receptor potential receptor knockout mice. *J Comp Neurol*. 2007;503(2): 334–347.

54. Tzavara ET, et al. Endocannabinoids activate transient receptor potential vanilloid 1 receptors to reduce hyperdopaminergia-related hyperactivity: therapeutic implications. *Biol Psychiatry*. 2006;59(6):508–515.

55. Spergel JM, et al. Epicutaneous sensitization with protein antigen induces localized allergic dermatitis and hyperresponsiveness to methacholine after single exposure to aerosolized antigen in mice. *J Clin Invest*. 1998;101(8):1614–1622.

56. Nojima H, et al. Spinal c-fos expression associated with spontaneous biting in a mouse model of dry skin pruritus. *Neurosci Lett*. 2004;361(1–3):79–82.

57. Gunther C, et al. CCL18 is expressed in atopic dermatitis and mediates skin homing of human memory T cells. *J Immunol*. 2005;174(3):1723–1728.

58. Bigliardi-Qi M, et al. Deletion of mu- and kappa-opioid receptors in mice changes epidermal hypertrophy, density of peripheral nerve endings, and itch behavior. *J Invest Dermatol*. 2007;127(6):1479–1488.

59. Matesic LE, et al. Itch genetically interacts with Notch1 in a mouse autoimmune disease model. *Hum Mol Genet*. 2006;15(24):3485–3497.

60. Deumens R, et al. Mice lacking L1 have reduced CGRP fibre in-growth into spinal transection lesions. *Neurosci Lett*. 2007;420(3):277–281.

61. Cuellar JM, et al. Deletion of the preprotachykinin A gene in mice does not reduce scratching behavior elicited by intradermal serotonin. *Neurosci Lett*. 2003;339(1):72–76.

62. Thomsen JS, et al. Experimental itch in sodium lauryl sulphate-inflamed and normal skin in humans: a randomized, double-blind, placebo-controlled study of histamine and other inducers of itch. *Br J Dermatol*. 2002;146(5):792–800.

63. Simone DA, et al. The magnitude and duration of itch produced by intracutaneous injections of histamine. *Somatosens Res*. 1987;5(2):81–92.

64. Jinks SL, Carstens E. Responses of superficial dorsal horn neurons to intradermal serotonin and other irritants: comparison with scratching behavior. *J Neurophysiol*. 2002;87 (3):1280–1289.

65. Kamei A, Hayashi S. Properties of partially purified beta-N-acetylglucosaminidase from bovine crystalline lens. *Biol Pharm Bull*. 1999;22(8):866–869.

66. Palmer CM, et al. Dose-response relationship of intrathecal

morphine for postcesarean analgesia. *Anesthesiology*. 1999; 90(2):437–444.

67. Lee H, et al. Characterization of scratching responses in rats following centrally administered morphine or bombesin. *Behav Pharmacol*. 2003;14(7):501–508.

68. Dunstan RW, Rosser EJ Jr. Does a condition like human pityriasis rosea occur in pigs? *Am J Dermatopathol*. 1986; 8(1):86–89.

69. Meyer W, Schwarz R, Neurand K. The skin of domestic mammals as a model for the human skin, with special reference to the domestic pig. *Curr Probl Dermatol*. 1978; 7:39–52.

70. Vardaxis NJ, et al. Confocal laser scanning microscopy of porcine skin: implications for human wound healing studies. *J Anat*. 1997;190(Pt 4):601–611.

71. Morris GM, Hopewell JW. Epidermal cell kinetics of the pig: a review. *Cell Tissue Kinet*. 1990;23(4):271–282.

72. Montagna W, Yun JS. The skin of the domestic pig. *J Invest Dermatol*. 1964;42:11–21.

73. Hammond SA, et al. Transcutaneous immunization of domestic animals: opportunities and challenges. *Adv Drug Deliv Rev*. 2000;43(1):45–55.

74. Rukwied R, et al. Nociceptor sensitization to mechanical and thermal stimuli in pig skin in vivo. *Eur J Pain*. 2008; 12(2):242–250.

75. Sann H, Pierau FK. Efferent functions of C-fiber nociceptors. *Z Rheumatol*. 1998;57(suppl 2):8–13.

76. Ohta T, et al. Molecular cloning, functional characterization of the porcine transient receptor potential V1 (pTRPV1) and pharmacological comparison with endogenous pTRPV1. *Biochem Pharmacol*. 2005;71(1–2):173–187.

77. Gillespie JI, Markerink-van Ittersum M, de Vente J. *Sensory collaterals, intramural ganglia and motor nerves in the guinea-pig bladder: evidence for intramural neural circuits.Cell Tissue Res*. 2006;325(1):33–45.

78. Cilurzo F, Minghetti P, Sinico C. Newborn pig skin as model membrane in in vitro drug permeation studies: a technical note. *AAPS Pharm Sci Tech*. 2007;8(4):E94.

79. Sekkat N, Kalia YN, Guy RH. Development of an in vitro model for premature neonatal skin: biophysical characterization using transepidermal water loss. *J Pharm Sci*. 2004;93(12):2936–2940.

80. Sekkat N, Kalia YN, Guy RH. Porcine ear skin as a model for the assessment of transdermal drug delivery to premature neonates. *Pharm Res*. 2004;21(8):1390–1397.

81. Taysse L, et al. Skin decontamination of mustards and organophosphates: comparative efficiency of RSDL and Fuller's earth in domestic swine. *Hum Exp Toxicol*. 2007;26(2):135–141.

82. Monteiro-Riviere NA, Inman AO, Riviere JE. Skin toxicity of jet fuels: ultrastructural studies and the effects of substance P. *Toxicol Appl Pharmacol*. 2004;195(3):339–347.

83. Sabourin CL, et al. Cytokine, chemokine, and matrix metalloproteinase response after sulfur mustard injury to weanling pig skin. *J Biochem Mol Toxicol*. 2002;16(6):263–272.

84. Jancso G, Pierau FK, Sann H. Mustard oil-induced cutaneous inflammation in the pig. *Agents Actions*. 1993;39(1–2):31–34.

85. Nair X, et al. Swine as a model of skin inflammation. Phospholipase A2-induced inflammation. *Inflammation*. 1993;17(2):205–215.

86. Simonsen L, Fullerton A. Development of an in vitro skin permeation model simulating atopic dermatitis skin for the evaluation of dermatological products. *Skin Pharmacol Physiol*. 2007;20(5):230–236.

87. LaMotte RH, Campbell JN. Comparison of responses of warm and nociceptive C-fiber afferents in monkey with human judgments of thermal pain. *J Neurophysiol*. 1978;41(2):509–528.

88. Ko MC, et al. Activation of kappa-opioid receptors inhibits pruritus evoked by subcutaneous or intrathecal administration of morphine in monkeys. *J Pharmacol Exp Ther*. 2003;305(1):173–179.

89. Ko MC, et al. The role of central mu opioid receptors in opioid-induced itch in primates. *J Pharmacol Exp Ther*. 2004;310(1):169–176.

90. Schmelz M, et al. Chemical response pattern of different classes of C-nociceptors to pruritogens and algogens. *J Neurophysiol*. 2003;89(5):2441–2448.

91. Zhu W, et al. Activin acutely sensitizes dorsal root ganglion neurons and induces hyperalgesia via PKC-mediated potentiation of transient receptor potential vanilloid I. *J Neurosci*. 2007;27(50):13770–13780.

92. Shim WS, et al. TRPV1 mediates histamine-induced itching via the activation of phospholipase A2 and 12-lipoxygenase. *J Neurosci*. 2007;27(9):2331–2337.

93. Tang HB, Nakata Y. The activation of transient receptor potential vanilloid receptor subtype 1 by capsaicin without extracellular Ca^{2+} is involved in the mechanism of distinct substance P release in cultured rat dorsal root ganglion neurons. *Naunyn Schmiedebergs Arch Pharmacol*. 2008; 377(46):325–332.

94. Liu M, et al. Differential pH and capsaicin responses of Griffonia simplicifolia IB4 (IB4)-positive and IB4-negative small sensory neurons. *Neuroscience*. 2004;127(3):659–672.

95. Denda M, et al. Epidermal keratinocytes as the forefront of the sensory system. *Exp Dermatol*. 2007;16(3):157–161.

96. Boulais N, et al. The whole epidermis as the forefront of the sensory system. *Exp Dermatol*. 2007;16(8):634–635.

97. Stander S, et al. Expression of vanilloid receptor subtype 1 in cutaneous sensory nerve fibers, mast cells, and epithelial cells of appendage structures. *Exp Dermatol*. 2004;13(3):129–139.

98. Biro T, et al. TRP channels as novel players in the pathogenesis and therapy of itch. *Biochim Biophys Acta*. 2007; 1772(8):1004–1021.

99. Southall, MD, et al. Activation of epidermal vanilloid receptor-1 induces release of proinflammatory mediators in human keratinocytes. *J Pharmacol Exp Ther*. 2003;304(1): 217–222.

100. Moormann C, et al. Functional characterization and expression analysis of the proteinase-activated receptor-2 in human cutaneous mast cells. *J Invest Dermatol*. 2006;126(4): 746–755.

101. McQueen DS, Noble MA, Bond SM. Endothelin-1 activates ETA receptors to cause reflex scratching in BALB/c mice. *Br J Pharmacol*. 2007;151(2):278–284.

102. Kim, SH, Shin TY. Amomum xanthiodes inhibits mast cell-mediated allergic reactions through the inhibition of histamine release and inflammatory cytokine production. *Exp Biol Med (Maywood)*. 2005;230(9):681–687.

103. Shore PA, Burkhalter A, Cohn, Jr VH. A method for the fluorometric assay of histamine in tissues. *J Pharmacol Exp Ther*. 1959;127:182–186.

104. Kim EK, et al. Lithospermi radix extract inhibits histamine release and production of inflammatory cytokine in mast cells. *Biosci Biotechnol Biochem*. 2007;71(12): 2886–2892.

105. Albrecht M, et al. Ionizing radiation induces degranulation of human mast cells and release of tryptase. *Int J Radiat Biol*. 2007;83(8):535–541.

106. Park HH, et al. Anti-inflammatory activity of fisetin in human mast cells (HMC-1). *Pharmacol Res*. 2007;55(1):31–37.

107. Shin TY, et al. Anti-allergic effects of Lycopus lucidus on mast cell-mediated allergy model. *Toxicol Appl Pharmacol*. 2005;209(3):255–262.

108. De Jonge F, et al. In vitro activation of murine DRG neurons by CGRP-mediated mucosal mast cell degranulation. *Am J*

Physiol Gastrointest Liver Physiol. 2004;287(1):G178–G191.

109. Suzuki R, et al. Direct neurite-mast cell communication in vitro occurs via the neuropeptide substance P. *J Immunol.* 1999;163(5):2410–2415.

110. Suzuki R, et al. Bi-directional relationship of in vitro mast cell-nerve communication observed by confocal laser scanning microscopy. *Biol Pharm Bull.* 2001;24(3):291–294.

111. Mori N, et al. Nerve-mast cell (RBL) interaction: RBL membrane ruffling occurs at the contact site with an activated neurite. *Am J Physiol Cell Physiol.* 2002;283(6):C1738–C1744.

112. Ulmann L, et al. Trophic effects of keratinocytes on the axonal development of sensory neurons in a coculture model. *Eur J Neurosci.* 2007;26(1):113–125.

113. Chateau Y, et al. In vitro reconstruction of neuro-epidermal connections. *J Invest Dermatol.* 2007;127(4):979–981.

114. Saito H. Mast cell-specific genes – new drug targets/pathogenesis. *Chem Immunol Allergy.* 2005;87:198–212.

115. Desmeulles G, et al. In virtuo model for research on allergic reaction. *Ann Dermatol Venereol.* 2005;132(8–9 pt 1):697–701.

第二篇
临　　床

第一部分

第10章　瘙痒、疼痛及其他异常皮肤感觉

Laurent Misery

过去，瘙痒被认为是轻微的疼痛，但这种观点是错误的。疼痛和瘙痒有某些相似之处，有其相关性，但也有很多不同之处[1]。

10.1 定　义

瘙痒可以定义为可引致搔抓的不愉快的皮肤感觉。国际疼痛研究协会（International Association for the Study of Pain，IASP）对疼痛的定义是"一种不愉快的感觉和情绪体验，与实际或潜在的组织损伤相关，或被描述为损伤后的感觉。"

有些类似疼痛或瘙痒的体验，却没有不愉快的感觉，则不能被称为疼痛或瘙痒，如刺痛感（pricking）或呵痒。呵痒包含两方面的感觉：轻度的前伤害感觉（knismesis）及笑相关感觉（gargalesis）[2]。

不愉快的异常体验（不悦异常感）也可以是疼痛感，但不一定是疼痛，主观上，它们可以没有通常的疼痛的感觉性质。不悦异常感是自发或被诱发的异常感觉，如烧灼感、潮湿感、发麻的感觉等。感觉异常（paresthesias）是在没有明显的长期物理刺激的作用下皮肤出现发麻、针刺感或麻木。

很多人会在没有组织损伤或类似病理生理改变的情况下出现疼痛，这种情况通常都存在某些精神因素。如果仅从主观症状来分析，这种情况常常无法与组织损伤引起的疼痛区分开来。如果患者认为他们的感觉是疼痛，并且对疼痛的描述与组织损伤所致的疼痛一致，那么就应该认为它是疼痛。这样可以避免将疼痛与刺激联系起来。伤害刺激在痛觉感受器及痛觉感受路径中所引起的不是疼痛，疼痛是一种精神状态，我们可以理解疼痛常由临近的身体损伤引起。伤害性感受（同义词：痛性知觉、生理性疼痛）是由可能损伤组织的刺激作用于外周及中枢神经系统引起的感觉传入。

瘙痒、疼痛、恶心、咳嗽、呼吸困难或其他不愉快的感觉会引起痛苦[3]，这种痛苦可以定义为个体对伤害或伤害威胁的不愉快及厌恶的基本情感体验。

从患者的角度看，将瘙痒与疼痛或其他异常感觉区分开来通常是困难的。这依赖于他/她个人的感觉及社会文化背景。在某些语言中，瘙痒与疼痛是由同一个词来表示的。

10.2 相似性

瘙痒和疼痛在它们由皮肤向大脑传递的过程中有相似之处：C 神经纤维、感觉神经、背角、丘脑，然后是大脑皮质。在每个水平，均可以诱发瘙痒或疼痛，瘙痒或疼痛可以是神经性、神经源性或精神性。由大体解剖来看，瘙痒和疼痛在脊髓及中枢有着共同的区域（背角及丘脑，前扣带回皮质及岛叶皮质，躯体感觉皮质甚至运动区）。很多介质可以既引起瘙痒又引起疼痛，如：内皮素、P 物质、血管活性肠肽（VIP）、神经肽 Y、神经紧张肽、前列腺素及阿片类活性

肽。质子或辣椒素活化瞬时受体电位通道香草素受体 1（TRPV1），可引起烧灼感、疼痛和（或）瘙痒，然后又可以抑制它们[1,4]。

敏化是瘙痒和疼痛的一个常见现象[4]。我们知道炎症介质可以化学性地敏化痛觉感受器，类似的机制也可能出现在瘙痒感受器。炎症既可引起疼痛也可引起瘙痒。慢性敏化常与神经营养因子有关。营养因子还能诱导神经芽生、改变神经元形态，引起瘙痒或疼痛。例如，慢性搔抓引起神经生长因子（NGF）的释放，NGF又可诱导神经生长及痛觉感受器与瘙痒感受器的敏化[5-6]。

临床上，外周及中枢敏化会引致对正常刺激的异常感觉，这种异常感觉可能是疼痛（异常性疼痛）或瘙痒（异常性瘙痒）。与健康对照者相比，慢性瘙痒患者在类似的躯体刺激下出现更多的瘙痒，而慢性疼痛患者出现更多疼痛[7]。

慢性瘙痒或疼痛有泛发全身的趋势，引起敏化并对生活质量产生很大影响，最终导致抑郁。有些治疗对疼痛和瘙痒都有作用：如辣椒素、大麻素类、加巴喷丁、普瑞巴林及其他一些新的抗惊厥药[8]或抗抑郁药。

10.3 差异性

10.3.1 临床方面

瘙痒与疼痛在临床上的区别通常是显而易见的。了解两者临床上的区别在某些情况下很有用：

- 瘙痒引起搔抓，而疼痛引起退缩。
- 寒冷可以减轻瘙痒，温暖可以加重瘙痒；寒冷可加重疼痛、温暖可减轻疼痛。
- 抗瘙痒治疗可以减轻瘙痒，如抗组

胺药，镇痛药不能减轻瘙痒；镇痛药可以减轻疼痛，抗瘙痒药物却不能。
- 瘙痒局限于皮肤和某些黏膜部位，而疼痛却可出现在任何部位。
- 引起瘙痒的刺激通常比引起疼痛的刺激弱。

10.3.2 发病机制

瘙痒和疼痛服务于不同的目标[9]。神经元产生瘙痒可能作为一种防伤害系统，以去除影响皮肤的刺激物和刺激因子（寄生虫、昆虫、过敏原），从而维持躯体的完整。退缩对于避免疼痛是有效的，而搔抓似乎更适于去除外界相关因素。

皮肤有特异的瘙痒感受器，如机械不敏感瘙痒感受器和疼痛不敏感瘙痒感受器，以及可以被组胺活化的瘙痒感受器[10]。近来发现由豆科攀缘植物黎豆荚毛活化而定义的组胺非依赖的瘙痒感受器[11]。已证实存在一类特殊类型的背角神经元可连接至丘脑[12]。脊髓中另一类神经元是负责传递豆科攀缘植物黎豆荚毛诱导的瘙痒的[13]。

因此，专有的中枢和周围神经元对瘙痒介质的独特反应模式以及解剖学上丘脑的不同的投射区共同构成了瘙痒专有的神经通路[1]。这些神经元对组胺、类胰蛋白酶、前列腺素 E_2 有很高的亲和力，而疼痛感受器对缓激肽、ATP、阿糖腺苷或乙酰胆碱有高亲和力。在大脑中，瘙痒和疼痛有着共同的中枢区，虽然瘙痒过程以较弱的初级、次级躯体感觉皮质活化及相对较强的同侧运动区的活化为特征[14]。在分子水平，肽类如阿片肽能通过 μ 受体诱导瘙痒，并通过 κ 受体抑制瘙痒，对疼痛的作用则相反。

10.4 相互作用

众所周知，瘙痒能被疼痛的感觉抑制。与痛性的冷刺激相比，痛性的热刺激、搔抓能更明显减轻瘙痒[15]。另外，阿片类镇痛药能诱发瘙痒。

挪威的一项研究显示，瘙痒和疼痛常伴随出现，尤其在女性中[16]。

（路雪艳 译 谢志强 校）

参考文献

1. Ständer S, Schmelz M. Chronic itch and pain – similarities and differences. *Eur J Pain*. 2006;10:473–478.
2. Seledn ST. Tickle. *J Am Acad Dermatol*. 2004; 50:93–97.
3. Misery L. Are pruritus and scratching the cough of the skin? *Dermatology*. 2008;216:3–5.
4. Ikoma A, Steinhoff M, Stander S, Yosipovitch G, Schmelz M. The neurobiology of itch. *Nat Rev*. 2006;7:535–547.
5. Bohm-Starke N, Hilliges M, Brodda-Jansen G, Rylander E, Toerbjörk E. Psychophysical evidence of nociceptor sensitization in vulvar vestibulitis syndrome. *Pain*. 2001;94:177–183.
6. Zhang X, Huang J, Mac Naughton PA. NGF rapidly increases membrane expression of TRPV1 heat-gated ion channels. *EMBO J*. 2005;24:4211–4223.
7. Van Laarhoven AIM, Kraaimaat FW, Wilder-Smith OH, et al. Generalzed and symptom-specific sensitization of chronic itch and pain. *J Eur Acad Dermatol Venereol*. 2007;21:1187–1192.
8. Stefan H, Feuerstein TJ. Novel anticonvulsivant drugs. *Pharmacol Ther*. 2007;113:165–183.
9. Paus R, Schmelz M, Biro T, Steinhoff M. Frontiers in pruritus research: scartching the brain for more effective therapy. *J Clin Invest*. 2006;116:1174–1185.
10. Schmelz M, Schmidt R, Bickel A, Handwerker HO, Torebjörk HE. Specific C-receptors for itch in human skin. *J Neurosci*. 1997;17:2003–2008.
11. Johanek LM, Meyer RA, Hartke T, et al. Psychopysical and physiological evidence for parallel afferent pathways mediating the sensation of itch. *J Neurosci*. 2007;27:7490–7497.
12. Andrew D, Craig AD. Spiothalamaic lamina 1 neurons selectively sensitive to histamine: a central neural pathway for itch. *Nat Neurosci*. 2001;4:72–77.
13. Davidson S, Zhang X, Yoon CH, Khasabov SG, Simone DA, Giesler GJ. The itch-producing agents histamine activate separate populations of primate spinothalaamic tract neurons. *J Neurosci*. 2007;27:10007–10014.
14. Drzezga A, Darsow U, Treede RD, et al. Central activation by histamine-induced itch: analogies to pain processing: a correlational analysis of O^{15} H_2O poistron emission tomography studies. *Pain*. 2001;92:295–305.
15. Yosipovitch G, Fast K, Berhard JD. Noxious heat and scratching decrease histamine-induced itch and skin blood flow. *J Invest Dermatol*. 2005;125:1268–1272.
16. Dalgard F, Dawn AG, Yosipovitch G. Are itch and chronic pain associated in adults? Results of a large population survey in Norway. *Dermatology*. 2007;214:305–309.

第 11 章 瘙痒的流行病学

Florence dalgard · elke weisshaar

11.1 社区中的瘙痒

　　流行病学是一门探讨人类群体中疾病的频率和危险因素与结果相关性的学科。对社区中疾病的评估不仅是卫生规划的重要措施，而且对了解疾病与环境因素的相关性以及对满足人群预防疾病的需求具有重要的研究价值[1-2]。

　　自己去看医生的人往往有比较严重的疾病，因此患者的数量只占社区非健康人群中的一小部分[1,3]。临床就诊人群所具有的高度选择性，取决于患者自觉症状的严重程度和所能获得的健康服务。在社区，对皮肤瘙痒等症状的研究，能够为人口统计学因素、社会心理学因素最终导致其他疾病的相关性提供宝贵的信息。这种观点不同于临床研究，有利于探讨引起皮肤瘙痒的多种危险因素，而这些危险因素不容易在患者中探寻。本章将描述我们所知的关于皮肤瘙痒在一般人群中的分布。皮肤瘙痒在患病人群中的分布信息，请参阅本书中的具体章节。

瘙痒的患病率

　　最近，在西方城市人群中进行了一项大样本调查，在第一时间收集瘙痒患病率的数据。2000—2001 年在奥斯陆开展一项研究，采取横向研究方法，共有 40 888 名成年男女参与了此次调查[4]。问卷主要收集社会人口统计学、自评健康状况、健康行为和社会心理学等方面的信息。急性皮肤瘙痒是问卷调查的一部分[5]。

　　提问如下："最近一周，你的皮肤是否瘙痒?"，可能的回答是："没有；是，轻度痒；是，很痒；是，非常痒"（表 11.1）。在皮肤瘙痒患病率的描述性分析中，答案分为两部分。

　　在一般人群中，急性瘙痒的患病率为 8.4%[4]。瘙痒是所有皮肤问题中最常见的症状，这个结果来源于"很痒"和"非常痒"两部分的总和。再看皮肤瘙痒的严重程度，18.7% 的成年人称有轻度痒，5.9% 很痒，2.5% 非常痒。1976 年在另一个社区研究中（lambeth 的研究）[6]，2180 名成年人参与，痒疹及相关疾病的患病率为 8.2%。德国一项关于慢性瘙痒的试验研究中，在一般人群抽取样本（n=200）显示患病率为 13.9%。这项研究中，16.5% 的人在过去的 12 个月里经历过慢性瘙痒，终生慢性瘙痒的患病率为 22.6%。这表明，一般人群中慢性瘙痒的患病率可能要高于以往报道[7]。在这类研究中，任何评价方法都具有局限性，因为每个定义都是主观经验，只能部分转换成客观的测量[7-8]。

表 11.1　一般人群中瘙痒的患病率（ n=18 747 ）

总患病率（是 / 否瘙痒）	瘙痒（%）
痒	8.4
是，轻度痒	18.7
是，很痒	5.9
是，非常痒	2.5

表 11.2 一般人群中瘙痒与社会人口统计因素的相关性（*n*=18 747）

社会统计学因素	瘙痒（%）
性别	
男性	7
女性	9
年龄（岁）	
30	11
40～45	8
59～60	7
75～76	6
种族	
挪威	8
其他西方国家	9
东欧	10
中东	14
印度次大陆	13
东亚	14
撒哈拉以南的非洲	7
中南美洲	10
社会经济地位（收入）	
低	10
中等	8
高	7

11.2 瘙痒与社会人口统计学因素

11.2.1 瘙痒与人口统计学因素

尽管性别差异在皮肤病学领域几乎没有被探索过，但是女性瘙痒相对较多，在其他研究中得到证实[6,10,11]。挪威的一项研究中，瘙痒患者比较年轻，而且家庭收入较低（表11.2）[4]。

当考虑年龄因素时，瘙痒症有一个全球性的变化。儿童瘙痒症主要由特应性皮炎（AD）引起。在一些国家，AD的患病率可高达17%～22%，包括日本、美国、丹麦、新加坡、坦桑尼亚（7%）和土耳其（4.3%），这可能解释了全球儿童中瘙痒症的不同患病率。目前还没有单独的关于儿童瘙痒患病率的研究。

与皮肤病无关的妊娠期瘙痒的流行病学研究很少。瘙痒被认为是妊娠期最主要的皮肤症状，其患病率约为18%。法国的一项前瞻性研究，3192名孕妇中有1.6%的孕妇出现瘙痒症状，其中17例（0.5%）患有妊娠瘙痒症，其余患有妊娠期特异性皮肤病[12]。印度一项入选500名孕妇的研究中，妊娠期瘙痒症的患病率为4.6%，除了4例有妊娠瘙痒症外，其余均患有妊娠期特异性皮肤病[13]，妊娠期瘙痒症的患病率为0.8%。在智利发现肝内胆汁淤积发病率较高取决于种族倾向和饮食因素，妊娠瘙痒症的患病率为13.2%，妊娠胆汁淤积性黄疸的患病率为2.4%[14]。

关于老年人瘙痒的研究很少，研究的病例数和目的（瘙痒性皮肤病而非瘙痒）各异。土耳其的一项研究，在4099例老年患者中，瘙痒在皮肤病中居第一位。在这项研究中，11.5%的人抱怨有瘙痒，女性（12.0%）比男性（11.2%）更为多见[15]。根据年龄组分析，85岁以上的老年人瘙痒的患病率最高（19.5%）。根据季节性变化，在所有季节中瘙痒是最为常见的五大诊断之一，冬季为12.8%，秋季为12.7%[15]。一项来自泰国的研究表明，瘙痒性疾病是最常见的（41%），在149例老年患者中，明显的皮肤干燥（作者认为皮肤干燥与皮肤老化瘙痒一样）是最常见的疾病，为38.9%[16]。

11.2.2 瘙痒与种族

关于"健康与种族"领域的研究，是很困难的，因为缺乏界定种族的标准[17-19]。但有研究证实，移民的死亡率和心血管疾病的发病率呈上升趋势。移民较低的社会经济地位是解释其患病的重要因素[17,20-21]。人类迁移是一个不断增长的现象，在西方来自农村地区和世界其他地方的人们不断涌入城市，组成了多种族城市[17,22]。

报告显示，在西方社区，瘙痒似乎与种族背景相关。在不同种族间瘙痒的分布有所不同：来自中东、南美和印度次大陆的人群中，瘙痒的患病率更高。种族差异与瘙痒的关系很难阐明。其他的研究也表明，瘙痒的发病率存在种族差异[17,23]。

11.2.3 瘙痒与社会经济地位

社会经济地位较低的人群中，瘙痒症更多见。许多健康问题与社会因素密切相关。穷人和资源不足的人要承担更多疾病负担[24-26]。健康与社会经济地位不平等的相关性表现在疾病的死亡率、心血管疾病、精神疾病、类风湿性关节炎[20,28-29]。社会环境怎样影响健康结果呢？有如下几种解释。第一是社会选择，最弱的个体更多代表着最低的社会经济阶层[27]；第二是文化因素，生活方式可说明不健康的行为，例如饮食、吸烟、饮酒和体力劳动；第三是材料的使用，用于建造房屋的便宜的材料有可能会影响健康；最后，压力作为一个中介因素，与社会经济地位相关的社会心理因素可用来解释健康的失衡[2]。

11.3 瘙痒与社会心理因素

在社区中，在那些受精神困扰和经历过多种不良生活事件的人群中，瘙痒更为多见。瘙痒患者中很多人际关系较差。

有研究证实瘙痒与压力有关（表11.3）[30-31]。瘙痒和生活事件数量的相关性在社交好的人群小于社交差的人群，表明社会援助具有缓冲作用。在该研究中，经回归分析，结果表明瘙痒与不良生活事件呈正相关性，其相关性在同时经历数个不良生活事件的个体更显著。即使没有压力症状，生活事件本身也可以解释瘙痒。社会心理环境因素对健康的影响已被广泛探讨[25,32-33]。不良生活事件对疾病死亡率与心血管疾病的作用已经得到证明[34]，同时证实社会援助起保护作用[35-38]。这些社会心理环境因素影响瘙痒发生的机制有待进一步探讨。

表 11.3 一般人群中瘙痒与社会心理因素的相关性（n=18 747）

社会心理因素	瘙痒（%）
精神痛苦（Hopkin 症状检查表）	
有	16
没有	7
不良生活事件	
无	6
1 次事件	9
2 次或更多	12
社会援助	
1 个或没有朋友	10
2 个或 3 个	10
4 个以上	8

11.4 瘙痒与生活质量

在世界范围内，瘙痒患者的生活质量（quality of life，QoL）是不同的。健康相关的生活质量（HRQoL）评估对瘙痒患者是很重要的，但是不可能适用于所有种族。很多研究表明，对 HRQoL 的影响随疾病的严重程度而增加。这种相关性不是一种必然的线性关系，而是取决于各种因素，例如身体部位和人的应激能力。一项研究表明，全身性瘙痒对生活的不良影响大于其他皮肤病，包括痤疮、基底细胞癌和病毒性疣[39]。我们在德国开展的一项研究显示，伴有瘙痒的系统性疾病患者的生活质量受影响较小。这些患者患有严重的潜在性疾病，这些疾病可激发机体处于更好地防御状态，这与下列研究结论一致。在 52% 的尿毒症患者中，瘙痒对患者的情绪没有任何影响，仅 8% 的患者抑郁与瘙痒有关[40]。毫无疑问，肾衰竭患者生活质量降低，但在疾病过程中，瘙痒对 QoL 的影响较小[41]。另一方面是患者的年龄，经过肾移植后，患有皮肤病的患者中，年龄较小的患者的 QoL 较低。有趣的是，近期一项关于生活质量的研究显示，65 岁以上伴有皮疹患者的 QoL 低于伴有功能障碍甚至皮肤恶性肿瘤患者的 QoL[42]。更令人惊奇的是，那些患有瘙痒甚至皮肤病的患者比那些患有全身性瘙痒的患者年龄更小，更沮丧[43]。患有各种类型瘙痒症患者的 QoL 受到损害，如银屑病和慢性特发性荨麻疹患者更易怒，更沮丧，注意力很难集中[45-46]。有研究表明，特应性皮炎（AD）患者更焦虑、更易怒、更沮丧和缺乏活力[46]。然而，这些患者并没有剧烈瘙痒和搔抓。我们的研究证实，在德国，AD 患者更具有攻击性，更沮丧，但是这种患者的数量很少。在中国，AD 患者的瘙痒也可以引起沮丧、易怒和注意力不集中[47]。

在乌干达，湿疹患者的 QoL 比德国患者受影响小。HIV 阳性患者 QoL 受到的损害大于 HIV 阴性患者[43]。像湿疹这样的疾病引起的 QoL 的损害程度在不同的种族是不同的。另一项研究表明，在土耳其患有皮肤病的患者，如银屑病、荨麻疹和痤疮患者的情感生活领域的 QoL 评分高于湿疹患者

的评分[48]。在德国，不明起源的瘙痒尤其影响瘙痒症患者的 QoL[43]。

表 11.4 表明，在社区，瘙痒能够明显削弱健康状况和生活质量[49]。皮肤病学中的生活质量研究强调了皮肤病对生活的不利影响，论证了皮肤病对患者的负担。在过去 20 年里，伴随着皮肤病调查表的发展与应用，本领域的研究指出了皮肤症状对感觉、日常生活、工作和人际关系的影响[39.50-56]。

表 11.4 西方社区瘙痒和不痒的人群生活质量的影响，（ n=18 747 ）

生活质量的评价	瘙痒（%）	不瘙痒（%）
健康较差	34	21
影响工作能力	8	1
影响业余生活	10	1
影响社会生活	8	1

11.5 瘙痒性疾病的流行病学

11.5.1 系统性疾病中的瘙痒与不明起源的瘙痒

在世界范围内，系统性疾病中瘙痒的流行病学是不同的。德国人群中的一项研究结果与一项就诊于皮肤科门诊患者的研究结果相似，但与一项内科门诊的研究结果不同。这很好地反映实际情况，因为瘙痒不仅仅是最常见的症状，而且是皮肤病最先发生的症状。

在 10% ~ 50% 瘙痒患者中，能够发现潜在病因的系统性疾病[43,57-59]。尽管经过深入细致的病因学调查，大约有 8% 患者瘙痒的病因仍然不明[43]。法国一项研究中，全身性瘙痒患者中 40% 的患者患潜在性系统性疾病，最常见的是蛔虫病[57]。美国的研究显示，22% ~ 30% 全身性瘙痒患者患系统性疾

病[58-59]。在德国人群中，全身性瘙痒患者中36%患潜在性系统性疾病[43]。在乌干达，瘙痒患者中没有患系统性疾病者；在艾滋病患者中，瘙痒由皮肤病引起。HIV/AIDS患者更易患多种瘙痒性皮肤病。在乌干达，患有肾衰竭等严重疾病的患者，在瘙痒发生之前就已经死亡。获得的治疗机会如血液透析的可能很小，乌干达的医疗体系现状可以解释全身性瘙痒资料的缺乏。

乌干达是非洲最贫穷的10个国家之一，该国的医疗体系发展也受到影响。2001年，每个公民在医疗保健上的花费仅为12美元。1998年，在注册的2000名医生中，仅有3名皮肤科医生。由于缺乏培训，国家卫生保健制度很难得到改善[60]，在乌干达，研究人群约1/5为HIV阳性（而德国均为HIV阴性）[43]。一项研究显示，所有乌干达患者中28%患有瘙痒，其中71.4%为HIV阳性[60]。这与之前的一项观察瘙痒与HIV有高度相关性的研究结果一致。2002年，在接受HIV检测的痒疹患者中，88%的患者为HIV阳性[60]。在德国和乌干达这两个国家人群中，湿疹和痒疹是最常见的皮肤病。在乌干达，根据乌干达国家卫生部全民健康普查，成人中7%为HIV感染者，有人认为事实上这个数字要更高[60]。没有关于AIDS患者皮肤病治疗费用的相关信息，也没有乌干达瘙痒症的流行病学数据。但是根据艾滋病患者中皮肤病的高发病率，推测瘙痒的发病率较高。这与对HIV和AIDS的控制能力很弱、资源匮乏、能力不足、社会机构和保障体系薄弱有关[60]。

11.5.2 瘙痒与特异性疾病

根据美国银屑病基金会一项17 000人参与的问卷调查，瘙痒是第二大常见症状，

79%银屑病患者有瘙痒症状[61]。新加坡的一项研究，101例银屑病患者中，84%有全身性瘙痒，其中77%的患者每天发作[44]。接受透析患者的肾源性瘙痒是一个值得关注的问题，这个问题在20世纪七八十年代影响了85%的透析患者。在德国由于透析技术的不断改进，肾源性瘙痒的发生率已降至22%[62]。最近的研究显示，在以色列肾源性瘙痒的患病率为66%，而在土耳其肾源性瘙痒为51.9%[63-64]，提示应当考虑区域差异。在另一项关于瘙痒的研究中，肾源性瘙痒患者的数量非常大[43]，这种类型的瘙痒持续时间长而且非常难以治疗，因此，这类患者经常求助于德国大学里的皮肤科医生。在美国，糖尿病的瘙痒影响了2.7%的糖尿病患者[65]。全身性瘙痒可作为糖尿病的症状，但它的发生率并不明显高于非糖尿病患者。局部瘙痒，尤其外阴部与肛周部位，在女性糖尿病患者中更常见，并且与糖尿病控制较差具有显著相关性[65]。外阴瘙痒在女性糖尿病患者中为18.4%，明显高于对照组的5.6%。在以色列，2%的糖尿病患者被瘙痒困扰[66]。来自科威特的一项研究中，瘙痒在49%的糖尿病患者中是第二大常见症状[67]。药物能够引起瘙痒，通常与皮疹并存，例如荨麻疹型药疹，也可以不伴有皮疹。在美国，一项住院患者参与的前瞻性研究中，药物导致的皮肤不良反应，仅有瘙痒、没有皮肤损害的占5%[68]。值得关注的是，用羟乙基淀粉（HES）治疗的患者中有50%会发生瘙痒[69]。在热带地区，氯喹引起的皮肤瘙痒在孕期治疗疟疾的患者中常见，患病率为64.5%。大于60%的患者很严重，且在服用药物后24h内发生瘙痒的占75%[70]。

基于人群的研究方法是生物学方法的补充。关于个人和社会之间相互作用的探讨，

增加了瘙痒和环境之间联系的论据，突出了瘙痒症状与社会人口统计学和社会心理学之间的联系[71]。

（陆 洁 译 谢志强 校）

参考文献

1. Rose G. *The Strategy of Preventive Medicine*. Oxford: Oxford University Press, 1992.
2. Marmot MG. *Social Determinants of Health*. Oxford: Oxford University Press, 2001.
3. Last JM. The iceberg "completing the clinical picture" in general practice. The *Lancet*, 1963;282(7297):28–31.
4. Dalgard F, Svensson Å, Holm JØ, et al. Self-reported skin morbidity in Oslo: associations with socio-demographic factors among adults in a cross sectional study. *Br J Dermatol*. 2004;151:452–457.
5. Dalgard F, Svensson A, Holm JO, et al. Self-reported skin complaints: validation of a questionnaire for population surveys. *Br J Dermatol*. 2003;149:794–800.
6. Rea JN, Newhouse ML, Halil T. Skin disease in Lambeth. A community study of prevalence and use of medical care. *Br J Prevent Soc Med*. 1976;30:107–114.
7. Matterne U, Strassner T, Apfelbacher C, Diepgen TL, Weisshaar E: Measuring the prevalence of itch in the general population: a pilot study. *Acta Derm Venereol* 2009; 89: 250–256.
8. Yosipovitch G. Assessment of itch: more to be learned and improvements to be made. *J Invest Dermatol*. 2003;121(6):xiv–xv.
9. Wahlgren CF. Measurement of itch. *Semin Dermatol*. 1995;14(4):277–284.
10. Meding B, Liden C, Berglind N. Self-diagnosed dermatitis in adults. Results from a population survey in Stockholm. *Contact Dermatitis*. 2001;45(6):341–345.
11. Lomholt G. Prevalence of skin diseases in a population. *Danish Med Bull*. 1964;11:1–7.
12. Roger D, Vaillant L, Fignon A, et al. Specific pruritic dermatoses of pregnancy. A prospective study of 3192 pregnant women. *Arch Dermatol*. 1994;130:734–739.
13. Shanmugam S, Thappa DM, Habeebullah S: Pruritus gravidarum: a clinical and laboratory study. *J Dermatol*. 1998;25:582–586.
14. Reyes H, Gonzales MC, Ribalta J, et al. Prevalence or intrahepatic cholestasis of pregnancy in Chile. *Ann Int Med*. 1978;88:487–493.
15. Yalcm B, Tamer E, Toy GG, et al. The prevalence of skin diseases in the elderly: analysis of 4099 geriatric patients. *Int J Dermatol*. 2006;45:672–676.
16. Thaipisuttikul Y: Pruritic skin diseases in the elderly. *J Dermatol*. 1998;25:153–157.
17. Macbeth HP, S. *Health and Ethnicity*, Vol. Chapter 4. London and New York: Taylor and Francis; 2001.
18. Oppenheimer GM. Paradigm lost: race, ethnicity, and the search for a new population taxonomy. *Am J Publ Health*. 2001;91:1049–1055.
19. Rook A. *Textbook of Dermatology*., Vol. 1, Chapter 6. Malden, MA: Blackwell Science; 1998.
20. Nazroo JY. South Asian people and heart disease: an assessment of the importance of socioeconomic position. *Ethnicity Dis*. 2001;11(3):401–411.
21. Marmot MG, Adelstein AM, Bulusu L. Lessons from the study of immigrant mortality. *Lancet*. 1984;1(8392):1455–1457.
22. Vlahov D, Galea S. Urban health: a new discipline. *Lancet*. 2003;362:1091–1092.
23. Bhopal R, Hayes L, White M, et al. Ethnic and socio-economic inequalities in coronary heart disease, diabetes and risk factors in Europeans and South Asians. *J Publ Health Med*. 2002;24:95–105.
24. Murray CJ, Lopez AD. Global mortality, disability, and the contribution of risk factors: global burden of disease study. *Lancet*. 1997;349:1436–1442.
25. Marmot MG, Smith GD, Stansfeld S, et al. Health inequalities among British civil servants: the Whitehall II study. *Lancet*. 1991;337:1387–1393.
26. Siegrist J, Marmot M. Health inequalities and the psychosocial environment-two scientific challenges. *Soc Sci Med*. 2004;58(8):1463–1473.
27. Townsend P, Davidson N. *The Black Report*. London: Penguin; 1992.
28. Brekke M, Hjortdahl P, Kvien TK. Severity of musculoskeletal pain: relations to socioeconomic inequality. *Soc Sci Med*. 2002;54(2):221–228.
29. Brekke M, Hjortdahl P, Thelle DS, et al. Disease activity and severity in patients with rheumatoid arthritis: relations to socioeconomic inequality. *Soc Sci Med*. 1999;48(12):1743–1750.
30. Lonne-Rahm S, Berg M, Marin P, et al. Atopic dermatitis, stinging, and effects of chronic stress: a pathocausal study. *J Am Acad Dermatol*. 2004;51(6):899–905.
31. Dalgard F, Svensson Å, Sundby J, et al. Skin morbidity and mental health. A population survey among adults in a Norwegian city. *Br J Dermatol*. 2005;153: 145–149.
32. Stansfeld SA, Head J, Fuhrer R, et al. Social inequalities in depressive symptoms and physical functioning in the Whitehall II study: exploring a common cause explanation. *J Epidemiol Commun Health*. 2003;57(5):361–367.
33. Berkman Lisa KI. *Social Epidemiology*. Oxford: University Press; 2000.
34. Rosengren A, Hawken S, Ounpuu S, et al. Association of psychosocial risk factors with risk of acute myocardial infarction in 11119 cases and 13648 controls from 52 countries (the INTERHEART study): case-control study. [see comment]. *Lancet*. 2004;364(9438):953–962.
35. Kawachi I, Colditz GA, Ascherio A, et al. A prospective study of social networks in relation to total mortality and cardiovascular disease in men in the USA. *J Epidemiol Commun Health*. 1996;50:245–251.
36. Rosengren A, Orth-Gomer K, Wedel H, et al. Stressful life events, social support, and mortality in men born in 1933. *Br Med J*. 1993;307(6912):1102–1105.
37. Penninx BW, van Tilburg T, Kriegsman DM, et al. Effects of social support and personal coping resources on mortality in older age: the longitudinal aging study Amsterdam. *Am J Epidemiol* 1997;146:510–519.
38. Olsen O. Impact of social network on cardiovascular mortality in middle aged Danish men. *J Epidemiol Commun Health*. 1993;47:176–180.
39. Finlay AY, Khan GK. Dermatology life quality index (DLQI) – a simple practical measure for routine clinical use. *Clin Exp Dermatol*. 1994;19:210–216.
40. Yosipovitch G, Zucker I, Boner G, et al. A questionnaire for the assessment of pruritus: validation in uremic patients. *Acta Derm Venereol*. 2001;81:108–111.
41. Moloney FJ, Keane S, O'Kelly P, et al. The impact of skin disease following renal transplantation on quality of life. *Br J Dermatol*. 2005;153:574–578.

42. Shah M, Coates M. An assessment of the quality of life in older patients with skin disease. *Br J Dermatol*. 2006;154: 150–153.

43. Weisshaar E, Apfelbacher CJ, Jäger G, et al. Pruritus as a leading symptom – clinical characteristics and quality of life in German and Ugandan patients. *Br J Dermatol*. 2006;155:957–964.

44. Yosipovitch G, Goon A, Wee J, et al. The prevalence and clinical characteristics of pruritus among patients with extensive psoriasis. *Br J Dermatol*. 2000;143:969–973.

45. Yosipovitch G, Ansari N, Goon A, et al. Clinical characteristics of pruritus in chronic idiopathic urticaria. *Br J Dermatol*. 2002;147:32–36.

46. Gieler U, Ehlers A, Höhler T, et al. The psychosocial status of patients with endogenous eczema. A study using cluster analysis for the correlation of psychological factors with somatic findings. *Hautarzt*. 1990;41:416–423.

47. Yosipovitch G, Goon ATJ, Wee J, et al. Itch characteristics in Chinese patients with atopic dermatitis using a new questionnaire for the assessment of pruritus. *Int J Dermatol*. 2002;41:212–216.

48. Gurel SM, Yanik M, Simsek Z, et al.: Quality of life instrument for Turkish people with skin diseases. *Int J Dermatol*. 2005;44:933–938.

49. Dalgard F, Svensson A, Holm JO, et al. Self reported skin morbidity among adults. Associations with quality of life and general health in a Norwegian study. *J Invest Dermatol*. 2004;9:120–125.

50. Richards HL, Fortune DG, Main CJ, et al. Stigmatization and psoriasis. *Br J Dermatol*. 2003;149(1):209–211.

51. Zachariae R, Zachariae C, Ibsen HH, et al. Psychological symptoms and quality of life of dermatology outpatients and hospitalized dermatology patients. *Acta Dermato-Venereologica*. 2004;84(3):205–212.

52. Wahl A, Loge JH, Wiklund I, et al. The burden of psoriasis: a study concerning health-related quality of life among Norwegian adult patients with psoriasis compared with general population norms. *J Am Acad Dermatol*. 2000;43:803–808.

53. Lasek RJ, Chren MM. Acne vulgaris and the quality of life of adult dermatology patients. *Arch Dermatol*. 1998; 134(4):454–458.

54. Jemec GB, Wulf HC. Patient-physician consensus on quality of life in dermatology. *Clin Exper Dermatol*. 1996;21:177–179.

55. Finlay AY. Quality of life measurement in dermatology: a practical guide. *Br J Dermatol*. 1997;136:305–314.

56. Chren MM, Lasek RJ, Quinn LM, et al. Skindex, a quality-of-life measure for patients with skin disease: reliability, validity, and responsiveness. *J Invest Dermatol*. 1996;107:707–713.

57. Afifi Y, Azubin F, Puzenat E, et al. Pruritus sine materia: a prospective study of 95 patients. *La Revue de Medicine Interne*. 2004;25:490–493.

58. Kantor GR, Lookingbill DP. Generalised pruritus and systemic disease. *J Am Acad Dermatol*. 1983;9:375–382.

59. Zirwas MJ, Seraly MP: Pruritus of unknown origin: A retrospective study. *J Am Acad Dermatol*. 2001; 45:892–896.

60. Schmidt E, Rose C, Mulyowa GK, et al. Dermatology at the University Hospital of Mbarara, Uganda. *J Dtsch Dermatol Ges*. 2004;2:920–927.

61. Krueger G, Koo J, Lebwohl M, et al.. The impact of psoriasis on quality of life. Results of a 1998 National Psoriasis Foundation patient membership survey. *Arch Dermatol*. 2001;137:280–284.

62. Mettang T, Pauli-Magnus C, Alscher DM. Uraemic pruritus-new perspectives and insights from recent trials. *Nephrol Dial Transplant*. 2002;17:1558–1563.

63. Zucker I, Yosipovitch G, David M, et al. Prevalence and characterization of uremic pruritus in patients undergoing hemodialysis: uremic pruritus is still a major problem for patients with end-stage renal disease. *J Am Acad Dermatol*. 2003;49:842–846.

64. Mistik S, Utas S, Ferahbas A, et al. An epidemiology study of patients with uremic pruritus. *JEADV*. 2006; 20: 672–678.

65. Neilly JB, Martin A, Simpson N, et al. Pruritus in diabetes mellitus: investigation of prevalence and correlation with diabetes control. *Diabetes Care*. 1986;9:273–275.

66. Yosipovitch G, Hodak E, Vardi P, et al. The prevalence of cutaneous manifestations in IDDM patients and their association with diabetes risk factors and microvasculature complications. *Diabetes Care*. 1998;21:506–509.

67. Al-Mutari N, Zaki A, Sharma AK, et al. Cutaneous manifestations of diabetes mellitus. *Med Princ Pract*. 2006;15:427–430.

68. Bigby M, Jack S, Jick H, et al. Drug-induced cutaneous reactions. A report from the Boston Collaborative Drug Surveillance Program on 15438 consecutive inpatients, 1975–1982. *JAMA*. 1986;256:3358–3363.

69. Bork K. Pruritus precipitated by hydroxyethyl starch: a review. *Br J Dermatol*. 2005;152:3–12.

70. Olayemi O, Fehintola FA, Osungbade A, et al. Pattern of chloroquin-induced pruritus in antenatal patients of the University College Hospital Ibadan. *J Obstet Gynacol*. 2003;23:490–495.

71. Adler HM. Might a psychosocial approach improve our understanding of itching and scratching? *Int J Dermatol*. 2003;42(2):160–163.

第12章 分 类

Sonja Ständer

关于瘙痒的神经生物学和临床学研究方兴未艾。现在使用的不同类型瘙痒的大多数旧的术语和定义需重新定义，并需要一个国际专家组认可。这是瘙痒研究国际论坛（IFSI）特殊兴趣组（SIG）的目标。本章介绍 2005—2008 年确定的术语、定义和分类 [1-3]。

12.1 术语和定义

- 瘙痒分为急性瘙痒（≤ 6 周）和慢性瘙痒（> 6 周）。
- 一般情况下，"瘙痒"和"痒"可以同义使用。
- "无器质性病变瘙痒（特发性瘙痒）"，由于过去用于描述不同疾病（如系统疾病瘙痒，无皮肤疾病的瘙痒）而产生混淆，因此现在应避免使用这个术语。
- 在不知瘙痒起源的患者，术语"未知起源的瘙痒"与"未确定起源的瘙痒（PVO）"可替换使用；也可与"未确定起源的痒（IUO）"互换使用，以描述以下两种情况：(a) 患者未做出诊断，病史中无瘙痒起源；(b) 确诊后仍不知瘙痒起源的患者。
- "心因性瘙痒"，描述由身心或精神病学起源的瘙痒。
- "老年性瘙痒"取代"老年瘙痒"。
- "尿毒症性瘙痒"这个术语已被接受，需与以下疾病引起的瘙痒加以探讨区分：慢性肾病性瘙痒、肾性瘙痒和肾源性瘙痒。

12.2 瘙痒的神经生理学分类

2003 年提出以神经生理学为基础的分类 [4]。Twycross 等根据瘙痒的起源，分类如下：

- 皮肤源性瘙痒：瘙痒源神经在其感觉神经末梢被致痒原激活。
- 神经病理性瘙痒：有病或损伤的瘙痒源神经元产生的瘙痒。
- 神经源性瘙痒：在无神经损伤的情况下，瘙痒由中枢性作用介质诱发。

这个分类有益于神经生物学的瘙痒研究，描述潜在的瘙痒神经解剖机制。该分类不适用于临床，因为某些疾病（如特应性皮炎和胆汁淤积性瘙痒）可归入一种以上分类。

12.3 瘙痒的临床分类

2007 年 IFSI 定义了瘙痒的临床分类 [1-3]。这个分类集中在患者的临床表现及是否患有原发或继发皮肤损害的疾病。分类的第一部分根据病史和瘙痒患者的皮肤检查分为 3 组疾病。

第 1 组：瘙痒性皮肤病，瘙痒由原发的皮肤病引起，包括炎症性、感染性或自身免疫性皮肤病、遗传性皮肤病、药疹、妊娠性皮肤病和皮肤淋巴瘤，所有疾病都导致特异性皮肤改变。

第 2 组：瘙痒源于全身性疾病，但无原发的皮肤病，包括内分泌和代谢性疾病、感染、血液性和淋巴增殖性疾病、实体瘤、神经性疾病、精神性疾病和药物引起的瘙痒。

表 12.1 潜在疾病分类 [3]

分类	疾病
1 皮肤性	源于皮肤的疾病,如银屑病、特应性皮炎、干性皮肤、疥疮、荨麻疹
2 全身性	源于器官而不是皮肤,如肝(如原发性胆汁性肝硬化)、肾(如慢性肾衰)、血液(如霍奇金病)和某些多因素状态(如代谢)或药物
3 神经性	源自中枢或外周神经系统的紊乱或疾病,如神经损伤、神经挤压、神经刺激
4 精神性或心理性	伴有精神性和心理性疾病的心因性瘙痒
5 混合性	几种疾病叠加或共存
6 其 他	未确定起源

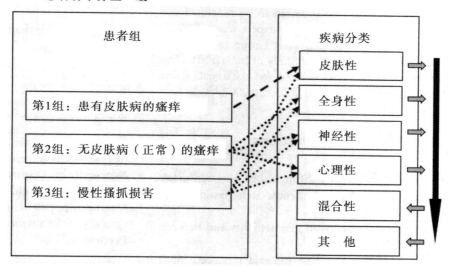

图 12.1

第3组:严重慢性、继发于搔抓引起的损害,如结节性痒疹或单纯苔藓。

第二部分根据潜在疾病来分类。已定义了几个分类(表 12.1)。两步法分类适用于患者的医疗,避免患者进行不必要的实验室和放射性检查(图 12.1)。例如,一例具有典型瘙痒引发的皮肤病病史的患者,几乎不需要实验室检查。

(乌仁娜 译 谢志强 校)

参考文献

1. Bernhard JD. Itch and pruritus: what are they, and how should itches be classified? *Dermatol Ther*. 2005;18:288–291.
2. Ständer S, Weisshaar E, Mettang T, et al. Klinische Klassifikation von chronischem Pruritus: Interdisziplinärer Konsensusvorschlag für einen diagnostischen Algorithmus. *Hautarzt*. 2006;57:390–394.
3. Ständer S, Weisshaar E, Mettang T, et al. Clinical classification of itch: a position paper of the International Forum for the Study of Itch. *Acta Dermatol Venerol*. 2007;87:291–294.
4. Twycross R, Greaves MW, Handwerker H, et al. Itch: scratching more than the surface. *QJM*. 2003;96:7–26.

第 13 章　患者检查

Elke weisshaar

13.1　瘙痒患者的病史采集

准确的病史、临床检查、实验室检查与影像学诊断在瘙痒的诊断中都非常重要。对瘙痒程度，起病情况，病程，瘙痒性质（灼热感、疼痛感、叮咬感、针刺感），地域因素以及诱发因素（如体力活动、是否接触水、自身关注程度）都应当进行评估。应该仔细询问患者，这对鉴别诊断很重要，特别注意时间与事件或之前事件的关系（例如：哮喘发作前颈部的前驱瘙痒，沐浴后的瘙痒）。询问患者为减轻或控制瘙痒所采用的自行治疗措施，如沐浴或使用刷子或其他方式。这可以解释临床的发现，例如后背中间区域无继发皮损的"蝴蝶征"，表明患者难以用手触及到并搔抓这个部位。

准确询问病史，包括原有疾病、手术史、过敏史、用药史、非处方药物用药史、目前及以往对瘙痒及过敏的治疗和处置。用药史包括目前应用和以往（至少 1 年内）使用过的药物，例如羟乙基淀粉、阿片类药物及输血史。研究表明，在住院患者的随访中，药物引起的没有皮疹的瘙痒占皮肤不良反应的 5%，而皮肤不良反应发生在 3% 的患者中 [1]。在怀孕期间，平均应用 3 ~ 8 种药物，部分为自行服用，部分为医生开具的处方药 [2]。严重的瘙痒能够导致很严重的心理障碍。对此，医生不应该低估，并应随时记录患者的心理障碍。慢性瘙痒会导致生活质量下降，行为或调节功能障碍，逃避社会生活和工作 [3]。对于这种情形，心理辅导是

必需的。与此相反，慢性瘙痒或搔抓引起的皮疹包括自残引起的皮疹，可由如寄生虫病妄想症等精神疾病所致，这类瘙痒需要进行相关精神疾病检查及必要的治疗。如果没有进行相关精神疾病的检查，仅仅由心理或精神疾病引起皮肤瘙痒的诊断是不能成立的。

准确地询问病史，将使临床诊断和检查更容易些。

当涉及多个家庭成员时，应当考虑疥疮或其他寄生虫病。

瘙痒与特殊活动之间关系很重要，体力活动时发生的瘙痒类似于胆碱能性瘙痒。沐浴后皮肤寒冷引起的瘙痒为水源性瘙痒或红细胞增多症的表现。

夜间发作的全身性瘙痒与寒冷、劳累、疲倦和 B 症状（体重减轻、发热和盗汗）有关。这种瘙痒可能是恶性肿瘤的一个迹象，如霍奇金淋巴瘤。

心因性瘙痒很少影响患者的睡眠，而多数瘙痒性疾病能够影响患者睡眠。

季节性瘙痒常称为"冬季瘙痒"，绝大多数由老年人的干燥性湿疹引起。

13.2　瘙痒患者的临床检查

患者的检查包括对全身皮肤彻底检查，包括黏膜、头皮、毛发、指趾甲及肛门生殖器部位（表 13.1）。应该区分原发性和继发性皮疹。原发性皮损包括红斑、风团、丘疹、结节、大疱、小疱和脓疱。继发性皮损

表 13.1 不明原因慢性瘙痒患者的实验室和辅助检查 [21]

最初的实验室检查	● 红细胞沉降率
	● 全血细胞计数和白细胞分类计数
	● 钙、磷
	● 肌酐（高龄患者的尿素）
	● 转氨酶、碱性磷酸酶、胆红素、肝炎血清学
	● 蛋白、血糖（糖化血红蛋白）
	● 促甲状腺激素（TSH）
	● 前列腺特异性抗原（PSA）
	● 铁、转铁蛋白、铁蛋白、维生素 B_{12}、叶酸、铅
	● 肾功能
	● 大便潜血试验
	● 大便中寄生虫及卵的检查（肛门瘙痒的患者需查蛲虫）
	● 皮肤活检（组织学、免疫荧光、电镜）
最初的器械检查 依据病史、症状及之前的检查进行进一步检查	● 胸片、腹部和淋巴结的超声检查
	● 蛋白电泳（如果需要进行副蛋白电泳）
	● IgM、抗核抗体（ANA）、抗线粒体抗体（AMA）、间直接免疫荧光、抗麦胶蛋白、抗谷氨酰胺转氨酶抗体
	● 钠、钾、甲状旁腺素、卟啉
	● HIV
	● 类胰蛋白酶、尿中排泄的 5- 羟基吲哚乙酸、肥大细胞代谢产物
	● 肌酐清除率
	● 细菌和真菌染色
	● 疥螨检查
	● 过敏性诊断：总 IgE、皮利试验、斑贴试验、特殊变应原检测（例如药品、添加剂）
进一步的器械检查	疑似病例：CT、MR、骨髓活检、内窥镜检查
	神经疾病的病例：神经病学检查、MR、胸片（颈肋）
	水源性瘙痒：乳糖不耐受试验
患者的共同治疗（症状和体征相关）	内科、神经病学、泌尿科、妇科、儿科、心身医学、精神病学

表现为表皮剥蚀、浸润、坏死、溃疡和抓痕、萎缩、瘢痕、色素沉着和色素减退。这些表现几乎均由搔抓引起。皮损形态、分布特征、皮肤颜色、苔藓化和干燥都应认真记录。对全身性疾病中的任何皮肤表现都应进行评估。根据临床经验，人为搔抓在儿童中尤为显著。全面的体格检查应当包括：肝、脾、淋巴结和骨盆及直肠的触诊。全身性瘙痒与恶性肿瘤是否有显著相关性，还不能确定 [4]。全身性瘙痒可在恶性肿瘤发病前存在数年。应当记住，如果起初没有找到瘙痒的病因，建议对患者进行周期

表 13.2 与皮肤疾病不相关的妊娠瘙痒

妊娠皮肤病	发生频率	病因和实验室检查	胎儿风险	瘙痒部位
妊娠瘙痒（不伴胆汁淤积）	每月 1 次	不明，胆汁酸增加和由于前列腺素瘙痒阈值下降，肝功能正常	无	全身
妊娠瘙痒（伴胆汁淤积）	每月 2、3 次	不明，遗传倾向，胆管和肝细胞改变，胆汁酸、转氨酶、碱性磷酸酶、胆固醇及脂质增加	有	全身、尤其是手足，夜间恶化
妊娠痒疹	可能在早晚发生	不明（特应性？）	无	四肢末端伸侧

性评估。

瘙痒患者如果具有有助于预测可能为系统性疾病病因的特征，对临床医生很有帮助。之前有研究表明，没有什么临床特征能帮助临床医生对高风险患者作分类[3]。继发性皮损的分布和类型可以为潜在的病因提供线索[5]。研究表明，与由皮肤疾病引起的瘙痒相比，系统性疾病的患者年纪较大，有傍晚及夜间间断性瘙痒，且有更多相关的不适如失眠、无力和头晕[3]。由皮肤病引起的全身性瘙痒比系统性疾病引起的全身性瘙痒更常见[3]。与皮肤疾病无关的妊娠期瘙痒包括妊娠特异性皮肤病及无任何皮疹的瘙痒伴或不伴胆汁淤积型黄疸（表 13.2）[2]。这可能与临床黄疸相关。没有明确的术语来描述。一些作者把它们称为妊娠瘙痒和妊娠肝内胆汁淤积。二者可能引起搔抓，导致如丘疹、结节、表皮剥蚀和结痂。有人提出具有特应性体质的妊娠瘙痒女性可出现妊娠痒疹。

13.3 瘙痒的记录和测量

瘙痒没有标准和普遍认可的记录方法。瘙痒感是主观的，随着体内外的因素如疲劳、焦虑、压力或压抑而变化。瘙痒程度可以利用问卷调查或不同的标准来评估。这些方法尚未被纳入临床常规，目前主要应用于试验研究中。

提供给临床医生几个评分模式。

类别评分：这是最常被采用的研究评分方法，它包含被测范围的离散率。这些评分方法也可以用来评估瘙痒对患者生活的不利影响，例如：从来不痒，极少痒，偶尔痒，经常痒，一直痒。

等距量表评分：这些方法通过选择一个固定或限制的评分数字来描述瘙痒，例如：1～10，这种评分与类别评分相比有等距点的优势。例如：疼痛跟踪是一个有 7 个等级的、固定点的、没有语言的计算机评分系统。

不间断评分：视觉模拟评分（visual analoy scale，VAS）是试验性和临床性瘙痒研究中最常用的评分方法。这种方法要求病人利用划线来表示瘙痒程度。这条线设定长度（多数研究中为 100mm），且线的两端是固定的。例如："没有瘙痒"和"要多痒有多痒"。这种评分能够准确的描述瘙痒程度，不用局限在许多不相连的评分上，因此为瘙痒的分析提供了不间断的数据。它可能代表了测量瘙痒程度最敏感的方法。这种方法的缺点应当注意。评分中"10"的设定是可变的。在许多研究中，"10"被定义为"从未经历过的强烈的瘙痒"。VAS 评分没有将全天中瘙痒的发生频率列入考虑范围。对于那些严重且瘙痒过程不明确的患者来说，日志可以帮助医生解释和寻找瘙痒的病因。

搔抓行为的测量：搔抓是以一种特定的方式反映了一种症状，许多荨麻疹和肥大细胞增生症的瘙痒患者很少引起搔抓（宁可摩擦或按压）。临床医生通常通过记录继发的抓痕来评估搔抓行为。

以下是几种测量的特点。

搔抓行为的自我报告：给患者提供一个记录手活动的计数器，但是不可能获取夜间的搔抓记录[6]。

直接观察：这种方法最昂贵、最耗时，并且不能观察到潜在被掩盖的搔抓。

夜间的床上活动：夜间的肢体活动通过在床腿上安装一个震动传感器来测量。上肢活动用活动传感器来测量[7-8]。夜间的搔抓可通过红外电视摄像测量，它可以提供非常有趣并且印象深刻的数据。但是这种方法不适用于临床常规监视[9]。

肢体活动的测量：夜间瘙痒的患者，相对下肢来说更倾向于活动上肢，对这个比率的仔细分析能够更深刻的理解搔抓行为。在肢端带有传感器的人群，尤其是患有 AD 的儿童中调查表明，客观评定的数据（肢体的活动，疾病特异性的皮肤损伤）与主观的症状、患者的主诉不一致，例如失眠[10]。

前臂活动的测量：在脑电图记录睡眠活动的同时，记录潜在的节律性肌肉活动。

调查问卷：在过去几年中，已经设计和采用调查问卷来评估和记录瘙痒。这包含对生活质量的评估，因为生活质量会受到显著地损伤，尤其是对那些不知起源的瘙痒患者[3]。没有一个单独的调查问卷满足所有的临床和实验需求，特别是关于治疗效果的评估。

Eppendorf 瘙痒问卷是皮肤病学与神经生理学合作发展起来的，是根据 McGill 疼痛问卷修正而来的多维问卷[11]。该问卷对瘙痒的描述非常有帮助，但是不包括例如日常生活习惯、体力活动对瘙痒和抗瘙痒的影响的特征。Eppendorf 瘙痒评分可有效评估特应性皮炎患者的瘙痒[12]。

尿毒症患者的调查问卷是依据 McGill 疼痛问卷简表形成的。在 145 例患尿毒症瘙痒患者的研究中，没有发现透析影响尿毒症的瘙痒。这种瘙痒往往时间较长，频繁加剧，是患者痛苦的主要来源。这个调查问卷的修正形式已经用于评估银屑病、慢性特发性荨麻疹和 AD 患者，并且发现这种修正形式可靠、可重复[13-16]。

英国和德国的另外一项瘙痒问卷调查能评估各种临床症状和生活质量，已成功地用于德国和乌干达的患者[3]。一份德国瘙痒认知问卷可以评价有利于应对瘙痒感觉（评分应对策略）的认知和不利于应对瘙痒感觉（评分灾难和无助）的认知[17]。为儿童和青年人设计了更多的调查问卷，用来调查他们的疾病处理能力和对瘙痒的认知能力[18]。根据我们的经验，调查表可为瘙痒患者治疗提供更有意义和建设性的途径。此外，患者认为问卷是医生关心患者的一种积极表现。

13.4 实验室诊断

对于慢性不明原因的瘙痒患者，应通过实验室检查排除全身性原因。根据病史、体格检查和鉴别诊断，进行血液检查、细菌、真菌染色以及皮肤活组织检查。对不明确和疑似的皮肤病例，或人为搔抓引起的皮肤病，应进行皮肤活检。如有必要，应进行直接免疫荧光检查。尽管经过不懈的努力，仍有 5% ~ 14% 的受累患者的瘙痒原因不明[3,19-20]。

13.5 进一步诊断

为了明确全身性瘙痒的原因，需要进行进一步诊断，并且依赖于个体症状的综合。为了评估特殊的症状（在面部瘙痒病例中，脑 CT 可用来排除脑瘤），需要进行影像学检查，例如胸部 X 线检查、胸腹部 CT 检查、磁共振、超声检查（腹部 / 淋巴结）、内窥镜检查、骨髓检查。

因为慢性瘙痒可能伴随行为 / 协调功能障碍，需要身心方面的咨询。在这些病例中，慢性瘙痒或慢性搔抓性皮肤损害（包括自残）可由精神性疾病引起，例如寄生虫妄想症。这些患者需要精神病学检查，如果必要，还要进行治疗。仅由精神疾病引起的瘙痒，没有精神病学检查不能进行诊断。

（陆　洁译　谢志强校）

参考文献

1. Bigby M, Jack S, Jick H, et al. Drug-induced cutaneous reactions. A report from the Boston Collaborative Drug Surveillance Program on 15438 consecutive inpatients, 1975–1982. *JAMA*. 1982;56:3358–3363.
2. Weisshaar E, Diepgen TL, Luger TA, et al. Pruritus in pregnancy and childhood – do we really consider all relevant differential diagnoses? *Eur J Dermatol*. 2005;15(5):320–331.
3. Weisshaar E, Apfelbacher CJ, Jäger G, et al. Pruritus as a leading symptom – clinical characteristics and quality of life in German and Ugandan patients. *Br J Dermatol*. 2006;55:957–964.
4. Lober CW. Should the patient with generalized pruritus be evaluated for malignancy? *J Am Acad Dermatol*. 1988;19:350–352.
5. Sommer F, Hensen P, Böckenholt B, et al. Underlying diseases and co-factors in patients with severe chronic pruritus: a 3-year retrospective study. *Acta Derm Venereol*. 2007;87(6):510–516.
6. Melin L, Frederikson T, Noren P, et al. Behavioural treatment of scratching in patients with atopic dermatitis. *Br J Dermatol*. 1986;115:467–474.
7. Felix R, Shuster S. A new method for the measurement of itch and the response to treatment. *Br J Dermatol*. 1975;93:303–312.
8. Bringhurst C, Waterston K, Schofield O, et al. Measurement of itch using actigraphy in pediatric and adult populations. *J Am Acad Dermatol*. 2004;51:893–898.
9. Ebata T, Iwasaki S, Kamide R, et al. Use of a wrist activity monitor for the measurement of nocturnal scratching in patients with atopic dermatitis. *Br J Dermatol*. 2001;144:305–309.
10. Hon KLE, Leung TF, Wong Y, et al. Lessons from performing SCORADs in children with atopic dermatitis: subjective symptoms do not correlate well with disease extent or intensity. *Int J Dermatol*. 2006;45:728–730.
11. Darsow U, Mautner VF, Bromm B, et al. Der Eppendorfer Juckreizfragebogen. *Hautarzt*. 1997;48:730–733.
12. Darsow U, Scharein E, Simon D, et al. New aspects of itch pathophysiology: component analysis of atopic itch using the "Eppendorf Itch Questionnaire". *Int Arch Allergy Immunol*. 2001;124:326–331.
13. Yosipovitch G, Zucker I, Boner G, et al. A questionnaire for the assessment of pruritus: validation in uremic patients. *Acta Derm Venereol*. 2001;81:108–111.
14. Yosipovitch G, Goon A, Wee J, et al. The prevalence and clinical characteristics of pruritus among patients with extensive psoriasis. *Br J Dermatol*. 2000;143:969–973.
15. Yosipovitch G, Ansari N, Goon A, et al. Clinical characteristics of pruritus in chronic idiopathic urticaria. *Br J Dermatol*. 2002;147:32–36.
16. Yosipovitch G, Goon AT, Wee J, et al. Itch characteristics in Chinese patients with atopic dermatitis using a new questionnaire for the assessment of pruritus. *Int J Dermatol*. 2002;41:212–216.
17. Ehlers A, Stangier U, Dohn D, et al. Kognitive Faktoren beim Juckreiz: Entwicklung und Validierung eines Fragebogens. *Verhaltenstherapie*. 1993;3:112–119.
18. Kupfer J, Keins P, Brosig B, et al. Development of questionnaires on coping with disease and itching cognitions for children and adolescents with atopic eczema. *Dermatol Psychosom*. 2003;4:79–85.
19. Kantor GR, Lookingbill DP. Generalised pruritus and systemic disease. *J Am Acad Dermatol*. 1983;9:375–382.
20. Zirwas MJ, Seraly MP: Pruritus of unknown origin: A retrospective study. *J Am Acad Dermatol*. 2001;45:892–896.
21. Ständer S, Streit M, Darsow U, et al. Diagnostic and therapeutic procedures in chronic pruritus. *J Dtsch Dermatol Ges*. 2006;4:350–370.

第二部分
皮肤病学

第14章　炎症性疾病

Jacek C. Szepietowski・Adam Reich

14.1 引　言

在许多皮肤病中，局部炎症机制可能会诱发皮肤瘙痒。许多炎症性皮肤疾病伴随轻重不一的瘙痒，不仅限于特应性皮炎（AD）、湿疹，还包括银屑病和扁平苔藓。皮肤病瘙痒的频率很可能决定于个体和研究人群。瘙痒是 AD 的主要诊断症状，其他皮肤病如过敏性和刺激性接触性皮炎、钱币样湿疹或出汗不良性湿疹，瘙痒也是一种常见的症状[1]。在炎症性瘙痒疾病中，已对 AD 和银屑病的瘙痒进行了详细的研究。

14.2 特应性皮炎

14.2.1 瘙痒的频率和临床表现

瘙痒是 AD 的一个基本症状，而且是 AD 的四个主要诊断标准之一，这些诊断标准由 Hanifin 和 Rajka[2] 提出并在英国应用[3]。瘙痒强度的评估在 AD 的严重程度评估中起着非常重要的作用[4]。人们普遍认为每个 AD 患者都有瘙痒症状[5]，根据 Yosipovitch 等[6] 的调查，87% 的患者每天都会感觉到瘙痒，8% 的患者是每周都有几次瘙痒，只有 5% 的患者瘙痒不频繁，但至少每两周就会有一次。瘙痒的平均持续时间是 10.7 个月。大多数的 AD 患者只有很短的时间段不会感到瘙痒，38% 的患者无瘙痒感觉的时间少于 1 周，此外有 23% 的患者无瘙痒感觉的时间多于 1 周，但少于 1 个

月，10% 的患者无瘙痒感的时间为 1～6 个月，只有 1% 的患者称他们无瘙痒感的时间多于半年。相反，有 28% 的患者称他们从未有过不瘙痒的时候[7-8]。发生瘙痒的平均体表面积是 29%，78% 的患者瘙痒主要在下肢，72% 在弯曲处；相对较少的上肢瘙痒占 67%，颈部瘙痒占 61%，背部瘙痒占 59%；头皮和生殖器处发生瘙痒最少，仅占 13%[6]。43% 的患者称瘙痒是对称的。根据视觉模拟量表（VAS）瘙痒的平均强度介于 7.9 和 9 之间[6-8]。65% 的患者称最强烈的瘙痒感是在晚上，而早上很少有，仅占 20%。在其他研究中，患者最强烈的瘙痒感出现在傍晚和夜里，分别占 53% 和 38%，只有 11% 的患者称最强的瘙痒感出现在早上。在夜里发生的严重性瘙痒导致严重的睡眠问题，84% 的患者有入睡困难，79% 患者夜里一直保持清醒，38% 的患者必须服用安眠药[6]。81% 的受试者有入睡问题，31% 的受试者需要服用安眠药[7-8]。在对 AD 儿童进行的研究中，通过观察发现平均每天晚上发生 62 次搔抓事件，共历时 48 分钟，约占整个睡眠时间的 8%。与对照组相比，较短和较长的觉醒发作更频繁地在患有 AD 的儿童中观察到，因此，这些儿童的睡眠质量显著下降[9]。根据视觉模拟量表，与其他疾病如银屑病（VAS=5）或尿毒症皮肤瘙痒（VAS=7.2）相比，AD 瘙痒应该是最严重的[10-11]。

最常见加重 AD 瘙痒的因素有出汗（88%～96%）、皮肤干燥（71%～90%）、

体力（66%～73%）、压力（71%）、特有面料如毛织品（64%）、热水（48%～55%）和节食（57%）[6-8]。另一方面，由波兰报道减少或减轻特应性皮炎患者瘙痒的最常用的治疗方法有润肤剂（80.9%）、抗组胺药（77.5%）、外用皮质类固醇（68.5%）、冷气（37.1%）、冷水澡（23.6%）和放松（20.2%）[7-8]。但是，润肤剂只对26%的患者起长期抗瘙痒作用，对62%的患者起短期减轻瘙痒作用；此外，在对使用润肤剂没有任何意见的8%患者中，有4%患者的瘙痒症状没有改变[7-8]。同样在研究的参与者中，使用抗组胺药后，有长期抗瘙痒效果的只占14%，有短期效果的占65%，无效果的占14%[7-8]。

14.2.2 特应性皮炎瘙痒的发病机制

AD的瘙痒发病机制还不清楚。瘙痒可能由皮肤中瘙痒感受器的激活引起，而且外周神经和中枢机制的损伤也起着很大的作用[5]。根据最广泛接受的假说，AD患者表现对瘙痒原刺激的阈值下降，因为许多可能引发瘙痒的物质浓度比对照组低得多[12]。此外，AD患者的皮肤表现为神经纤维数量增加、神经丝数量的增加以及β-内啡肽、P物质（SP）、神经肽Y（NPY）和降钙素基因相关肽（CGRP）的水平改变[12-14]。SP和脑源性神经营养因子的血清水平与初期特应性皮炎的严重程度和夜间腕部运动相关。由于表皮基底层分泌的神经生长因子增加，发现特应性皮炎皮肤中伴有轴突扩大增生的神经纤维数量增加[12]。另外，Bigliardi-Qi等[16]发现在特应性皮炎中，表皮神经末梢又薄又直地穿过表皮，而正常皮肤的表皮神经末梢却比较厚。经过辣椒素治疗后观察到瘙痒减少，可能说明改变了的神经支配在AD瘙痒的发病机制中起重要作用[17]。

可以推测，特应性皮肤中的神经肽可能诱发皮肤蛋白酶的表达和/或活动，蛋白酶通过蛋白酶激活受体（RAPs），可以引起皮肤瘙痒[18-19]。最近的研究结果表明，蛋白酶不仅是降解酶，而且代表一组介质与神经沟通，从而调节炎症、疼痛和瘙痒[19-20]。有研究者注意到小鼠过度表达表皮激肽释放酶-7时，其瘙痒的行为加重[19]。胰蛋白酶和微生物蛋白酶通过PAR-2介导的神经源机制诱发瘙痒[19-21]。对于小鼠和人，激活PAR-2可诱导瘙痒[19-22]。由于PAR-2是不可逆地被蛋白酶激活，它可能成为引起慢性瘙痒的最好解释。另外，发现瘙痒强度和特应性皮损与胰蛋白酶阳性的肥大细胞的数量有重要关系，而且在肥大细胞中，胰蛋白酶和糜蛋白酶活动的不平衡在特应性皮炎发病机制中也起重要作用[23]。

组胺也可能在AD瘙痒发病机制中发挥作用，但是它的作用没有原来想象的那么重要。尽管它在AD患者皮肤和血液中的水平升高[24-25]，但是与对照组相比，患者体内由组胺引起的蛋白外渗却减少[26]。此外，由西替利嗪引起的H_1受体阻断并没有减少实验引起的瘙痒[26]。与对照组相比，患者皮肤中组胺受体对组胺的亲和力也比较低[5]。关于抗组胺剂减轻瘙痒的临床试验结果，有些人认为抗组胺剂或许能减轻瘙痒[25-27]，还有些人认为与安慰剂相比并无益处[26-28]。

还有许多引起瘙痒的调节因子。有些细胞因子，主要是IL-2和IL-6也可引起瘙痒[29]。皮注IL-2可引起瘙痒，而且在患者中出现的速度要比对照组快。注射IL-2后，缓激肽使瘙痒强度增加，而环孢素则使其减轻[29]。最近认为一种新的细胞因子IL-31可引起瘙痒，IL-31在作为特应性皮炎动物模型NC/Nga小鼠中可引起与瘙痒相关的搔抓行为[30]。

AD 患者的瘙痒也可以通过阿片类系统来说明，在患者皮肤中可显著观察到 μ 和 κ- 阿片受体表达的改变，主要与具有瘙痒抑制作用的 κ- 阿片系统的下调有关 [16,31]。补骨脂和紫外线 A 是经常应用、也是非常有效治疗 AD 的方法，恢复改变了的 AD 患者表皮阿片受体的分布 [31]。阿片类药物也可通过作用于中枢神经系统诱导瘙痒。事实证明鞘内注射吗啡可引起瘙痒，而且纳洛酮和纳曲酮在很大程度上比抗组胺药物更能减轻组胺引起的瘙痒 [32-33]。尽管通常认为在 AD 中阿片受体阻滞剂主要通过中枢神经系统起作用 [34]，但是最近清楚地发现，局部应用阿片受体阻滞剂可以治疗 AD 的瘙痒 [35]。

另一个调节瘙痒的物质是乙酰胆碱。这种物质皮内注射后引起伴有急性湿疹的 AD 患者的纯瘙痒，而在无湿疹的 AD 患者上引发又痛又痒的混合感觉，不是对照组中出现的疼痛 [36]。此外，还发现乙酰胆碱在 AD 患者皮肤中浓度升高 [12]。特应性皮炎患者的皮肤瘙痒也可能与特应性皮肤前列腺素 D_2（PGD_2）产生降低有关。PGD_2 具有抗瘙痒活性 [37-38]。在 AD 的小鼠模型中，由于搔抓诱导皮肤 PGD_2 产生机制的损伤导致无法抑制搔抓及皮炎加重 [37-38]。

14.2.3 特应性皮炎瘙痒的治疗方法

在 AD 的治疗方法中，对瘙痒有效控制仍然是一个主要挑战。正如上面提到的关于 AD 患者应用抗组胺药物治疗的数据还不是很确凿。"必须强调的是，仍然缺乏设计合理的随机性安慰剂对照研究来评估抗组胺药物效力"[39]。大部分试验在样本大小或者研究设计方面有缺陷 [39]。但是，抗组胺药物至少对 AD 患者某些亚群有帮助。Drarke 等 [40-42] 报道外用多塞平在很大程度

上比单独应用某种手段好，而且这种治疗方法基本上能很好的耐受。有时可能会出现局部刺激 [43]。多塞平通常以 5% 浓度乳膏应用于人体不超过 10% 的表面积，每天用 3 ～ 4 次（每天多塞平的剂量不应超过 3g），应用 15min 后即可见到治疗效果。如果口服药物，由于第一代抗组胺药物还有镇静作用，所以对瘙痒的治疗效果比较好。但是由于所需剂量比较高，因此会使患者嗜睡 [44-45]。在较新一代抗组胺药中，西替利嗪是最好的选择；但是其效果和药物的剂量有密切的关系 [44,46-48]。至少每天 20mg 西替利嗪才可减轻瘙痒 [45]。每天两次服用 10mg 西替利嗪的止痒效果优于每天两次服用 60mg 特非那丁的效果 [49]。其他抗组胺药还包括氯雷他定、依匹斯汀、非索非那定、酮替芬和奥沙米特等也可改善瘙痒 [25,27,50-52]。抗组胺药减轻瘙痒可能不仅仅是因为阻断组胺，还有可能与对抗嗜酸性粒细胞的迁移或者抑制血小板活化因子有关 [53-56]。

AD 患者应用钙调磷酸酶抑制剂（他克莫司，吡美莫司）后也可改善瘙痒 [5]。抗瘙痒机制可能与阻断 IL-2 和抑制肥大细胞分泌组胺有关 [5]。吡美莫司也可以直接作用在神经末梢，但这种途径至今还未得到很好的研究 [57]。外用钙调磷酸酶抑制剂后，经常观察到具有暂时的烧灼或瘙痒刺激 [5,57]。这种效应很可能是吡美莫司和他克莫司与离子通道如瞬时受体电位辣椒素受体 1（TRPV1）或参与伤害感觉的受体的结合有关，随后皮肤神经末梢释放神经肽。延长局部使用钙调磷酸酶抑制剂后，这些受体的密度降低，而且对他克莫司和吡美莫司的亲和力降低，最后最初观察到的刺激消失 [58]。钙调磷酸酶抑制剂也可通过直接抑制 IgE 介导的肥大细胞脱颗粒来减轻瘙痒 [5]。在临床试验中证实了局部应用钙调磷酸酶抑制剂治疗 AD 瘙痒的效果，并依赖于应用浓度和频率 [59-62]。

尽管最初有刺激，但在应用 2 ～ 3 天后，其抗瘙痒的效果就很明显了[59-63]。钙调磷酸酶抑制剂可显著减轻成人和儿童 AD 的瘙痒强度，其效果随着治疗时间延长而明显，在治疗 40 ～ 45 天后可达到最大效果[59,64-65]。

润肤剂和外用皮质类固醇联合应用也可显著减轻瘙痒[66-68]。此外，在缓解期常规使用润肤剂可降低 AD 复发的风险，也可在外用皮质类固醇停止使用时防止骤痒[68]。不是所有润肤剂都适合 AD 患者的皮肤，有些配方有可能会恶化肤质，如乳化剂可破坏皮肤屏障[69]。但是，许多配方已被证明可被 AD 或类似皮肤病患者耐受[68]。很值得一提的是，外用包含有棕榈酰乙醇胺（内源性大麻素）的制剂，最近被证实也可改善 AD 瘙痒[70]。对于严重 AD 患者来说，环孢素是个好选择[28,71-73]。严重顽固性瘙痒，可以使用精神科类药物[74]。

14.3 银屑病

14.3.1 瘙痒出现的频率和临床表现

银屑病是病因复杂、多因素决定而发病机制不明确的、最常见的一种慢性炎症性皮肤病。70% ～ 90% 的银屑患者有瘙痒出现[10,75-80]，并且其中很多患者（至少 30%）出现全身性瘙痒[10,77]，依据十分制的 VAS 评分系统，对这种症状平均强度评估，范围在 3.7 ～ 6.4[77,78,81-83]，比特应性皮炎和尿毒症的瘙痒显著减轻[8,11]，而瘙痒累及平均面积为 24%[77]。尽管一些学者没能找出瘙痒程度与银屑病严重程度的关系[77,83]，但看起来伴有瘙痒的患者有更为严重的银屑病[10,76,79]。瘙痒的出现和程度独立于年龄、性别、婚姻状况、银屑病或特应性疾病家族史、银屑病的类型、饮酒或吸烟的习惯、疾

病的持续性和银屑病最后一次发病持续的时间[10,76,79]。

瘙痒出现在晚上和夜间的频率要比早晨和中午多[77]。在银屑病患者当中瘙痒也是非常频繁的，77% 患者每天出现，18% 每周出现，5% 有更低的频率[77]。瘙痒最常累及躯干，也可累及上下肢[10,77]。伴有头皮瘙痒的个体不足 40%，偶尔有报道瘙痒累及脸部[10,77]。瘙痒与用左手或右手习惯无关[77]。70% ～ 80% 患者的瘙痒仅局限在银屑病皮损的部位，其余的患者有皮损部位和无皮损部位均有瘙痒[10,79]。根据患者自我评估，最严重的瘙痒出现在皮损部位或在有皮损的周边部位[10]。大部分瘙痒患者陈述瘙痒缓解与全部皮损的消失相关联，而当银屑病患者的鳞屑被移除或仅给予抗银屑病药物后瘙痒缓解状况较少见[10]。

瘙痒被认为是银屑病中最令人讨厌的症状[76]。而且，许多瘙痒的患者很难入睡和易被惊醒[77]。当分析社会心理学参数时，瘙痒严重程度与生活质量的损害程度、陈述的情况和抑郁的严重性显著相关[83]。由于瘙痒，35% 的患者变得易焦虑，24% 变得抑郁，30% 的患者难于集中注意力，23% 的人改变了饮食习惯，35% 的患者性功能减退或消失[77]。这也表明抑郁的精神病理学程度在轻、中、重度瘙痒患者中有区别[76]。可以预见抑郁分数的变化与瘙痒的变化相联系[76]。瘙痒出现和程度与在疾病恶化前所经历的压力有关[78,83]。由此可以得出结论，瘙痒对银屑病患者社会心理学的幸福感具有消极影响。

14.3.2 瘙痒的发病机制

银屑病的瘙痒机制仍不明确，组胺是瘙痒的主要中介质之一，似乎并不参与银屑病的发展，因为银屑病患者瘙痒的程度与血清

中组胺水平无关，而且在伴或不伴瘙痒的银屑病患者中血清组胺水平没有差别[81]。关于银屑病皮损神经分布的改变和神经肽的不平衡的重要性讨论的最多，许多研究表明，银屑病中皮肤各层神经肽和它们的受体（SP、CGRP、血管活性肠肽、生长激素抑制素或垂体腺苷的环化酶促多肽）改变了表达和分布[18,84-91]。神经肽可使肥大细胞脱颗粒，激活树突细胞、淋巴细胞、巨噬细胞和嗜中性粒细胞，并且通过诱导血管再生，血管扩张和刺激一氧化氮合成而使皮肤血管改变[18]。它们也能刺激肥大细胞、淋巴细胞、树突细胞、纤维原细胞和角质形成细胞的许多促炎因子的合成和释放，诱导内皮血管黏附分子的表达，促进角质形成细胞增殖[18]。关于银屑病瘙痒，Nakamura等[92]在许多细胞成分（包括皮损中常驻细胞和浸润性细胞）检测中观察到银屑病皮肤真皮乳头层中的肥大细胞数目增加。超微检查显示这些肥大细胞拥有特殊颗粒，表明在瘙痒性银屑病皮肤中肥大细胞被激活。瘙痒性银屑病患者皮损中肥大细胞的特征是靠近无髓鞘神经纤维周围肥大细胞无颗粒。而在不伴有瘙痒的银屑病患者的皮损中则没有这些发现[92]。另外，瘙痒性银屑病患者皮损中神经生长因子免疫反应角质形成细胞数量和神经生长因子量显著增加，表皮和真皮神经纤维上神经生长因子高亲和受体表达增加，表皮和真皮上部蛋白基因产物（PGP）9.5免疫反应神经纤维和血管周围SP阳性神经增加，表皮基底层与血管内皮中性肽链内切酶表达减低[92]。瘙痒的程度与PGP9.5免疫反应表皮内神经纤维数量、神经生长因子免疫反应角质形成细胞数量及表皮神经生长因子高亲和受体表达的数量相关[92]。Nakamura等[92]未发现脑源性神经营养因子、神经营养因子-3、VIP（血管活性肠肽）、NPY（神经肽酪氨酸）、生长激素抑制素、

神经生长因子低亲和力受体和血管紧张素转化酶的表达在伴有瘙痒和无瘙痒的皮损中有差别。在一项研究中[79]，瘙痒的皮损处发现了小的皮肤神经纤维增殖，伴有瘙痒的银屑病患者的角质形成细胞的SP受体、神经生长因子高亲和受体和CGRP（降钙素基因相关肽）受体表达增加，而SP、CGRP、VIP和PACAP（垂体腺苷酸环化酶激活肽）的免疫反应性与瘙痒发生无关。同样，神经生长因子、PACAP受体、中性肽链内切酶、神经营养因子-4和神经生长因子低亲和受体的表达在有无瘙痒的人群中并无差异[79]。有趣的是，Remrod等[82]没有找到SP阳性纤维或细胞与瘙痒程度之间的联系。另外，伴有瘙痒的患者血浆NPY水平比无瘙痒患者显著降低[80]，而血浆SP、CGRP和VIP两者之间没有显著差别。然而，应该注意到瘙痒患者血浆中SP和VIP水平有降低的趋势[80]；还有，瘙痒程度与血浆SP和VIP水平之间的关系呈负相关。另外一项研究表明，瘙痒患者中血浆CGRP水平有显著提高，并和一小部分患者的瘙痒程度相关联[81]。总体来说，应用辣椒素能有效降低SP水平，从而减轻瘙痒，这个理论支持瘙痒患者中神经分布改变和神经肽的不平衡[93-94]。瘙痒患者皮损中神经分布增加可能导致其比无痒感患者有更低的痒感阈值，但这个假设有待进一步研究和证实。

关于银屑病患者瘙痒的其他可能介质，Nakamura等[92]发现了有痒感患者中IL-2免疫反应细胞数比无瘙痒患者多。其他因子如TNF-α、IL-1β、IL-1α、INF-γ、IL-4、IL-5、IL-6、IL-8、IL-10及IL-12的表达则没有明显差别[92]。他们还观察到瘙痒患者中小静脉内内皮白细胞黏附分子-1密度显著增加[92]。细胞间黏附分子-1（ICAM-1）的血管免疫反应数量、真皮上层血管黏附分子-1、血小板内皮细胞黏附分子-1或表皮内

ICAM-1 的表达均没有统计学差异^[92]。此外，瘙痒程度与 E 选择素免疫反应血管的密度之间有明显相关性^[92]。Madej 等^[95] 发现与无痒感患者比较，伴有瘙痒的患者血清中可溶的血管黏附蛋白 -1 增加。这些发现说明银屑病皮损中血管的改变也可造成瘙痒的发展。

14.3.3 银屑病瘙痒的治疗

因为银屑病瘙痒的发病机制仍未确定，所以还未研制出特别有效的止痒剂进行治疗。在波兰的银屑病患者问卷调查中，超过80% 的参与者用过各种各样的治疗方法来止痒^[10]。最常用的方法是使用各种润肤剂和保湿剂或者服用抗组胺类制剂^[10]。只有不到20% 的参与者承认这些疗法非常有效，对绝大多数人来说，这些疗法根本无效或者仅得到暂时缓解^[10]。这样看来对银屑病瘙痒患者应该给予镇静性抗组胺药，因为仅阻断组胺不能止痒。在最近一篇 Dawn 和 Yosipovitch 的综述中^[96] 提到几种疗法对止痒有帮助：焦油产物、局部使用皮质类固醇、外用水杨酸盐类及改变皮肤感觉的制剂、光线疗法、维生素 D 类似物、甲氨蝶呤、局部使用免疫调节剂、口服米氮平和生物制剂。这些制剂中绝大多数在改善皮损同时减轻痒感^[10,96]。然而值得一提的是，尚缺乏设计严谨的实验，以证实这些疗法在止痒方面超过安慰剂。已证实窄波谱 UVB 治疗银屑病瘙痒有效^[97]，但实际上使用 UVB 疗法在前 2 ~ 3 周会使痒感加重^[96]。所以在进行光线疗法过程中使用润肤剂和保湿剂非常重要^[96]。如果发生严重瘙痒，可以尝试口服抗抑郁药，主要是米氮平（每晚15mg）。米氮平治疗红皮病型银屑病的严重瘙痒也有一定疗效^[96,98]。由于米氮平的 H_1 抗组胺性能有止痒作用，但它也是去甲肾上腺

素 α_2 受体、$5HT_2$ 和 $5HT_3$ 受体的拮抗剂^[96]。总之，银屑病瘙痒的治疗仍是一个重要课题，单一治疗方法并不适合所有瘙痒患者。绝大多数人的最佳治疗方案是选择两种或两种以上的疗法。大多数疗法不仅缓解瘙痒，通常也能治愈银屑病；但在局部和全身治疗中，首要目标是在皮损消失前减轻痒感^[96]。

14.4 结 语

总之，瘙痒是炎症性皮肤病的重要症状。迄今为止，AD 有最完善的数据，但在瘙痒等许多方面还没有阐明。最近正在进行的几项研究的目的是阐明伴随银屑病的瘙痒的临床表现和发病机制，然而这仅仅是个开始，像 AD 一样，我们还需要更进一步的数据来更好地理解和治疗银屑病患者的瘙痒。尽管数十年来我们已经对这个症状有很好的认识（如扁平苔藓），但其他炎症性皮肤病瘙痒的资料仍然非常有限，也难以得出结论，因此有理由在临床和分子水平上研究炎症性皮肤病瘙痒。

（徐丽敏 任新新 李 颖 译
张春雷 校）

参考文献

1. Ständer S, Streit M, Darsow U, et al. Diagnostisches und therapeutisches Vorgehen bei chronischem Pruritus. *J Dtsch Dermatol Ges.* 2006;4:350–370.
2. Hanifin JM, Rajka G. Diagnostic features of atopic dermatitis. *Acta Dermatol Venereol (Stockh).* 1980;92(suppl):44–7.
3. Williams HC, Burney PG, Pembroke AC et al. The U.K. working party's diagnostic criteria for atopic dermatitis. III. Independent hospital validation. *Br J Dermatol.* 1994;131:406–16.
4. European Task Force on Atopic Dermatitis. Severity scoring of atopic dermatitis: the SCORAD index. *Dermatology.* 1993;186:23–31.
5. Szepietowski J, Reich A, Białynicki-Birula R. Itching in atopic dermatitis: clinical manifestation, pathogenesis and the role of pimecrolimus in itch reduction. *Dermatol Klin.* 2004;6:173–6.

6. Yosipovitch G, Goon ATJ, Wee J, et al. Itch characteristics in Chinese patients with atopic dermatitis using a new questionnaire for the assessment of pruritus. *Int J Dermatol.* 2002;41:212–6.

7. Chrostowska-Plak D, Salomon J, Reich A, Szepietowski JC. Clinical aspects of itch in adult atopic dermatitis patients. *Acta Derm Venereol.* 2009;89:379–383.

8. Chrostowska-Plak. *Analysis of Itching in Patient Suffering from Atopic Dermatitis.* [PhD thesis]. Wroclaw: Akademia Medyczna; 2006.

9. Stores G, Burrows A, Crawford C. Physiological sleep disturbance in children with atopic dermatitis: a case control study. *Pediatr Dermatol.* 1998;15:264–268.

10. Szepietowski JC, Reich A, Wiśnicka B. Itching in patients suffering from psoriasis. *Acta Dermatovenerol Croat.* 2002;10:221–226.

11. Szepietowski JC, Sikora M, Kusztal M et al. Uremic pruritus: a clinical study of maintenance hemodialysis patients. *J Dermatol.* 2002;29:621–627.

12. Ständer S, Steinhoff M. Pathophysiology of pruritus in atopic dermatitis: an overview. *Exp Dermatol.* 2002;11:12–24.

13. Glinski W, Brodecka H, Glinska-Ferenz M et al. Increased concentration of beta-endorphin in the sera of patients with severe atopic dermatitis. *Acta Derm Venereol.* 1995;75:9–11.

14. Salomon J, Baran E. The role of selected neuropeptides in pathogenesis of atopic dermatitis. *J Eur Acad Dermatol Venereol.* 2008;22:223–228.

15. Hon K-L, Lam M-CA, Wong K-Y et al. Pathophysiology of nocturnal scratching in childhood atopic dermatitis: the role of brain-derived neurotrophic factor and substance P. *Br J Dermatol.* 2007;157:922–925.

16. Bigliardi-Qi M, Lipp B, Sumanovski LT et al. Changes of epidermal mu-opiate receptor expression and nerve endings in chronic atopic dermatitis. *Dermatology.* 2005;210:91–99.

17. Reitamo S, Ansel JC, Luger TA. Itch in atopic dermatitis. *J Am Acad Dermatol.* 2001;45:S55–S56.

18. Reich A, Orda A, Wiśnicka B et al. Plasma concentration of selected neuropeptides in patients suffering from psoriasis. *Exp Dermatol.* 2007;16:421–428.

19. Steinhoff M, Bienenstock J, Schmelz M et al. Neurophysiological, neuroimmunological, and neuroendocrine basis of pruritus. *J Invest Dermatol.* 2006;126:1705–1718.

20. Steinhoff M, Neisius U, Ikoma A et al. Proteinase-activated receptor-2 mediates itch: a novel pathway for pruritus in human skin. *J Neurosci.* 2003;23:6176–6180.

21. Ui H, Andoh T, Lee J-B et al. Potent pruritogenic action of tryptase mediated by PAR-2 receptor and its involvement in anti-pruritic effect of nafamostat mesilate in mice. *Eur J Pharmacol.* 2006;530:172–178.

22. Shimada SG, Shimada KA, Collins JG. Scratching behavior in mice induced by the proteinase-activated receptor-2 agonist, SLIGRL-NH$_2$. *Eur J Pharmacol.* 2006;530:281–283.

23. Kapelko K, Cislo M. Tryptase and chymase-positive mast cells in atopic dermatitis. *J Eur Acad Dermatol Venereol.* 1999;13(suppl 2):159.

24. Hanifin JM. Pharmacophysiology of atopic dermatitis. *Clin Rev Allergy.* 1986;4:43–65.

25. Imaizumi A, Kawakami T, Murakami F et al. Effective treatment of pruritus in atopic dermatitis using H1 antihistamines (second-generation antihistamines): changes in blood histamine and tryptase levels. *J Dermatol Sci.* 2003;33:23–29.

26. Rukwied R, Lischetzki G, McGlone F et al. Mast cell mediators other than histamine induce pruritus in atopic dermatitis patients: a dermal microdialysis study. *Br J Dermatol.* 2000;142:1114–1120.

27. Kawashima M, Tango T, Noguchi T et al. Addition of fexofenadine to a topical corticosteroid reduces the pruritus associated with atopic dermatitis in a 1-week randomized, multicentre, double-blind, placebo-controlled, parallel-group study. *Br J Dermatol.* 2003;148:1212–1221.

28. Wahlgren CF. Itch and atopic dermatitis: clinical and experimental studies. *Acta Derm Venereol Suppl (Stockh).* 1991;165:1–53.

29. Lippert U, Hoer A, Moller A et al. Role of antigen-induced cytokine release in atopic pruritus. *Int Arch Allergy Immunol.* 1998;116:36–39.

30. Takaoka A, Arai I, Sugimoto M et al. Involvement of IL-31 on scratching behavior in NC/Nga mice with atopic-like dermatitis. *Exp Dermatol.* 2006;15:161–167.

31. Tominaga M, Ogawa H, Takamori K. Possible role of epidermal opioid systems in pruritus of atopic dermatitis. *J Invest Dermatol.* 2007;127:2228–2235.

32. Heyer G, Dotzer M, Diepgen TL et al. Opiate and H1 antagonist effects on histamine induced pruritus and alloknesis. *Pain.* 1997;73:239–243.

33. Heyer G, Groene D, Martus P. Efficacy of naltrexone on acetylcholine-induced alloknesis in atopic eczema. *Exp Dermatol.* 2002;11:448–455.

34. Maekawa T, Yamaguchi-Miyamoto T, Nojima H et al. Effects of naltrexone on spontaneous itch-associated responses in NC mice with chronic dermatitis. *Jpn J Pharmacol.* 2002;90:193–196.

35. Bigliardi PL, Stammer H, Jost G et al. Treatment of pruritus with topically applied opiate receptor antagonist. *J Am Acad Dermatol.* 2007;56:979–988.

36. Heyer GR, Hornstein OP. Recent studies of cutaneous nociception in atopic and non-atopic subjects. *J Dermatol.* 1999;26:77–86.

37. Sugimoto M, Arai I, Futaki N et al. Increased scratching counts depend on a decrease in ability of cutaneous prostaglandin D$_2$ biosynthesis in NC/Nga mice with atopic dermatitis. *Exp Dermatol.* 2005;14:898–905.

38. Takaoka A, Arai I, Sugimoto M et al. Role of scratch-induced cutaneous prostaglandin D$_2$ production on atopic-like scratching behaviour in mice. *Exp Dermatol.* 2007;16:331–339.

39. Klein PA, Clark RAF. An evidence-based review of the efficacy of antihistamines in relieving pruritus in atopic dermatitis. *Arch Dermatol.* 1999;135:1522–1525

40. Drake LA, Fallon JD, Sober A. Relief of pruritus in patients with atopic dermatitis after treatment with topical doxepin cream. The Doxepin Study Group. *J Am Acad Dermatol.* 1994;31:613–616.

41. Drake LA, Millikan LE. The antipruritic effect of 5% dexepin cream in patients with eczematous dermatitis. The Doxepin Study Group. *Arch Dermatol.* 1995;131:1403–1408.

42. Drake LA, Cohen L, Gillies R et al. Pharmacokinetics of doxepin in subjects with pruritic atopic dermatitis. *J Am Acad Dermatol.* 1999;41:209–214.

43. Taylor JS, Praditsuwan P, Handel D, Kuffner G. Allergic contact dermatitis from doxepin cream. One-year patch test clinic experience. *Arch Dermatol.* 1996;132:515–518.

44. Zuberbier T, Henz BM. Use of cetirizine in dermatologic disorders. *Ann Allergy Asthma Immunol.* 1999;83:476–480.

45. Wahlgreen C-F, Hägermark Ö, Bergström R. The antipruritic effect of sedative and a non-sedative antihistamine in atopic dermatitis. *Br J Dermatol.* 1990;122:545–551.

46. Diepgen TL. Long-term treatment with cetirizine of infants with atopic dermatitis: a multi-country, double blind, randomized, placebo controlled trial (the ETAC? trial) over 18 months. *Pediatr Allergy Immunol.* 2002;13:278–286.

47. Hannuksela M, Kalimo K, Lammintausta K et al. Dose running study: cetirizine in the treatment of atopic dermatitis in adults. *Ann Allergy.* 1993;70:127–133.

48. La Rosa M, Ranno C, Musarra I et al. Double-blind study of

cetirizine in atopic eczema in children. *Ann Allergy*. 1994;73:117–122.

49. Behrendt H, Ring J. Histamine, antihistamines and atopic eczema. *Clin Exp Allergy*. 1990;20(suppl 4):25–30.

50. Langeland T, Fagertun HE, Larsen S. Therapeutic effect of loratadine on pruritus in patients with atopic dermatitis. A multi-crossover-designed study. *Allergy*. 1994;49:22–26.

51. Falk ES. Ketotifen in the treatment of atopic dermatitis. Results of a double blind study. *Riv Eur Sci Med Farmacol*. 1993;15:63–66.

52. Yoshida H, Niimura M, Ueda H et al. Clinical evaluation of ketotifen syrup on atopic dermatitis: a comparative multi-center double-blind study of ketotifen and clemastine. *Ann Allergy*. 1989;62:507–512.

53. Slater JW, Zechnich D, Haxby DG. Second-generation anti-histamines. A comparative review. *Drugs*. 1999;57:31–47.

54. Amon U, Gibbs BF, Buss G et al. In vitro investigations with the histamine H1 receptor antagonist, epinastine (WAL 801 CL), on isolated human allergic effector cells. *Inflamm Res*. 2000;49:112–116.

55. Marone G, Granata F, Spadaro G et al. Antiinflammatory effects of oxatomide. *J Investig Allergol Clin Immunol*. 1999;9:207–214.

56. Abdelaziz MM, Devalia JL, Khair OA et al. Effect of fex-ofenadine on eosinophil-induced changes in epithelial per-meability and t, Wozel G et al. Pimecrolimus cream in the long-term management of atopic dermatitis in adults: a six month study. *Dermatology*. 2000;205:271–277.

61. Luger T, van Leent EJM, Graeber M et al. SDZ ASM 981: an emerging safe and effective treatment for atopic dermatitis. *Br J Dermatol*. 2001;144:788–794.

62. Ashcroft DM, Dimmock P, Garside R et al. Efficacy and tol-erability of topical pimecrolimus and tacrolimus in the treat-ment of atopic dermatitis: meta-analysis of randomised controlled trials. *Br Med J*. 2005;330:516.

63. Kaufmann R, Bieber T, Helgesen AL et al. Onset of pru-ritus relief with pimecrolimus cream 1% in adult patients with atopic dermatitis: a randomized trial. *Allergy*. 2006;61:375–381.

64. Eichenfield LF, Lucky AW, Boguniewicz M et al. Safety and efficacy of pimekrolimus (ASM 981) cream 1% in the treat-ment of mild and moderate atopic dermatitis in children and adolescents. *J Am Acad Dermatol*. 2002;46:495–504.

65. Boguniewicz M, Fiedler VC, Raimer S et al. A randomized, vehicle-controlled trial of tacrolimus ointment for treatment of atopic dermatitis in children. *J Allergy Clin Immunol*. 1998;102:637–644

66. Hanifin JM, Hebert AA, Mays SR et al. Effects of a low-potency corticosteroid lotion plus a moisturizing regimen in the treatment of atopic dermatitis. *Curr Ther Res*. 1998;59:227–233.

67. Grimalt R, Mengeaud V, Cambazard F. Study Investigators' Group. The steroid-sparing effect of an emollient therapy in infants with atopic dermatitis: a randomized controlled study. *Dermatology*. 2007;214:61–67.

68. Reich A, Szczepanowska J, Szepietowski J. The role of emollients in the treatment of atopic dermatitis. *Dermatol Klin*. 2007;9:153–156.

69. Loden M. Role of topical emollients and moisturizers in the treatment of dry skin barrier disorders. *Am J Clin Dermatol*. 2003;4:771–788.

70. Eberlein B, Eicke C, Reinhardt H-W et al. Adjuvant treat-ment of atopic eczema: assessment of an emollient contain-ing N-palmitoylethanolamine (ATOPA study). *J Eur Acad Dermatol Venereol*. 2008;22:73–82.

71. Wahlgren CF, Scheynius A, Hägermark O. Antipruritic effect of oral cyclosporin A in atopic dermatitis. *Acta Derm Venereol*. 1990;70:323–329.

72. Berth-Jones J, Graham-Brown RA, M.arks R et al. Long-term efficacy and safety of cyclosporin in severe adult atopic dermatitis. *Br J Dermatol*. 1997;136:76–81.

73. Harper JI, Ahmed I, Barclay G et al. Cyclosporin for severe childhood atopic dermatitis: short course versus continuous therapy. *Br J Dermatol*. 2000;142:52–58.

74. Mahtani R, Parekh N, Mangat I et al. Alleviating the itch-scratch cycle in atopic dermatitis. *Psychosomatics*. 2005;46:373–374.

75. Newbold PCH. Pruritus in psoriasis. In: Farber EM, Cox AJ, eds. *Psoriasis: Proceedings of the Second International Symposium*. New York: Yorke Medical Books; 1997:334–336.

76. Gupta MA, Gupta AK, Kirby S et al. Pruritus in psoriasis. A prospective study of some psychiatric and dermatologic cor-relates. *Arch Dermatol*. 1988;124:1052–1057.

77. Yosipovitch G, Goon A, Wee J et al. The prevalence and clinical characteristics of pruritus among patients with extensive psoriasis. *Br J Dermatol*. 2000;143:969–973.

78. Reich A, Szepietowski JC, Wiśnicka B et al. Does stress influence itching in psoriatic patients? *Dermatol Psychosom*. 2003;4:151–155.

79. Chang S-E, Han S-S, Jung H-J et al. Neuropeptides and their receptors in psoriatic skin in relation to pruritus. *Br J Dermatol*. 2007;156:1272–1277.

80. Reich A, Orda A, Wiśnicka, et al. Plasma neuropeptides and perception of pruritus in psoriasis. *Acta Derm Venereol (Stockh)*. 2007;87:299–304.

81. Wiśnicka B, Szepietowski JC, Reich A et al. Histamine, sub-stance P and calcitonin gene-related peptide plasma concen-tration and pruritus in patients suffering from psoriasis. *Dermatol Psychosom*. 2004;5:73–78.

82. Remröd C, Lonne-Rahm S, Nordlind K. Study of substance P and its receptor neurokinin-1 in psoriasis and their relation to chronic stress and pruritus. *Arch Dermatol Res*. 2007;299:85–91.

83. Reich A, Hrechorow E, Szepietowski JC. Negative influence of itching on psoriatic patients' well-being. *Acta Derm Venereol (Stockh)*. 2007;87:478–479.

84. Eedy DJ, Johnston CF, Shaw, et al. Neuropeptides in psoria-sis: an immunocytochemical and radioimmunoasay study. *J Invest Dermatol*. 1991;96:434–438.

85. Naukkarinen A, Harvima I, Paukkonen K et al. Immu-nohistochemical analysis of sensory nerves and neuropep-tides, and their contacts with mast cells in developing and mature psoriatic lesions. *Arch Dermatol Res*. 1993; 285:341–346.

86. Chan J, Smoller BR, Raychauduri SP et al. Intraepidermal nerve fiber expression of calcitonin gene-related peptide, vasoactive intestinal peptide and substance P in psoriasis. *Arch Dermatol Res*. 1997;287:611–616.

87. Jiang W-Y, Raydchaudhuri SP, Farber EM. Double-labeled immunofluorescence study of cutaneous nerves in psoriasis. *Int J Dermatol*. 1998;37:572–574.

88. Raychaudhuri SP, Jiang W-Y, Farber EM. Psoriatic keratino-cytes express high levels of nerve growth factor. *Acta Derm Venereol (Stockh)*. 1998;78:84–86.

89. Staniek V, Doutremepuich J-D, Schmitt D et al. Expression of substance P receptors in normal and psoriatic skin. *Photobiology*. 1999;67:51–54.

90. Steinhoff M, McGregor GP, Radleff-Schlimme A et al. Identification of pituitary adenylate cyclase activating poly-peptide (PACAP) and PACAP type 1 receptor in human skin: expression of PACAP-38 is increased in patients with psoriasis. *Regul Pept*. 1999;80:49–55.

91. He Y, Ding G, Wang X et al. Calcitonin gene-related peptide in Langerhans cells in psoriatic plaque lesions. *Chin Med J*. 2000;113:747–751.

92. Nakamura M, Toyoda M, Morohashi M. Pruritogenic mediators in psoriasis vulgaris: comparative evaluation of itch-associated cutaneous factors. *Br J Dermatol*. 2003;149: 718–730.

93. Bernstein JE, Parish LC, Rapaport M et al. Effects of topically applied capsaicin on moderate and severe psoriasis vulgaris. *J Am Acad Dermatol*. 1986;15:504–507.

94. Ellis CN, Berberian B, Sulica VI et al. A double-blind evaluation of topical capsaicin in pruritic psoriasis. *J Am Acad Dermatol*. 1993;29:438–442.

95. Madej A, Reich A, Orda A et al. Vascular adhesion protein-1 (VAP-1) is overexpressed in psoriatic patients. *J Eur Acad Dermatol Venereol*. 2007;21:72–78.

96. Dawn A, Yosipovitch G. Treating itch in psoriasis. *Dermatol Nurs*. 2006;18:227–233.

97. Gupta G, Long J, Tillman DM. The efficacy of narrowband ultraviolet B phototherapy in psoriasis using objective and subjective outcome measures. *Br J Dermatol*. 1999;140: 887–890.

98. Hundley JL, Yosipovitch G. Mirtazapine for reducing nocturnal itch in patients with chronic pruritus: a pilot study. *J Am Acad Dermatol*. 2004;50:889–891.

第 15 章　自身免疫性疾病中的瘙痒

Yozo Ishihji・Alan B. Fleischer, Jr

15.1 引　言

自身免疫性疾病是一组不少于 80 种疾病的特异性疾病。据估计，这种疾病影响超过 3% 的美国人口 [1]。这组多样化疾病的一个共同病理学基础是免疫系统功能失调导致自身组织受到攻击。自身免疫性疾病的病因与遗传因素和环境因素都有关。

有些自身免疫性疾病具有累及皮肤的症状。瘙痒是这些自身免疫性疾病的一种常见、令人不悦且难以控制的并发症。这种症状的发病机制尚未明确，且治疗方法有限，例如抗组胺药对其无效 [2]。

15.2 结缔组织病

15.2.1 皮肌炎

皮肌炎是一种少见的炎症性肌病，以皮肤的临床表现和肌无力为特征。这种疾病可被分为成年特发性皮肌炎、儿童皮肌炎、无肌病性皮肌炎和与其他结缔组织病伴发皮肌炎或与恶性肿瘤相关性皮肌炎。

典型体征和症状包括四肢近端肌无力和皮肤症状。其他系统的临床症状包括肺部疾病（常为弥漫性间质纤维化）[3]、心脏受累 [4]、非侵蚀性关节炎（儿童期发病的皮肌炎多见）[5] 以及伴发恶性肿瘤的机会增大 [6]。

皮肤症状包括皮肤紫红色丘疹、甲皱襞毛细血管扩张、表皮营养障碍、甲皱襞梗死、皮肤异色症、光敏性和 Gottron 丘疹 [7]。患者可能出现瘙痒和光敏性。瘙痒是临床医

生关注的皮肌炎的一种突出症状。一项 20 例病例研究显示 38% 的儿童皮肌炎患者有瘙痒症状 [8]。也有人提出瘙痒是有助于将皮肌炎患者与并不常见瘙痒的系统性红斑狼疮患者相区别的一个特征 [9]。

皮肌炎的原发皮损非常典型，常为瘙痒性、对称性、融合性的紫红色斑丘疹，不同程度的累及手指伸侧皮肤、手掌、前臂、手臂、三角肌后部和颈部、颈胸前部 "V" 形区、面部中央区、眶周区、前额和头皮 [10]。瘙痒对日常生活影响的反应在 100mm 视觉类比评分（VAS）的测试中平均得分是 44.6 [11]。瘙痒也与生活质量（QoL）下降明显有关。无论在皮肤病生活质量指数（DLQL）还是在 Skindex-16 中，瘙痒的作用都是显著的。由于瘙痒对生活质量的显著影响，对瘙痒的治疗已是治疗皮肌炎的一个重要组成部分 [12]。临床医生应意识到严重瘙痒与炎症性疾病的联系，并选择适当的局部和系统的抗炎治疗方法，以使得肌肉和皮肤疾病得以控制并提高生活质量。对这些显著瘙痒的一种可能性解释是它可能与皮肌炎的炎症成分有关。累及皮肤的皮肌炎的免疫病理学包括真皮表皮连接处不同程度的免疫球蛋白和补体沉积 [13]。

15.2.2 红斑狼疮

红斑狼疮的症状从急性系统性红斑狼疮（SLE）威胁生命的临床症状到慢性皮肤红斑狼疮（CCLE）有限的和专一的皮肤受累。不少于 85% 的红斑狼疮患者有皮损，这些

皮损可以被分为红斑狼疮典型皮损和红斑狼疮非典型皮损。红斑狼疮的全球患病率是17～48/10万。这种严重多系统自身免疫疾病是基于涉及结缔组织和血管的多克隆性B细胞免疫性。系统性红斑狼疮的一般临床表现包括皮损、发热和关节炎、以及中枢神经系统、肾、心脏和肺疾病[14]。

系统性红斑狼疮患者仅偶尔感到瘙痒和皮肤灼热。据报道45%的红斑狼疮患者有瘙痒症[14-15]，但实际的瘙痒症发病率要低些。慢性皮肤红斑狼疮的盘状皮损一般很痒，而系统性红斑狼疮的炎症性光敏性皮疹却常出现灼热。某些系统性红斑狼疮患者会选择性缺失小直径的神经纤维，而较大的神经纤维却不受影响[14,16]，由此缺失导致的感觉神经病以及继发于血管炎的神经病会加重瘙痒感觉。

15.2.3 系统性硬化病

硬皮病是一种多系统失调性疾病，它以皮肤和多种内脏器官（包括肺、心脏和胃肠道）的炎症性、血管性和硬化改变为特征。系统性硬皮病（SSc）可被分为两种类型：局限性系统硬皮病和弥散性系统硬皮病。与系统性硬皮病有关的自身抗体包括抗着丝点抗体和抗Scl-70抗体（也称抗拓扑酶抗体Ⅰ或抗-topoⅠ）[17]。抗Scl-70抗体与弥漫性皮肤受累、肺纤维化频率增加和较高死亡率有关[18]。抗Scl-70抗体在系统性硬皮病患者尤其是那些弥漫性皮肤受累患者的诊断、临床治疗和确定预后中非常有用[19]。

据报道，瘙痒有时会出现在这种疾病的早期[20]。较高密度的神经肽Y阳性的神经纤维常见于前臂皮肤[20]。值得注意的是，在疾病的进展期有时患者会出现严重的不间断弥漫性瘙痒。这种严重瘙痒与结痂时感觉到的瘙痒类似，很可能与皮肤神经的压缩有

关。系统性硬皮病的预后主要取决于皮损范围，这与心血管、肺和肾的临床表现的严重性相对应[21]。

15.2.4 干燥综合征

干燥综合征（SS）是一种以外分泌腺受累，眼、鼻、口和阴道黏膜干燥为特征的自身免疫性疾病。T淋巴细胞浸入唾液腺、泪腺和汗腺导致口腔干燥，干燥性角膜结膜炎和干燥病。干燥综合征可单独发生（原发性干燥综合征）或与其他结缔组织病和风湿性关节炎伴发（继发性干燥综合征）。

干燥综合征的皮肤临床症状由瘙痒、干燥、口角唇炎、眼睑皮炎、皮肤血管炎（常表现为明显的紫癜）和环状红斑组成。据报道，几乎一半的干燥综合征患者皮肤受累，大部分症状是非特异的，且口腔、眼部或骨骼肌症状较轻[22]。干燥综合征患者也抱怨他们的头发干燥且光泽黯淡，以及严重皮肤干燥经常伴随瘙痒[23]。最近研究表明干皮症状的出现率在原发性干燥综合征和继发性干燥综合征有显著不同（$P=0.009$）（分别为56%和26%）。已证明干皮症和抗SSA和SSB抗体显著相关（$P=0.03$）。干皮症是原发性干燥综合征最常见且最具有特征性的皮肤症状。这与皮脂腺或汗腺的分泌减少没有关系，但很可能与角质层保护功能的特定改变有关[24]。

15.3 自身免疫性大疱性疾病

自身免疫性大疱性疾病与针对维持皮肤和黏膜的细胞-细胞和细胞-基质黏附结构成分的免疫有关。越来越多的证据表明，自身反应性T细胞在自身免疫性大疱性疾病的致病性自身抗体产生调节方面发挥了重要作用[25]。

15.3.1 天疱疮

寻常型天疱疮

寻常型天疱疮是一种少见的皮肤和黏膜自身免疫性疱病。在天疱疮中,针对桥粒芯蛋白3(Dsg3)和Dsg1的IgG自身抗体可使表皮角质形成细胞的桥粒黏附力缺失,从而导致表皮内水疱形成。典型症状是以口腔黏膜剥脱为初期表现并且很快播散,直至全身。轻压或摩擦皮肤可引起皮肤分离。组织活检标本荧光免疫检验证实存在细胞间自身抗体。天疱疮是以针对细胞间隙连接的自身抗体和上皮内疱为特征[26]。这类疾病的特点之一是存在IgG(偶尔是IgA)自身抗体,这些抗体以表皮间的黏附结构、基底膜和真皮固着性纤维为攻击目标[25]。

疼痛和咽喉痛是最常见的症状。因此,寻常型天疱疮的皮损以疼痛为主,瘙痒少见[27]。

15.3.2 大疱性类天疱疮

大疱性类天疱疮(BP)是一种以慢性发生的大疱为主的自身免疫疾病,多见于60岁以上的老年人。在类天疱疮中IgG自身抗体攻击基底膜的构成成分,例如BP抗原180(BP180;也称BP抗原2和XⅦ型胶原)、BP抗原230(BP230;也称BP抗原1)和层粘连蛋白5,干扰基底角质形成细胞黏附于基底膜带[25]。

瘙痒是BP的常见特征,症状可能轻微也可能非常严重。瘙痒也是BP的一个常见初期表现,BP是主要发生于老年患者皮肤和黏膜的自身免疫疱性疾病。红斑、丘疹或荨麻疹样皮损可能会先于大疱数日到数月发生,呈现为紧张性,疱壁较厚,椭圆形或圆形的大疱可以出现在正常皮肤或红斑基础

上,其疱液为浆液性或血性。皮疹分布局限或全身性,常散在分布,也可聚集呈拱形和波形。类天疱疮较天疱疮不易破裂,但有时大而鲜红的水疱渗出和破溃出血会成为问题。然而,通常情况下最初的紧张性大疱会萎陷并转变成痂。

有时患者会出现以无大疱的全身瘙痒作为类天疱疮的前驱症状。这种类型可被称为"瘙痒性类天疱疮",因为它将全身瘙痒这种显著的临床发现与类天疱疮的根本性诊断联系起来。老年患者发生严重或持久而无法解释的全身瘙痒时,应做免疫荧光病理检查,以排除类天疱疮引起的全身瘙痒。类似地,类天疱疮的荨麻疹阶段可能出现明显的瘙痒,但不同于真正荨麻疹的是,其皮损会持续超过24h。结节性类天疱疮是一种少见的变异,与结节性痒疹相似,需要进一步的组织学评价。早期诊断能有助于建立有效的抗炎治疗方案,并达到完全控制疾病的良好愈后。

15.3.3 疱疹样皮炎

疱疹样皮炎(DH)是一种以强烈瘙痒性的慢性丘疱疹为特征,皮损常对称地分布在头皮、臀部、肩部、膝前部和肘后部(压痛点)[28]。尽管这是一种自身免疫性发疱性疾病,但是这种皮疹强烈的瘙痒而引起的搔抓使得很难发现完整的水疱。这种疾病在成年早期至中期最常见。疱疹样皮炎是引起瘙痒的少见原因,但当患者出现呈特征性分布的痒疹时一定要引起注意[29]。

尽管其发病机制还没有完全阐明,疱疹样皮炎经常与小肠麦胶蛋白(在谷类中发现的一种蛋白)过敏相关联。麦胶蛋白在疱疹样皮炎发病机制和一个相关疾病即乳糜泻的发病机制中均起重要作用。这两种疾病的亚临床病例可能比公认的更常见。

15.3.4 妊娠期类天疱疮

妊娠期类天疱疮（PG；也称妊娠疱疹）是一种少见的与妊娠有关的自身免疫性表皮下发疱性疾病。瘙痒是妊娠期的主要皮肤病学症状。这是一种罕见的发生在妊娠期最后3个月或者产后的爆发性水疱，并且会产生严重瘙痒。除了发生在妊娠期外，妊娠期类天疱疮的临床、组织病理和免疫病理特点都与类天疱疮类疾病相似，且这些疾病相互关联[30-31]。

考虑到对胎儿的潜在影响，在妊娠期对瘙痒的治疗需要谨慎考虑。局部和整体治疗取决于瘙痒症状的潜在病因、所处阶段以及皮肤的部位。总体上，润肤剂和温和的局部止痒药物应是对病情较轻患者最安全的选择。当病情逐渐加重时，适当局部应用他克莫司（现在允许用于妊娠期）和局部用皮质类固醇制剂，病情严重时可系统性应用皮质类固醇制剂及限种类的抗组胺制剂。

15.3.5 线状 IgA 皮炎

线状 IgA 皮炎是一种罕见的免疫介导的大疱性皮肤病，因皮肤基底膜出现同种线状 IgA 沉积而命名。

其临床表现与疱疹样皮炎类似，但大疱较多。患者会出现对称分布的环状或聚集的丘疹、水疱和大疱。皮损瘙痒明显，导致许多结痂性丘疹。不过，线状 IgA 皮炎的瘙痒程度总体上较疱疹样皮炎轻。线状 IgA 皮炎不同于疱疹样皮炎，与谷蛋白过敏性肠病无关[32]。

15.3.6 获得性大疱性表皮松解症

获得性大疱性表皮松解症（EBA）是一种慢性表皮下大疱性疾病，与基底膜带锚原纤维中的Ⅶ型胶原的自身免疫有关[33]。典型的机械性大疱是一种分布于肢端的非炎症性疱，以疤痕或粟粒疹的形成作为愈合。

大面积的炎性皮肤可能看不到任何水疱，仅见到红斑或荨麻疹斑片。这些患者常主诉瘙痒，但不能看到明显的皮肤脆性、疤痕和粟粒疹形成。这种临床表现更加能使人联想到大疱性类天疱疮而非机械性大疱类疾病[34]。

15.4 结　语

瘙痒不仅是很多皮肤病、也是自身免疫疾病的核心症状。治疗与疾病本身有关，不能仅仅把注意力放到瘙痒这种感觉上。在一些自身免疫疾病中，例如疱疹样皮炎，瘙痒可以很快地得到控制。相比之下，系统性硬化症的瘙痒可能很严重且不间断，任何治疗都不起作用。临床医生应仔细判断患者的瘙痒状况，并且考虑到自身免疫疾病可能是其中的病因之一。

（杨高云 译　张春雷 校）

参考文献

1. Jacobson DL, Gange SJ, Rose NR, Graham NM. Epidemiology and estimated population burden of selected autoimmune diseases in the United States. *Clin Immunol Immunopathol.* 1997;84(3):223–243.
2. Levy C, Lindor KD. Management of primary biliary cirrhosis. *Curr Treat Options Gastroenterol.* 2003;6(6):493–498.
3. Sigurgeirsson B, Lindelof B, Edhag O, Allander E. Risk of cancer in patients with dermatomyositis or polymyositis. A population-based study. *N Engl J Med.* 1992;326(6):363–367.
4. Chow WH, Gridley G, Mellemkjaer L, McLaughlin JK, Olsen JH, Fraumeni JF, Jr. Cancer risk following polymyositis and dermatomyositis: a nationwide cohort study in Denmark. *Cancer Causes Control.* 1995;6(1):9–13.
5. Ytterberg SR. Infectious agents associated with myopathies. *Curr Opin Rheumatol.* 1996;8(6):507–513.
6. Caro I. Dermatomyositis. *Semin Cutan Med Surg.* 2001;20(1):38–45.
7. Kurzrock R, Cohen PR. Cutaneous paraneoplastic syndromes in solid tumors. *Am J Med.* 1995;99(6):662–671.
8. Peloro TM, Miller OF, III, Hahn TF, Newman ED. Juvenile dermatomyositis: a retrospective review of a 30-year experience. *J Am Acad Dermatol.* 2001;45(1):28–34.

9. Sontheimer RD. Dermatomyositis: an overview of recent progress with emphasis on dermatologic aspects. *Dermatol Clin*. 2002;20(3):387–408.

10. Sontheimer RD. Dermatomyositis: an overview of recent progress with emphasis on dermatologic aspects. *Dermatol Clin*. 2002;20(3):387–408.

11. Shirani Z, Kucenic MJ, Carroll CL, et al. Pruritus in adult dermatomyositis. *Clin Exp Dermatol*. 2004;29(3):273–276.

12. Hundley JL, Carroll CL, Lang W, et al. Cutaneous symptoms of dermatomyositis significantly impact patients' quality of life. *J Am Acad Dermatol*. 2006;54(2):217–220.

13. Crowson AN, Magro CM. The role of microvascular injury in the pathogenesis of cutaneous lesions of dermatomyositis. *Hum Pathol*. 1996;27(1):15–19.

14. Patel P, Werth V. Cutaneous lupus erythematosus: a review. *Dermatol Clin*. 2002;20(3):373–85, v.

15. Kapadia N, Haroon TS. Cutaneous manifestations of systemic lupus erythematosus: study from Lahore. *Pakistan Int J Dermatol*. 1996;35(6):408–409.

16. Goransson LG, Brun JG, Harboe E, Mellgren SI, Omdal R. Intraepidermal nerve fiber densities in chronic inflammatory autoimmune diseases. *Arch Neurol*. 2006;63(10):1410–1413.

17. Ho KT, Reveille JD. The clinical relevance of autoantibodies in scleroderma. *Arthritis Res Ther*. 2003;5(2):80–93.

18. Cepeda EJ, Reveille JD. Autoantibodies in systemic sclerosis and fibrosing syndromes: clinical indications and relevance. *Curr Opin Rheumatol*. 2004;16(6):723–732.

19. Basu D, Reveille JD. Anti-scl-70. *Autoimmunity*. 2005;38(1):65–72.

20. Wallengren J, Akesson A, Scheja A, Sundler F. Occurrence and distribution of peptidergic nerve fibers in skin biopsies from patients with systemic sclerosis. *Acta Derm Venereol*. 1996;76(2):126–128.

21. Meyer O. Prognostic markers for systemic sclerosis. *Joint Bone Spine*. 2006;73(5):490–494.

22. Soy M, Piskin S. Cutaneous findings in patients with primary Sjogren's syndrome. *Clin Rheumatol*. 2007;26(8):1350–1352.

23. Provost TT, Watson R. Cutaneous manifestations of Sjogren's syndrome. *Rheum Dis Clin North Am*. 1992;18(3):609–616.

24. Bernacchi E, Amato L, Parodi A, et al. Sjogren's syndrome: a retrospective review of the cutaneous features of 93 patients by the Italian Group of Immunodermatology. *Clin Exp Rheumatol*. 2004;22(1):55–62.

25. Hertl M, Eming R, Veldman C. T cell control in autoimmune bullous skin disorders. *J Clin Invest*. 2006;116(5):1159–1166.

26. Mihai S, Sitaru C. Immunopathology and molecular diagnosis of autoimmune bullous diseases. *J Cell Mol Med*. 2007;11(3):462–481.

27. Woldegiorgis S, Swerlick RA. Pemphigus in the southeastern United States. *South Med J*. 2001;94(7):694–698.

28. Caproni M, Feliciani C, Fuligni A, et al. Th2-like cytokine activity in dermatitis herpetiformis. *Br J Dermatol*. 1998;138(2):242–247.

29. Amerio P, Verdolini R, Giangiacomi M, et al. Expression of eotaxin, interleukin 13 and tumour necrosis factor-alpha in dermatitis herpetiformis. *Br J Dermatol*. 2000;143(5):974–978.

30. Engineer L, Bhol K, Ahmed AR. Pemphigoid gestationis: a review. *Am J Obstet Gynecol*. 2000;183(2):483–491.

31. Castro LA, Lundell RB, Krause PK, Gibson LE. Clinical experience in pemphigoid gestationis: report of 10 cases. *J Am Acad Dermatol*. 2006;55(5):823–828.

32. Chan LS, Traczyk T, Taylor TB, Eramo LR, Woodley DT, Zone JJ. Linear IgA bullous dermatosis. Characterization of a subset of patients with concurrent IgA and IgG anti-basement membrane autoantibodies. *Arch Dermatol*. 1995;131(12):1432–1437.

33. Sitaru C. Experimental models of epidermolysis bullosa acquisita. *Exp Dermatol*. 2007;16(6):520–531.

34. Pai S, Marinkovich MP. Epidermolysis bullosa: new and emerging trends. *Am J Clin Dermatol*. 2002;3(6):371–380.

第 16 章　荨麻疹

Ulrike Raap・Alexander Kapp・Bettina Wedi

16.1 引　言

　　一些急性或慢性皮肤炎症性疾病如荨麻疹、特应性皮炎和银屑病都与瘙痒有关。有趣的是，这些皮肤疾病的瘙痒在临床表现上不完全一样。特应性皮炎的患者因过度搔抓导致皮肤表皮剥蚀和出血，荨麻疹病人只是摩擦皮损，这就解释了为什么表皮剥蚀不是荨麻疹的不良结局。

　　荨麻疹瘙痒的临床特点一般有针刺样、酥痒、烧灼感，通常在晚上或者夜间会比较明显。荨麻疹患者会觉得这种痒讨厌、难以忍受、令人忧虑。瘙痒的程度可以通过视觉模拟评分（VAS）和言语程度评分来评估。注意、感觉和情感的分数与瘙痒的严重程度有明确的相关性[1]。慢性荨麻疹的瘙痒强度与压力有关。然而，这种关系明显比其他瘙痒性皮肤病如银屑病的关系弱[2]。在 100 例急性荨麻疹患者中发现最常见瘙痒的累计部位是上肢（$n=86$）、背部（$n=78$）及下肢（$n=75$）[1]。

　　荨麻疹是最常见的皮肤疾病之一，一生受其影响 1 次的人口占总人口的 15% ～ 25%[3]。荨麻疹的原因是多方面的。80% 以上的荨麻疹是由炎症病灶、隐性感染或自身免疫反应引发[4-5]。此外，非特异性药物或毒素介导的嗜碱性粒细胞或肥大细胞释放炎症介质可以引发荨麻疹。在日常实践中，压力一直被视为荨麻疹的一个重要触发因素。荨麻疹症状影响日常生活，限制和损害身体和情感的功能，导致对生活满意度的

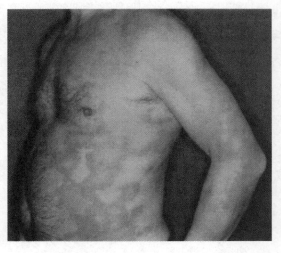

图 16.1　慢性荨麻疹患者风团的典型临床特征，风团的苍白中心体由红晕包围（见书后彩图）

间接负担，这种负担构成了对健康相关生活质量的主要影响[6]。有趣的是，荨麻疹已经被希波克拉底描述为一种讨厌的皮肤瘙痒性疾病。

16.2 荨麻疹的定义

　　荨麻疹的临床特征主要为迅速出现伴瘙痒的、短程（持续时间可达 24h）风团（图 16.1）。风团是由红晕包围的苍白中心体，由于血管通透性增加导致液体渗出而形成。肥大细胞脱颗粒释放的组胺、前列腺素、白三烯、蛋白酶和细胞因子是导致真皮浅层瘙痒性肿胀的主要介质，临床所见为风团。风团的大小从直径几毫米到几厘米不等，可见于任何皮肤部位。相比之下，真皮深层、皮下或黏膜下组织肿胀能持续 72h 以上，往往

是痛而不是痒，这种水肿被定义为血管性水肿。50% 荨麻疹患者可以并存血管性水肿，血管性水肿也可以单独出现[7]。

16.3　荨麻疹的组织病理

荨麻疹炎症过程的启动是由于触发肥大细胞脱颗粒。被荨麻疹影响的皮肤以血管周围和间质浸润为特征，表现为浅表和深部的小静脉丛内的小血管周围 CD4+T 淋巴细胞、单核细胞、嗜碱粒细胞、中性粒细胞和嗜酸性粒细胞浸润[8]。荨麻疹皮损中聚集的嗜酸性粒细胞数量不同，根据遗留的主要碱性蛋白推测由于嗜酸性粒细胞脱颗粒导致[9]。炎性细胞的聚集和激活是通过增加内皮细胞黏附分子与释放的细胞因子如荨麻疹皮损中的 IL-4 和 IL-5 介导[10]。

16.4　荨麻疹的分类

根据新的欧洲指南，荨麻疹亚型可分为自发性荨麻疹，其中包括急性荨麻疹（AU）和慢性荨麻疹（CU），物理性荨麻疹和其他特殊性荨麻疹[11]（表 16.1）。注意，两个或两个以上不同亚型荨麻疹可以同时出现在一个患者身上。为了评估归类于非物理性自发荨麻疹的活动度，欧洲指南引入一个包括风团数量和瘙痒强度的荨麻疹活动评分（UAS），对荨麻疹进行诊断评估[11]。最低得分 0 定义为无风团，无瘙痒；其次是 1 分 = 轻度荨麻疹（< 20 个风团 /24h，轻度瘙痒），2 分 = 中度荨麻疹（21 ~ 50 个风团 /24h，中度皮肤瘙痒）；3 分 = 重度荨麻疹（> 50 个风团 /24 h 或融合成片，剧烈瘙痒）。最近已证明在慢性荨麻疹患者中 UAS 得分多少与患者的生活质量呈正相关，表明这种 USA 评分在日常实践中对荨麻疹严重程度的分类是有用的[12]。

16.5　荨麻疹的诊断依据

评估荨麻疹及其亚型，需要考虑到潜在触发因素、患者详细病史和包括人工划痕试验的体格检查[13]。如果有物理触发史，应进行标准化的体格检查（表 16.1）。实验室检查至少应包括不同的血细胞计数、血沉或 C- 反应蛋白；而特异性分析应基于个体基础确定可疑的触发因素。在慢性荨麻疹上可靠和成功的诊断包括幽门螺杆菌（HP）尿素呼吸或粪便抗原试验、抗 DNAse B 抗体、抗链球菌抗体、抗葡萄球菌抗体的血清学检查、耶氏菌 IgA/IgG 抗体和免疫蛋白印迹、甲状腺自身抗体、抗核抗体、自体血清皮肤试验（ASST），以及在某些情况下进行少量假过敏原饮食 4 周[14-15]。

16.6　自发荨麻疹亚型及发病机制

16.6.1　急性荨麻疹

上呼吸道病毒感染和细菌感染，如膀胱炎和扁桃体炎，被认为是最常见的触发急性荨麻疹的原因[16]。在一些患者中，病毒感染（增加肥大细胞活性）结合其他非甾体抗炎药（NSAID）摄入（尤其是阿司匹林）会引起急性荨麻疹[17]。除非这个患者有明确的病史支持（表 16.1），对急性荨麻疹不推荐特定的诊断检查。

16.6.2　慢性荨麻疹

2004 年在西班牙进行的 5003 名成年人流行病学人群研究中显示，慢性荨麻疹发病率为 0.6%[18]。此外，本研究还发现女性慢性荨麻疹的发病率高于男性[18]。尽管慢性荨麻疹是一种自限性疾病，但 8.7% 的患者其慢性荨麻疹持续 1 ~ 5 年，11.3% 超过 5

表 16.1　荨麻疹分类、亚型、诱因 / 特点及常规诊断测试

荨麻疹分类	荨麻疹亚型	诱发因素 / 特点	常规诊断测试
自发性荨麻疹	急性荨麻疹	自发 < 6 周	无
	慢性荨麻疹	自发 < 6 周	血细胞计数、ESR/CRP、避免可疑药物（NSAIDs）
物理性荨麻疹	冷接触性荨麻疹	冷 / 空气 / 水 / 风 / 食物 / 物品	寒冷的刺激和阈值测试（冰块、冷水、寒风）
	延迟性压力性荨麻疹	垂直压力 / 风团 3 ~ 8h 延迟产生	压力试验（0.2 ~ 1.5kg/cm² 按压 10 ~ 20min）
	人工荨麻疹 / 皮肤划痕征	机械剪切力	引起划痕征
	热接触性荨麻疹	局部热敷	热刺激和阈值测试（热水）
	日光性荨麻疹	紫外线和（或）可见光	紫外和可见光的不同波长
	颤动性荨麻疹 / 血管性水肿	振动力量	用振动装置进行振动强度试验（例如身体按摩或振动器）
其他特殊荨麻疹	水源性荨麻疹	水	体温湿布敷 20 min
	胆碱能性荨麻疹	体温增加、针尖大小的风团	锻炼和热水澡激发
	接触性荨麻疹	致荨麻疹物质接触	点刺 / 斑贴测试、20 min 后看结果
	运动引发的过敏或荨麻疹	体育锻炼	根据历史、运动测试食物进食或不进食食物药物

年，这就是为什么慢性荨麻疹对与健康相关的生活质量具有深刻的影响[18-19]。

感染是急性荨麻疹最常见的病因，慢性荨麻疹定义都是由急性荨麻疹发展而来[4]。然而，为什么和什么样的患者容易变成慢性荨麻疹的根本机制目前仍然不清楚。有一种解释是遗传易感性，因为在慢性荨麻疹中发现存在主要组织相容性复合体 Ⅱ 相关性[20]。而且，有些慢性荨麻疹患者预先表现出对非甾体类抗炎药，尤其是阿司匹林和（或）食品添加剂的非过敏性的超敏状态[21-22]。

慢性荨麻疹患者的特应性发生率没有增加。然而，大约13%的慢性荨麻疹患者出现甲状腺自身抗体增加[23]，大约有30%的慢性荨麻疹患者有针对免疫球蛋白 E 受体（FcεRI）或免疫球蛋白 E 的组胺释放抗体[24-25]。在一组患者中发现 ASST 结果阳性，但仍不清楚与功能性血清或自身抗体存在的关系[26-28]。

病毒感染（如乙型、丙型肝炎等）、细菌感染，例如鼻咽部或牙齿周围的链球菌和葡萄球菌感染、胃肠道的 HP 感染都与慢性荨麻疹有关。关于 HP 感染，有必要进行适当的抗生素治疗（如三重疗法和质子泵抑制剂、阿莫西林和克拉霉素）以及谨慎重新评估根除治疗是否成功很有必要，因为患者可能需要两个或更多的疗程[29-30]。

慢性荨麻疹中寄生虫感染在欧洲北部很少发现，而似乎更多见于南方的其他国家[31]。在过去，慢性荨麻疹患者中念珠菌属感染是对照组的 2 倍[32]。但是，目前还没有证据支持念珠菌属在慢性荨麻疹中的作用。

除了感染，非感染性慢性炎症过程在一些慢性荨麻疹的病例中已有记述，如胃炎、

反流性食管炎、胆囊、胆管的炎症、新生瘤和少见的自体免疫疾病如系统性红斑狼疮。

有趣的是，可在慢性荨麻疹中确定两个或两个以上不同的触发因素，例如非过敏性超敏状态、自身反应以及一些感染。注意，感染性和非感染性疾病的频率和相关性，因患者群体的地理背景不同而不同。这就解释了为什么有些感染在一些地区被认定为触发因素，而在其他地区则不是。

感染在慢性荨麻疹中的真实的流行状况仍未知。然而，几项研究证实，根除感染过程[30,33-34]（如HP）对疾病有好处，这表明遵循诊断性检查和病因性治疗是有价值的。

16.7　物理荨麻疹及亚型

物理荨麻疹包括不同类型的荨麻疹，应该进行适当的身体检查（表16.1）加以排除或鉴别。

冷接触性荨麻疹占所有物理性荨麻疹的3%～5%[35]，主要影响年轻人，女性比男性常见，平均持续时间（7.9±5.8）年[36]。长期以来一直认为冷接触性荨麻疹是特发性，但感染也可能是重要的触发因素，因为用抗生素如青霉素治疗能完全缓解[37]。

人工划痕征主要影响年轻人，并且是最常见的物理性荨麻疹亚型，在所有荨麻疹中其发病率是7%～17%[35]。是由切力作用于皮肤引起而导致一种快速发生的以剧烈瘙痒为特点的风团。

延迟性压力性荨麻疹的特点是局部暴露于静态或垂直压力下4～8h后，出现深入的、有时是疼痛性的肿胀，能持续达48h，经常累及足底。平均发病年龄大约为30岁，男性是女性的2倍，平均病程约为6～9年[38]。

热接触性荨麻疹可由38～50℃的温度引发。在日光性荨麻疹中，280～760nm波长的光线可以引起荨麻疹样症状。有趣的是，经常暴露在阳光下这部分皮肤因为光硬化而不常受侵犯。颤动性血管性水肿是物理荨麻疹中一种非常稀有的亚型，到目前为止，只有个别病例称其由颤动刺激诱发。

16.8　其他类型荨麻疹

胆碱能性荨麻疹是由于热水浴、出汗、体育锻炼和感情上的压力引起机体内部的温度增加而发生。辛辣的食物或酒精饮料也可以使机体温度有一个小的上升而导致胆碱能荨麻疹[17]。胆碱能荨麻疹占所有荨麻疹的7%，皮损为针头大小的风团[35]。同时，运动性速发型过敏反应/荨麻疹是由体育锻炼引起而不是由如洗澡这样的被动增加体温引发。接触性荨麻疹是局部接触如食物、植物、药品、化妆品等而诱发，但也可以由于IgE介导，过敏发应而泛发。相比之下，水源性荨麻疹并不是由水本身介导，而可能是由于皮肤表面的可溶性过敏原引起。它会影响年轻人，女性的发病率经常是男性的5倍。

血管性水肿

至少有半数的慢性荨麻疹患者同时患有血管神经性水肿，主要累及眼睑、唇、舌、咽、外生殖器与四肢，15%～20%的表现为周期性水肿而无风团[14]。血管性水肿亚型包括过敏血管性水肿（通常发生在接触过敏原后1～2h，持续1～3天）、C1酯酶抑制剂缺乏或无功能导致的缓激肽血管性水肿、药物摄入（例如，血管紧张素转换酶抑制剂）引起的血管性水肿，与嗜酸性粒细胞相关的细胞因子介导的血管性水肿（Gleich综合征）、物理性血管性水肿和特发性血管性水肿[39]。特别是舌或咽喉的血管性水肿可被血管紧张素转换酶抑制剂及血管紧张素-Ⅱ受体阻滞剂（sartans）引起。因此，在周期性血管性水肿以及在慢性荨麻疹病例中，应避免使用血管紧张素转换酶抑制剂和sartans以及非甾体类抗风湿剂。注意，血管性水肿可在摄入血管紧张素转换酶抑制剂几年后和停药后数周发生。

遗传性血管神经性水肿（HAE）是一种罕见但危及生命的疾病，急性发作于面部、喉头、生殖器、肢端的肿胀或继发于腹腔内水肿的腹部疼痛，这种疾病的治疗富有挑战性，包括：①治疗急性发作；②长期或短期的预防性用药[40]。未治疗的HAE死亡率高与喉头水肿有关，水肿对类固醇及肾上腺素治疗无反应。因此，对复发且致命的病例的治疗，选择输注浓缩的C1酯酶抑制剂。对HAE的长期预防包括减少雄激素和抗纤溶药物的使用，而短期预防则是在口腔科及内窥镜治疗室时防止血管性水肿发生[39]。

获得血管性水肿（AAE）是一种罕见的疾病，已被分为两大类：AAE-Ⅰ和AAE-Ⅱ。AAE-Ⅰ伴随其他疾病，最常见的B淋巴细胞增殖病；AAE-Ⅱ定义为产生针对C1酯酶P1剂分子的自身抗体。急性严重AAE发作可以用血浆提取的C1酯酶抑制剂治疗；然而，由于C1酯酶抑制剂代谢迅速，急性发作时需要较大剂量C1酯酶抑制剂[39]。对于AAE-Ⅱ型的免疫抑制治疗，除了用浓缩的C1酯酶抑制剂治疗急性发作以外，减少自身抗体产生是唯一有效的治疗方法[41]。

16.9 荨麻疹的治疗

荨麻疹治疗基于特定的原则，包括：①避免触发因素；②治疗确定的原因；③抑制肥大细胞介质[13]。此外，解释、告知、良好的医患关系及患者日记都有助于慢性荨麻疹患者的治疗。

首先，应该去除或避免任何明确的诱发因素，包括非甾体类抗炎药、水杨酸阿司匹

林，10%～30%的荨麻疹患者可由这些物质诱发。对于血管性水肿，应早期识别和终止血管紧张素转换酶抑制剂的使用，避免摄入血管紧张素-Ⅱ受体拮抗剂。

慢性感染作为荨麻疹的明确病因，应该消除包括链球菌、葡萄球菌、耶尔森氏鼠疫杆菌的持续、慢性以及亚临床感染[4]。对HP感染治疗很重要的一点是三重疗法，有证据显示这个疗法可以消除HP，同时能缓解荨麻疹[42]。成功治疗感染诱发因素应有相应的合适方法监测，否则治疗方案可能失败。

由于瘙痒的高额负担，推荐一线治疗荨麻疹的方法包括非镇静类H_1抗组胺药物，也是目前唯一得到许可的治疗[14]。在这一点上，采用现代抗组胺药物剂量增加到四倍推荐剂量（适应证外应用）时，需要考虑可能的不良反应[13]。使用高剂量可能是因为抗组胺药物最初的研制是为了治疗变应性鼻炎，其作用器官远小于皮肤。镇静类抗组胺药物并不比新型抗组胺药物更有效，但是会有包括镇静、抗胆碱能的不良反应。因此，不推荐镇静抗组胺剂作为一线用药。治疗荨麻疹的最好的药物是非镇静类H_1抗组胺药物，包括氮䓬斯汀、西替利嗪、地洛他定、依巴斯汀、非索那定、左西替利嗪、氯雷他定、咪唑斯汀[14]。

目前尚无将H_2受体拮抗剂和非镇静类H_1抗组胺药物一起应用的治疗理论基础。白三烯受体阻滞剂似乎在自身血清及皮肤试验（ASST）阳性的慢性荨麻疹患者亚群中使用有效。然而，到目前为止，还没有可能确定白三烯受体阻滞剂单独或联合抗组胺药物的疗效是否不同[14]。虽然缺乏对照试验，一组与自身免疫性甲状腺炎相关的荨麻疹患者服用甲状腺素治疗有效[43]。

糖皮质激素具有较强的抗炎作用，在某些严重的急性荨麻疹和急性加重的慢性荨麻疹，糖皮质激素作为短期治疗的二线用药可

谨慎使用。特定情况下，如迟发型压力荨麻疹，使用低剂量的糖皮质激素可能有益。对于严重的慢性荨麻疹，从利益与风险角度考虑，免疫抑制药物包括环孢素是额外的治疗选择[14-39]。抗抑郁药（多塞平），肥大细胞稳定剂（酮替芬），拟交感神经药（特布他林），钙通道阻滞剂（硝苯地平），华法林和 stanozol 不被推荐治疗荨麻疹，因为在一系列实验中证明了它们不良反应大且有效率低[14]。相对不良反应小的氨苯砜和羟基氯喹代表其他二线消炎药物，治疗 ASST 阳性的慢性荨麻疹有效；同样，氨苯砜对治疗压力性荨麻疹也有好的效果[5,14]。目前正在临床观察生物制剂如利妥昔单抗（抗人 B 细胞表面抗原 CD20 的单抗）和奥马佐单抗（重组人源化单克隆抗体，针对自由血清 IgE 抗体）的临床疗效。与利妥昔单抗在治疗重症慢性荨麻疹患者无效相比[44]，对于治疗慢性荨麻疹，奥马佐单抗在数个病例报道中似乎是一种很有前途的药物[45-46]，但需要对照试验证实。

（杨高云　译　谢志强　校）

参考文献

1. Yosipovitch G, Ansari N, Goon A, et al. Clinical characteristics of pruritus in chronic idiopathic urticaria. *Br J Dermatol*. 2002;147:32–36.
2. Yosipovitch G, Goon A, Wee J, et al. The prevalence and clinical characteristics of pruritus among patients with extensive psoriasis. *Br J Dermatol*. 2000;143:969–973.
3. Cooper KD. Urticaria and angioedema: diagnosis and evaluation. *J Am Acad Dermatol*. 1991;25:166–174.
4. Wedi B, Raap U, Kapp A. Chronic urticaria and infections. *Curr Opin Allergy Clin Immunol*. 2004;4:387–396.
5. Raap U, Liekenbrocker T, Wieczorek D, et al. New therapeutic strategies for the different subtypes of urticaria. *Hautarzt* 2004;55:361–366.
6. Raap U, Gieler U, Schmid-Ott G. Urticaria. *Dermatol Psychosom*. 2004;5:203–205.
7. Wedi B, Kapp A. Urticaria and angioedema. In: Mahmoudi M, ed. *Allergy: Practical Diagnosis and Management*. New York: Mc Graw Hill; 2008:84–94.
8. Elias J, Boss E, Kaplan AP. Studies of the cellular infiltrate of chronic idiopathic urticaria: prominence of T-lymphocytes, monocytes, and mast cells. *J Allergy Clin Immunol*. 1986;78:914–918.
9. Sabroe RA, Poon E, Orchard GE, et al. Cutaneous inflammatory cell infiltrate in chronic idiopathic urticaria: comparison of patients with and without anti-FcepsilonRI or anti-IgE autoantibodies. *J Allergy Clin Immunol*. 1999;103:484–493.
10. Caproni M, Giomi B, Melani L, et al. Cellular infiltrate and related cytokines, chemokines, chemokine receptors and adhesion molecules in chronic autoimmune urticaria: comparison between spontaneous and autologous serum skin test induced wheal. *Int J Immunopathol Pharmacol*. 2006;19:507–515.
11. Zuberbier T, Bindslev-Jensen C, Canonica W, et al. EAACI/GA2LEN/EDF guideline: definition, classification and diagnosis of urticaria. *Allergy*. 2006;61:316–320.
12. Mlynek A, Zalewska-Janowska A, Martus P, et al. How to assess disease activity in patients with chronic urticaria? *Allergy*. 2008;63:777–780.
13. Zuberbier T, Bindslev-Jensen C, Canonica W, et al. EAACI/GA2LEN/EDF guideline: management of urticaria. *Allergy*. 2006;61:321–331.
14. Wedi B, Kapp A. Evidence-based therapy of chronic urticaria. *J Dtsch Dermatol Ges*. 2007;5:146–157.
15. Zuberbier T, Chantraine-Hess S, Hartmann K, Czarnetzki BM. Pseudoallergen-free diet in the treatment of chronic urticaria. A prospective study. *Acta Derm Venereol*. 1995;75:484–487.
16. Sackesen C, Sekerel BE, Orhan F, et al. The etiology of different forms of urticaria in childhood. *Pediatr Dermatol*. 2004;21:102–108.
17. Zuberbier T, Maurer M. Urticaria: current opinions about etiology, diagnosis and therapy. *Acta Derm Venereol*. 2007;87:196–205.
18. Gaig P, Olona M, Munoz LD, et al. Epidemiology of urticaria in Spain. *J Invest Allergol Clin Immunol*. 2004;14:214–220.
19. O'Donnell BF, Lawlor F, Simpson J, et al. The impact of chronic urticaria on the quality of life. *Br J Dermatol*. 1997;136:197–201.
20. O'Donnell BF, O'Neill CM, Francis DM, et al. Human leucocyte antigen class II associations in chronic idiopathic urticaria. *Br J Dermatol*. 1999;140:853–858.
21. Zuberbier T, Chantraine-Hess S, Hartmann K, Czarnetzki BM. Pseudoallergen-free diet in the treatment of chronic urticaria. A prospective study [see comments]. *Acta Derm Venereol*. 1995;75:484–487.
22. Wedi B, Kapp A. Aspirin induced adverse skin reactions: new pathophysiological aspects. *Thorax*. 2000;55(suppl 2):S70–S71.
23. Leznoff A, Sussman GL. Syndrome of idiopathic chronic urticaria and angioedema with thyroid autoimmunity: a study of 90 patients. *J Allergy Clin Immunol*. 1989;84:66–71.
24. Hide M, Francis DM, Grattan CE, et al. Autoantibodies against the high-affinity IgE receptor as a cause of histamine release in chronic urticaria [see comments]. *N Engl J Med*. 1993;328:1599–1604.
25. Marone G, Spadaro G, Palumbo C, Condorelli G. The anti-IgE/anti-FcεRIα autoantibody network in allergic and autoimmune diseases. *Clin Exp Allergy*. 1999;29:17–27.
26. Grattan CEH, Hamon CGB, Cowan MA, Leeming RJ. Preliminary identification of a low molecular weight serological medicator in chronic idiopathic urticaria. *Br J Dermatol*. 1988;119:179–184.
27. Kikuchi Y, Kaplan AP. Mechanisms of autoimmune activation of basophils in chronic urticaria. *J Allergy Clin Immunol*. 2001;107:1056–1062.
28. Wedi B, Novacovic V, Koerner M, Kapp A. Chronic urticaria serum induces histamine release, leukotriene production and basophil CD63 surface expression – inhibitory effects of anti-inflammatory drugs. *J Allergy Clin Immunol*. 2000;105:552–560.
29. Wedi B, Wagner S, Werfel T, et al. Prevalence of *Helicobacter pylori* associated gastritis in chronic urticaria. *Int Arch Allergy Immunol*. 1998;116:288–294.
30. Shiotani A, Okada K, Yanaoka K, et al. Beneficial effect of *Helicobacter pylori* eradication in dermatologic diseases.

Helicobacter 2001;6:60–65.

31. Daschner A, Vega dl O, Pascual CY. Allergy and parasites reevaluated: wide-scale induction of chronic urticaria by the ubiquitous fish-nematode Anisakis simplex in an endemic region. *Allergol Immunopathol (Madr)*. 2005;33:31–37.

32. Henseler T. Mucocutaneous candidiasis in patients with skin diseases. *Mycoses*. 1995;38(suppl 1):7–13.

33. Federman DG, Kirsner RS, Moriarty JP, Concato J. The effect of antibiotic therapy for patients infected with *Helicobacter pylori* who have chronic urticaria. *J Am Acad Dermatol*. 2003;49:861–864.

34. Wedi B, Wagner S, Werfel T, et al. Prevalence of *Helicobacter pylori*-associated gastritis in chronic urticaria. *Int Arch Allergy Immunol*. 1998;116:288–294.

35. Kontou-Fili K, Borici-Mazi R, Kapp A, et al. Physical urticaria: classification and diagnostic guidelines. An EAACI position paper. *Allergy*. 1997;52:504–513.

36. Moller A, Henning M, Zuberbier T, Czarnetzki-Henz BM. Epidemiology and clinical aspects of cold urticaria. *Hautarzt*. 1996;47:510–514.

37. Liebeskind H, Schwarze G. Penicillin therapy in cold contact urticaria. *Hautarzt*. 1974;25:482–485.

38. Zuberbier T, Grabbe J. *Urticaria*. Springer Verlag; Berlin 1996.

39. Borzova E, Grattan CE. Urticaria: current future treatments.

Expert Rev Dermatol. 2007;2(3):317–334.

40. Agostoni A, Aygoren-Pursun E, Binkley KE, et al. Hereditary and acquired angioedema: problems and progress: proceedings of the third C1 esterase inhibitor deficiency workshop and beyond. *J Allergy Clin Immunol*. 2004;114:S51–S131.

41. Kaplan AP, Greaves MW. Angioedema. *J Am Acad Dermatol*. 2005;53:373–388.

42. Federman DG, Kirsner RS, Moriarty JP, Concato J. The effect of antibiotic therapy for patients infected with *Helicobacter pylori* who have chronic urticaria. *J Am Acad Dermatol*. 2003;49:861–864.

43. Dreskin SC, Andrews KY. The thyroid and urticaria. *Curr Opin Allergy Clin Immunol*. 2005;5:408–412.

44. Mallipeddi R, Grattan CE. Lack of response of severe steroid-dependent chronic urticaria to rituximab. *Clin Exp Dermatol*. 2007;32:333–334.

45. Metz M, Bergmann P, Zuberbier T, Maurer M. Successful treatment of cholinergic urticaria with anti-immunoglobulin E therapy. *Allergy*. 2008;63:247–249.

46. Spector SL, Tan RA. Effect of omalizumab on patients with chronic urticaria. *Ann Allergy Asthma Immunol*. 2007;99:190–193.

第 17 章　旅行者的瘙痒性皮肤病

Eric Caumes

17.1 引　言

瘙痒是旅行中最常见的皮肤疾病之一。它可以是局部性或是全身性发病，病程为急性或慢性（大于 6 周）[1-2]。瘙痒性皮肤疾病与环境性皮肤疾病一样，包括感染外来或者异国来源的致病原（表 17.1）。

临床医生认为局限性和全身性瘙痒的差异很有趣，后者多见于一些寄生性皮肤病（疥疮，蠕虫病）和某些病毒感染，前者多与节肢动物感染有关，并见于局限性瘙痒疾病以及较小范围的真菌感染。对于旅行者应关注其流行病学暴露（如危险行为、所停留的乡村等），临床检查应专注于可以附加提供最佳临床线索的皮损形态学特点和皮损部位的分布（如全身性或局限性，是否局限于特定的解剖部位）。无论是什么皮肤病，必须将其与特殊的继发于瘙痒的皮损（如表皮破损、苔藓样硬化和继发脓疮）区别开。对于热带潮湿地区的旅行者，最主要的并发症是皮肤细菌感染。根据临床检查结果，可考虑进一步诊断检查，包括血液检查、血清学、皮肤活检、多聚酶链式反应、培养以及影像技术等。

17.2 流行病学数据

在旅行者中，皮肤病和腹泻，与呼吸道感染一样，是在旅行期间和旅行后三种最常见的健康问题之一[3]。

无论使用何种流行病学研究方法（问卷调查、特殊旅行者队列研究、观察性研究）以及在不同地点进行研究（在当地研究或研究返回的旅行者），最常见的旅行性皮肤病都与昆虫叮咬、太阳照射、皮肤真菌、接触过敏原及浅表性皮肤损伤（包括与接触海洋生物有关的损伤）以及细菌、病毒、寄生虫感染有关。

研究显示，在旅行者中诊断为外来因素皮肤感染的比例为 35% ～ 53%，皮肤症状主要表现为瘙痒[1-2]。

表 17.1　旅行者瘙痒的原因

局限性瘙痒	全身性瘙痒
节肢动物：蝇蛆病、虱子	疥疮
蠕虫感染：钩虫相关的皮肤幼虫移行症（HrCLM）、蛲虫病（肛周）、腭口线虫病、罗阿丝虫病、类圆线虫病（肛周匍行疹）、盘尾丝虫相关的肢体肿胀	蠕虫病侵袭期（与荨麻疹相关，见表 17.3）、尾蚴性皮炎、罗阿丝虫病
	病毒感染：水痘、登革热、奇孔古尼亚病毒感染
非感染性诱因：节肢动物叮咬反应、接触性皮炎、刺激性皮炎、海浴疹	非感染性因素：鱼肉毒、药物不良反应、特应性皮炎加重

17.3 疥虫感染

17.3.1 疥　疮

疥疮，原因为疥虫感染，是从热带地区返回的旅行者中最常见的扩散性瘙痒疾病[1-2]。患者主诉多为全身性的强烈瘙痒，夜间加重，通常很少扩散至面部和头部。多为患者有疥虫接触史，于旅行返回后 1 个月内发病[4]。最特殊的皮肤表现是 5 ~ 10mm 的小孔，水疱脓疱，生殖器结节样皮损。皮损的典型分布部位是指（趾）间、腕关节屈侧、肘部、腋下、臀部、男性外阴以及女性乳房。家族瘙痒史通常是一条经典的诊断线索（婚床上的瘙痒就是疥疮）。通过显微镜在皮损的碎屑中发现雌性疥螨、虫卵或虫粪有助于确诊。

17.3.2 疥性蝇蛆病

人蝇蛆病是人的皮肤组织被多种蝇类的幼虫或是蛆感染导致。根据西方国家的一系列输入病例结果，旅行者感染最常见的人蝇蛆病是非洲乡村地区噬人瘤蝇（盾波蝇）以及中南美洲人肤皮蝇（皮肤噬人瘤蝇）感染导致的疥性蝇蛆病[1,5-6]。

根据不同的蝇类感染，蝇蛆病的表现因患病途径、感染的地点、虫成熟期、皮损的数量、解剖部位和用手拉出幼虫的能力而异。噬人瘤蝇幼虫从沉积在潮湿的土壤和挂在外面干燥而没有熨烫的衣服或床上用品中孵化出来穿透皮肤进入人体。人肤皮蝇幼虫通过蚊子叮咬的途径进入人体。在所有病例中，幼虫通过连续脱皮成长。这一成长时期从 7 天到 6 周（盾波蝇 7 ~ 10 天，皮肤噬人瘤蝇 15 ~ 45 天）。

皮损为 1 ~ 2cm 疖样皮损，中央有凹陷，并有血清样和脓性分泌物。更重要的

是，患者更多主诉皮损处的蠕动感而不是瘙痒。幼虫的移动可以在凹陷处发现，盾波蝇的皮损更多，皮肤噬人瘤蝇的皮损通常为 1 ~ 3 个[6]。盾波蝇的皮损通常见于皮肤被衣服覆盖的地方，如躯干；皮肤噬人瘤蝇的皮损见于身体各部位（如头皮、脸、前臂、腿）易被昆虫叮咬的地方。皮损数目最多的一例为来自加纳盾波蝇感染的儿童病例，皮损甚至达到 94 个[7]。

疥性蝇蛆病的诊断依靠从皮损处发现幼虫。

治疗方法是小心移走幼虫，并注意不要弄断它们，以免引起过敏反应和异物反应。在盾波蝇感染的病例中，手动对晚期皮损处加压可以很容易地挤出蛆。在皮肤噬人瘤蝇感染的病例中，可以通过向皮损滴入栓塞剂（如石蜡、凡士林、猪油、牙膏）的方法来挤出虫体[8]。

17.4 蠕虫病

17.4.1 钩虫相关的皮肤幼虫移行症

钩虫相关的皮肤幼虫移行症（HrCLM）是最常见的一种热带来源的旅行相关性皮肤病[9]。起病于世界范围的热带或亚热带海滩，猫或狗钩虫的幼虫穿透站立或行走的人的皮肤导致。

钩虫相关的皮肤幼虫移行症的潜伏期通常只有几天，很少超过 1 个月。在确诊的一系列返乡旅行者中，皮损出现在超过一半患者身上，返乡后起病的中位时间不超过 1 个月。不过，也有一些潜伏期较长的病例报道[9]。

钩虫相关的皮肤幼虫移行症的发病症状是所有患者皮损处的瘙痒。钩虫相关的皮肤幼虫移行症最常见的特点是尾蚴性皮炎，临床特点表现为红斑、皮下线状或匐行样印迹（图 17.1），约 3 mm 宽，15 ~ 20cm

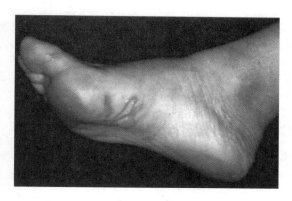

图 17.1　钩虫相关皮肤幼虫移行导致足部匍行疹
（见书后彩图）

表 17.2　旅行者匍行疹的原因

线虫幼虫
钩虫相关的皮肤幼虫移行症（HrCLM）、腭口线虫病、旋尾亚目、
类圆线虫病（肛周匍行疹）
吸虫幼虫
片吸虫病
线虫成虫
罗阿丝虫病
龙线虫病
蝇蛆
游走性蝇蛆病
节肢动物
疥疮

长，并且每天以几毫米或是几厘米的速度扩展[9]。皮损的中位数目多为 1～3 个。其他的临床症状有局限性的肿胀，见于报道 6%～17%。黏膜破损，见于报道 4%～40%[9]。钩虫相关的皮肤幼虫移行症最好发的皮损部位是足、臀、股。如果不进行治疗，出疹会持续 2～8 周，甚至 2 年。钩虫相关的皮肤幼虫移行症的一个特殊形式是毛囊炎。毛囊炎的病程较短，通常表现为位于臀部的毛囊样皮损[10]。

钩虫相关的皮肤幼虫移行症的诊断依赖于典型的临床表现以及近期的热带国家旅行史和沙滩接触史。鉴别诊断包括其他引起尾蚴性皮炎的皮肤病、导致皮肤幼虫移行症的病种[11]、与瘙痒相关的线虫，或皮下移行的吸虫幼虫、线虫成虫、蝇蛆、螨虫（表 17.2）。

噻苯咪唑软膏仍是一线治疗的首选。单剂量的伊维菌素和 3 天疗程的阿苯达唑为一线口服治疗方案，阿苯达唑软膏可作为替代疗法[9]。

17.4.2 皮肤腭口线虫病

腭口线虫病是一种食源性动物源性寄生虫感染，由于摄入被第三期线虫幼虫（主要为棘腭口线虫）污染的未烹饪的食物

而发病[12]。主要食物包括淡水鱼、虾、螃蟹、小龙虾、青蛙或鸡肉。线虫病起源于南亚（尤其是泰国）和拉丁美洲（尤其是墨西哥）。据报道线虫病感染患者多见于以上区域返回的旅行者，最近的发病者多是从西赞比亚返回[12-13]。

线虫病最常见的临床表现是皮肤线虫病，典型的皮肤表现是继发性皮肤肿胀（图 17.2）、匍行疹和四肢水肿。或多或少有瘙痒表现。在 5 名旅行者中，皮损自返家后出现的中位时间是 62 天（10～150 天），有四种临床表现形式：3 例匍行疹（1 例丘疹，1 例结节），2 例迁移性肿胀。在 3 例瘙痒

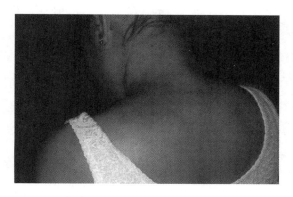

图 17.2　脂膜炎提示皮肤腭口线虫病（见书后彩图）

性匐行疹患者中，两例被误诊为钩虫相关的皮肤幼虫移行症，2 例继发性和移行性丘疹伴瘙痒的患者，并发症为不同部位的皮下水肿，持续 1 ~ 4 周。症状表现为间歇性和继发性，这解释了在非流行性地区误诊的原因。有报道称在伦敦诊断为外来性线虫病的患者，从症状表现的中位时间到诊断历经 12 个月 [12]，还表现有一系列神经系统并发症 [14]。皮肤线虫病的早期诊断有助于在出现神经系统并发症之前进行治疗 [13]。

皮肤线虫病的早期诊断主要根据继发性的皮肤改变、在流行地区食用未烹饪的肉类史、嗜酸细胞增多症（常见，但不是一贯表现）以及对于阴性结果的血清学反复测试 [13]。一些作者报道了在活检标本中发现线虫幼虫而确诊。但是活检的结果经常失败，所以不推荐后期双盲活检法 [12-13]。

有报道阿苯达唑在泰国治疗线虫病的有效率超过 90%；在泰国，用伊维菌素 0.2mg/kg 给药 2 天治疗皮肤线虫病与阿苯达唑（400mg，Bid，共给药 21 天）同样有效 [15]。然而，必须对患者长期随访，因为半数旅行者需要至少两种疗法才能痊愈 [13]。

17.4.3 扩散期蠕虫感染

蠕虫感染会因为蠕虫的增殖期导致急性荨麻疹，慢性蠕虫感染会导致慢性荨麻疹，两者都伴有瘙痒（表 17.3）。急性期血吸虫病最多见于旅行者。

17.4.3.1 血吸虫病

急性荨麻疹的瘙痒性风团是急性血吸虫病（或侵袭期血吸虫病）的典型皮肤改变（图 17.3）。多见于暴露于疫区水源后 2 ~ 6 周 [16]。例如，有 18 名未免疫游客在马里的淡水游泳池里游泳后感染血吸虫病，10 例

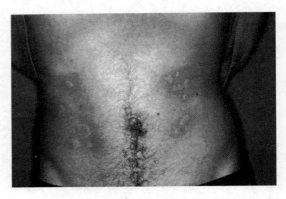

图 17.3　血吸虫病急性侵袭期导致荨麻疹（见书后彩图）

（36%）在游泳后淋浴即出现了瘙痒性尾蚴样皮肤病，15 例在过后表现为侵袭期血吸虫病症状（发烧、荨麻疹、咳嗽和头疼）。

对于任何发热伴有急性荨麻疹，有疫区淡水接触史的旅行者都必须系统考虑血吸虫病的诊断。确诊依赖于血清学和嗜酸性粒细胞增多，在侵袭期早期，这些检查结果经常表现为阴性或是正常，所以需要重复检查。

临床医生需要警惕急性神经性血吸虫病的危险，早期治疗需要皮质激素，以避免不可逆转的伤害 [17]。另外，吡喹酮只杀灭成虫，并且有 40% 急性血吸虫病患者在给药后症状加重，所以在急性期应避免使用吡喹酮治疗 [16-17]。

17.4.3.2 其他蠕虫感染

其他蠕虫感染与患者在侵袭期的急性荨麻疹的瘙痒性风团有关，或与内脏幼虫移行综合征的慢性荨麻疹有关（表 17.3）。

17.4.4 尾蚴性皮炎

尾蚴性皮炎是由于患者在接触疫区的淡水或是海水后，皮肤被非人类血吸虫的尾蚴穿透导致发病。这些血吸虫的宿主多为鸟类或是小型哺乳动物，它们可以穿透疫区游泳

表17.3　旅行者荨麻疹的原因

蠕虫感染：血吸虫病侵袭期、蛔虫病、钩虫病、异尖线虫病、旋毛虫病、类圆线线虫病、片吸虫病、弓形虫病，腭口线虫病，以及包虫病期囊肿破裂，游走性内脏幼虫综合征慢性期（弓形虫病）

病毒感染：甲型肝炎病毒感染

非感染因素：药物不良反应

者的完整皮肤进入人体。已在美国密歇根湖和瑞士日内瓦湖鉴别出的危险因子包括：接触浅水区域、向岸风区域、既往有尾蚴性皮炎史、长期的接触湖水、在水中停留史、接触疫水时的特定时间和气候情况[18-19]。

在法国尼斯湖一次游泳比赛发生的独特的接触发病可以很好的描述这种疾病[20]。从接触到发病时间从短短的几分钟到最长24h。在接触疫水后短短几分钟即产生刺痛感，典型的出疹皮损起始于多发性瘙痒性红斑，并可进展为丘疹、丘疱疹或荨麻疹皮损。出疹通常发生于疫水接触部位，但也有约20%的个例报道发生于游泳衣遮盖部位[19-20]。出疹峰值期为1~3天，并可持续1~3周。诊断依据水源接触史以及皮肤表现。尾蚴性皮炎为自限性疾病，仅需要对症治疗。口服抗组胺药和糖皮质激素可以减轻症状。

17.4.5 丝虫病

在旅行者中有罗阿丝虫病和盘尾丝虫病的案例报道。大多数病例从非洲返回，伴有瘙痒性皮肤表现。

17.4.5.1 盘尾丝虫病

盘尾丝虫病是被热带非洲黑蝇叮咬后感染盘尾丝虫。一方面盘尾丝虫病多发于非洲

乡村移民，从非洲老家探望亲戚和朋友归来后发病，有观点更倾向于这些移民因为儿童时期长期暴露在危险因素之下导致感染，而不是最后一次探亲导致的感染[2]。另一方面，从中非归来的短期非移民游客多被诊断为盘尾丝虫相关的肢体肿胀[21-22]。这是盘尾丝虫病最常见的流行病学和临床表现形式，20多年前就一直强调的事实概念。这种形式的盘尾丝虫病由流行病学归类（通常丝虫病在森林区域感染，而盘尾丝虫病在草原地区感染，并有潜伏期）。在喀麦隆和科特迪瓦森林区域旅行后发病的5例此种病例中，发生于一侧上肢的瘙痒和肢体水肿持续5个月~2年。4例患者血嗜酸性粒细胞数值超过2000/mm[3]。通过检出皮肤中的微丝虫蚴而确诊。患者可被伊维菌素和（或）乙胺嗪治愈[21]。目前多给予单剂量的伊维菌素与强力霉素联用治疗[23]。

17.4.5.2 罗阿丝虫病

罗阿丝虫病多发于非洲中部和西部。皮肤表现为瘙痒性移行性血管性水肿（卡拉巴肿），皮下（移行疹）关节下的成虫移动。这种疾病多见于移民而不是短期的游客和商务旅客。在26例游历过赤道几内亚的摩洛哥患者中，转移性水肿伴瘙痒见于所有病例，眼部罗阿丝虫见于13例患者，皮下成虫移行见于19例患者[24]。

确诊依据于微丝蚴检查的阳性结果（在治疗前定性）、丝虫血清学、嗜酸性粒细胞计数。推荐的抗寄生虫药为伊维菌素和乙胺嗪。

17.5 真菌病

足癣和念珠菌感染是世界范围、尤其是热带地区高发的皮肤感染[25]。发病率在国外回来的游客中排名第一[1-2]。花斑癣是

旅行者真菌病最常见的一种形式，但不会导致瘙痒。体癣是全身性的真菌感染，定位于全身无毛的部位，除了腋下、腹股沟、手和足。皮损的特点是边缘高起且非常规则的圆形或椭圆形红斑性斑块，而中央平坦。股癣和腋下癣在旅行者中也很多见，因为大量排汗和间擦部摩擦，多发于腹股沟和腋下。足癣（运动员脚）在赤足或穿拖鞋的游客中常见。头癣是最常见的儿童皮肤真菌病，多发于从非洲探亲访友返回后或是被收养的非洲儿童[26]。

17.6 病毒感染

最常见的导致瘙痒的病毒性疾病包括水痘、登革热及奇孔古尼亚病毒感染。后两种是由节肢动物传染至人，前一种是在人类之间传播。与大多数发展中国家比较，水痘在西方游客中发病较少。

17.6.1 登革热

登革热是世界上最常见的虫媒性疾病，是旅行者中最常见的发热性疾病的病因，多发生于从热带和亚热带返回的旅客[27]。登革热病毒属于黄热病毒，由埃及斑蚊和白线斑蚊传播。登革热广泛见于热带和亚热带地区，发病于从东南亚、南太平洋群岛、加勒比和拉丁美洲地区返回的游客。

登革热的典型表现包括突然发作的发热、头疼、眼窝后疼痛、疲劳、肌肉关节疼痛、再发热时出现皮疹。皮疹为斑疹或斑丘疹，呈小岛样分布于全身正常皮肤。其他的皮肤症状包括瘙痒、面红、出血性表现、瘀点和紫癜。大多数病人表现为经典的良性的登革热型。但是登革出血热和登革休克综合征必须进行系统性、临床性和生物学性评估。

17.6.2 奇孔古尼亚病毒感染

奇孔古尼亚病毒于1953年最初在坦赞尼亚分离出来，大多数爆发发生于非洲、亚洲和最近频发的印度洋地区、被斑蚊叮咬后发病（埃及斑蚊和白线斑蚊）。自2005年以来，有报道旅行者自流行区返回欧洲、加拿大、北美后发生奇孔古尼亚病毒感染[28-29]。

奇孔古尼亚病毒感染的皮肤表现与经典的登革热皮肤表现极为相似：瘙痒、瘀点或紫癜，呈小岛状或在正常皮肤上分布[28]。奇孔古尼亚病毒感染与登革热皮肤表现临床上很难区分。

17.7 环境性皮肤病

17.7.1 节肢动物相关性皮肤病

节肢动物相关性皮肤病在旅行者中非常普遍[1-3]。在临床上区分不同的节肢动物引起的皮肤病非常困难，因为不同种类的节肢动物引起相似的皮肤病表现，反之同种获得性节肢动物皮肤病可以有不同的临床表现。最佳的诊断线索是致病的节肢动物与皮损的分布一致。然而，这并没有显著性意义，治疗方法同样多为抗组胺药和糖皮质激素。

最常见的皮肤表现是痒疹（图17.4），一种剧烈性瘙痒性红斑和表皮剥脱性丘疹。这种表现被认为是与被昆虫如蝇类、床上臭虫以及少见的蚊子、蚂蚁、恙螨、吸虫之类的昆虫叮咬后产生超敏反应有关的丘疹性荨麻疹的发展阶段[30]。节肢动物叮咬也会产生水疱大疱性皮损。

细菌性皮肤感染是旅行者最常见的节肢动物叮咬后并发症[3]。细菌因叮咬或是搔抓进入人体。皮损往往在国外时就会出现，但是对于归国的旅行者仍然是一个主要症状[1-3]。在19名患脓疱病的归国旅行者中，

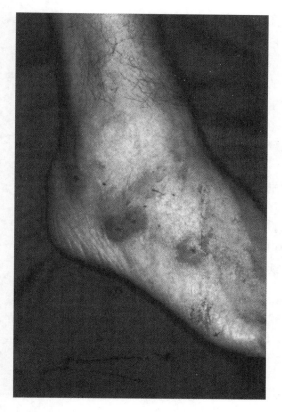

图17.4 无意行走在蚁丘上导致急性痒疹(见书后彩图)

63% 是叮咬后发生[1]。在另外 21 例蜂窝组织感染患者中，28% 是叮咬后发生[2]。最后在对大规模数据统计基础上，2947 例旅行皮肤病患者的第一位病因学原因是昆虫叮咬，伴有或是不伴有感染[3]。

17.7.2 接触性皮炎

接触性皮炎在旅行者中非感染性皮肤疾病的发病率最高，多见于旅行期间，少见于归国后[31]。或许与暴露于植物、昆虫、海洋生物的因素有关。

据报道，过敏性接触皮炎主要发生在接触漆树科植物后，包括腰果树、毒葛（poison ivy）、橡树、芒果树和开心果树[32]。有毒葛接触过敏史的旅行者应被告知这种免疫交叉反应。毒葛皮炎会在停止接触过敏原

后自愈。对于轻中度病例局部治疗主要着眼于改善症状，治愈皮损和缓解瘙痒，对于严重病例应考虑系统性给予糖皮质激素。

隐翅虫皮炎（斑蝥皮炎）也广泛见于报道。最近报道为 191 例美国患者爆发发病于巴基斯坦，隐翅虫是致病原因[33]。隐翅虫属的甲虫夜间冲撞皮肤，释放发泡岬毒素，导致在接触昆虫后的 1～2 天内出现线性、地域性的瘙痒性荨麻疹样丘疹及红斑皮损，伴有水疱或脓疱。皮损的分布多在裸露的皮肤，如颈部、面部、上臂部。对于刺激性接触性皮炎，应该通过清洗接触部位去除刺激物质，并外用糖皮质激素，如继发感染可外用抗生素。

昆虫相关性皮肤病也见于旅行者在墨西哥接触飞蛾后发病的报道，多表现为瘙痒性丘疹[34]。

海洋生物接触性皮肤病是热带岛屿的旅行者中最常见的皮肤病之一，刺细胞动物如水母，海葵和珊瑚使用毒液系统（所谓的刺丝囊）作为防卫和觅食的手段。对于热带和亚热带游客来说会导致严重的中毒反应，被刺中的感觉从轻微的烧灼感直到导致瘙痒的剧痛[35-36]。皮损在受伤后几分钟内会出现，开始表现为斑疹和丘疹，后可发展为水疱、大疱和溃疡。这种突然发作的反应可以持续数星期，伴随接触部位顽固的皮损瘙痒[37]。其他会导致瘙痒性皮炎的海洋生物有海胆和其他棘皮动物类，海蚂蟥的叮咬和珊瑚的割伤及划痕。

17.7.3 鱼肉毒

鱼肉毒导致的瘙痒在获得后可以持续数月，这种鱼肉毒来自于摄入有毒鱼肉中腰鞭毛虫的剧毒似翼藻的毒素，这种毒素多发生在热带亚热带受损的珊瑚礁。这种具有水溶性、热稳定的毒素来自于食用珊瑚礁食草类

103

鱼的食肉鱼。

鱼肉毒表现为消化道症状（恶心、呕吐、腹泻、异常腹痛）和神经系统症状（肌肉疼、感觉异常、冷觉异常、运动失调、瘙痒）[38]。诊断依赖于食用鱼肉史，其他病例中旅行者共用同样的食物、短暂的潜伏期（2～30h），以及首发的消化道、心血管症状，随后的神经系统症状如疲乏、肌肉疼（特别在肢体下端）、瘙痒以及感觉神经表现（口周和远端感觉异常）。患者通常有刺痛、烧灼、干冰样刺痛和电击样感觉。对温度的颠倒混淆是鱼肉毒的独有表现（如把冷饮料和物体描述为热）。消化道症状在数小时可缓解，但是肌肉疼、瘙痒、感觉神经症状会持续很长时间。在13名从加勒比海返回的意大利游客中，潜伏期为2～9h，所有的患者都有消化道症状，痒感见于8例患者，冷热颠倒的温度感变化只见于2例患者[39]。症状持续1～16个月。

因为无特效解毒药，治疗仅为支持治疗，尽管静脉给予甘露糖醇作为一种鱼肉毒的治疗方案，在库克岛拉罗汤加对50例鱼肉毒患者的临床回顾性研究表明，甘露糖醇与生理盐水相比，非但不能在24h内缓解症状，反而有更多的不良反应[40]。

17.7.4 海浴疹

海浴疹是在海洋中游泳后，游泳衣下皮肤产生剧烈瘙痒的皮疹。由于海葵的幼虫和水母停留在游泳衣内而导致[41]。海浴疹广泛报道于美国的大西洋沿岸、加勒比海地区、中南美洲和东南亚。

从接触到发病的时间多见于几分钟到24h。有接触史的患者在水中多有针刺样或叮咬样感觉，以及荨麻疹样皮损。临床表现包括瘙痒性红斑，最终可发展为丘疹、水疱和荨麻疹样皮损。海葵接触部位多分布在游泳衣包裹处或是未包裹处，有摩擦力存在部位（如腋下、大腿中段、胸部等）。出疹可持续3天～3周。东南佛罗里达70例患者的中位出疹和瘙痒时间是12.5天[42]。佛罗里达棕榈滩郡一项回顾性队列研究表明，儿童，有海浴疹病史的人，以及冲浪者患海浴疹危险性最高[43]。

根据临床表现和接触史可以确诊，鉴别诊断包括尾蚴性皮肤病、接触性皮炎（海洋生物接触）以及昆虫叮咬。海浴疹是一种1～3周自限性疾病，对症治疗通常无效。口服抗组胺药以及糖皮质激素软膏或许可以缓解症状。

17.8 其他与旅行者相关的城市瘙痒性皮肤病

不明起源的瘙痒（PUO）是返回旅行者中发病率为第3位的皮肤病[2]。它与年长以及移民状态有显著关联，多数病例移民自非洲。瘙痒多发生于下肢伸侧。PUO可能与气候适应有关。非洲人的沐浴更频繁，并且较多的使用去污剂。这样会导致皮脂的损失，引起干燥和痒感。另外，欧洲室内和办公室内的空气干燥，导致PUO发病升高[2]。

对于旅行者出现的荨麻疹和发疹型皮肤病，每天常规治疗或预防使用的药物过敏也是必须要除外的发病原因[44]。

有可能发生慢性瘙痒性疾病如特应性皮炎的加重，其他皮肤病包括与气候变化有关的红痱。

17.9 结　语

对于瘙痒性皮肤病，要特别指导旅行者避免节肢动物的叮咬。告知赤足行走的危险性，以及避免瘙痒后的抓挠。旅行急救包里应包含有抗生素，以有效治疗细菌皮肤感染，还应有口服抗组胺药以及糖皮质激素软膏。

（Xiang Zhang　张春雷 译　杨高云 校）

参考文献

1. Caumes E, Carriere J, Guermonprez G, Bricaire F, Danis M, Gentilini M. Dermatoses associated with travel to tropical countries: a prospective study of the diagnosis and management of 269 patients presenting to a tropical disease unit. *Clin Infect Dis.* 1995;20:542–548.
2. Ansart S, Perez L, Jaureguiberry S, Danis M, Bricaire F, Caumes E. Spectrum of dermatoses in 165 travelers returning from the tropics with skin diseases. *Am J Trop Med Hyg.* 2007;76:184–186.
3. Freedman DO, Weld LH, Kozarsky PE, et al. Spectrum of disease and relation to place of exposure among ill returned travelers. *N Engl J Med.* 2006;354:119–130.
4. Chosidow O. Clinical practices scabies. *N Engl J Med.* 2006;354:1718–1727.
5. McGarry JW, McCall PJ, Welby S. Arthropod dermatoses acquired in the UK and overseas. *Lancet.* 2001;357:2105–2106.
6. Jelinek T, Nothdurft HD, Rieder N, Loscher T. Cutaneous myiasis: review of 13 cases in travelers returning from tropical countries. *Int J Dermatol.* 1995;34:624–626.
7. Biggar RJ, Morrow H, Morrow RH. Extensive myiasis from tumbu fly larvae in Ghana, West Africa. *Clin Pediatr (Phila).* 1980;19:231–232.
8. Brewer TF, Wilson ME, Gonzalez E, Felsenstein D. Bacon therapy and furuncular myiasis. *JAMA.* 1993;270:2087–2088.
9. Hochedez P, Caumes E. Hookworm related cutaneous larva migrans. *J Travel Med.* 2007;14:326–333.
10. Caumes E, Ly F, Bricaire F. Cutaneous larva migrans with folliculitis: report of seven cases and review of the literature. *Br J Dermatol.* 2002;146:314–316.
11. Caumes E. It's time to distinguish the sign "creeping eruption" from the syndrome "cutaneous larva migrans". *Dermatology.* 2006;213:179–181.
12. Moore DA, McCroddan J, Dekumyoy P, Chiodini PL. Gnathostomiasis: an emerging imported disease. *Emerg Infect Dis.* 2003;9:647–650.
13. Menard A, Dos Santos G, Dekumyoy P, et al. Imported cutaneous gnathostomiasis: report of five cases. *Trans R Soc Trop Med Hyg.* 2003;97:200–202.
14. Gorgolas M, Santos-O'Connor F, Unzu AL, et al. Cutaneous and medullar gnathostomiasis in travelers to Mexico and Thailand. *J Travel Med.* 2003;10:358–361.
15. Nontasut P, Claesson BA, Dekumyoy P, Pakdee W, Chullawichit S. Double-dose ivermectin vs albendazole for the treatment of gnathostomiasis. *Southeast Asian J Trop Med Public Health.* 2005;36:650–652.
16. Grandiere-Perez L, Ansart S, Paris L, et al. Efficacy of praziquantel during the incubation and invasive phase of Schistosoma haematobium schistosomiasis in 18 travelers. *Am J Trop Med Hyg.* 2006;74:814–818.
17. Jaureguiberry S, Ansart S, Perez L, Danis M, Bricaire F, Caumes E. Acute neuroschistosomiasis: two cases associated with cerebral vasculitis. *Am J Trop Med Hyg.* 2007;76:964–966.
18. Verbrugge LM, Rainey JJ, Reimink RL, Blankespoor HD. Swimmer's itch: incidence and risk factors. *Am J Public Health.* 2004;94:738–741.
19. Chamot E, Toscani L, Rougemont A. Public health importance and risk factors for cercarial dermatitis associated with swimming in Lake Leman at Geneva. *Switzerland. Epidemiol Infect.* 1998;120:305–314.
20. Caumes E, Felder-Moinet S, Couzigou C, Darras-Joly C, Latour P, Leger N. Failure of an ointment based on IR3535 (ethyl butylacetylaminopropionate) to prevent an outbreak of cercarial dermatitis during swimming races across Lake Annecy, France. *Ann Trop Med Parasitol.* 2003;97:157–163.
21. Nozais JP, Caumes E, Datry A, Bricaire F, Danis M, Gentilini M. Apropos of 5 new cases of onchocerciasis edema. *Bull Soc Pathol Exot.* 1997;90:335–338.
22. Wolfe MS, Petersen JL, Neafie RC, Connor DH, Purtilo DT. Onchocerciasis presenting with limb swelling. *Am J Trop Med Hyg.* 1974;23:361–368.
23. Ezzedine K, Malvy D, Dhaussy I, et al. Onchocerciasis-associated limb swelling in a traveler returning from Cameroon. *J Travel Med.* 2006;13:50–53.
24. El Haouri M, Erragragui Y, Sbai M, et al. Cutaneous filariasis *Loa loa*: 26 moroccan cases of importation. *Ann Dermatol Venereol.* 2001;128:899–902.
25. Panackal AA, Hajjeh RA, Cetron MS, Warnock DW. Fungal infections among returning travelers. *Clin Infect Dis.* 2002;35:1088–1095.
26. Markey RJ, Staat MA, Gerrety MJ, Lucky AW. Tinea capitis due to Trichophyton soudanense in Cincinnati, Ohio, in internationally adopted children from Liberia. *Pediatr Dermatol.* 2003;20:408–410.
27. Jelinek T, Muhlberger N, Harms G, et al. Epidemiology and clinical features of imported dengue fever in Europe: sentinel surveillance data from TropNetEurop. *Clin Infect Dis.* 2002;35:1047–1052.
28. Hochedez P, Jaureguiberry S, Debruyne M, et al. Chikungunya infection in travelers. *Emerg Infect Dis.* 2006;12:1565–1567.
29. Simon F, Parola P, Grandadam M, et al. Chikungunya infection; an emerging rheumatism among travelers returning from Indian Ocean islands. Report of 47 cases. *Medicine.* 2007;86:123–137.
30. Steen CJ, Carbonaro PA, Schwartz RA. Arthropods in dermatology. *J Am Acad Dermatol.* 2004;50:819–842.
31. Caumes E, Le Bris V, Couzigou C, Menard A, Janier M, Flahault A. Dermatoses associated with travel to Burkina Faso and diagnosed by means of teledermatology. *Br J Dermatol.* 2004;150:312–316.
32. Maje HA, Freedman DO. Cashew nut dermatitis in a returned traveler. *J Travel Med.* 2001;8:213–215.
33. Dursteler BB, Nyquist RA. Outbreak of rove beetle (Staphylinid) pustular contact dermatitis in Pakistan among deployed U.S. personnel. *Mil Med.* 2004;169:57–60.
34. Jamieson F, Keystone JS, From L, Rosen C. Moth-associated dermatitis in Canadian travellers returning from Mexico. *CMAJ.* 1991;145:1119–1121.
35. Fenner PJ. Dangers in the ocean: the traveler and marine envenomation. I. jellyfish. *J Travel Med.* 1998;5:135–141.
36. Fenner PJ. Dangers in the ocean: the traveler and marine envenomation. II. Marine vertebrates. *J Travel Med.* 1998;5:213–216.
37. Ohtaki N, Satoh A, Azuma H, Nakajima T. Delayed flare-up reactions caused by jellyfish. *Dermatologica.* 1986;172:98–103.
38. Isbister GK, Kiernan MC. Neurotoxic marine poisoning. *Lancet Neurol.* 2005;4:219–228.
39. Bavastrelli M, Bertucci P, Midulla M, Giardini O, Sanguigni S. Ciguatera fish poisoning: an emerging syndrome in Italian

travelers. *J Travel Med.* 2001;8:139–142.

40. Schnorf H, Taurarii M, Cundy T. Ciguatera fish poisoning: a double-blind randomized trial of mannitol therapy. *Neurology.* 2002;58:873–880.

41. Freudenthal AR, Joseph PR. Seabather's eruption. *N Engl J Med.* 1993;329:542–544.

42. Wong DE, Meinking TL, Rosen LB, Taplin D, Hogan DJ, Burnett JW. Seabather's eruption. Clinical, histologic, and immunologic features. *J Am Acad Dermatol.* 1994; 30:399–406.

43. Kumar S, Hlady WG, Malecki JM. Risk factors for seabather's eruption: a prospective cohort study. *Public Health Rep.* 1997;112:59–62.

44. Schlagenhauf P, Tschopp A, Johnson R, et al. Tolerability of malaria chemoprophylaxis in non-immune travellers to sub-Saharan Africa: multicentre, randomised, double blind, four arm study. *BMJ.* 2003;327:1078–1083.

第18章　皮肤 T 细胞淋巴瘤的瘙痒

Tobias Gorge・Meinhard Schiller

皮肤 T 细胞淋巴瘤（cutaneous T-cell lymphomas，CTCL）在皮肤淋巴瘤中所占比例大约为 80%。CTCL 包括一系列起源于皮肤的恶性 T 淋巴细胞肿瘤[1]。在 CTCL 中，蕈样肉芽肿（mycosis fungoides，MF）是最常见的一种[2]。典型的 MF 早期表现为红色斑疹，可进展为隆起的浸润性灰红色斑块。在晚期，患者表现为红色斑疹、斑块、肿瘤性病变或是弥漫性全身性红斑。进展过程较长是 MF 的显著临床特点[3]。与之相反，Sézary 综合征（Sézary syndrome，SS）是一种以红皮病、全身性淋巴结肿大以及血液中出现异型脑回状的 Sézary 细胞为特点的罕见疾病。

CTCL，特别是 SS 的显著特征是皮肤瘙痒，这种瘙痒的症状可以在各种类型的 CTCL 中反复出现[4-10]。尽管近期瘙痒的研究取得了很大的进展，但是 CTCL 是如何介导痒觉、特别是参与瘙痒的分子机制，仍不清楚[11]。在当前的章节中，我们总结了 CTCL 与瘙痒的文献，特别关注一个概念：瘙痒对于 CTCL 疾病进展也许是一个很好的诊断工具；同时我们评估了目前 CTCL 瘙痒的治疗方法。临床医生需要特别注意：瘙痒也是 CTCL 治疗中不希望出现的不良反应。根据目前最新的研究结果，我们得出结论，将来需要在 CTCL 的瘙痒研究方面投入更多的关注。

在一个门诊患者小组中，近 1/3 被诊断为 CTCL 的患者伴随瘙痒，表明研究 CTCL 患者瘙痒详细病史的重要性。研究指出瘙痒在亲毛囊性蕈样肉芽肿中更为多见[5]。而且，在有些病例中，瘙痒是患者诊断为 CTCL 之前的唯一症状[10,12-13]。例如一个患者没有皮肤损害，但是表现为持续的全身瘙痒[12-13]。仅有瘙痒而无皮疹的皮肤活检病理揭示了 MF 特征性的单克隆 T 细胞浸润。这个例子阐述了瘙痒程度评估（如使用视觉模拟评分法，VAS）作为监测淋巴瘤患者疾病进展工具的重要性。瘙痒几乎见于所有全身红皮病型 MF（图 18.1）和 SS 的 CTCL 患者，全身红皮病型 MF 和 SS 共同特点就是红皮病（一种波及全身或是身体绝大部分的皮肤血管扩张）。我们推测导致瘙痒的原因是归巢 T 细胞在皮肤激发了炎性细胞因子的释放，但是 CTCL 发生瘙痒的精确分子机制仍然不清楚。另外，肥大细胞在 MF 的皮肤活检标本中增高，IgE 水平在 CTCL 晚期显著升高（＞1400 U/ml）[14]。

CTCL 的治疗目的在于降低皮肤 T 细胞引起的炎症。标准治疗包括外用皮质类固醇激素，补骨脂素（Psoralen，一种光敏感性药物）联合使用 A 波段紫外线的 UV 光疗（PUVA）和电子放疗，以及系统治疗方法，包括干扰素、贝沙罗汀（bexarotene）和体外光化学治疗（extracorporal photopheresis，ECP）。有充分证据表明，所有这些治疗不但可以减少 CTCL 患者淋巴浸润，而且可以减轻瘙痒（图 18.1）。特别是体外光化学治疗[15]和一些针对新治疗靶点的新药物，包括地尼白介素 -2（Denileukin difitox）、抗 CD-52 单克隆抗体阿仑单抗（Alemtuzumab）

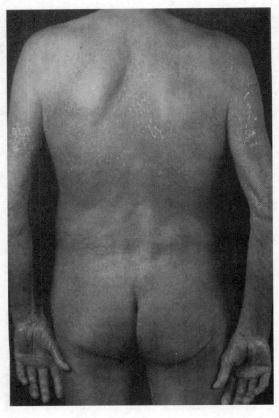

图 18.1 红皮病型蕈样肉芽肿（MF）：患者表现为
红皮病、掌跖角化病和剧烈瘙痒（见书后彩图）

和组蛋白脱乙酰氨酶抑制剂伏立诺他（Vori-nostat），都已显示可以减轻进展期 MF 和 SS 患者的瘙痒（图 18.1）[3,15-20]。不同的治疗方法都可以单独降低炎症和瘙痒，所以我们推测 CTCL 瘙痒或许源于 T 细胞浸润。尽管有证据清楚表明上述列举的治疗方案可以有效地抑制瘙痒，但是也有其他已发表的文章表明以上治疗也会引起患者瘙痒。如表 18.2 所示，Wilson 等报道了瘙痒在电子束治疗后的加重[22]，同样的发现也表现在使用贝沙罗汀[23-24]，体外光化学治疗[25]和 UV 光疗[24-26]的患者身上。有争议认为贝沙罗汀和体外光化学治疗只是广泛用在晚期患者身上，而瘙痒是发生于 CTCL 的起病初期，因此与治疗无关。不管怎样，我们需要仔细的临床观察来发现在 CTCL 治疗中可以预测可能出现瘙痒不良反应的标记物。

治疗医源性瘙痒是 CTCL 治疗中的一个挑战。因为这样的治疗不可或缺，所以要慎重选择抗瘙痒治疗方案。本书中也讨论了常见的抗瘙痒疗法（如润肤剂，局部类固醇药膏和抗组胺药）。要特别指出，

表 18.1 改善 CTCL 相关瘙痒的淋巴瘤治疗方案

治疗方案	对瘙痒的疗效记录	参考文献
口服贝沙罗汀	逐渐改善 Sézary 综合征患者的瘙痒（约 50%）	(el Azhzry·Bouw-huis，2005)
口服贝沙罗汀	瘙痒的 VAS 评分从 4 分（所有患者的平均值）改善为 I 分 [94 例进展期患者（ⅡB ～ⅣB）的 Ⅱ ～ Ⅲ 期临床试验]	(Duvic et al. 2001)
皮质激素，环磷酰胺，口服补骨脂素，UV 光疗（PUVA）	逐渐改善 Sézary 综合征患者的瘙痒（病例报告）	(Lowe et al. 1979)
13- 顺维 A 酸	改善 3 位复发性 CTCL 患者的瘙痒（肿瘤期）	(Kesseler et al. 1983)
地尼白介素 -2（ONTAK）	瘙痒的 VAS 评分从 X 分（所有患者的平均值）改善为 Y 分 [71 位患者（ⅠB ～ⅣA）的 Ⅲ 期临床试验]	(Duvic et al. 2002)
体外光化学治疗	逐渐改善 55 例 Sézary 综合征患者中 34 例（＞ 50%）的瘙痒（单中心回顾性研究）	(Bouwhuis et al. 2002)

续表

治疗方案	对瘙痒的疗效记录	参考文献
阿来组单抗（抗CD52单抗）	瘙痒的VAS评分从8分（所有患者的中位平均值）改善为2分 [22例患者（Ⅲ-Ⅳ）的Ⅱ期临床试验]	(Lundin et al. 2002)
伏立诺他（辛二酰苯胺异羟肟酸一种组蛋白去乙酰化酶抑制剂）	瘙痒的VAS评分基线≥3分（$n=65$），32%的患者降低＞3分 [71例患者（ⅠB～ⅣB）的ⅡB期临床试验]	(Olsen et al. 2007)
伏立诺他	瘙痒的VAS评分平均降低0.3分 [31例患者（ⅠB～ⅣB）的Ⅱ期临床试验]	(Duvic et al. 2007)

表 18.2　CTCL治疗中的瘙痒不良反应

治疗方案	对瘙痒的疗效记录	参考文献
全身皮肤电子束治疗（TSEBT）（中位剂量57 Gy）	14例患者全部在治疗中或治疗后6个月出现瘙痒 1例患者出现长期瘙痒	(Wilson et al. 1996)
局部盐酸氮芥每日或隔日（10g/50ml）3个月	43例患者中的23例因为氮芥引起的局部强烈瘙痒导致皮肤不耐受（12例患者氮芥斑贴试验阳性）	(Esteve et al. 1999)
贝沙罗汀局部治疗	系列Ⅱ～Ⅲ期临床研究，病例系列，病例报告，瘙痒伴有或不伴有刺激性皮炎	(Heald et al，2003) (Lowe·Plosker 2000)
米替福新局部治疗（6%溶液，每日治疗，持续八周）	Ⅱ期临床，12例患者中7例出现限局性瘙痒	(Dumontet et al. 2006)
体外光化学治疗（ECP）	病例报告，ECP治疗20min后出现全身性瘙痒，对环氧乙烷的过敏反应（IgE介导的Ⅰ型过敏反应）	(Geogieva et al. 2004)
PUVA	一些研究报道瘙痒为多种皮肤病PUVA治疗的主要不良反应	(Tran et al. 2001)
PUVA+贝沙罗汀系统治疗	8例患者中的4例发生皮疹和瘙痒，是治疗群中最常见的不良反应	(Singh·Lebwohl et al. 2004)

有报道加巴喷丁（Gabapentin）和米氮平（Mirtazapine）都对治疗抵抗性瘙痒有一定的疗效。加巴喷丁和电压依赖性钙通道的α2δ亚基结合抑制神经元的过度兴奋。米氮平是去甲基肾上腺素能及血清素能的抗抑郁药[27]。这两种药物在SS患者的瘙痒治疗上引起了研究者广泛的兴趣[27]。

总之，瘙痒在CTCL中有双刃剑的作用：好的方面，有助于患者的早期诊断；坏的方面，它往往在治疗中耐药。未来的研究将注重揭示分子机制，为CTCL患者的皮肤瘙痒提供更多的特异性治疗。

（张春雷　Xiang Zhang 译　谢志强　校）

参考文献

1. Burg G, Kempf W, Cozzio A, et al. WHO/EORTC classification of cutaneous lymphomas 2005: histological and molecular aspects. *J Cutan Pathol*. 2005;32:647–674.
2. Willemze R, Jaffe ES, Burg G, et al. WHO-EORTC classification for cutaneous lymphomas. *Blood*. 2005;105:3768–3785.
3. Olsen E, Vonderheid E, Pimpinelli N, et al. Revisions to the staging and classification of mycosis fungoides and Sezary syndrome: a proposal of the International Society for Cutaneous Lymphomas (ISCL) and the cutaneous lymphoma task force of the European Organization of Research and Treatment of Cancer (EORTC). *Blood*. 2007;110:1713–1722.
4. Kotz EA, Anderson D, Thiers BH. Cutaneous T-cell lymphoma. *J Eur Acad Dermatol Venereol*. 2003;17:131–137.
5. van Doorn R, Scheffer E, Willemze R. Follicular mycosis fungoides, a distinct disease entity with or without associated follicular mucinosis: a clinicopathologic and follow-up study of 51 patients. *Arch Dermatol*. 2002;138:191–198.
6. Akhyani M, Ghodsi ZS, Toosi S, Dabbaghian H. Erythroderma: a clinical study of 97 cases. *BMC Dermatol*. 2005;5:5.
7. Green SB, Byar DP, Lamberg SI. Prognostic variables in mycosis fungoides. *Cancer*. 1981;47:2671–2677.
8. Ikai K, Uchiyama T, Maeda M, Takigawa M. Sezary-like syndrome in a 10-year-old girl with serologic evidence of human T-cell lymphotropic virus type I infection. *Arch Dermatol*. 1987;123:1351–1355.
9. Meister L, Duarte AM, Davis J, Perez JL, Schachner LA. Sezary syndrome in an 11-year-old girl. *J Am Acad Dermatol*. 1993;28:93–95.
10. Bowen GM, Stevens SR, Dubin HV, Siddiqui J, Cooper KD. Diagnosis of Sezary syndrome in a patient with generalized pruritus based on early molecular study and flow cytometry. *J Am Acad Dermatol*. 1995;33:678–680.
11. Ikoma A, Steinhoff M, Stander S, Yosipovitch G, Schmelz M. The neurobiology of itch. *Nat Rev Neurosci*. 2006;7:535–547.
12. Pujol RM, Gallardo F, Llistosella E, et al. Invisible mycosis fungoides: a diagnostic challenge. *J Am Acad Dermatol*. 2002;47:S168–S171.
13. Pujol RM, Gallardo F, Llistosella E, et al. Invisible mycosis fungoides: a diagnostic challenge. *J Am Acad Dermatol*. 2000;42:324–328.
14. Yamamoto T, Katayama I, Nishioka K. Role of mast cell and stem cell factor in hyperpigmented mycosis fungoides. *Blood*. 1997;90:1338–1340.
15. Bouwhuis SA, el Azhary RA, Gibson LE, McEvoy MT, Pittelkow MR. Effect of insulin-dependent diabetes mellitus on response to extracorporeal photopheresis in patients with Sezary syndrome. *J Am Acad Dermatol*. 2002;47:63–67.
16. Duvic M, Hymes K, Heald P, et al. Bexarotene is effective and safe for treatment of refractory advanced-stage cutaneous T-cell lymphoma: multinational phase II-III trial results. *J Clin Oncol*. 2001;19:2456–2471.
17. Duvic M, Kuzel TM, Olsen EA, et al. Quality-of-life improvements in cutaneous T-cell lymphoma patients treated with denileukin diftitox (ONTAK). *Clin Lymphoma*. 2002;2:222–228.
18. Lundin J, Hagberg H, Repp R, et al. Phase 2 study of alemtuzumab (anti-CD52 monoclonal antibody) in patients with advanced mycosis fungoides/Sezary syndrome. *Blood*. 2003;101:4267–4272.
19. Duvic M, Talpur R, Ni X, et al. Phase 2 trial of oral vorinostat (suberoylanilide hydroxamic acid, SAHA) for refractory cutaneous T-cell lymphoma (CTCL). *Blood*. 2007;109:31–39.
20. Mann BS, Johnson JR, He K, et al. Vorinostat for treatment of cutaneous manifestations of advanced primary cutaneous T-cell lymphoma. *Clin Cancer Res*. 2007;13:2318–2322.
21. Olsen EA, Kim YH, Kuzel TM, et al. Phase IIb multicenter trial of vorinostat in patients with persistent, progressive, or treatment refractory cutaneous T-cell lymphoma. *J Clin Oncol*. 2007;25:3109–3115.
22. Wilson LD, Quiros PA, Kolenik SA, et al. Additional courses of total skin electron beam therapy in the treatment of patients with recurrent cutaneous T-cell lymphoma. *J Am Acad Dermatol*. 1996;35:69–73.
23. Lowe MN, Plosker GL. Bexarotene. *Am J Clin Dermatol*. 2000;1:245–250.
24. Singh F, Lebwohl MG. Cutaneous T-cell lymphoma treatment using bexarotene and PUVA: a case series. *J Am Acad Dermatol*. 2004;51:570–573.
25. Georgieva J, Steinhoff M, Orfanos CE, Treudler R. Ethylene-oxide-induced pruritus associated with extracorporeal photochemotherapy. *Transfusion*. 2004;44:1532–1533.
26. Tran D, Kwok YK, Goh CL. A retrospective review of PUVA therapy at the National Skin Centre of Singapore. *Photodermatol Photoimmunol Photomed*. 2001;17:164–67.
27. Demierre MF, Taverna J. Mirtazapine and gabapentin for reducing pruritus in cutaneous T-cell lymphoma. *J Am Acad Dermatol*. 2006;55:543–544.
28. el Azhary RA, Bouwhuis SA. Oral bexarotene in a therapy-resistant Sezary syndrome patient: observations on Sezary cell compartmentalization. *Int J Dermatol*. 2005;44:25–28.
29. Lowe NJ, Cripps DJ, Dufton PA, Vickers CF. Photochemotherapy for mycosis fungoides: a clinical and histological study. *Arch Dermatol*. 1979;115:50–53.
30. Kessler JF, Meyskens FL, Jr., Levine N, Lynch PJ, Jones SE. Treatment of cutaneous T-cell lymphoma (mycosis fungoides) with 13-cis-retinoic acid. *Lancet*. 1983;1:1345–1347.
31. Esteve E, Bagot M, Joly P, et al. A prospective study of cutaneous intolerance to topical mechlorethamine therapy in patients with cutaneous T-cell lymphomas. French Study Group of Cutaneous Lymphomas. *Arch Dermatol*. 1999;135:1349–1353.
32. Heald P, Mehlmauer M, Martin AG, Crowley CA, Yocum RC, Reich SD. Topical bexarotene therapy for patients with refractory or persistent early-stage cutaneous T-cell lymphoma: results of the phase III clinical trial. *J Am Acad Dermatol*. 2003;49:801–815.
33. Dumontet C, Thomas L, Berard F, Gimonet JF, Coiffier B. A phase II trial of miltefosine in patients with cutaneous T-cell lymphoma. *Bull Cancer*. 2006;93:E115–E118.

第 19 章　肛门瘙痒症

Sylvia Proske・Wolfgang Hartschuh

19.1 引　言

肛门瘙痒是肛肠诊室里的一个重要挑战。它是肛门区域多种皮肤科、肛肠科和微生物疾病最常见的伴随症状，比出血、疼痛、发红和其他症状更为常见。和其他位置的瘙痒一样，肛门瘙痒症除了分为急性和慢性外，还可以分为两种亚型：继发于基础疾病者和"病因不明者"。在继发性瘙痒中，主要诊断为肛门湿疹，而肛门湿疹必须区分为特应性、刺激性和变应性接触性皮炎。

肥胖患者和漏斗状肛门患者患刺激性接触性皮炎的风险增加，因为其皮肤与皮肤间接触汗液，潮湿、不透气也是作用因素[1-2]。热和坐姿很可能使问题恶化。接触粪便会导致局部反应，尤其是较软的粪便，很可能因为软便的成分不同，含有较高含量的酸。粪便与肛周皮肤接触引起刺激，因为汗液或黏液的水分软化皮肤，以及粪便细菌产生化学物质刺激，虽然尚没有证据表明软便的微生物含量不同。

瘙痒引起搔抓，结果皮肤的表层被破坏，并导致进一步软化。由于皮肤完整性的丧失，导致皮肤损伤与炎症的恶性循环，这种循环往往难以打破。

大便失禁如果不予治疗，可以引起从轻微（表浅皮肤刺激）的到显著（严重肛周皮炎）的后果。可以出现许多皮肤科并发症，包括接触性皮炎和间擦疹，均可导致瘙痒。

在大多数情况下，真菌或酵母不是肛门瘙痒的主要原因。但在广泛性肠道念珠菌病中，酵母感染可能与瘙痒相关。营养因素，如摄入柑橘类水果或辛辣食物，可能会加重瘙痒，这很可能是由柑橘类水果中的酸或辣椒中含有的辣椒素引起。饮用某些饮料——或许是牛奶或含咖啡因的饮料——可能使一些人发生腹泻，继而肛门瘙痒。

特应性病史可能与瘙痒相关，因为至少 25% 的肛门湿疹患者具有特应性体质，并且许多特应性皮炎的患者尤其容易累及肛门区域。在这些患者中，即使是少量的粪便污染或轻度痔疮的分泌物，都可能引起肛门瘙痒。特应性体质可能是一个重要的作用因素，但至今尚未有文献进行充分评估。

瘙痒可能表现为多种皮肤病和系统疾病的一种严重的和难治性的症状，必须排除恶性肿瘤（表 19.1）。慢性、严重的瘙痒引起慢性摩擦、搔抓或拧掐，均可导致继发性皮肤损害，如糜烂、抓痕、结痂、色素沉着、色素减退以及苔藓样变[3-4]。

19.2 诊断步骤

肛肠病学的诊断步骤常常很复杂，因为症状统一，并且可以见于几种疾病。另外，肛肠科疾病发生在避讳的区域，因此，患者也会避讳叙述症状。肛门瘙痒与肛门里面和周围类似的症状相关，包括烧灼感和疼痛感。这种刺激可以是一种暂时性的情况，或者可能是一种持续性的令人烦恼的问题。它很强烈，以致不可抗拒强烈的搔抓欲望。阐

表 19.1　阐明肛门瘙痒的鉴别诊断

炎症性皮肤病
　特应性肛门湿疹
　肛周刺激性接触性皮炎
　肛周变应性接触性皮炎
　脂溢性皮炎
　固定性药疹
　狒狒综合征
　反转型牛皮癣
　硬化性苔藓（图 19.3）
　扁平苔藓（图 19.2）
　臀裂处汗孔角化
细菌性疾病
　红癣
　肛周链球菌性皮炎
真菌性疾病
　念珠菌病
　肛周癣
寄生虫
　疥疮，蛲虫
遗传性皮肤棘层松解性疾病
　毛囊角化病、慢性家族性良性天疱疮
病毒性疾病
　单纯疱疹病毒感染
　人乳头状瘤病毒感染
恶性肿瘤
　乳房外 Paget 病
　鲍温样丘疹病
　炎症性肠病
　肛门边缘鳞状细胞癌
　基底细胞癌
　朗格汉斯细胞组织细胞增生症
　霍奇金病
内部疾病引起的瘙痒
　血液透析患者的尿毒症性瘙痒
　胆汁淤积性瘙痒
　糖尿病
未知病因的瘙痒
　神经性瘙痒
　压迫神经纤维的瘙痒 [10]
精神性瘙痒

明肛门瘙痒的病史应当包括瘙痒的发生、间歇性或持续性、伴有肠运动的排便史、大便的稠度和频率、出血、疼痛、特应性体质以及卫生纸、痔疮霜或软膏和各种药物的使用及数量。

检查肛门区域，必须叉开双腿充分暴露。可以观察到红斑、糜烂、抓痕、结痂、苔藓样变、皲裂、大的肛门皮赘，瘘管或肛门裂隙。完整的肛肠科检查包括直肠指诊、直肠镜、乙状结肠镜、也许还有结肠镜检查。为阐明肛门瘙痒，必须检查全身的皮肤和黏膜，寻找潜在的皮肤黏膜疾病。泛发性皮肤病，如脂溢性皮炎 [5]、银屑病、特应性皮炎可以仅有肛周表现，但是病史和全身皮肤检查可以发现这些疾病的一些其他征象。

视个体情况，额外的诊断步骤应包括：斑贴试验，以排除肛周变应性接触性皮炎；伍德灯检查，以排除红癣；胶带试验，以证明蛲虫；血液分类计数，以检测嗜酸性粒细胞增多症；少数情况下，细菌学和真菌培养（不用于常规诊断）。

对治疗抵抗的皮肤改变必须行活检，作组织学检查。

19.3 鉴别诊断

为阐明肛门瘙痒必须考虑的鉴别诊断列于表 19.1。

患者就诊于肛肠科医生的主要疾病是肛门湿疹。但是肛门湿疹必须按照如上所述进行更详细的分类（刺激性、特应性、变应性接触性皮炎），因为刺激性肛门湿疹可以是许多不同的皮肤科和肛肠科疾病的后果，从而需要不同的治疗。图 19.1—图 19.3 列出了伴有过度瘙痒的肛周疾病的例子。

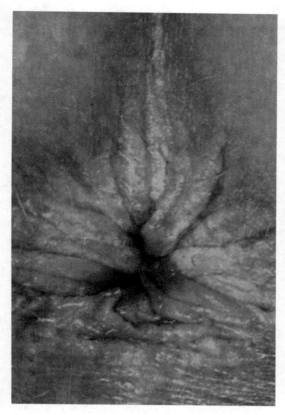

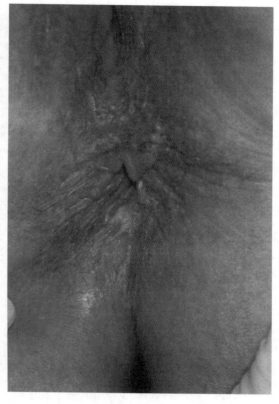

图 19.1　慢性单纯性苔藓为肛周特应性皮炎的慢性形式：过度苔藓化（见书后彩图）

图 19.2　肛周红色苔藓：非常瘙痒的炎症皮肤病，可见白色条纹，即所谓的Whickham纹（见书后彩图）

19.4　保守治疗

首要任务是识别和纠正任何潜在的皮肤病或刺激。排除这些后，必须开始一般性和具体性的治疗措施[6-8]。

缓解瘙痒症状的一般性措施旨在减少加重因素，如出汗、不透气和不良的卫生习惯。因此，应当采用高纤维饮食或大便软化剂来减轻便秘和适当限制腹泻。患者必须减少过度清洁，尤其是使用干的、粗糙的卫生纸过度擦拭或过度擦洗，并且避免穿着紧身的裤子（限制空气的流通）。某些洗衣皂、古龙水、灌洗液和节育产品含有刺激皮肤的化学物质。在月经期间，卫生棉条是比卫生巾更好的选择。关于内衣的选择，舒适的有吸收性的棉质内衣优于合成的布料。

在肛门区域，具有抗瘙痒作用的局部治疗包括清凉剂，如3%薄荷、3%尿素或2%聚多卡醇（polidocanol 聚乙二醇单十二醚）的碱性洗剂，也可以使用樟脑凝胶、0.025%辣椒辣素霜和大麻素激动剂。对于短期治疗，可能需要外用类固醇，如0.1%氢化可的松[9]；避免外用高浓度类固醇，必要时应当在严密监测下使用。钙调神经磷酸酶抑制剂（吡美莫司，他克莫司）是现今治疗肛门生殖器区域慢性特应性皮炎（慢性单纯性苔藓，见图19.1；扁平苔藓，见图19.2；硬化性苔藓，见图19.3）的有效药物。由于肛门区域特殊的形态，UVA照射应用受限，尤其是在漏斗状肛门病例中。

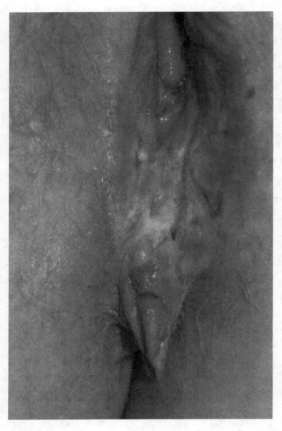

图 19.3 硬化性苔藓：非常瘙痒的结缔组织病，可见硬化、萎缩和毛囊性角化过度（见书后彩图）

全身治疗可包括抗组胺药、内用类固醇、口服阿片受体阻滞剂纳曲酮以及睡前加用镇静剂以减轻搔抓。

19.5 手术治疗

手术"清理干净"肛门（皮赘）无益。治疗病因不明的难治性肛门瘙痒可以尝试肛周注射麻醉剂、手术破坏肛周区域的感觉神经、冷冻以及非常少见的皮内注射亚甲蓝（破坏真皮神经末梢）。

19.6 预后因素

肛门瘙痒的预后主要取决于其潜在的疾病。急性肛门生殖器瘙痒的管理依赖临床医师鉴定症状的病因。不管怎样，适当弄清楚病因之后，治疗应当能够迅速缓解症状。慢性肛门瘙痒可以非常顽固。对于没有基础皮肤病的严重肛门瘙痒病例，可能需要精神病专科医生进行治疗。

（王文慧 译 杨高云 校）

参考文献

1. Daniel GL, Longo WE, Vernava AM. Pruritus ani: causes and concerns. *Dis Colon Rectum*. 1994;37:670–674.
2. Harrington CI, Lewis FM, McDonagh AJ, Gawkrodger DJ. Dermatological causes of pruritus ani. *BMJ*. 1992;305:955.
3. Heard S. Pruritus ani. *Aust Fam Physician*. 2004;33:511–513.
4. Bernhard JD. Medical pearl: pruritus ani and seborrheic dermatitis. *J Am Acad Dermatol*. 2005;52:895.
5. Kränke B, Trummer M, Brabek E, Komericki P, Turek TD, Aberer W. Etiologic and causative factors in perianal dermatitis: results of a prospective study in 126 patients. *Wien Klin Wochenschr*. 2006;118:90–94.
6. Dasan S, Neill SM, Donaldson DR, Scott HJ. Treatment of persistent pruritus ani in a combined colorectal and dermatological clinic. *Br J Surg*. 1999;86:1337–1340.
7. Weichert GE. An approach to the treatment of anogenital pruritus. *Derm Ther*. 2004;17:129–133.
8. Zuccati G, Lotti T, Mastrolorenzo A, Rapaccini A, Tiradritti L. Pruritus ani. *Dermatol Ther*. 2005;18:355–362.
9. Al-Ghnaniem R, Short K, Pullen A, Fuller LC, Rennie JA, Leather AJ. 1% hydrocortisone ointment is an effective treatment of pruritus ani: a pilot randomized controlled crossover trial. *Int J Colorectal Dis*. 2007;22:1463–1467.
10. Cohen AD, Vander T, Medvendovsky E, et al. Neuropathic scrotal pruritus: anogenital pruritus is a symptom of lumbosacral radiculopathy. *J Am Acad Dermatol*. 2005 Jan;52(1):61–66.

第 20 章　瘙痒皮肤的继发性反应状态

Joanna Wallengren

瘙痒的定义是能引起搔抓欲望的一种不愉快的感觉和反应。在急性瘙痒反应中，搔抓的生理学作用是去除皮肤有害因素，在短期内适当搔抓以减轻瘙痒。在慢性瘙痒中，更剧烈和持久的搔抓使皮肤损伤而加剧瘙痒。潜在的系统性疾病引起的瘙痒常发生于正常皮肤，而在炎症性皮肤疾病中可伴有皮肤损害。本章将概述搔抓可引起不同的临床类型，如表皮剥脱、慢性单纯型苔藓、淀粉样苔藓和痒疹。

20.1 搔抓的诱出

致痒原或物理刺激（如温热刺激）可激活具有低传导速率和较大支配区域的组胺敏感性 C 神经纤维 [1]。这些神经纤维的顺向神经传导是通过脊神经结到脊髓背角的浅表区域，这里的神经元选择性的对组胺敏感，并被确定为瘙痒特异神经元 [2]。这些神经元以低传导速率从脊髓横传到对侧的脊髓丘脑束并通过中脑。最近已经用正电子发射断层显像（positron emission tomography，PET）和功能磁共振成像（functional magnetic resonance imaging，fMRI）技术研究 [3-5] 脊髓上的瘙痒和搔抓反应。这些研究显示，神经通路发射至丘脑的两个部位，随后分两叉至初级和次级的躯体感觉皮质，到脑岛皮质或前扣带回皮质 [6-7]。运动皮质的反应可解释志愿者因不愉快痒感而导致的搔抓反应。

丘脑的活动引发包括快乐和奖赏的情绪过程 [6]。脑岛皮质或前扣带回皮质带涉及妄想强迫症 [8]，可造成瘙痒的强迫因素而引起搔抓。虽然尚不清楚实际通路，这些回路发射到前部脑区域如额叶和眶额皮质，这些区域涉及妄想强迫 [6-9]。这可解释伴发剧烈搔抓瘙痒皮肤的愉快和失控的瘙痒 - 搔抓循环 [7,10-11]。然而，这些快感方面不能解释 10% 的夜晚都在搔抓的严重瘙痒患者的所有形式的搔抓 [12]。研究显示，夜间搔抓患者瘙痒加重与瘙痒的次数增加有关，而与瘙痒的持续时间无关 [12-13]。夜间搔抓发生于睡眠的所有阶段，甚至可发生于正相睡眠期间 [13-14]。然而，虽然搔抓的次数和频率在觉醒和睡眠状态相同，但是持续剧烈的搔抓却发生于患者的觉醒状态（觉醒与睡眠搔抓时间的对比大约 14s 比 10s）[13]。在非灵长类（如猫和海龟）[15-16]，搔抓可因脊髓反射引发；而在人类，搔抓需在觉醒状态实现 [13]。搔抓失控患者常遭谴责，这让他们的痛苦加重。

20.2 瘙痒皮肤的一般形态学改变

由搔抓或摩擦导致的病变

搔抓是患者减轻瘙痒诸多措施中的一个，摩擦、挤压、揉、掐、刮，用刷子使劲擦，用手指甲挖抓，而且直到皮肤出血，这些情况相当常见 [17]。引起皮肤损伤的不同行为类型对应着皮肤反应的类型。搔抓可引起炎症，伴随着大量炎症介质的释放。如果炎症持续，炎症介质将会不断产生，刺激瘙痒的感觉神经纤维释放递质[18]。然而，在苔藓样变皮损炎症浸润通常较轻，甚至可能缺如[19]。当皮肤已经瘙痒，瘙痒的剧烈发作可被非特异刺激触发，如粗糙的衣服、活动、饮酒导致的血管扩张。

长期的擦、揉，以刷子用力擦洗或摩擦，可机械地使角质形成细胞的数目增加，引起表皮增殖；也可通过产生白细胞介素致使表皮增殖；IL-20 的浓度增加将通过使角质形成细胞增殖而使表皮增厚[20]；IL-31 在痒疹中过度表达，有促进瘙痒的作用[21]。

在痒疹研究中最令人印象深刻和具有病理意义的是发现厚的神经纤维束和细微的网状排列的末梢神经纤维[19]。有研究显示，这些表皮下和表皮内的神经纤维包含神经肽[22]，表明刺激这些皮肤源瘙痒神经纤维导致神经肽释放浓度增加。已发现 P 物质和降钙素基因相关肽在体外可刺激角质形成细胞增殖，这有助于苔藓样变过程[23-24]。

在苔藓样变易感个体中，大部分慢性瘙痒症患者所见到的色素沉着是由于表皮内和真皮上部巨噬细胞中存在大量的黑色素颗粒[25]。

苔藓样变的另一表现是真皮乳头中胶原蛋白束增殖[24]。研究显示，肥大型疤痕患者有致密的胶原纤维包裹，证实 P 物质和降钙素基因肽促进神经纤维增殖[26]。

正如许多皮肤病学家所观察的，原发性肥大细胞病如荨麻疹和肥大细胞增生病，从不出现抓痕或苔藓样变。一个理由可能是"纯组胺能性瘙痒"，不见抓痕而只见轻擦，不引起外伤。此外，因为损害持续时间短，从不在一个地方长时间搔抓。

下面讨论慢性单纯苔藓和痒疹[27]的皮肤表现，经常发生于特应性皮炎的瘙痒症是其主要表现之一。至于确定哪些是原发损害，哪些是发生于搔抓后，非常困难。此外，研究显示特应性皮炎患者瘙痒阈值降低（中枢敏化）[28]，而且比非特应性皮炎患者有更高的搔抓倾向。然而，特应性皮炎患者搔抓持续时间和血浆 IgE 水平不相关[14]。

慢性单纯性苔藓局限于一个或几个单一区域，而痒疹损害弥散于四肢末端和上背部，瘙痒广泛而严重。角化过度的范围和程度与色素沉着的范围和程度相同，并因种族肤色不同而改变。

20.3　表皮剥蚀

在非炎症皮肤中，泛发性瘙痒通常发生于老年人，也可是胆汁淤积、慢性肾病、药物不良反应或人类免疫缺陷病毒感染的临床表现[29-30]。线状表皮剥蚀可能是患者提供给医生的唯一症状。更强烈的搔抓可能造成直径达几毫米的表皮剥蚀，伴渗出和结痂。在慢性患者中可出现色素减退或色素沉着性瘢痕。损害多发生在搔抓容易到达的部位。所谓的"蝶形症状"最初用于描述慢性黄疸和原发性胆汁性肝硬化患者（图 20.1）[31-32]。"蝶形"是抓痕上背部和继发的色素沉着，在形状上看起来像蝴蝶。这一症状已在日本特应性皮炎患者中描述过[33]。此外，一些患者也被描述为"气球"或"伞形"，表示背部色素沉着、苔藓样变或痒疹小结包围而不能到达的部分。无论形状如何，均表示搔抓所产生的症状。

20.4　组织病理学

表皮剥蚀损害为到达真皮乳头较表浅的线状溃疡、坏死，表面分布有纤维素和中性粒细胞[18]。

20.5　鉴别诊断

在一些患者中，没有系统性疾病或皮肤

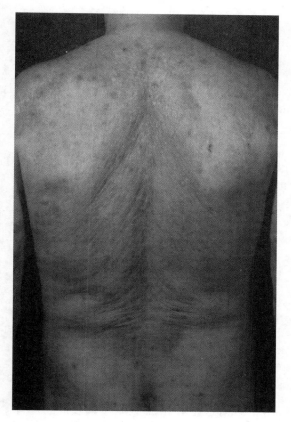

图20.1　患者背部抓痕和继发的色素沉着形状为"蝶形"（见书后彩图）

疾病能解释瘙痒症。在这样病例中，表皮剥蚀与瘙痒不相关，而是精神错乱的反映，包括精神病、妄想－强迫症、抑郁或焦虑[34]。搔抓行为可能是调节情绪的反应[35]。一个由10项条款组成的皮肤搔抓影响量表（skin picking impact scale，SPIS），用于区别自伤性皮肤搔抓个体和非自伤性个体[35]。得分与每日皮肤搔抓持续时间、搔抓期间的满足感和随后的羞愧相关，也与Beck抑郁和焦虑评分有关[35]。这类精神性表皮剥蚀典型呈慢性过程。除了治疗有症状的自损性表皮剥蚀和继发的瘙痒症之外，还应针对原发精神病治疗[34]。

20.6　苔藓样变

苔藓样变过去一直被描述为因搔抓和摩擦而使皮肤形成皮革样肥厚。通常表现为皮肤纹理粗大，表现扁平、光泽、多角形损害。原发苔藓样变发生于结构正常的皮肤。继发苔藓样变发生于有疾病的皮肤如湿疹。

摩擦也可引起瘤样增殖，表面呈疣状，称巨大苔藓样变；它也可见于头皮[36]和阴部[37]带状疱疹后的相同症状。一个有趣的问题是哪些因素必然导致苔藓样变？仅搔抓不会引起苔藓样变，很多局限和泛发性瘙痒症的例子可以证实，这些瘙痒症明显有广泛的搔抓而没有苔藓样变。然而一定有一些其他因素或者当受伤时引起皮肤肥厚和其他变化的皮肤易感原因。Goldblum和Piper构建了一个能产生不同大小但能保持持续压力的有旋转搔抓手臂的搔抓机器[38]。在1个湿疹和3个毛发红糠疹患者的左背肋缘下大约5 cm的一个被界定的皮区实验。用一定压力每日作用1h，作用5～95天。在60～90h、压力75g、140 000次最小量的搔抓后所有患者产生了苔藓样变。研究者总结苔藓样变是炎症和压力的结果。有趣的是，不论患者先前是否患有湿疹，搔抓机器均能够诱发苔藓样变。

20.7　组织病理学

表皮异常增生，颗粒层增厚。真皮乳头中可见胶原纤维粗糙，无限的垂直纹理，血管周围淋巴细胞及组织细胞浸润[25,39]。

20.8　鉴别诊断

苔藓样变可发生于其他疾病的部位，如特应性皮炎、过敏性接触性皮炎及体癣。

20.9　慢性单纯性苔藓

慢性单纯性苔藓为局限的慢性炎症、皮肤肥厚、纹理增强以及剧烈瘙痒，在没有潜在皮肤病的情况下患者强烈搔抓。慢性单纯性苔藓在 1808 年首先由 Willan 作过描述，Brocq 1891 年编著同义词"神经性皮炎"[40]。本病通常限制在一个区域；很少见到多个损害。女性颈部最常见，其次是前臂伸侧、大腿中部和肛门生殖器区域包括阴囊或女阴。临床的形态学为苔藓样变，基本的损害为扁平坚硬的圆形丘疹，而且颜色是红色或呈褐色[39]。这些丘疹聚集形成圆形或线型的斑块。时常可见典型的三带状的结构[39]：中央为平坦的苔藓样变部分，其外围为苔藓样丘疹，最外面为色素沉着。有时损害也可发生色素减退[39]。典型病例瘙痒非常严重，尤其夜间令人烦恼。目前仍然无法分辨是瘙痒还是搔抓或是苔藓样丘疹本身引起苔藓样变损害。搔抓机器实验的研究表明，苔藓样变可由慢性的机械压迫力引起[39]。

20.10　组织病理学

慢性单纯性苔藓最显著的组织病理学特征是广泛致密的过度角化，类似手掌或足跖上的角质层[25]。在手掌以外发生类似"茸毛状手掌皮肤"的皮损这一个发现对慢性单纯性苔藓的诊断很有价值。当角质层分层堆积，像手掌或足跖，而解剖位置不是手掌或足跖，呈现毛囊和（或）脂肪组织，诊断一定是慢性单纯性苔藓。如果搔抓伴摩擦，时常发生糜烂[25]。由于发生多次机械损伤和修复，弹力纤维消失，胶原纤维束增粗，真皮乳头增厚[25]。炎症浸润通常较轻，甚至缺如[25]。

20.11　鉴别诊断

特应性皮炎的苔藓样变对称分布，发生于屈侧（肘部、腘窝、手腕）和颈部，个别损害看起来非常像慢性单纯性苔藓。慢性湿疹苔藓样变表现更强的炎症反应[25]，而典型的慢性单纯性苔藓损害被描述为皮肤上部的三带结构[39]。与扁平苔藓的鉴别很困难，但是扁平苔藓损害呈多角形。因为摩擦，慢性单纯性苔藓有时呈疣状增殖，称为疣状单纯性苔藓。此时应该与鳞状细胞癌鉴别，深部活组织切片检查可鉴别二者[40]。

20.12　淀粉样变性苔藓

淀粉样变性苔藓被认为是慢性单纯性苔藓的变异，表现为肢端群集的剧痒性丘疹，直径 2 ～ 3mm 大小，褐色而且坚硬，在小腿伸侧多见而双臂少见[41]。一些丘疹由于病情迁延和剧烈搔抓使其表面有厚厚的鳞屑。患者不伴有其他皮肤病也无内脏受累，通常发生于顽固性瘙痒慢性病程之后。所谓淀粉样变性苔藓是指在皮肤中有淀粉样物质的存在。"淀粉样物质"一词是 1854 年由 Virchow 依据淀粉或纤维素的相似性提出的[42]。在淀粉样变性苔藓中，淀粉样物质来源于由于搔抓坏死的角质形成细胞（所谓的淀粉样蛋白 K），而且从表皮下降到被纤维细胞包裹的真皮乳头，结果成为淀粉样物质的颗粒[43]。淀粉样变性苔藓在高加索人罕见，而在华人是较为常见的皮肤病，男性多于女性[41-45]。在研究南印度 30 例有淀粉样变性苔藓的患者中发现，90% 的患者表现瘙痒，20% 报告有家族史，表明遗传因素与之相关[42]。此外，该研究中 60% 的患者有 2 年以上在沐浴时使用尼龙刷用力擦洗的历史，提示摩擦在淀粉样变性苔藓形成中起作用。

20.13 组织病理学

除了通常由摩擦所致的组织病理改变，如上皮的异常增生致颗粒层增厚、角化过度、真皮乳头垂直胶原束的增厚之外，还可发现淀粉样物质沉积于真皮乳头[25]。淀粉样物质的沉积在光镜下可用苏木素伊红染色发现，并用刚果红或结晶紫特殊染色所证实[25,41]。在淀粉样物质中发现 IgM 和 C3。此外，在淀粉样物质的颗粒中免疫过氧化物酶染色细胞角蛋白阳性，证实了他们来自角质形成细胞[25]。

20.14 鉴别诊断

斑块状皮肤淀粉样变更多见于有色患者，分布在中部和南部美洲、中东、中国和印度[46-49]。女性更常见，而且通常局限在两肩胛之间。主要的特征是中度瘙痒和色素沉着。常常真皮乳头中只有非常少量的淀粉样物质沉积[39]。局限于肩胛区的另外一个病症是 1934 年被 Astwazaturow 描述的感觉异常性背痛，为一种局限性神经病，在肩胛的内侧缘烧灼样痒痛[50]。一种解释是胸神经 T_2 到 T_6 水平的脊柱肌肉的直角贯穿伤，其中轻度的创伤即可造成其损伤[50]。另外，一种解释是磁共振成像也确定了该神经根被损伤[50]。此外，Springall 等在感觉异常性背痛中发现皮肤感觉神经纤维数量增加，然而 Weber 在表皮中发现了坏死的角质形成细胞[50-51]。一些研究者注意到有斑点的淀粉样变和感觉异常性背痛重叠，Bernhard 认为有斑点的淀粉样变可能是感觉异常性背痛患者长期搔抓引起淀粉样物质在真皮中沉积的结果[52-53]。然而其他研究者认为由于皮肤的慢性搔抓刺激，在数年内斑点状淀粉样变性病可能发展成苔藓样淀粉样变[54]。

20.15 慢性单纯性痒疹

这是一种播散性、慢性、炎症性瘙痒严重的皮肤疾病，表现为红色、扁平的角化性丘疹，通常直径 0.4 ～ 1.0cm（图 20.2）。损害主要在四肢末端和上背部，继发于没有基础皮肤病而长期搔抓的患者。痒疹名词起于拉丁文的 "pruire"，即瘙痒，19 世纪由 Ferdinand von Hebra 命名，表示剧烈瘙痒的丘疹和小结节，主要发生在前臂和小腿[55]。当时，痒疹是欧洲常见的皮肤病，与寄生虫的叮咬有关，尤其是跳蚤和虱子。如今，丘疹性荨麻疹仍然因跳蚤、蚊子、螨虫或者寄生虫的叮咬而发病，但是这些被命名为急性痒疹。免疫抑制患者如艾滋病患者对寄生虫和螨虫更易感染，痒疹损害常更持久和慢性，例如挪威疥疮[55]。

伴有严重的内脏疾病的瘙痒，如肾衰竭

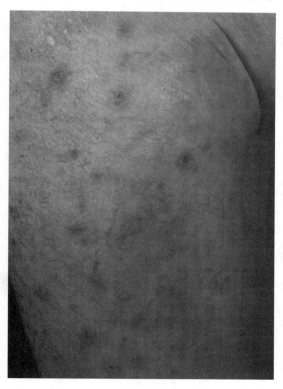

图 20.2 搔抓继发的痒疹表现为丘疹及小结节损害（见书后彩图）

及各种胶原病可涉及慢性痒疹[55-56]。同时，发生于神经性厌食症和消化不良的瘙痒也可造成痒疹[55]。痒疹也可发生在 T 细胞淋巴瘤和食管、脑室、直肠、肝和胆管的内脏肿瘤伴发的瘙痒症患者[55]。淋巴瘤的痒疹可发生于出现恶性肿瘤症状之前。痒疹的发生也可能是良性肿瘤恶性变的一个信号[55]。鳞状细胞癌有时可能伴发于长期存在的慢性结节性痒疹。Rowland Payne 等研究了 46 例慢性痒疹患者，结果显示 72% 的患者认为心理社会问题与他们的皮肤疾病相关。50% 的患者被发现罹患抑郁、焦虑或其他心理障碍，需要医疗干预[57]。与情绪相关的神经递质如多巴胺、5- 羟色胺或阿片肽调节感知可以解释其关联。该研究中大约 65% ～ 80% 的患者是特应症[57]。此外，潜在的代谢性疾病中 50% 患者也可引起瘙痒，如贫血、肝功能不全、尿毒症和黏液性水肿[57]。

20.16　组织病理学

痒疹的最显著的组织病理学特征是显著棘层不规则增厚、角化过度和角化不全[39]。真皮乳头中血管周围淋巴细胞和组织细胞浸润，垂直条纹的胶原纤维束增厚[25,39]。

20.17　鉴别诊断

由外界因素如虫叮、感染寄生虫、紫外线照射、接触致敏物质或药物导致的原发性痒疹由于急性病程易被排除[55]。在痒疹中引起诸多混淆的最重要的鉴别诊断是1909 年被 Hyde 所描述的结节性痒疹。它是与特应症相关的内源性的慢性痒疹[39]。损害与继发性痒疹相比为较大的结节，直径可达 3cm 。它们主要位于四肢的伸侧，甚至

躯干、面部及掌跖[39]。在 19 世纪，很多主要皮肤学家讨论是否首先出现结节性痒疹之后产生搔抓，还是结节性痒疹继发于搔抓[55]。Hebra 首先提出痒疹丘疹；1899 年，Johnston 在《皮肤学文献集》中描述痒疹损害中增殖的神经纤维数量增多。结节性痒疹损害中显示有感觉神经肽免疫反应，如降钙素基因相关肽和 P 物质，其在外周和中枢神经系统作为瘙痒递质[55]。这个发现支持痒疹损害引发瘙痒的理论。

然而，用弹性绷带覆盖 4 周改善了痒疹的临床表现，再没有见到扩大的神经纤维或者像神经细胞瘤样的组织结构。结节性痒疹的这个发现支持搔抓为痒疹触发因素的理论。

总之，摩擦是各型痒疹发生的因素，而痒疹的一个原因是皮肤的易感性如特应症，另一些原因是仍不能确定发生在与瘙痒和痒疹有关的肾衰竭、吸收不良或者恶性肿瘤的相关循环因子。

20.18　治　疗

本章中慢性搔抓似乎是病因而不是皮肤反应的结果，治疗目的应该着眼于减轻瘙痒。减轻搔抓损伤的方法在治疗继发性反应上起作用。例如避免粗糙的衣物、晚间戴手套、剪短指甲、胶带覆盖苔藓样变区域。因为心理因素与继发反应性瘙痒相关，减少紧张和精神压力有益于皮肤治疗[58]。对于轻型瘙痒症和痒疹，局部治疗即可；但是，一般性治疗抵抗时，常需要联合适用于严重病情的序列治疗。

（段昕所 译　张春雷 校）

参考文献

1. Schmelz M, Schmidt R, Bickel A, et al. Specific C-receptors for itch in human skin. *J Neurosci.* 1997;17(20):8003–8008.
2. Andrew D, Craig AD. Spinothalamic lamina I neurons selectively sensitive to histamine: a central neural pathway for itch. *Nat Neurosci.* 2001;4(1):72–77.
3. Hsieh JC, Hägermark O, Ståhle-Bäckdahl M, et al. Urge to scratch represented in the human cerebral cortex during itch. *J Neurophysiol.* 1994;72(6):3004–3008.
4. Drzezga A, Darsow U, Treede RD, et al. Central activation by histamine-induced itch: analogies to pain processing: a correlational analysis of O-15 H$_2$O positron emission tomography studies. *Pain.* 2001;92(1–2):295–305.
5. Mochizuki H, Tashiro M, Kano M, et al. Imaging of central itch modulation in the human brain using positron emission tomography. *Pain.* 2003;105(1–2):339–346.
6. Paus R, Schmelz M, Bíró T, Steinhoff M. Frontiers in pruritus research: scratching the brain for more effective itch therapy. *J Clin Invest.* 2006;116(5):1174–1186.
7. Ikoma A, Steinhoff M, Ständer S, et al. The neurobiology of itch. *Nat Rev Neurosci.* 2006;7(7):535–547.
8. Chamberlain SR, Blackwell AD, Fineberg NA, et al. The neuropsychology of obsessive compulsive disorder: the importance of failures in cognitive and behavioural inhibition as candidate endophenotypic markers. *Neurosci Biobehav Rev.* 2005;29(3):399–419.
9. Hendler T, Goshen E, Tzila Zwas S, et al. Brain reactivity to specific symptom provocation indicates prospective therapeutic outcome in OCD. *Psychiatry Res.* 2003;124(2):87–103.
10. Leknes SG, Bantick S, Willis CM, et al. Itch and motivation to scratch: an investigation of the central and peripheral correlates of allergen- and histamine-induced itch in humans. *J Neurophysiol.* 2007;97(1):415–422.
11. Bishop GH. The skin as an organ of senses with special reference to the itching sensation. *J Invest Derm.* 1948;11:143–154.
12. Felix R, Shuster S. A new method for the measurement of itch and the response to treatment. *Br J Dermatol.* 1975;93(3):303–312.
13. Savin JA, Paterson WD, Oswald I, et al. Further studies of scratching during sleep. *Br J Dermatol.* 1975;93(3):297–302.
14. Aoki T, Kushimoto H, Hisikawa Y, et al. Nocturnal scratching and its relationship to the disturbed sleep of itchy subjects. *Clin Exp Dermatol.* 1991;16(4):268–272.
15. Burke RE. The use of state-dependent modulation of spinal reflexes as a tool to investigate the organization of spinal interneurons. *Exp Brain Res.* 1999;128(3):263–277.
16. Berkowitz A. Spinal interneurons that are selectively activated during fictive flexion reflex. *J Neurosci.* 2007;27(17):4634–4641.
17. Darsow U, Scharein E, Simon D, et al. New aspects of itch pathophysiology: component analysis of atopic itch using the "Eppendorf Itch Questionnaire". *Int Arch Allergy Immunol.* 2001;124(1–3):326–331.
18. Wallengren J. Vasoactive peptides in the skin. *JID Symp Proc.* 1997;2:49–55.
19. Pinkus H, Mehregan AH. *A Guide to Dermatohistopathology.* London: Butterworths; 1969.
20. Sa SM, Valdez PA, Wu J, et al. The effects of IL-20 subfamily cytokines on reconstituted human epidermis suggest potential roles in cutaneous innate defense and pathogenic adaptive immunity in psoriasis. *J Immunol.* 2007;178(4):2229–2240.
21. Sonkoly E, Muller A, Lauerma AI, et al. IL-31: a new link between T cells and pruritus in atopic skin inflammation.

J Allergy Clin Immunol. 2006;117(2):411–417.
22. Vaalasti A, Suomalainen H, Rechardt L. Calcitonin gene-related peptide immunoreactivity in prurigo nodularis: a comparative study with neurodermatitis circumscripta. *Br J Dermatol.* 1989;120(5):619–623.
23. Benrath J, Zimmermann M, Gillardon F. Substance P and nitric oxide mediate would healing of ultraviolet photodamaged rat skin: evidence for an effect of nitric oxide on keratinocyte proliferation. *Neurosci Lett.* 1995;200(1):17–20.
24. Seike M, Ikeda M, Morimoto A, et al. Increased synthesis of calcitonin gene-related peptide stimulates keratinocyte proliferation in murine UVB-irradiated skin. *J Dermatol Sci.* 2002;28(2):135–143.
25. Ackerman AB, Chongchitnant N, Sanches J, et al. *Histologic Diagnosis of Inflammatory Skin Diseases. An Algorithmic Method Based on Pattern Analysis.* 2 ed. Baltimore: Williams@Wilkins; 1997.
26. Crowe R, Parkhouse N, McGrouther D, et al. Neuropeptide-containing nerves in painful hypertrophic human scar tissue. *Br J Dermatol.* 1994;130(4):444–452.
27. Rajka G, Langeland T. Grading of the severity of atopic dermatitis. *Acta Derm Venereol Suppl (Stockh).* 1989;144:13–14.
28. Ikoma A, Rukwied R, Ständer S, et al. Neuronal sensitization for histamine-induced itch in lesional skin of patients with atopic dermatitis. *Arch Dermatol.* 2003;139(11):1455–1458.
29. Greaves MW. Itch in systemic disease: therapeutic options. *Dermatol Ther.* 2005;18(4):323–327.
30. Freytes DM, Arroyo-Novoa CM, Fiqueroa-Ramos MI. Skin disease in HIV-positive persons living in Puerto Rico. *Adv Skin Wound Care.* 2007;20(3):149–150, 152–156.
31. Reynolds TB. The "butterfly" sign in patients with chronic jaundice and pruritus. *Ann Intern Med.* 1973;78(4):545–546.
32. Venencie PY, Cuny M, Samuel D, et al. The "butterfly" sign in patients with primary biliary cirrhosis. *J Am Acad Dermatol.* 1988;19(3):571–572.
33. Kimura T, Miyazawa H. The "butterfly" sign in patients with atopic dermatitis: evidence for the role of scratching in the development of skin manifestations. *J Am Acad Dermatol.* 1989;21:579–580.
34. Gupta MA, Gupta AK, Haberman HF. Neurotic excoriations: a review and some new perspectives. *Compr Psychiatry.* 1986;27(4):381–386.
35. Keuthen NJ, Deckersbach T, Wilhelm S, et al. The skin picking impact scale (SPIS): scale development and psychometric analyses. *Psychosomatics.* 2001;42(5):397–403.
36. Arseculeratne G, Altmann P, Millard PR, et al. Giant lichenification of the scalp. *Clin Exp Dermatol.* 2003;28(3):257–259.
37. Goldstein RK, Bastian BC, Elsner P, et al. Giant lichenification of the vulva with marked ulcerations. A case report. *J Reprod Med.* 1991;36(4):309–311.
38. Goldblum RW, Piper WN. Artificial lichenification produced by a scratching machine. *J Invest Dermatol.* 1954;22(5):405–415.
39. Braun-Falco O, Plewig G, Wolff HH, et al. *Dermatology.* 2nd ed. Berlin: Springer; 2000.
40. Resnik KS. Verrucous – but is it a verruca? *Am J Dermatopathol.* 2003;25(4):347–348.
41. Tay CH, Dacosta JL. Lichen amyloidosis. Clinical study of 40 cases. *Br J Dermatol.* 1970;82(2):129–136.
42. Salim T, Shenoi SD, Balachandran C, et al. Lichen amyloidosis: a study of clinical, histopathologic and immunofluorescence findings in 30 cases. *Indian J Dermatol Venereol Leprol.* 2005;71(3):166–169.
43. Weyers W, Weyers I, Bonczkowitz M, et al. Lichen amyloidosis: a consequence of scratching. *J Am Acad Dermatol.* 1997;37(6):923–928.

44. Wong CK. Lichen amyloidosus. A relatively common skin disorder in Taiwan. *Arch Dermatol*. 1974;110(3):438–440.

45. Looi LM. Primary localised cutaneous amyloidosis in Malaysians. *Australas J Dermatol*. 1991;32(1):439–449.

46. Leonforte JF. Origin of macular amyloidosis. Apropos of 160 cases. *Ann Dermatol Venereol*. 1987;114(6–7): 801–806.

47. Kibbi AG, Rubeiz NG, Zaynoun ST, Primary localized cutaneous amyloidosis. *Int J Dermatol*. 1992;31(2):95–98.

48. Wang WJ, Chang YT, Huang CY, Lee DD. Clinical and histopathological characteristics of primary cutaneous amyloidosis in 794 Chinese patients. *Zhonghua Yi Xue Za Zhi (Taipei)*. 2001;64(2):101–107.

49. Eswaramoorthy V, Kaur I, Das A, Kumar B. Macular amyloidosis: etiological factors. *J Dermatol*. 1999;26(5): 305–310.

50. Wallengren J. Neuroanatomy and neurophysiology of itch. *Dermatol Ther*. 2005;18:292–303.

51. Weber PJ, Poulos EG. Notalgia paresthetica. Case reports and histologic appraisal. *J Am Acad Dermatol*. 1988;18(1 pt 1):25–30.

52. Westermark P, Ridderström E, Vahlquist A. Macular posterior pigmentary incontinence: its relation to macular amyloidosis and notalgia paresthetica. *Acta Derm Venereol*. 1996; 76(4):302–304.

53. Bernhard JD. Notalgia paresthetica, macular posterior pigmentary incontinence, macular amyloidosis and pruritus. *Acta Derm Venereol*. 1997;77(2):164.

54. Bedi TR, Datta BN. Diffuse biphasic cutaneous amyloidosis. *Dermatologica*. 1979;158(6):433–437.

55. Wallengren J. Prurigo: Diagnosis and management. *Am J Clin Dermatol*. 2004;5;1–11.

56. Murphy M, Carmichael AJ. Renal itch. *Clin Exp Dermatol*. 2000;25(2):103–106.

57. Rowland Payne CM, Wilkinson JD, McKee PH et al. Nodular prurigo – a clinicopathological study of 46 patients. *Br J Dermatol*. 1985;113:431–439.

58. Fried RG, Fried S. Picking apart the picker: a clinician's guide for management of the patient presenting with excoriations. *Cutis*. 2003;71(4):291–298.

第 21 章　水痛症和水源性瘙痒

Laurent Misery

21.1 定　义

水源性瘙痒是由于接触水引起的瘙痒，没有明显的皮损。它必须与水痛症（与水相关的皮肤疼痛，没有皮损）、水源性荨麻疹（与水相关的荨麻疹，见第 16 章相关部分）进行鉴别[1]。

21.2 水源性瘙痒

21.2.1 临床及流行病学特点

由于定义含糊不清，限制了关于水源性瘙痒的讨论。接触任何温度的水后诱发瘙痒，而没有可见的皮肤改变，这可能是一个常见的情况，在普通人群中发病率有 45%[2]。但一般都是出现了严重功能障碍的患者才会到皮肤科就诊。

水源性瘙痒最常见于全身都接触水的情况，如沐浴、游泳池、大海等。有时出汗也可以诱发瘙痒。接触水后 2 ~ 15min 出现瘙痒，并会持续 10 ~ 120min。手掌、足跖及头皮通常不受累，黏膜也不受累。最主要的（通常也是最先的）受累部位是小腿。瘙痒不是唯一的感觉，很多患者还会有针刺感、烧灼感、叮咬感或虫涌感。

通常，首次发病在 30 岁之前，但也可见老年发病者。男性比女性更易患病（性别比率 =1.4）。平均发病年龄为 40 岁[3]。有 1/3 的患者可能出现家族发病的情况[4]。

21.2.2 发病机制

水源性瘙痒的发病机制仍然不清楚。有报道发现在暴露于水之前，患者血液中组胺水平升高、皮肤中肥大细胞脱颗粒，暴露于水后，会持续增加[5]。但是，组胺在发病中可能没起到重要的作用，因为抗组胺药无效；没有风团和潮红出现，也说明组胺没有明确参与发病中。与健康对照者相比，患者接触水后胆碱酯酶活性增强以及外用东莨菪碱有效，说明乙酰胆碱在发病中起到一定作用[6]。

一个新的假说认为，角质形成细胞上的感觉蛋白可以被直接活化（见第 3 章），然后一个"瘙痒信号"可以被传递到神经系统。水源性瘙痒可能是敏感性皮肤综合征的一个特殊类型，不累及面部[7]。由于使用低渗溶液敏感，调节容量的阴离子通道（VRACs）可能在发病中起到一定作用[8]。

21.2.3 相关疾病

有报道水源性瘙痒与狼疮[9]或家族性乳糖不耐受患者[10]使用丁氨苯丙酮或抗疟药有关。在某些患者中，水源性瘙痒继发于其他疾病，或与某些其他疾病有关，如：

- 转移性宫颈鳞状细胞癌
- 幼年黄色肉芽肿
- 急性淋巴母细胞性白血病
- 血色素沉着病
- 嗜酸细胞增多综合征

- 骨髓增生异常综合征
- 特发性血小板增多症
- 真性红细胞增多症

在这些疾病中，真性红细胞增多症的发病率提示，应对所有以真性红细胞增多症就诊的患者进行血细胞计数。在没有其他临床参数的情况下，其他检查看起来并不必要。大约50%的真性红细胞增多症患者会出现水源性瘙痒，但瘙痒可出现在真性红细胞增多症诊断前数年。近期一个有趣的研究显示，如果有蛋白酪氨酸激酶2（JAK2）的突变，而且是JAK2V617F纯合子，患者更容易出现水源性瘙痒，提示这种酪氨酸激酶在发病中起到一定作用[11]。水源性瘙痒患者也有发生骨髓增生异常综合征的风险，因为组成性酪氨酸激酶活化是因突变诱导的细胞转化而出现的。在特发性血小板增多症患者中则未发现这种相关性。

21.2.4 治 疗

研究者们曾提出很多治疗方法，但在随机对照的研究中，这些方法均未被证实有效。这些治疗方法包括：

- 沐浴用水中加入碳酸氢钠（200～500g）
- 快速淋浴
- 疏水的润肤剂
- 外用辣椒素
- 口服抗组胺药和抗胆碱能药物
- 中波紫外线（UVB）、补骨脂素和长波紫外线（PUVA）
- 阿司匹林
- 盐酸普萘洛尔、可乐定
- 氟西汀
- 干扰素
- 类固醇
- 纳曲酮

只有水的碱化[4]、UVB[12]和抗组胺药应用超过10个发表的报道中。治疗4周后，UVB对50%的患者有效。抗组胺药对瘙痒的作用不比安慰剂好。如果水源性瘙痒是继发的，那么进行病因治疗有效。

21.3 水源性疼痛

表面上看，水源性疼痛很少见，仅见3篇论文中有相关报道[13-15]，但实际上水源性疼痛的发病率可能更高。它可以是水源性瘙痒的并发症，这一点前面已经提到。两者临床表现一样，只是瘙痒被疼痛替代。有建议以盐酸普萘洛尔、可乐定或外用辣椒素进行治疗[13-15]。

表皮中血管活性肠肽的释放提示肾上腺素能神经末梢活化[13-15]。

（路雪艳 译 杨高云 校）

参考文献

1. Greaves MW, Black AK, Eady RAJ, Coutts A. Aquagenic pruritus. *Br Med J*. 1981;282:2008–2010.
2. Potasman I, Heinrich I, Bassan HM. Aquagenic pruritus: prevalence and clinical characteristics. *Isr J Med Sci*. 1990;26:499–503.
3. Bircher AJ. Water-induced itching. *Br J Dermatol Dermatologica*. 1990;181:83–87.
4. Bayrou O, Leynadier F. Prurit aquagénique. *Ann Dermatol Venereol*. 1999;126:76–80.
5. Steinman HK, Greaves MW. Aquagenic pruritus. *J Am Acad Dermatol*. 1985;13:91–96.
6. Bircher AJ, Meier-Ruge W. Aquagenic pruritus. Water-induced activation of acetylcholinesterase. *Arch Dermatol*. 1988;124:84–89.
7. Saint-Martory C, Roguedas-Contios AM, Sibaud V, Degouy A, Schmitt AM, Misery L. Sensitive skin syndrome is not limited to the face. *Br J Dermatol*. 2008;158:130–133.
8. Raoux M, Colomban C, Delmas P, Crest M. The amine-containing cutaneous irritant heptylamine inhibits the volume-regulated anion channel and mobilizes intracellular calcium in normal human epidermal keratinocytes. *Mol Pharmacol*. 2007;71:1685–1694.
9. Jimenez-Alonso J, Tercedor J, Jaimez L, Garcia-Lora E. Antimalarial drug-induced aquagenic-type pruritus in patients with lupus. *Arthritis Rheum*. 1998;41:744–745.
10. Treudler R, Tebbe B, Steinhoff M, Orfanos CE. Familial aquagenic urticaria associated with familial lactose intolerance. *J Am Acad Dermatol*. 2002;47:611–613.

11. Vannucchi AM, Antonioli E, Guglielmelli P, et al. Clinical profile of homozygous JAK2 617V > F mutation in patients with polycythemia vera or essential thrombocythemia. *Blood*. 2007;110:840–846.

12. Greaves MW, Handfield-Jones SE. Aquagenic pruritus: pharmacological findings and treatment. *Eur J Dermatol*. 1992;2:482–484.

13. Misery L, Bonnetblanc JM, Staniek V, Gaudillère A, Schmitt D, Claudy A. Localized pains following contact with liquids. *Br J Dermatol*. 1997;136:980–981.

14. Shelley WB, Shelley ED. Aquadynia: noradrenergic pain induced by bathing and responsive to clonidine. *J Am Acad Dermatol*. 1998;38:357–358.

15. Misery L, Meyronet D, Pichon M, Brutin JL, Pestre P, Cambazard F. Aquadynie : rôle du VIP? *Ann Dermatol Venereol*. 2003;130:195–198.

第 22 章　敏感性皮肤

Laurent Misery · Sonja Ständer

22.1 什么是敏感性皮肤?

敏感性皮肤(或反应性、高反应性、不耐受、易刺激性皮肤)定义[1,3,5,13,19]为由于各种因素发生的红斑和(或)瘙痒、刺痒、烧灼或刺痛(有时疼痛)感,这些因素包括物理性(紫外线、热、冷、风),化学性(化妆品、肥皂、水、污染物),精神性(应激)或内分泌性因素(月经周期)。敏感性皮肤好发于面部,其他部位也可能,如头皮和手[12,15]。

敏感性皮肤的病理生理学机制尚不清楚[4,17]。患者存在与免疫或过敏机制不直接相关的"皮肤耐受阈值"降低。有报道[16]称皮肤屏障功能损伤与通过表皮水丢失增加均有利于暴露于刺激物。异常感觉和血管扩张表明涉及皮肤神经系统[9]。神经源炎症源于神经递质,如P物质、降钙素基因相关肽(CGRP)及血管活性肠肽(VIP),这些物质能诱导血管扩张和肥大细胞脱颗粒。神经营养因子可作为神经肽释放的调节因子。非特异炎症也可与IL-1,IL-8,PGE_2,PGF_2 和 $TNF\alpha$ 释放有关[14]。唯一能被化学和物理因素激活的蛋白属于 TRP 家族,如TRPV1,TRPV2,TRPV3,TRPV4,TRPM8及 TRPA1。这些感觉受体不仅表达在神经末梢,也表达于角质形成细胞上[2]。内皮素(ET)及其受体也参与敏感性皮肤的症状。由内皮细胞和肥大细胞产生的 ET-1、-2 和 -3可诱导与烧灼性瘙痒有关的神经源炎症[8]。

敏感性皮肤发病率高,英国[20]、美国[7]、法国[6,11]和其他 8 个欧洲国家[16]进行了流行病学调查。研究表明,这些国家的一半人群受到影响(大约60% 男性,40% 女性)。虽然不诱导抑郁[10],但由于主要涉及精神因素[11],严重影响患者生活质量。与冬季比较,敏感皮肤和非常敏感皮肤在夏季更频发[10]。

22.2 敏感性皮肤的瘙痒

许多人难以从烧灼、刺激或其他感觉中区分出瘙痒。有报道称 61.5% 敏感性皮肤的患者发生瘙痒[6]。15.71% 的无头皮敏感或轻度头皮敏感患者发生瘙痒,37.61% 的头皮敏感患者发生瘙痒[7]。已注意到种族变异[13]:与欧美裔、拉美裔和非美裔相比,瘙痒更多见于亚洲敏感性皮肤患者。

因为应用组胺后风团直径与瘙痒或刺痛无关,实验性诱导瘙痒可用于诊断皮肤反应性[18]。在一项累积乳酸刺痛评分和组胺瘙痒评分的比较性研究中[19],所有感觉刺痛的受试者也产生中强度瘙痒,而 50% 的瘙痒者显示几乎没有刺痛反应。

22.3 治　疗

因为我们对皮肤的反应性机制了解很少,所以治疗仍是一种挑战,而且不标准化。提倡保持卫生和保湿,并且避免使用化妆品!应优先选用低浓度的去污剂、低张力活性和刺激的化妆品。使用具有活性物质的化妆品可能会达到治愈性的治疗目的。最近有几个新产品已上市。具有低刺激性的化妆品、含有作用于感觉神经末梢和表皮感受器的化妆品将为敏感性皮肤瘙痒提供最好的治疗[18]。

（乌仁娜 译 谢志强 校）

参考文献

1. Berardesca E, Fluhr JW, Maibach HI. What is sensitive skin? In: Berardesca E, Fluhr JW, Maibach HI, eds. *Sensitive skin syndrome.* New York: Taylor & Francis; 2006:1–6.
2. Boulais N, Misery L. The epidermis: a sensory tissue. *Eur J Dermatol.* 2008;18:119–127.
3. Slodownik D, Williams J, Lee A, Tate B, Nixon R. Controversies regarding the sensitive skin syndrome. *Expert Rev Dermatol.* 2007;2:579–584.
4. Farage MA, Katsarou A, Maibach HI. Sensory, clinical and physiological factors in sensitive skin: a review. *Contact Dermatitis.* 2006;55:1–14.
5. Frosch PJ, Kligman AM. A method of appraising the stinging capacity of topically applied substances. *J Soc Cosmet Chem.* 1977;28:197–209.
6. Guinot C, Malvy D, Mauger E, et al. Self-reported skin sensitivity in a general adult population in France: data of the SU.VI.MAX cohort. *J Eur Acad Dermatol Venereol.* 2006;20:380–390.
7. Jourdain R, de Lacharrière O, Bastien P, Maibach H. Ethnic variations in self-perceived sensitive skin: epidemiological survey. *Contact Dermatitis.* 2002;46:162–169.
8. Katugampola R, Church M, Clough G. The neurogenic vasodilator response to endothelin-1: a study in human skin in vivo. *Exp Physiol.* 2000;85:839–846.
9. Misery L. Les nerfs à fleur de peau. *Int J Cosmet Sci.* 2002;24:111–116.
10. Misery L, Myon E, Martin N, et al. Sensitive skin: psychological effects and seasonal changes. *J Eur Acad Dermatol Venereol.* 2007;21:620–628.
11. Misery L, Myon E, Martin N, Verriere F, Nocera T, Taieb C. Sensitive skin in France: an epidemiological approach. *Ann Dermatol Venereol.* 2005;132:425–429.
12. Misery L, Sibaud V, Ambronati M, Macy G, Boussetta S, Taieb C. Sensitive scalp: does this condition exist ? An epidemiological study. *Contact Dermatitis.* 2008;58:234–238.
13. Muizzuddin N, Marenus KD, Maes DH. Factors defining sensitive skin and its treatment. *Am J Contact Dermat.* 1998;9:170–175.
14. Reilly DM, Parslew R, Sharpe GR, Powell S, Green MR. Inflammatory mediators in normal, sensitive and diseased skin types. *Acta Dermato-Venereologica.* 2000;80:171–174.
15. Saint-Martory C, Roguedas AM, Sibaud V, Degouy A, Schmitt AM, Misery L. Sensitive skin is not limited to the face. *Br J Dermatol.* 2008;158:130–133.
16. Seidenari S, Francomano M, Mantavoni L. Baseline biophysical parameters in subjects with sensitive skin. *Contact Dermatitis.* 1998;38:311–315.
17. Ständer S, Schneider SW, Weishaupt C, Luger TA, Misery L. Putative neuronal mechanisms of sensitive skin. *Exp Dermatol.* 2009;18:417–423.
18. Ständer S, Weisshaar E, Luger T. Neurophysiological and neurochemical basis of modern pruritus treatment. *Exper Dermatol.* 2008;17:161–169.
19. Thiers H. Peau sensible. In: Thiers H ed. *Les Cosmétiques (2ème édition).* Paris: Masson; 1986:266–268.
20. Willis CM, Shaw S, de Lacharrière O, et al. Sensitive skin: an epidemiological study. *Br J Dermatol.* 2001;145:258–263.

第三部分
神经病学中的瘙痒

第 23 章　脑和（或）脊髓异常引起的神经源性瘙痒

Camille Fleuret · Laurent Misery

脑和（或）脊髓的病变可以引起瘙痒，这一现象正引起关注。

23.1 脊髓病变

在文献中描述了几种由脊髓病变引起的瘙痒症状。神经性因素很少引起瘙痒症，但瘙痒症每次发生都与一个或几个节段的脊髓损害有关。在大多数由神经系统病变引起的瘙痒症中，在瘙痒部位可伴发感觉减退或感觉过敏，这一临床特点使临床医师便于区别神经性瘙痒。

23.1.1 脊髓肿瘤（SC）

Andreev 等[1]研究了与脊髓肿瘤相关的皮肤症状。在 77 例患者中有 13 例出现皮肤瘙痒，其中 6 例的瘙痒局限于鼻孔部位。我们可以根据肿瘤的病因进行不同的疾病分类。

23.1.1.1 室管膜瘤

室管膜瘤是一种良性肿瘤，多见于儿童，病因不明，在儿童中枢神经系统肿瘤中占 10%。室管膜瘤通常生长在后颅窝。室管膜瘤的临床症状取决于肿瘤的生长部位：在后颅窝生长的肿瘤通常可以表现为颅高压症状；行为异常；幕上肿瘤可表现为锥体束征阳性；某些部位的髓质肿瘤可表现为感觉迟钝[2]。

文献报道了两例由臂桡侧瘙痒（BRP）检查出室管膜瘤的病例。

（1）第一例由 BRP 检查出室管膜瘤的病例出现在 2002 年[3]。

一名 36 岁的年轻女子出现了从双侧肱桡区延伸至大鱼际区域的瘙痒，在 1 年内她一直有这些部位的瘙痒和颈部疼痛，物理治疗无效。

这种 BRP 伴有神经系统体征，包括：

- 在瘙痒部位出现无汗，锥体束征阳性
- 霍夫曼征阳性
- 骨间肌肉的轻微运动障碍
- 在左侧 C_5 ～ C_6 支配区域出现感觉过敏

经过核磁共振检查发现该患者有髓内肿瘤。

（2）第二例 BRP 检查出室管膜瘤的病例发生在最近[4]。

53 岁的男性，仅表现为左上肢的瘙痒，时间长达 7 年，随后出现了颈部疼痛伴有神经系统异常：双上肢感觉减退、灼热疼痛感、左尺神经区域麻痹。通过核磁共振检查及延髓血管造影（排除了海绵状血管瘤），这位患者被诊断为室管膜瘤，当然这一诊断最终还需经过病理切片进一步证实。

23.1.1.2 脊髓空洞症

脊髓空洞症具有脊髓疾病的特点[5]。

从解剖学上看，脊髓空洞症为脊髓内形成管状空腔，是一种脊髓的慢性、进行性病变，常好发于颈部脊髓。

脊髓空洞症的临床表现为痉挛性截瘫及双上肢、颈部、胸部的症状；肌肉萎缩；痛觉丧失，触觉保留；营养障碍。

通过 BRP 检查出脊髓空洞症和髓内肿瘤的第一个病例发生于 1992 年[6]。瘙痒的部位位于左侧 C_5 节段支配的区域，瘙痒部位由于长期抓痒出现了慢性苔藓样皮疹。

通过局部的瘙痒症状和 BRP 检查出这两种脊髓肿瘤，这在前面的章节中也提到过。BRP 是罕见的，涉及一侧或双侧瘙痒，局限于一侧的上肢和肩膀，有时延伸到一侧的胸部及整个上肢。BRP 对男性或女性影响相同。目前公认的 BRP 的致病因素包括颈椎关节病（颈椎后路关节）和多余颈肋的存在。除了这两个最常见的病因，其他神经系统的原因也可能造成 BRP，包括颈椎神经压迫等。在大多数情况下，BRP 表明有神经系统的异常。

23.1.1.3 脊髓肿瘤合并神经纤维瘤

2000 年[7]报道一个通过局部瘙痒症发现髓内肿瘤，并诊断为多发性神经纤维瘤的 15 岁女孩的病例。这个女孩从 4 个月大时即在双侧腰部（即 C_6 ~ C_7 脊髓节段支配区域）出现瘙痒，瘙痒非常剧烈导致她失眠。检查发现 T_6 ~ T_7 脊髓节段支配区域有许多皮肤抓伤痕迹，整个腹部都有炎症后色素减退区域，此外还有 8 个直径 0.5 ~ 3cm 大的咖啡牛奶色素斑，没有观察到有腋窝雀斑或神经纤维瘤。完整的神经系统检查没有发现其他异常。然而脊髓的 MRI 显示该患者患有髓内肿瘤，从 T_4 延伸到 T_8。随后这个患者切除 90% 的肿瘤，肿瘤的病理切片证实

为纤维性星形细胞瘤。手术后该患者的瘙痒症状立刻完全缓解。

脑部肿瘤可以多年没有临床症状，而脊髓肿瘤早期即可出现症状和体征，并反映肿瘤的生长位置。

在这个 15 岁女孩的病例中，髓内星形细胞瘤所处节段支配区域出现的瘙痒症状为肿瘤的始发症状，随后肿瘤才被发现。

Mautner 等[8]报道有 9 例患 2 型神经纤维瘤（NF）的儿童是通过肿瘤的外在症状检查出髓内肿瘤的，最初的症状表现为四肢瘫痪或截瘫[9]。

2 型神经纤维瘤可表现为较为广泛的临床症状，皮肤表现较 1 型神经纤维瘤少见，特别是很少有超过 5 个的咖啡牛奶色素斑[10]。另外，在 2 型神经纤维瘤患者中，肿瘤经常出现髓内和脑部（在 4% 的病例中出现星形细胞瘤，在 25% 的病例中出现髓内肿瘤）[8,10]。

在最近的文献中报道了同时有局部瘙痒和全身瘙痒的病例。那些出现全身瘙痒的神经纤维瘤患者，其瘙痒很可能不是神经性瘙痒。

Monk 等[11]描述了两例患有神经纤维瘤的全身瘙痒的患者有原因不明的胆汁淤积，而这种胆汁淤积可能是由于神经纤维瘤阻塞 Vater 壶腹引起。

同样，从 1956 年[12]至今报道的一些患有神经纤维瘤及局部瘙痒的患者，其瘙痒也可能不是神经性的，因为这种瘙痒很可能与神经纤维瘤周围存在大量的粒细胞（包括肥大细胞）有关[13]。

> 任何有神经纤维瘤伴发局部瘙痒的患者都应首先咨询医生，检查是否合并有脑肿瘤或髓内肿瘤。这种肿瘤往往为恶性，预后不清。

23.1.2 髓质脓肿

传染性髓质病变[14]可能引起瘙痒症状，其瘙痒发生部位与髓质病变部位一致。

23.1.3 多发性硬化症

在日本，有3例患有多发性硬化症的患者同时出现阵发性瘙痒[15]，这种症状罕见，但可能是多发性硬化症进展期的唯一症状。

23.1.4 横断性脊髓炎

横断性脊髓炎经常通过双下肢乏力、相应节段感觉丧失、尿潴留而发现。

2003年报道[16]第一个由横断性脊髓炎引发神经性瘙痒症的病例。这是一例43岁的患者，最初表现为腿部疼痛和感觉异常。3周后出现严重的瘙痒、上肢感觉过敏与排尿困难。这例患者没有多发性硬化或其他髓质肿瘤的病史，也没有上呼吸道感染史或接种疫苗后感染史，因此也不支持格林－巴利综合征的诊断。临床检查发现她两个手臂的对称区域有皮肤抓伤和清晰的苔藓斑块色素沉着。这一损伤位于$C_3 \sim C_5$脊髓支配节段。在这个苔藓样区域进行神经系统检查发现有明显的感觉过敏和触觉异常，而肌电图检查是正常的。生物学检查、免疫学检查和肌电图检查均正常。MRI的T_2影像显示从$C_2 \sim C_3$，$C_5 \sim C_6$有一个高信号区，可诊断为横断性脊髓炎。脊髓炎治愈后瘙痒和触觉异常症状改善。

23.2 脑部病变

脑部病变可以引起局部瘙痒，通常是单侧的，有时为阵发性瘙痒[17-19]，这也是脑部病变引起瘙痒症的证据之一。

23.2.1 基底动脉瘤[17-19]

在患有基底动脉瘤的患者中，部分患者发生单侧和局部瘙痒。

23.2.2 脑血管意外（CVA）[17-19]

虽然CVA后疼痛是一个众所周知的现象，但CVA后瘙痒却往往未能诊断，文献已报道十几例CVA后瘙痒的病例。

为便于说明，我们在这里描述两个病例[20]。

（1）第1个病例是74岁的妇女，有高血压和高血脂病史。在右侧丘脑CVA后数周发生瘙痒症，阵发的，部位多变，局限性，瘙痒部位位于左侧躯干和左侧肢体，右侧躯干和肢体没有累及。此患者没有肾、肝、内分泌系统及血液系统病史解释这个瘙痒症。各项检查都正常，体查发现左侧肢体有抓伤而右侧肢体没有。

（2）第2个病例是一个69岁的男性，有高血压病史。在右侧大脑中动脉闭塞引起脑缺血后几天出现左大腿严重的瘙痒症。瘙痒为局部性和间歇性的，有时会导致患者失眠。同样，这个患者也没有肾、肝、内分泌系统及血液系统病史，所有的检查结果都正常，临床检查发现他左大腿前侧有抓伤。

重要的是，临床医生应该知道、识别CVA后瘙痒，避免不必要的病因检查，并告知患者CVA后有可能发生瘙痒症状。这一症状可能是局部瘙痒或广泛瘙痒，位于脑损伤部位的对侧。相比CVA后疼痛，CVA后瘙痒通常在CVA后数天甚至数周发生。

23.2.3 神经源性瘙痒的病理生理学

神经源性瘙痒的病理生理学机制（神经解剖学和神经生理学）至今尚未完全阐

明[20-21]。许多研究和观察发现这种形式的瘙痒症可能是疼痛的"下一级形式"。在大脑或髓质病变时，瘙痒的感觉和痛觉使用同一神经通路进行传递。神经性瘙痒的感觉起源于基底膜附近的有髓化 A 纤维和无髓化的 C 纤维的神经末梢。而在生理情况下，痒仅由传递速度较快的 A 纤维传递，痛觉则是由传递速度较慢的 C 纤维（无髓鞘）传递的。

因此，神经源性瘙痒很可能不是由外周神经递质如组胺或肽内切酶引起的，而是通过脑或脊髓本身的病变发展引起的。

但一些患有脑或髓质病变的患者发生神经性瘙痒症的确切机制目前仍不清楚。

目前公认的假说是，中枢神经系统病变后，由于目前尚不明确的一条负责调节皮肤瘙痒和疼痛感觉的神经通路中断后，从而引起神经性瘙痒症。

23.2.4 神经源性瘙痒的治疗

基于上述引起神经源性瘙痒的病因进行病因学治疗，神经源性瘙痒症就有可能治愈。

23.2.4.1 病因治疗

上述的两个通过 BRP 检查出室管膜瘤的患者，其中一例（53 岁的患者）进行了手术治疗，手术治疗目前仍是治疗该病的首选方法。另一例（36 岁的患者）拒绝手术治疗。手术后 4 个月，患者主诉仍有疼痛（需口服 2 级止痛药和加巴喷丁），但不再有瘙痒和运动障碍。

那个通过局部瘙痒症发现星形细胞瘤并诊断为多发性神经纤维瘤[7]的 15 岁女孩接受了椎板切除手术及肿瘤次全切除手术（90%）。手术后瘙痒症状立刻完全消失[19]。

那例患有横断性脊髓炎的患者[16]，当脊髓炎治愈后瘙痒和触觉异常症状也得到改善。

至于 CVA 后瘙痒症的治疗[19-20]，目前大部分仍是对症治疗。

23.2.4.2 对症治疗

对症治疗在一些情况下可能是唯一的治疗手段，且治疗非常困难。

● 关于 BRP 的个别病例：当有髓质病变导致的 BRP 时[22-24]，常规治疗手段效果温和、短暂。抗惊厥药物加巴喷丁[25]和近期使用的普瑞巴林可能更为有效[25]（见下文）。

● 任何形式的皮肤瘙痒：加巴喷丁、普瑞巴林对神经性瘙痒症的治疗效果较好，卡马西平的疗效也不错，但目前卡马西平已越来越少使用，因为卡马西平不良反应较多，有时甚至会很严重，发生药物超敏综合征。加巴喷丁、普瑞巴林属于抗惊厥类药物，它们的出现使神经源性瘙痒的治疗效果明显改善。它们目前常用于治疗手术后的疼痛及大部分的神经性疼痛。加巴喷丁、普瑞巴林可作用于 GABA 系统，因此可能对治疗神经源性瘙痒有效。加巴喷丁、普瑞巴林这类抗惊厥类药物的主要不良反应是头晕和嗜睡。同时服用阿片类药物可使不良反应增加，出现认知功能障碍，而这类患者往往多重用药。

23.2.5 结　论

尽管罕见，神经系统病变引起的瘙痒症仍然存在。引起神经源性瘙痒的髓质病变主要是髓内肿瘤，而引起神经源性瘙痒的脑部病变则主要是 CVA。详细的神经系统检查非常重要。

这种类型瘙痒症的显著特点是其瘙痒部位的局限性，这与中枢神经系统损害部位相联系。当髓质病变时，瘙痒位于病变部位的同侧，而当脑部病变时，瘙痒出现在中枢神经系统损伤的对侧。

有关神经源性瘙痒的病理生理学机制，目前仍不清楚。

神经源性瘙痒治疗的关键是病因治疗。当病因治疗不可能或仍不足时，可进行对症治疗。

（李启芳　张　瑛译　谢志强校）

参考文献

1. Andreev VC, Petkov I. Skin manifestations associated with tumors of the brain. *Br J Dermatol*. 1975;92:675–678.
2. Hasselblatt M. Ependymal tumors. *Recent Results Cancer Res* 2009;171:51–66.
3. Kavak A, Dosoglu M. Can a spinal cord tumor cause brachioradial pruritus? *J Am Acad Dermatol*. 2002;46(3):437–440.
4. Fleuret C, Misery L. Prurit brachio-radial révélant un épendymome. *Annales de Dermatologie* 2009;136:435–437.
5. Synder P. Chiari Malformation and Syringomyélie Radiol Technol 2008;79:555–558.
6. Kinsella LJ, Carney-Godley K, Feldmann E. Lichen simplex chronicus as the initial manifestation of intramedullary neoplasm and syringomyelia. *Neurosurgery*. 1992;30(3):418–421.
7. Johnson RE, Kanigsberg ND, Jimenez CL. Localized pruritus: a presenting symptom of a spinal cord tumor in a child with features of neurofibromatosis. *J Am Acad Dermatol*. 2000;43(5 pt 2):958–961.
8. Mautner VF, Tatagiba M, Guthoff R, Samii M, Pulst SM. Neurofibromatosis 2 in the pediatric age group. *Neurosurgery*. 1993;33(1):92–96.
9. Lewis RA, Gerson LP, Axelson KA, Riccardi VM, Whitford RP. von Recklinghausen neurofibromatosis. II. Incidence of optic gliomata. *Ophthalmology*. 1984;91(8):929–935.
10. Monk BE, Pembroke AC, du Vivier A. Neurofibromatosis, generalized pruritus and cholestatic liver dysfunction - report of two cases. *Clin Exp Dermatol*. 1985;10(6):590–591.
11. Cross FW, Schull WJ, Neel JV. A clinical, pathological and genetic study of multiple neurofibromes. Springfield: Charles C. Thomas Publishers; 1956:3–181.
12. Greggio, H. Les cellules granuleuses (mast zellen) dans les tissues normaux et dans certaines maladies chirurgicales. *Arch Med Exp*. 1911;23:323.
13. Sullivan MJ, Drake ME Jr. Unilateral pruritus and Nocardia brain abscess. *Neurology*. 1984;34(6):828–829.
14. Yamamoto M, Yabuki S, Hayabara T, Otsuki S. Paroxysmal itching in multiple sclerosis: a report of three cases. *J Neurol Neurosurg Psychiatry*. 1981;44(1):19–22.
15. Bond LD, Keough GC. Neurogenic pruritus: a case of pruritus induced by transverse myelitis. *Br J Dermatol*. 2003;149:193–227.
16. King CA, Huff FJ, Jorizzo JL. Unilateral neurogenic pruritus: paroxysmal itching associated with central nervous system lesions. *Ann Intern Med*. 1982;97(2):222–223.
17. Massey EW. Unilateral neurogenic pruritus following stroke. *Stroke*. 1984;15(5):901–903.
18. Shapiro PE, Braun CW. Unilateral pruritus after a stroke. *Arch Dermatol*. 1987;123(11):1527–1530.
19. Kimyai-Asadi, Hossein C. Poststroke pruritus. *Stroke*; 1993;30:692–695.
20. Wallengren J. Neuroanatomy and neurophysiology of itch. Dermatol Ther. 2005;18:292–303.
21. Knight TE, Hayashi T. Solar (brachioradial) pruritus - response to capsaicin cream. *Int J Dermatol*. 1994;33(3):206–209.
22. Bernhard JD, Bordeaux JS. Medical pearl: the ice-pack sign in brachioradial pruritus. *J Am Acad Dermatol*. 2005;52(6):1073.
23. Bernhard JD. Neurogenic pruritus and strange skin sensations. In: Bernhard JD, ed. *Itch, Mechanisms and Management of Pruritus*. New York: McGraw-Hill; 1994:185–201.
24. Tait CP, Grigg E, Quirk CJ. Brachioradial pruritus and cervical spine manipulation. *Australas J Dermatol*. 1998;39(3):168–170.
25. Kanitakis J. Brachioradial pruritus: report of a new case responding to gabapentin. *Eur J Dermatol*. 2006;16(3):311–312.

第 24 章　限局性神经性瘙痒

Martin Marziniak · Esther Pogatzki-Zahn · Stefan Evers

限局性神经性瘙痒是皮肤科医生、神经科医生和疼痛科医生共同感兴趣的疾病。许多患者报告几种感觉共存，包括限局性瘙痒、烧灼感和刺痛感。优势感觉、瘙痒、感觉异常或感觉迟钝，将决定患者咨询皮肤科医生还是神经科医生。最常见的限局性瘙痒综合征是疱疹后神经痛。其他限局性瘙痒综合征还包括感觉异常性背痛（NP）和臂桡侧瘙痒症（见第 25 章）。

24.1 疱疹后神经痛和疱疹后瘙痒

24.1.1 流行病学

带状疱疹的发病率在整体人群的一生中达 30%，在寿命达到 85 岁的人群中高达 50%。疱疹后神经痛（PHN）最重要的风险因素是高龄。30% ～ 58% 的 PHN 患者诉有瘙痒症状[1]。一小部分（7%）近期带状疱疹的 PHN 患者诉疱疹后瘙痒，而没有疼痛。109 例西雅图 PHN 患者中，23% 诉轻度瘙痒，22% 诉中度瘙痒，13% 诉重度瘙痒，而 42% 患者未诉瘙痒为困扰症状。在 PNH 和（伴或不伴）瘙痒的患者间，年龄、性别或吸烟习惯方面无显著差异[1]。头部、面部和颈部患病的带状疱疹患者比躯体部位患病的带状疱疹患者更易发生疱疹后瘙痒[1]。

24.1.2 临床表现

带状疱疹通常按照下列特征诊断[1]：75% 的患者出现皮疹前存在前驱疼痛（有时瘙痒）[2]，单侧皮区的皮疹[3]，群集的水疱或丘疹[4]，皮疹部位的疼痛和痛觉超敏。在 10% 的临床疑似带状疱疹患者中，需要鉴别诊断复发性单纯疱疹，尤其是相同皮区有皮疹病史的患者。其他鉴别诊断包括接触性皮炎及植物引起的皮疹。

为区分急性疼痛和 PHN，可以按照 3 个疼痛阶段进行描述[1]：带状疱疹急性疼痛，定义为皮疹发生后 30 天内的疼痛[2]；亚急性疱疹性神经痛，是持续时间超过 30 天，但在 120 天前消退的疼痛[3]；PHN，定义为皮疹发生后持续时间超过 120 天的疼痛[2]。PHN 疼痛的性质可以分为不依赖刺激的间歇性疼痛、刺激诱发的疼痛、尤其是轻触诱发的动态性痛觉超敏、感觉异常、感觉迟钝和瘙痒[3]。10% ～ 15% 的带状疱疹累及三叉神经第一分支，称为眼带状疱疹，在前额、眼周区域和鼻部发生疼痛性的疱疹。眼部并发症包括角膜炎、虹膜炎，在严重病例中，最可怕的并发症是视神经的神经炎[4]。

发病机制：带状疱疹由感觉神经节潜伏的水痘带状疱疹病毒再活化引起。PHN 患者的神经和神经节组织学检查显示慢性神经元的丧失和静止的瘢痕，没有炎症的征象[5]。据报道，在受累皮肤的环钻活检标本中，PHN 的发生与末梢伤害感受性轴突永久性丧失的严重程度相关[6]。尸检研究强调脊髓中心变化的重要性，并显示背角的节段性萎缩与疼痛持续性相关 [7]。疱疹后瘙痒似乎是由介导瘙痒的外周和中枢神经元无端地发放冲动引起。皮肤功能失调（pH 的变化、创伤、屏障功能受损、炎症和感染）可以直接或间接刺激感觉神经末梢，从而导致瘙痒 [8]。在具有神经性瘙痒的带状疱疹患者亚群体中，皮肤对其他感觉特性不敏感。在这些患者中，曾有讨论邻近未受累皮区的皮肤瘙痒纤维可能是疱疹后瘙痒的原因，因为这些纤维具有很大的神经支配区域（大到直径 8.5cm）和一个单独的重叠皮区 [9]。某些患者可以因皮肤对搔抓不敏感而造成自我损伤。

24.1.3 诊　断

带状疱疹特征典型，以至于诊断只是基于出现前驱疼痛和（或）瘙痒和皮疹（图 24.1）。前驱期的疼痛、瘙痒、感觉迟钝，依照身体受累区域，可能需要与创伤、心肌缺血、肾绞痛、胆囊疾病或口腔科疼痛进行鉴别 [11]。不典型的损害可能需要实验室检查加以鉴别，包括皮损标本的直接免疫荧光检测或实时聚合酶链式反应 [12]。最重要的鉴别诊断是类似带状疱疹的单纯疱疹病毒感染。必须要考虑风险因素，如免疫受损状态、免疫抑制药物、HIV 感染、骨髓或器官移植、癌症、慢性类固醇治疗和精神压力或创伤 [13]。

24.1.4 治　疗

带状疱疹抗病毒治疗的综述超越了本章的范围。带状疱疹疫苗可能对减少发生带状疱疹和 PHN 的风险有效 [14]，而皮质类固醇可能对预防 PHN 无效 [15]。循证治疗神经性疼痛（包括 PHN）的最近指南认

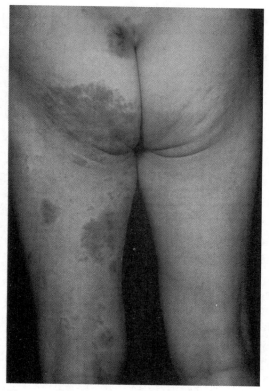

图 24.1　带状疱疹患者，累及左腿 S2 和 S3 皮区（见书后彩图）

为，三环类抗抑郁药（TCAs）、加巴喷丁、普瑞巴林以及外用利多卡因是治疗 PHN 的一线止痛药。阿片类药物和曲马多推荐为二线治疗药物，外用辣椒辣素和丙戊酸盐为三线治疗药物 [16-18]。到目前为止，还没有治疗疱疹后瘙痒的专门指南，因此经常使用治疗神经性疼痛的药物。TCAs 抑制去甲肾上腺素和 5- 羟色胺再摄取，对钠通道阻滞具有外周效应。阿米替林（65 ～ 100mg/d）、去甲替林（75 ～ 100mg/d）和地昔帕明（约 70mg/d）对 PHN 有效，这是基于需要联合治疗病例数（NNT）为 2.6（95% 可信区间 2.1 ～ 3.5）[19-20] 安慰剂对照的 Ⅰ、Ⅱ 期临床试验结果。马普替林比阿米替林疗效略差 [21]。去甲替林与阿米替林效果相当，但具有更好的耐受性 [22]。关于选择性 5- 羟色胺再摄取抑制剂治疗 PHN 的疗效没有随机对照试验作对比。心悸、QT 间期延长、体位性低血压、眩

晕和镇静是 TCAs 的限制治疗因素，尤其是在老年患者中。对 TCAs 而言，发生 1 例轻度不良反应所需治疗的病例数是 5.7（95%CI：3.3 ～ 18.6），发生 1 例重度不良反应所需治疗的病例数是 16.9（95%CI：8.9 ～ 178）[20,23]。

加巴喷丁和普瑞巴林是最常用于治疗神经性疼痛的两种抗癫痫药物，包括治疗 PHN 和瘙痒。它们的止痛作用机制是抑制脊髓初级传入纤维中枢端释放兴奋性神经递质如谷氨酸[24]。加巴喷丁 1800 ～ 3600mg/d[25-26] 和普瑞巴林 150 ～ 600mg/d[27-28] 对 PHN 一贯有效，加巴喷丁的 NNT 为 4.4（95%CI：3.3 ～ 6.1），普瑞巴林的 NNT 为 4.9（95%CI：3.7 ～ 7.6）[20]。近来有令人鼓舞的报告结果，一项研究应用 1000mg 丙戊酸盐，NNT 为 2.1（95%CI：1.4 ～ 4.2）[29]。眩晕、嗜睡和外周水肿是普瑞巴林和加巴喷丁在老年患者中最常见的不良反应。发生 1 例轻度不良反应所需治疗的病例数是 4.1（95%CI：3.2 ～ 5.7），发生 1 例重度不良反应所需治疗的病例数是 17.3（95%CI：7.7 ～ 30.9）[20]。

外用药物是另一种治疗选择。在 3 项安慰剂对照的研究中，反复应用利多卡因贴片（5%）显示对具有痛觉超敏的 PHN 患者有效[30-32]。由于耐受性好，老年患者可以优先考虑应用利多卡因贴片，尤其适用于痛觉超敏、小面积的瘙痒或疼痛患者。外用 0.075% 辣椒辣素在两个平行组的随机对照试验中有效，尽管是小程度有效，但多数受试者因为烧灼感导致依从性降低[33-34]。

研究证明，曲马多（平均剂量 275 ～ 400mg/d）只对 PHN 一些反映自发性疼痛的强度指标中度有效，NNT 为 4.8（95%CI：2.6 ～ 26.9）[35]。羟考酮、吗啡和美沙酮在两个交叉安慰剂对照随机试验中显示对 PHN 有效[36-37]。强阿片类药物治疗 PHN 的复合 NNT 为 2.7（95%CI：2.1 ～ 3.7）[20]。在一个

对比缓释吗啡（91mg/d，范围 15 ～ 225mg/d）和美沙酮（15mg/d）与 TCAs 和安慰剂的试验中，吗啡缓解疼痛的效果显著优于去甲替林，而美沙酮的止痛效果与 TCAs 相当[37]。

24.2 感觉异常性背痛

感觉异常性背痛（NP）是一种限制在肩胛间区的感觉异常、烧灼样疼痛或瘙痒感的综合征，单侧或双侧分布，1934 年 Astwazaturow 首先将之定义为累及脊神经背根的感觉性神经病[38]，70 年代后期，Pleet 和 Massey 又进行了更详细的说明[39-41]。

24.2.1 流行病学

尽管 NP 不少见，并不常被报道，尚无关于其患病率和发病率的数据。

24.2.2 临床表现

主要症状是背部瘙痒，在 T_2 ～ T_6 皮区有特征性的色素沉着斑片（图 24.2）[42-44]。在最大的关于 NP 的研究中[45] 包括 43 例患者，30% 诉有阵发性疼痛，限制在瘙痒区域，没有放射；28% 诉有感觉异常；12% 诉有感觉过敏；都呈间歇性特征。这些症状均未报告严重到引起睡眠障碍或影响日常活动。没有患者描述有特定因素可以加重瘙痒。所有病例家族史均阴性。矫形外科病史和脊柱四肢的体格检查评估运动和感觉神经功能均未显示任何异常。没有患者显示肌肉无力、痉挛、反射改变、肠和（或）膀胱功能障碍，或除 NP 局部症状外的其他感觉异常。皮肤科所见的限局性色素沉着斑片认为是由因瘙痒而慢性摩擦和搔抓所致[46-49]。

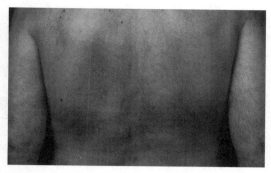

图 24.2 感觉异常性背痛患者和背部相应的搔抓损害（courtesy of S. Ständer）（见书后彩图）

24.2.3 发病机制

NP 被认为是一种感觉性神经病。其确切病理机制仍在探讨中，目前只有少数关于其发病机制的调查性研究[43,46,49,50]。最被广泛接受的解释为 NP 可能因 T_2 ~ T_6 节段的脊神经后支受到挤压所致[43,51]。常常能够见到与皮肤损害和主诉瘙痒的皮区相一致的椎体或椎间盘的退行性改变，但并不是总能见到[49,52]。43 例 NP 患者放射线检查（正位和侧位 X 线片、全脊柱磁共振成像）显示多种脊柱病变（79%），如退行性变（58%）或突出的髓核（40%）[45]。在 65% 的患者中，这些变化在与患者存在至少一处皮损的皮区相一致的椎骨最为显著，因此被标记为"相关"。由于脊髓神经从多裂脊肌成直角穿出，Massey 和 Fleet[40] 曾提出，脊神经很容易由于外伤或陷迫受到损伤。此外，Eisenberg 等[53] 报告了一个 NP 病例，患者神经根碰撞与临床表现明确相关。还有一个神经痛性肌萎缩后发生 NP 的病例报告，讨论了胸神经根较远端的一过性陷迫，在那里它们经过长的竖脊肌[54]。

目前，结果并不一致，因为脊柱的退行性改变并不少见，尤其在老年人中。然而，解释 NP 的陷迫假说是迄今为止具有最好证据的假说。物理疗法[52] 或椎旁局部麻醉阻

滞[55]的成功进一步支持这个假说。

皮肤活检看起来正常，皮肤科医生解释所见的皮肤的改变是慢性摩擦和搔抓的结果。一项包含 14 例患者的研究描述，表皮正常，只有很轻微的炎症浸润，包括真皮乳头中等数量广泛散布的噬黑素细胞。未见淀粉样物质沉积及皮肤神经的明显改变[49,56]。采用 S-100、血管活性肠多肽、P 物质和蛋白基因产物 9.5（PGP 9.5）的抗体作全轴突标记，另外进行免疫组织化学染色，在受累皮肤和未受累皮肤未见显著差异[56]。另一项研究包括 12 例 NP 患者，显示皮损和对侧未受累皮肤免疫活性纤维的存在、分布和密度无显著差异[57]。说到 Savk 等[56] 的文章，值得提及的是对染色方法进行了改进，以及文中未描述着色的神经纤维的数量。本文的另一个缺陷可能是大量的皮肤活检没有显示任何着色，尤其是患者及健康对照组关于 PGP 的免疫组化。因此，需要有更多按照当前神经疾病皮肤活检染色指南[58] 的研究来调查这个课题。在这个背景下，值得提及 Springall 等的文中显示 NP 患者受累皮肤的真皮神经分布增加[46]。另外，外用辣椒辣素有效，表明皮肤神经末梢参与 NP 患者瘙痒发生[47]。

由于慢性摩擦，角质形成细胞可能出现坏死，导致真皮乳头可能出现淀粉样物质，以及发生表现为棕色斑片的斑状淀粉样变[50,59]。

24.2.4 诊 断

对于怀疑 NP 的患者，应当进行皮肤和组织学检查，以除外任何可能的其他潜在皮肤疾病。同时应当进行实验室检查，排除其他潜在疾病（糖尿病、尿毒症）。为了排除脊柱压缩，建议进行颈椎和胸椎 MRI 扫描。如果 MRI 下发现病理改变，应当进行详细

的神经科检查，包括神经电流描记和可能必要的肌电图检查。已有报道背痛与 MEN Ⅱ 综合征（多发性内分泌肿瘤）的关联。因此，患者应进行临床调查以排除 MEN Ⅱ。

24.2.5 治 疗

由于发表文章数量较少，只有单独的病例报告或者包括很小数量患者的研究，因此，除了一般瘙痒治疗（抗组胺药和外用制剂）以外的其他治疗介绍有限。在一项安慰剂对照、双盲的交叉研究中，外用辣椒辣素对于治疗 NP 临床症状有效[47]。一项应用奥卡西平的开放试验性研究显示疗效有望[60]，但未见在同行评审期刊中发表双盲、安慰剂对照研究。加巴喷丁在 1 例 NP 患者中有效[61]，也用于治疗臂桡侧瘙痒症[62]。A 型肉毒毒素注射在 1 例 NP 患者中可能有效[63]。

有报道经皮电流神经刺激（TENS）在一组 15 例伴"相关脊髓病理变化"的 NP 患者中部分有效。15 例患者中，10 例诉瘙痒充分解除，所有患者的平均瘙痒评分经 10 次 TENS 治疗后从 10 降到 6.8[64]。

物理治疗在一项研究中 6 例患者 4 例有效[52]，在另一项研究中，一部分患者有效[65]。Goulden 等报道采用椎旁局部麻醉阻滞成功治疗 1 例 NP 患者[55]。

在皮肤科文献中，一些经典的陷迫性神经疾病与限局性神经性瘙痒综合征相关[66]，尽管瘙痒不常在文献中提及，感觉异常是主要主诉：感觉异常性股痛以大腿前外侧烧灼感、刺痛和麻木为特征，由于股部皮神经被纤维条带或外部压迫因素（很紧的裤子）压迫引起。肥胖、妊娠和背包是易患因素[67]。跗管综合征是由踝部反复背屈引起的胫后神经病变，常见于赛跑运动员和登山者[68]。中枢神经系统损害引起的瘙痒和臂桡侧瘙痒症在本书的独立章节讲述。

总之，在不伴可识别皮肤病的限局性瘙痒综合征中，应当寻找骨骼系统、神经系统或二者共有的潜在异常。

（王文慧 译 谢志强 校）

参考文献

1. Oaklander AI, Bowsher D, Galer B, et al. Herpes zoster itch: preliminary epidemiologic data. *J Pain*. 2003;6: 338–343.
2. Arami RB, Soong SJ, Weiss HL, et al. Phase specific analysis of herpes zoster associated pain data: a new statistical approach. *Stat Med*. 2001;20:2429–2439.
3. Dworkin RH, Gnann JW, Oaklander AW, et al. Diagnosis and assessment of pain associated with herpes zoster and postherpetic neuralgia. *J Pain*. 2008;9(suppl 1):S37–S44.
4. Gnann JW Jr, Whitley RJ. Clinical practice: herpes zoster. *N Engl J Med*. 2002;347:340–346.
5. Oaklander AL. Mechanisms of pain and itch caused by herpes zoster (shingles). *J Pain*. 2008;9(suppl 1):S10–S18.
6. Oaklander AL. The density of remaining nerve endings in human skin with and without Postherpetic neuralgia after shingles. *Pain*. 2001;92:139–145.
7. Watson CP, Deck JH, Morshead C, et al. Post-herpetic neuralgia: further post-mortem studies of cases with and without pain. *Pain*. 1991;44:105–117.
8. Steinhoff M, Bienenstock J, Schmelz M, et al. Neurophysiological, neuroimmunological, and neuroendocrine basis of pruritus. *J Invest Dermatol*. 2006;126:1705–1718.
9. Schmelz M, Schmidt R, Bickel A, et al. Specific C-receptors for itch in human skin. *J Neurosci*. 1997;17:8003–8008.
10. Oaklander AL, Cohen SP, Raju SVY. Intractable postherpetic itch and cutaneous deafferentation after facial shingles. *Pain*. 2002;96:9–12.
11. Weinberg JM. Herpes zoster: epidemiology, natural history, and common complications. *J Am Acad Dermatol*. 2007; 57:S130–S135.
12. Schmutzhard J, Riedel HM, Wirgartz BZ, et al. Detection of herpes simplex virus type 1, herpes simplex virus type 2 and varicella-zoster virus in skin lesions: comparison of real-time PCR, nested PCR and virus isolation. *J Clin Virol*. 2004;29: 120–126.
13. Arvin AM. Varicella-zoster virus. *Clin Microbiol Rev*. 1996;9:361–381.
14. Gnann JW Jr. Vaccination to prevent herpes zoster in older adults. *J Pain*. 2008;9(suppl 1):S31–S36.
15. He L, Zhang D, Zhou M, et al. Corticosteroids for preventing postherpetic neuralgia. *Cochrane Database Syst Rev*. 2008; 1:CD005582.
16. Attal N, Cruccu G, Haanpää M, et al. EFNS guidelines on pharmacological treatment of neuropathic pain. *Eur J Neurol*. 2006;13:1153–1169.
17. Dworkin RH, O'Connor AB; Backonja M, et al. Pharmacologic management of neuropathic pain: evidence-based recommendations. *Pain*. 2007;132:237–251.
18. Moulin DE, Clark AJ, Gilran I, et al. Pharmacological management of chronic neuropathic pain – consensus statement and guidelines from the Canadian Pain Society. *Pain Res Manag*. 2007;12:13–21.
19. Dubinsky RM, Kabbani H, El-Chami Z, et al. Quality

Standards Subcommittee of the American Academy of Neurology. Practice parameter: treatment of postherpetic neuralgia: an evidence-based report of the Quality Standards Subcommittee of the American Academy of Neurology. *Neurology*. 2004;63:959–965.

20. Hempenstall K, Nurmikko TJ, Johnson RW, et al. Analgesic therapy in postherpetic neuralgia: a quantitative systematic review. *PLoS Med*. 2005;2:628–644.

21. Watson CP, Chipman M, Reed K, et al. Amitriptyline versus maprotiline in postherpetic neuralgia: a randomized, double-blind, crossover trial. *Pain*. 1992;48:29–36.

22. Watson CP, Vernich L, Chipman M, et al. Nortriptyline versus amitriptyline in postherpetic neuralgia: a randomized trial. *Neurology*. 1998;51:1166–1171.

23. Saarto T, Wiffen PJ. Antidepressants for neuropathic pain. Cochrane Database Syst Rev. 2007;4:CD005454.

24. Maneuf YP, Gonzalez MI, Sutton KS, et al. Cellular and molecular action of the putative GABA-mimetic, gabapentin. *Cell Mol Life Sci*. 2003;60:742–750.

25. Rowbotham MC, Harden N, Stacey B, et al. Gabapentin for treatment of postherpetic neuralgia. *JAMA*. 1998;280:1837–1843.

26. Rice ASC, Maton S. Post Herpetic Neuralgia Study Group. Gabapentin in postherpetic neuralgia; a randomised, double-blind, controlled study. *Pain*. 2001;94:215–224.

27. Dworkin RH, Corbin AE, Young JP Jr, et al. Pregabalin for the treatment of postherpetic neuralgia: a randomized, placebo-controlled trial. *Neurology*. 2003;60:1274–1283.

28. Sabatowski R, Galvez R, Cherry DA, et al. Pregabalin reduces pain and improves sleep and mood disturbances in patients with post-herpetic neuralgia: results of a randomised, placebo-controlled clinical trial. *Pain*. 2004;109:26–35.

29. Kochar DK, Garg P, Bumb RA, et al. Divalproex sodium in the management of post-herpetic neuralgia: a randomized double-blind placebo-controlled study. *QJM*. 2005;98:29–34.

30. Galer BS, Rowbotham MC, Perander J, et al. Topical lidocaine patch relieves postherpetic neuralgia more effectively than a vehicle topical patch: results of an enriched enrolment study. *Pain*. 1999;80:533–538.

31. Galer BS, Jensen MP, Ma T, et al. The lidocaine patch 5% effectively treats all neuropathic pain qualities: results of a randomized, double-blind, vehicle-controlled, 3-week efficacy study with use of the neuropathic pain scale. *Clin J Pain*. 2002;5:297–301.

32. Wasner G, Kleinert A, Binder A, et al. Postherpetic neuralgia: topical lidocaine is effective in nociceptor-deprived skin. *J Neurol*. 2005;252:677–686.

33. Bernstein JE, Korman NJ, Bickers DR, et al. Topical capsaicin treatment of chronic postherpetic neuralgia. *J Am Acad Dermatol*. 1989;21:265–270.

34. Watson CP, Tyler KL, Bickers DR, et al. A randomized vehicle-controlled trial of topical capsaicin in the treatment of postherpetic neuralgia. *Clin Ther*. 1993;15:510–526.

35. Boureau F, Legallicier P, Kabir-Ahmadi M. Tramadol in post-herpetic neuralgia: a randomized, double-blind, placebo-controlled trial. *Pain*. 2003;104:323–331.

36. Watson CP, Babul N. Efficacy of oxycodone in neuropathic pain: a randomized trial in postherpetic neuralgia. *Neurology*. 1998;50:1837–1841.

37. Raja SN, Haythornwaite JA, Pappagallo M, et al. Opioids versus antidepressants in postherpetic neuralgia. *Neurology*. 2002;59:1015–1021.

38. Astwazaturow M. Über paresthetische Neuralgien und eine besondere Form derselben-Notalgia paresthetica. *Nervenarzt*. 1934;133:188–196.

39. Pleet AB, Massey EW. Notalgia paresthetica. *Neurology*. 1978;28:1310–1312.

40. Massey EW, Pleet AB. Localized pruritus – notalgia paresthetica. *Arch Dermatol*. 1979;115:982–983.

41. Massey EW, Pleet AB. Notalgia paresthetica. *JAMA*. 1979;214:1464.

42. Weber P, Paulos EG. Notalgia paresthetica, case reports and histologic appraisal. *J Am Acad Dermatol*. 1988;18:25–30.

43. Massey EW, Pleet AB. Electromyographic evaluation of notalgia paresthetica. *Neurology*. 1981;31:642.

44. Wallengren J. Treatment of notalgia paresthetica with topical capsaicin. *J Am Acad Dermatol*. 1991;24:286–288.

45. Şavk O, Şavk E. Investigation of spinal pathology in notalgia paresthetica. *J Am Acad Dermatol*. 2005;52:1085–1087.

46. Springall DR, Karanth SS, Kirkham N, et al. Symptoms of notalgia paresthetica may be explained by increased dermal innervation. *J Invest Dermatol*. 1991;97:555–561.

47. Wallengren J, Klinker M. Successful treatment of notalgia paresthetica with topical capsaicin: vehicle controlled, double blind, crossover study. *J Am Acad Dermatol*. 1995;32:287–289.

48. Marcusson, JA, Lundh B, Siden A, et al. Notalgia paresthetica – puzzling posterior pigmented pruritic patch. *Acta Derm Venereol*. 1990;70:452–454.

49. Şavk E, Şavk Ö, Bolukbasi N, et al. Notalgia paresthetica: a study on pathogenesis. *Int J Dermatol*. 2000;39:754–760.

50. Bernhard, JD. Notalgia paresthetica, macular posterior pigmentary incontinence, macular amyloidosis and Pruritus. *Acta Derm Venereol*. 1997;77:164.

51. Streib EW, Sun SF. Notalgia paresthetica owing to compression neuropathy: case presentation including electrodiagnostic studies. *Eur Neurol*. 1981;20:64–67.

52. Raison-Peyron N, Meunier L, Acevedo M, et al. Notalgia paresthetica: clinical, physiopathological and therapeutic aspects. A study of 12 cases. *J Eur Acad Dermatol Venereol*. 1999;12:215–221.

53. Eisenberg E, Barmeir E, Bergman R. Notalgia paresthetica associated with nerve root impingement. *J Am Acad Dermatol*. 1997;37:998–1000.

54. Tacconi P, Manca D, Tamburini G, et al. Notalgia paresthetica following neuralgic amyotrophy: a case report. *Neurol Sci*. 2004;25:27–29.

55. Goulden V, Toomey PJ, Highet AS. Successful treatment of notalgia paresthetica: a study on pathogenesis. *J Am Acad Dermatol*. 1998;38:114–116.

56. Şavk E, Dikicioglu E, Cullaci N, et al. Immunohistochemical findings in notalgia paresthetica. *Dermatology*. 2002;204:88–93.

57. Fantini F, Zorzi F, Rizzitelli G, et al. Notalgia paresthetica: clinical, pathological and immunohistochemical observations in 12 cases. *Eur J Dermatol*. 1994;4:649–653.

58. Lauria G, Cornblath DR, Johansson O, et al. EFNS guidelines on the use of skin biopsy in the diagnosis of peripheral neuropathy. *Eur J Neurol*. 2005;12:747–758.

59. Westermark P, Ridderström E, Vahlquist A. Macular posterior pigmentary incontinence. Its Relation to Macular Amyloidosis and Notalgia Paresthetica. *Acta Derm Venereol*. 1996;76:302–304.

60. Şavk E, Bölükba O, Akyol A, et al. Open pilot study on oxcarbazepine for the treatment of notalgia paresthetica. *J Am Acad Dermatol*. 2001;45:630–632.

61. Loosemore MP, Bordeaux JS, Bernhard JD. Gabapentin treatment for notalgia paresthetica, a common isolated peripheral sensory neuropathy. *J Eur Acad Dermatol Venereol*. 2007;21:1440–1441.

62. Winhoven SM, Coulson ICH, Bottomley WW. Brachioradial pruritus: response to treatment with gabapentin. *Br J Dermatol*. 2004;150:786–787.

63. Weinfeld PK. Successful treatment of notalgia paresthetica with botulinum toxin type A. *Arch Dermatol*. 2007;143:

980–982.

64. Şavk E, Şavk O, Sendur F. Transcutaneous electrical nerve stimulation offers partial relief in notalgia paresthetica patients with a relevant spinal pathology. *J Dermatol.* 2007;34:315–319.

65. Şavk E, Şavk O. On brachioradial pruritus and nostalgia paresthetica. *J Am Acad Dermatol.* 2004;50:800–801.

66. Wallengren J. Neuroanatomy and neurophysiology of itch. *Dermatol Ther.* 2005;18:292–303.

67. Seror P, Seror R. Meralgia paresthetica: clinical and electrophysiological diagnosis in 120 cases. *Muscle Nerve.* 2006;33:650–654.

68. Hirose CB, McGarvey WC. Peripheral nerve entrapments. *Foot Ankle Clin.* 2004;9:255–269.

第 25 章　臂桡侧瘙痒症

Martin Marziniak · Sonja Ständer

臂桡侧瘙痒症（brachioradial pruritus, BRP）是一种上肢外侧皮肤的限局性瘙痒。Waisman 在 1968 年首次报道，称之为肘部的日光性瘙痒，描述了佛罗里达的患者上肢外侧皮肤的限局性瘙痒[1]。1984 年，南非报道过 14 例患者[2]，两个早期的报道描述了 110 例夏威夷患者的慢性间歇性瘙痒[3-4]。之前报道的所有患者都生活在热带或亚热带地区，因此有人认为，BRP 是一种在易感个体中由日光损伤神经末梢导致瘙痒和感觉异常的光线性神经性疾病[3-5]。有关 BRP 的病因曾有一些争论，另一种理论倾向于颈神经根侵犯是 BRP 的病因[6]。

25.1 流行病学

BRP 是一种罕见的疾病，患病率似乎在日光暴露多的国家高，但尚无其患病率或发病率的数据。BRP 在女性中比男性中多见，患者年龄在 39 岁和 72 岁之间[7]。一个有关家族性 BRP 的报告讨论了女性易发的常染色体显性遗传模式[8]，但未在同行评审期刊中见到其他有关其遗传模式的报道。

25.2 临床表现

BRP 累及上肢外侧的局限区域（图 25.1）。常双侧分布，典型情况下累及肱桡肌上方的皮肤，因此被称为 BRP。瘙痒的区域可以延伸到肩部和上胸部，向远端到手腕，包括一个或所有的 C5 到 C8 颈神经根

节段（图 3.1）。在受累区域可有痛觉超敏和（或）感觉迟钝和感觉异常（刺痛感、烧灼感）。有报道夜间瘙痒加重[9]。许多患者发现疾病会进行性发展；瘙痒更为剧烈，或者累及皮肤的范围增大，或者变得更加持久。通常情况下，BRP 不伴有原发皮炎。由于瘙痒，许多患者在受累区域出现一些从抓痕到结节性痒疹的搔抓性损害（图 25.2）。

25.3 发病机制

有关 BRP 的病因存在一些争议：第一种理论认为长期暴露于紫外线为主要触发因素[10]；第二种理论倾向于颈神经根侵犯是 BRP 的病因[6]。

有报道在温带气候地区 BRP 发生有季节性差异[11]。人们注意到夏季瘙痒复发，夏末达到高峰。瘙痒局限在日光暴露区域，如上臂和前臂、肩膀、颈部或上胸部。这就产生了假说和它的最初命名：日光性痒疹[10]。最初的 BRP 的患者报道来自阳光充足的国家，如夏威夷[4] 和南非[3]，在那些患者中未报道 BRP 复发。

观察提示长期紫外线暴露引起皮肤感觉神经纤维的局部敏感性增强。在温带气候中，局部神经纤维的损伤和它们的功能修复很可能在冬季可逆，在第二年夏季新的紫外线暴露引起加重。16 例 BRP 患者初秋取材的皮肤神经分布显示，采用全轴突标记蛋白基因产物 9.5（PGP 9.5）染色，表皮内神经纤维（IENFs）数量减少（减少 23%），对

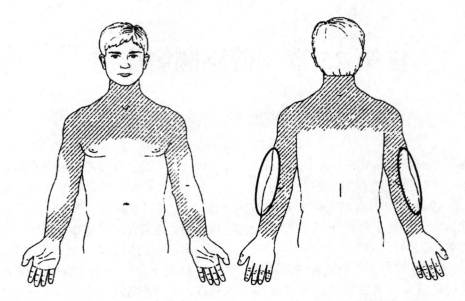

图25.1　BRP可能累及的皮肤区域。多数患者的瘙痒从肱桡肌上方的皮肤开始(圆圈)。瘙痒可以扩展至上肢、肩膀和上胸部，以及远至手腕（modified from ref．[7]）

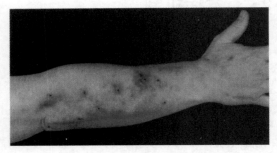

图25.2　BRP患者右上肢相应的搔抓性皮损（见书后彩图）

降钙素基因相关肽（CGRP）免疫反应的感觉性神经纤维（主要在真皮内）和对辣椒素受体（TRPV1）免疫反应的辣椒碱敏感的神经纤维数量减少[5]。此组患者中，有4例在冬季BRP消失后另行环钻，IENFs的数量恢复正常，与健康对照间无显著差异[5]。作者推测这种皮肤神经分布与连续光疗后患者的皮肤活检标本[12]类似。

有关这一假说[6]存在一些不能回答的问题：

1．这些观察没有解释BRP患者围绕全年的症状。

2．多数皮肤科光敏感性疾病累及上肢和手，如果面部不受累，并且通常在袖口处分界清楚。

3．不像所有其他的敏感性疾病，BRP未见报道发生于儿童。

有数篇文章提示颈椎X线改变（椎关节强硬、椎间隙变窄、骨刺、椎间盘狭窄、颈部肋骨）与BRP存在关联，导致颈神经根侵犯，累及一个（最常见的是C_6）或所有$C_5 \sim C_8$颈神经根的节段（图3.3）[2,6]。放射性改变是病因还是伴随现象的问题，最后未能回答。这种关联的可靠性可能通过以下事实得以强调，即在另一种限局性瘙痒性疾病，感觉异常性背痛中有相似发现。

没有文章把BRP患者的颈椎X线异常的发病率与模式和年龄与性别相匹配的对照组进行比较。Gore等[13]调查了200例无症状的男性和女性的颈椎X线改变，判断衰老对颈椎的影响，并且在10年后对其中159例重新进行评估[14]。调查显示，到年龄45岁时有35%存在颈椎X线改变，到

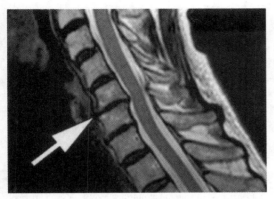

图 25.3　一例 BRP 患者的核磁共振成像显示椎体 C5/C6 处的骨赘（箭头）引起脊神经结构中度挤压（modified from ref.[30]）

65 岁时，70% 的女性和 95% 的男性存在颈椎 X 线改变[13]。有趣的是，10 年后只有 15% 的参加者发生疼痛，尽管 44% 的参加者显示变性进展，19% 的参加者在第二次的 X 线片显示无进展[14]。与这些数据比较，Goodkin 等的研究显示 BRP 患者 X 线检查 100% 存在颈椎异常[7]。因此，数据表明，BRP 患者颈椎 X 线改变的患病率比无症状对照组高。BRP 电生理学研究提示颈部神经根病[15]，从而支持颈部神经纤维损伤的假说，尽管这些数据需要在更大样本的人群中得到证实。

另外，有病例报告 1 例患者能够通过改变颈部的位置诱发 BRP 的症状[16]，1 例颈肋和 C7 肥厚性横突患者手术后 BRP 缓解[17]，以及 2 例患者在机动车事故急性颈部扭伤后发生 BRP[2,18]，提示脊椎损伤可能在 BRP 病因中发挥作用。其他的病例报告描述了脊柱室管膜瘤为 BRP 的病因[19-20]，或者 1 例脊柱海绵状血管瘤引起一条上肢内侧的瘙痒和感觉迟钝[21]。因此脊柱的病理改变可能通过干扰下行抑制途径导致脊椎过度兴奋。

有关这一假说[22]存在一些不能回答的问题：

1．颈椎病本身不能解释症状在夏季加重。

2．有大量 BRP 患者（5% ~ 77%）没有任何颈部或脊柱病理改变的迹象[3,15]。

总之，我们认为颈椎疾病和日光引起的皮肤神经损伤都在 BRP 患者中发挥不同程度的作用，引起传入神经纤维的损伤，突出瘙痒信号纤维[23]。

25.4　诊　断

在 BRP 患者中，皮肤和组织学检查应当除外其他可能的潜在皮肤病。其他潜在疾病，如迟发性皮肤卟啉症，除了能够引起手部的瘙痒，也可能引起前臂的瘙痒和抓痕。相应的，实验室检查应当除外其他潜在的疾病。一些学者报道了糖尿病、多神经病与臂桡侧瘙痒症的相关性[23]。因此，对尚未诊断的糖尿病进行实验室检测是可取的。为了排除脊柱压缩，推荐进行颈椎和胸椎的磁共振成像（MRI）扫描。如果 MRI 可见病理改变，建议进行详细的神经科检查，包括神经电流描记，如果必要，还可以进行肌电图检查。

25.5　治　疗

许多 BRP 患者称用冰袋、冷的或湿的毛巾来缓解瘙痒，尤其在夜间。一些学者曾经讨论这个征象是否是 BRP 的特异性病征，并且曾称之为"冰袋征"[7,24]。也有报道穿着衣物保护受累区域避免日晒可以使症状缓解[25]。

对 BRP 的医学治疗似乎很难。没有控制性双盲研究达成的国际标准。在一些病例报告中显示外用辣椒碱有效，但是许多患者不能耐受最初的烧灼感而使依从性降低[4,26-27]。此外，在仅有的一项小型双盲安慰剂对照研究中，13 例 BRP 患者，对称性双侧症状，或者外用 0.025% 辣椒碱或者外用基质药膏，并且必须同时随机将药膏分别用在右侧和左侧上肢。与安慰剂相比，辣椒碱未显示有效，尽管 13 例患者中有 12 例称双侧瘙痒均减轻了约 65%[10]。这项研究存在一个明显缺点：由于双侧同时应用，不能从安慰剂效应中减掉系统性和中枢性神经系统效应。

除了外用药物，抗惊厥药和抗抑郁药也用于神经性疼痛的治疗，使 BRP 改善或消退。发表的文章数量非常少：剂量在 900 ～ 1800mg 之间的加巴喷丁成功治疗 4 例患者[28-30]；阿密曲替林 25mg/d 成功治疗 2 例患者[26]；卡马西平和拉莫三嗪分别成功治疗 1 例患者[9,31]。笔者曾用加巴喷丁（900 ～ 2700mg）和普瑞巴林（300 ～ 450mg）成功治疗大量患者（Marziniak 和 Ständer，个人观察）。

有关非药物治疗的几个报道：

在一次颈椎推拿后，6 例 BRP 并有颈部问题病史的患者瘙痒完全消退（永久消退：1 例患者；数月：2 例患者；数周：2 例患者；2 天：1 例患者）。这些患者在做了第二次颈椎推拿后症状再次缓解[9]。另外，8 例 BRP 而没有颈部问题病史的患者中，4 例患者在颈椎推拿后 BRP 得到长期缓解（永久：2 例患者；数年：1 例患者；数月：1 例患者），4 例无效的患者拒绝了第二次治疗[9]。椎旁肌肉针灸使 75% 的患者瘙痒完全消退，在之后 1 ～ 12 个月的随访治疗中，复发率为 37%[32]。

总之，在更好的循证研究和治疗指南出现以前，避光、间断冷敷和抗惊厥药物的联合治疗可能是 BRP 的较为有效的治疗方法。

（王文慧 译　李启芳 校）

参考文献

1. Waisman M. Solar pruritus of the elbows (Brachioradial summer pruritus). *Arch Dermatol.* 1968;98:481–485.
2. Heyl T. Brachioradial pruritus. *Arch Dermatol.* 1983; 119:115–116.
3. Walcyk PJ, Elpern DJ. Brachioradial pruritus: a tropical dermopathy. *Br J Dermatol.* 1986;115:177–180.
4. Knight TE, Hayashi T. Solar (brachioradial) pruritus – response to capsaicin cream. *Int J Dermatol.* 1994;33: 206–209.
5. Wallengren J, Sundler F. Brachioradial pruritus is associated with a reduction in cutaneous innervation that normalizes during the symptom-free remissions. *J Am Acad Dermatol.* 2005;52:142–145.
6. Fisher DA. Brachioradial pruritus: a recurrent solar dermopathy. *J Am Acad Dermatol.* 1999;42:656–657.
7. Goodkin R, Wingard E, Bernhard JD. Brachioradial pruritus: cervical spine disease and neurogenic/neuropathic pruritus. *J Am Acad Dermatol.* 2003;48:521–524.
8. Wallengren J, Dahlbäck K. Familial brachioradial pruritus. *Br J Dermatol.* 2005;153:1016–1018.
9. Tait CP, Grigg E, Quirk CJ. Brachioradial pruritus and cervical spine manipulation. *Australas J Dermatol.* 1998;39:168–170.
10. Wallengren J. Brachioradial pruritus: a recurrent solar dermopathy. *J Am Acad Dermatol.* 1998;39:803–806.
11. Veien NK, Hattel T, Laurberg G, et al. Brachioradial pruritus. *J Am Acad Dermatol.* 2001;44:704–705.
12. Wallengren J, Sundler F. Phototherapy induces loss of epidermal and dermal nerve fibers. *Acta Derm Venerol.* 2004;84:111–115.
13. Gore DR, Sepic SB, Gardner GM. Roentgenographic findings of the cervical spine in asymptomatic people. *Spine.* 1986;11:521–524.
14. Gore DR. Roentgenographic findings in the cervical spine in asymptomatic persons: a ten-year follow-up. *Spine.* 2001;26: 2463–2466.
15. Cohen AD, Masalha R, Medvedovsky E, et al. Brachioradial pruritus: a symptom of neuropathy. *J Am Acad Dermatol.* 2003;48:825–828.
16. Abbott LG. Neuropathic pruritus. *Australas J Dermatol.* 1998;39:803–806.
17. Rongioletti F. Pruritus as presenting sign of cervical rib. *Lancet.* 1992;339:55.
18. Fisher DA. Brachioradial pruritus wanted: a sure cause (and cure) for brachioradial pruritus. *Int J Dermatol.* 1997;36: 817–818.
19. Kavak A, Dosoglu M. Can a spinal cord tumor cause brachioradial pruritus? *J Am Acad Dermatol.* 2002;46:437–440.
20. Wiesner T, Leinweber B, Quasthoff S, et al. Itch, skin lesions – and a stiff neck. *Lancet.* 2007;370:290.
21. Vuadens Ph, Regli F, Uske A. Segmental pruritus and intramedullary vascular malformation. *Schweiz Arch Neurol Psychiatr.* 1994;145:14–16.
22. Wallengren J. Brachioradial pruritus: a recurrent solar dermopathy. *J Am Acad Dermatol.* 1999;41:657–658.
23. Bernhard JD. Brachioradial pruritus: a recurrent solar dermopathy. *J Am Acad Dermatol.* 1999;41:658.
24. Bernhard JD, Bordeaux JS. Medical pearl: the ice-pack sign in brachioradial pruritus. *J Am Acad Dermatol.* 2005;52:1073.
25. Orton DI, Wakelin SH, George SA. Brachioradial photopruritus – a rare chronic photodermatosis in Europe. *Br J Dermatol.* 1996;135:486–487.
26. Barry R, Roger S. Brachioradial pruritus – an enigmatic entity. *Clin Exp Dermatol.* 2004;29:637–638.
27. Goodless DR, Eaglstein WH. Brachioradial pruritus: treatment

with topical capsaicin. *J Am Acad Dermatol.* 1993;29:783–784.

28. Bueller HA, Bernhard JD, Dubroff LM. Gabapentin treatment for brachioradial pruritus. *J Eur Acad Dermatol Venereol.* 1999;13:227–230.

29. Winhoven SM, Coulson ICH, Bottomley WW. Brachioradial pruritus: response to treatment with gabapentin. *Br J Dermatol.* 2004;150:786–787.

30. Schürmeyer-Horst F, Fischbach R, Nabavi D, et al. Brachioradialer pruritus. *Hautarzt.* 2006;57:523–527.

31. Crevitis L. Brachioradial pruritus – a peculiar neuropathic disorder. *Clin Neurol Neurosurg.* 2006;108:803–805.

32. Stellon A. Neurogenic pruritus. An unrecognised problem? A retrospective case series of treatment by acupuncture. *Acupunct Med.* 2002;20:186–190.

第 26 章　瘙痒的其他神经病学原因

Martin Marziniak・Esther Pogatzki-Zahn・Stefan Evers

中枢神经系统病变是神经病理性瘙痒的另一少见病因。有关涵盖最多文献的综述文章记述了 27 例这种病例[1]。可能导致局部瘙痒的疾病包括脑卒中、脑肿瘤、脑脓肿、横贯性脊髓炎等。大多数此类患者还报告了另外的感觉紊乱，如感觉过敏与感觉减退。这些主诉可以帮助临床医师区分中枢性神经源性瘙痒和其他原因所致瘙痒。

与中枢性瘙痒处理过程有关的脑区包括丘脑腹正中核后部和脑岛皮质背部，这一区域与多种不同的感觉形式（感觉体）有关，如热调节、内脏感觉、口渴和饥饿[2]。组胺注射诱发的瘙痒导致扣带回前部、辅助运动区、主要在左半球的下顶叶等脑区同时被激活[3]，导致这些脑区发生神经学紊乱的因素可以诱发瘙痒。

尽管缺乏随机的安慰剂对照研究，抗惊厥药物（加巴喷丁、普瑞巴林）和三环类抗抑郁药可能是中枢性神经病理性瘙痒的治疗用药。

脑卒中后神经病理性瘙痒可能是没有被充分认识的一个脑卒中后症状[4]。一项最多病例系列报告描述了 4 例大脑中动脉供应区域缺血性脑卒中和 5 例内囊损伤（2 例脑出血 3 例缺血性脑卒中）所致瘙痒。这些患者均有脑损伤对侧的瘙痒。作者讨论了涉及瘙痒的丘脑结构[5]。另外一例报告描述了顶叶脑梗死后的单侧瘙痒[6]。另一份研究报告了三叉神经营养不良综合征[7]。三叉神经营养不良综合征包括同侧鼻孔损伤、伤口延迟愈合、面部深溃疡，主要由于剧痒使患者不能遏制搔抓，也是三叉神经痛的半月神经节阻滞后一个很少见的并发症[8]。

此外，瘙痒还被描述为原发性中枢神经系统疾病所致的传染性疾病。一项纳入 26 例患者的病例报告中描述了 3 例患有 Creutzfeld-Jakob 病的首发症状即是严重的全身瘙痒[9]。所有这 3 例患者均接受了关于瘙痒的大量的化验检查，但是没有结果，用抗组胺药物治疗也不成功。作者猜测瘙痒源自脑干中枢神经系统病变[9]。1 例脑中心部位的诺卡氏菌脑脓肿患者出现单侧瘙痒，对侧偏身轻瘫[10]。

Andreev 等研究了与脑瘤有关的皮肤表现，发现 77 例患者中 13 例报告瘙痒；7 例主诉全身瘙痒，6 例外耳道瘙痒。有趣的是，7 例全身瘙痒的患者中有 2 例报告在肿瘤治疗后瘙痒消失[11]。2 例患儿因为脑干胶质瘤出现严重的单侧面部间歇性瘙痒，在肿瘤切除后，瘙痒消失[12]。

多发硬化症的患者曾被报道发生阵发性瘙痒[13-15]。377 例患者中 17 例报告在身体不同部位发生不同程度瘙痒，从数秒钟持续到数分钟，一天可以发作多次。阵发性瘙痒很短的发作时间与 Lhermitte 征相似。Lhermitte 征表现为突发、短暂性、电击样休克，延伸至胳膊、躯干或头前屈时至双腿，由于多发硬化症脱髓鞘性颈髓损伤所致。这种局部发作的，有时是对称性和阵发性的瘙痒模式支持中枢神经系统起源，脊髓脱髓鞘病变影响脊髓背角 I 层痒觉选择性神经元以及相对应抑制性中间神经元[17]。进一步，阵发性瘙痒被描述成与脊髓的神经学恢复症状相吻合 [15]，并可能是脊髓组织再生的少见症状。

其他脊髓损伤也可能诱发瘙痒：1 例 43 岁黑人妇女报告了因为横贯性脊髓炎导致剧痒和异常性疼痛，不伴有运动减弱 [18]；另例报告因为脊髓空洞症导致 C_5 皮区单侧瘙痒和慢性单纯苔藓样变而寻求治疗 [19]；3 例患者因为脊髓海绵状血管瘤诱发严重的局部瘙痒而深受折磨 [20-22]。其他有关脊髓肿瘤导致的瘙痒在本书中其他章节有所描述。

综述性文章中经常提到大神经纤维多发性神经病是瘙痒的原因之一。然而，瘙痒作为多发性神经病的病因经常见于合并尿毒症和糖尿病的患者。在 Medline 搜索中很少发现不伴有代谢性疾病的多发性神经病和瘙痒患者的研究和病例报告。在一项 703 例 I 型神经纤维瘤病患者的队列研究报告中有 19.3% 的患者出现瘙痒，并描述了儿童患者的瘙痒与死亡率的关系 [23]。另一项研究是关于结节性痒疹与亚临床型周围神经病的 8 例患者 [24]。简而言之，多发性神经病与瘙痒的关系还没得到最终证实。

（孟秀丽 译 李启芳 校）

参考文献

1. Canavero S, Bonicalzi V, Massa-Micon B. Central neurogenic pruritus: a literature review. *Acta Neurol Belg*. 1997;97: 244–247.
2. Steinhoff M, Bienenstock J, Schmelz M, et al. Neuro-physiological, neuroimmunological, and neuroendocrine basis of pruritus. *J Invest Dermatol*. 2006;126:1705–1718.
3. Mochizuki H, Tashiro M, Kano M, et al. Imaging of central itch modulation in the human brain using positron emission tomography. *Pain*. 2003;105:339–346.
4. Kimyai-Asadi A, Nousari HC, Kimyai-Asadi T, et al. Poststroke pruritus. *Stroke*. 1999;30:692–693.
5. Massey EW. Unilateral neurogenic pruritus following stroke. *Stroke*. 1984;15:901–903.
6. Shapiro PE, Braun CW. Unilateral pruritus after a stroke. *Arch Dermatol*. 1987;123:1527–1530.
7. Fitzek S, Baumgärtner U, Marx J, et al. Pain and itch in Wallenberg`s syndrome: anatomical-functional correlations. *Suppl Clin Neurophysiol*. 2006;58:187–194.
8. Rashid RM, Khachemoune A. Trigeminal trophic syndrome. *J Eur Acad Dermatol Venereol*. 2007;21:725–731.
9. Shabtai H, Nisipeanu P, Chapman J, et al. Pruritus in Creutzfeld-Jakob disease. *Neurology*. 1996;46:940–941.
10. Sullivan MJ, Drake ME. Unilateral pruritus and Nocardia abscess. *Neurology*. 1984;34:828–829.
11. Andreev VC, Petkov I. Skin manifestations associated with tumours of the brain. *Br J Dermatol*. 1975;92:675–678.
12. Summers CG, MacDonald JT. Paroxysmal facial itch: a presenting sign of childhood brainstem glioma. *J Child Neurol*. 1988;3:189–192.
13. King CA, Huff J, Jorizzo JL. Unilateral neurogenic pruritus: paroxysmal itching associated with central nervous system lesions. *Ann Intern Med*. 1982;97:222–223.
14. Koeppel MC, Bramont C, Ceccaldi M, et al. Paroxysmal pruritus in multiple sclerosis. *Br J Dermatol*. 1993;129:597–598.
15. Sandyk R. Paroxysmal itching in multiple sclerosis during treatment with external magnetic fields. *Int J Neurosci*. 1994;75:65–71.
16. Matthews WB, Comston A, Allen IV, et al. McAlpine's multiple sclerosis. Edinburgh: Churchill Livingstone; 1991:68.
17. Andrew D, Craig AD. Spinothalamic lamina I neurons selectively sensitive to histamine: a central neural pathway for itch. *Nat Neurosci*. 2001;4:72–77.
18. Bond LD, Keough GC. Neurogenic pruritus: a case of pruritus induced by transverse myelitis. *Br J Dermatol*. 2003;149: 204–205.
19. Kinsella LJ, Carney-Godley K, Feldman E. Lichen simplex chronicus as the initial manifestation of intramedullary neoplasm and syringomyelia. *Neurosurgery*. 1992;30:418–420.
20. Vuadens P, Regli F, Dolivo M, et al. Segmental pruritus and intramedullary vascular malformation. *Schweiz Arch Neurol Psychiatr*. 1994;145:13–16.
21. Sandroni P. Central neuropathic itch: a new treatment option? *Neurology*. 2002;59:778–779.
22. Dey DD, Landrum O, Oaklander AL. Central neuropathic itch from spinal-cord cavernous hemangioma: a human case, a possible animal model, and hypotheses about pathogenesis. *Pain*. 2005;113:233–237.
23. Khosrotehrani K, Bastuji-Garin S, Riccardi VM, et al. Subcutaneous neurofibromas are associated with mortality in neurofibromatosis 1: a cohort study of 703 patients. *Am J Med Genet A*. 2005;132:49–53.
24. Bharati A, Wilson NJ. Peripheral neuropathy associated with nodular prurigo. *Clin Exp Dermatol*. 2007;32:67–70.

第四部分
内科疾病中的瘙痒

第 27 章　慢性肾病相关性瘙痒

Thomas Mettang

27.1 引　言

慢性肾病相关性瘙痒（CKD 相关性瘙痒，旧称尿毒症瘙痒）是肾病患者进展期或晚期常见和令人烦恼的问题[1]。人们尝试用很多方法缓解瘙痒症状，但总体效果有限。当一个新的治疗方法报道有效之后不久就有与 CKD 相关性瘙痒治疗相矛盾的结果发表。在此期间，患者和医生的心情从欣慰转向沮丧。直到促血红细胞生长素[2-3] 和纳曲酮[4-5]这一最新治疗方法的发现，这一情况才得以改观。

寻找有效的瘙痒治疗方法的主要障碍是对其基础的病理生理机制了解不足。而且，由于 CKD 相关性瘙痒在临床异质性上较大，因此很难进行系统的研究，研究较少。

27.2 CKD 相关性瘙痒的临床特征

瘙痒的强度和范围变化较大，肾病患者整个患病期间瘙痒程度也不同。CKD 相关性瘙痒的强度从偶发不适到昼夜完全烦躁不安。最初，除常见的颜色改变和肉眼可见的皮肤干燥外，CKD 相关性瘙痒的皮肤没有任何改变。继发有伴随或不伴随脓疱的抓痕，偶见结节性痒疹（图 27.1a—c）。CKD 相关性瘙痒的分布存在着个体差异：25%～50%CKD 相关性瘙痒患者为泛发性瘙痒症[6-7]。其余的 CKD 相关性瘙痒主要在背部、面部以及上臂[8]。大约 25%CKD 相

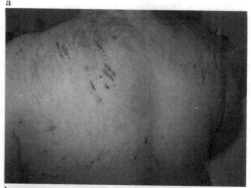
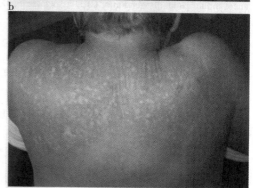
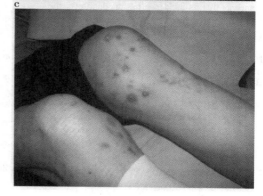

图 27.1　CKD 相关性瘙痒患者的皮肤表现
a：背部抓痕；b：一名进行血透妇女的双肩和后背有深瘢痕；c：一例进行腹膜透析患者的下肢有结节性痒疹，伴有表皮剥蚀和重叠感染（见书后彩图）

153

关性瘙痒患者，在透析期间或者透析后瘙痒最严重[8]。

27.3 CKD 相关性瘙痒患病率

透析治疗的前几天 CKD 相关性瘙痒是常见的问题，其在过去的 20 多年发病率有下降趋势。早在 70 年代 Young 等 CKD 相关性瘙痒的患病率达 85%[9]。随后到 80 年代这个数字降到 50% ~ 60%[10]。研究显示，德国只有 20% 透析患者有瘙痒问题。[5] 但是，过去的 5 年里，一些研究显示 CKD 相关性瘙痒发病有增高趋势。Duque 等发现 58% 血液透析的年轻患者患有 CKD 相关性瘙痒[11]。同样，Narita 等的研究显示 70% 血液透析患者有 CKD 相关性瘙痒。此外，在他们的研究中显示 CKD 相关性瘙痒似乎是所有引起病死率中的一个独立危险因素[12]。

来自于 DOPPS（透析结果和实践模式研究）的大宗研究显示近 45% 的透析患者有 CKD 相关性瘙痒[13]。一些代表性研究见表 27.1。

有趣的是，儿童在透析期间很少发生严重瘙痒。一篇涉及 199 例德国患儿透析的系统综述中，仅有 9.1% 的患儿在透析中诉有瘙痒。而且，受累的患儿瘙痒不是非常严重[14]（图 27.2）。

27.4 CKD 相关性瘙痒的病理生理概念

在过去的 20 年里，有许多不同的关于 CKD 相关性瘙痒的病理生理学假说。其中，最著名假说认为甲状旁腺素是重要的参与因素。因为患有甲状旁腺功能亢进的患者其 CKD 相关性瘙痒似乎最严重。而且，甲状

表 27.1 文献中报告的 CKD 相关性瘙痒的患病率 *

作者（年）	患病率 % (n)		既往尿毒症瘙痒 % (n)		统计学意义
	HD	CAPD	HD	CAPD	
Young（1973）	86（86）				
Altmeyer（1982）	78（28）				
Gilchrest（1982）	37（237）			41（237）	
Bencini（1985）	41（54）	16（19）			HD > CAPD
Matsumoto（1985）	57（51）				
Parfrey（1988）	49	50（97）			N.S.
Bäckdahl（1988）	66（29）				
Mettang（1990）	64（28）	50（26）	17（28）	21（26）	N.S.
Albert（1991）	54（71）	48（79）			N.S.
Balaskas（1993）	54（76）	62			N.S.
Pauli-Magnus（1999）	22（378）	43（44）			CAPD > HD
Pisoni（2005）	46%（3690）				
Duque（2006）	58%（105）				
Narita（2005）	70%（1773）				

*HD = 血透，CAPD= 连续便携式腹膜透析，UP = 尿毒症瘙痒，N.S. = 无统计学意义

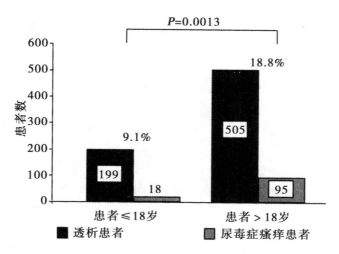

图 27.2　儿童（年龄 ≤ 18 岁）和成人（年龄 > 18 岁）透析患者的 CKD 相关性瘙痒的发病率比较。儿童尿毒症瘙痒的发病率比成年人尿毒症瘙痒的发病率低，差别具有统计学意义（χ^2 检验）[11]

旁腺切除术后瘙痒消失[15-16]。然而，其后的资料未能够证实这个理论[17]。相似的理论是磷酸氢钙结晶学说，血清钙和磷酸盐水平的升高作为与 CKD 相关性瘙痒[18]的相关性理论没有得到认同。最近有争议的讨论是增殖肥大细胞分泌组胺可能引起 CKD 相关性瘙痒[19]。但是，和上述学说一样，"组胺学说"也因为有争议的结果而未被采纳[10,20-21]。仍然不清楚什么程度的皮肤结构改变才会对 CKD 相关性瘙痒的病理生理机制产生影响[22]。

透析患者的干燥病较常见，占患者的 50% ～ 100%[23]，最常见的受累部位是下肢和前臂。据报道在伴随干燥病的患者中 CKD 相关性瘙痒是更为常见和严重的症状。因此推测干燥病可能是一个恶化因素。

关于 CKD 相关性瘙痒的最新概念详见以下表述。

27.5 免疫假说

来自其他几个观察和研究的报告显示，有越来越多的证据表明 CKD 相关性瘙痒是一个全身性疾病而不是一个单独的皮肤疾病，促炎症反应模式的免疫系统紊乱可能与 CKD 相关性瘙痒的发病机制有关。有证据证实这个假设。

Gilchrest 等[24]研究显示有相当数量的患者应用紫外线 B（UVB）光照射后 CKD 相关性瘙痒缓解。这个结果即使是当身体的一半被照射时也能够显示疗效。观察结论是，紫外线 B 的辐射是一个全身效应。有趣的是，研究显示，紫外线 B 照射是 Th_1 和 Th_2 淋巴细胞分化的调节因素及 Th_1 表达的衰减因子[25]。

一些研究显示透析量的增加能够改善 CKD 相关性瘙痒[26]。在过去的 10 年，CKD 相关性瘙痒发生率降低的结果归咎于透析形式的改变。越来越多的人关注到充足的透析量和 Kt/V 或肌酐清除引导的透析疗法的广泛应用可能减少 CKD 相关性瘙痒的发病率。另外，随着大面积高流量的透析膜以及合成纤维如聚砜或聚丙烯腈的使用，改善了生物相容性，使得透析效率增加。与传统的非生物相容性物质如铜纺相比，这些新材料使得补体系统和白细胞降低到正常较低的水平，从而产生更少的促炎细胞因子[27]。

有研究表明沙立度胺和他克莫司（膏剂）至少在某种程度上治疗 CKD 相关性瘙痒是有效的[28-29]。目前作为免疫调节剂治疗移植物抗宿主反应的沙立度胺，通过抑制肿瘤坏死

因子 α（TNF-a）的产生和抑制 Th$_1$ 细胞产生白细胞介素 -2（IL-2）而导致优势 Th$_2$ 淋巴细胞分化[30]。他克莫司也有相似的作用，抑制 Th$_1$ 淋巴细胞的分化及 IL-2 产生[31]。

肾移植后患者在免疫抑制治疗中，包括环孢菌素治疗，即使肾功能基本丧失，也几乎不会发生 CKD 相关性瘙痒[32]。

所有这些观察的基础是免疫学机制在 CKD 相关性瘙痒的发病机制中起到实质性作用。可能涉及很多因素，包括 Th$_1$ 淋巴细胞激活后分泌的 IL-2 和 IL-6。与这个假设相一致的是，接受 IL-2 治疗的恶性肿瘤患者频发严重瘙痒[33]。另外，皮内应用 IL-2 出现迅速而较弱的瘙痒[34]。在 Virga 等研究中显示，在伴有 CKD 相关性瘙痒的血液透析患者中 C 反应蛋白水平显著高于那些没有 CKD 相关性瘙痒的患者[35]。

由我们团队发起进行的一个多中心研究结果显示，伴随 CKD 相关性瘙痒的患者比那些不伴随 CKD 相关性瘙痒的患者 Th$_1$ 分化程度要高，这一点通过测量 CD4 细胞浆内的 TNF-a 而得以证实（图 27.3）。另外，CKD 相关性瘙痒患者血液中 C 反应蛋白和白介素水平是显著升高[36]。这些结果支持这个假设，即炎症状态可以传递 CKD 相关性瘙痒。

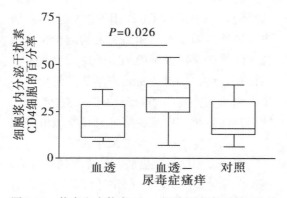

图 27.3 伴有和未伴有 CKD 相关性瘙痒患者细胞浆内分泌干扰素的 CD4 细胞（Th$_1$ 细胞）的差别[10]

27.6 "阿片类物质假说"

阿片类物质体系的变化可能涉及瘙痒的病理生理学机制，这一发病机制概念首先发现于胆汁郁积性瘙痒，并被不同的证据所支持。第一，知道几个 μ 受体竞争药物能够诱发瘙痒，特别是在中枢给药后[37-38]。第二，在动物研究中证明胆汁淤积与阿片能紧张性增加有关[39-40]。第三，阿片拮抗剂在治疗胆汁淤积性瘙痒是成功的[41-42]。研究提示胆汁淤积性瘙痒可以通过中枢神经系统的病理变化来介导。还有研究发现[44]，在胆汁淤积的大鼠脑中，μ 受体发生全面下调[43]，并且在患有慢性胆汁淤积的患者中，通过口服阿片受体阻滞剂，可以出现阿片类撤退样综合征，这个结果也支持假说。

在 1985 年报道了首例应用静脉注射阿片受体阻滞剂纳洛酮治疗 CKD 相关性瘙痒成功的案例[45]。阿片受体阻滞剂治疗 CKD 相关性瘙痒患者的理论是基于内源性阿片肽也许与 CKD 相关性瘙痒发病机制有关的假设。随后由 Peer 等[4] 进行的一项安慰剂对照临床试验显示，口服 μ 受体阻滞剂纳曲酮治疗严重 CKD 相关性瘙痒患者，所有患者的瘙痒感觉都有所减轻。这项研究的缺憾是，研究的患者数量少，并且治疗周期（1 周）短。

当研究者们试图证实 Peer 等的研究数据时，在一项较大样本（23 例患有中重度 CKD 相关性瘙痒的患者）并且治疗周期比较长的研究中，我们并未发现纳曲酮的治疗结果有任何统计学意义[5]。

最近，Kumagai 提出表皮细胞和淋巴细胞表达 κ 受体活化可导致瘙痒感觉受抑制的假说。因此，当这些受体受刺激不足或者 μ 受体过度表达的时候，瘙痒会加重。与这个假设一致的是 κ 受体激动剂（nalfurafine）能否减轻 CKD 相关性瘙痒（见治疗的选择）的试验。考虑到上面提到的相互矛盾的结果，阿片类物质系统在 CKD 相关性瘙痒的病理生理学方面是否扮演一个重要角色有待确定。

27.7 治疗的选择

综上所述，CKD 相关性瘙痒的治疗选择非常少。大多数成功的案例最终以失败而告终。基于前面提到的病理生理的概念，我们归纳下列几种方法：

1．局部治疗选用各种不同的软膏
2．全身治疗应用 μ 受体阻滞剂或 κ 受体激动剂
3．应用加巴喷丁和抗炎药
4．光疗法

27.8 局部使用他克莫司和伽玛亚麻酸软膏

在一些严重 CKD 相关性瘙痒患者治疗无效时，我们使用新的治疗方法。

正如我们先前所示，将他克莫司软膏应用到特应性皮炎患者皮损处，疾病症状完全或部分缓解[46]。在最初的研究中我们报道了 3 例腹膜透析伴随严重 CKD 相关性瘙痒的患者。患者每日 2 次外用 0.03% 的他克莫司软膏，持续 7d 显示 CKD 相关性瘙痒得到了显著的改善（图 27.4）[29]。在一项循证研究中，Kuypers 等应用他克莫司软膏治疗 25 例患者持续 6 周取得了巨大成功[47]。他克莫司软膏可能是一个安全、高效、短期治疗严重 CKD 相关性瘙痒的选择。

最近在 Chen 等[48] 研究中，应用含有高浓度 γ- 亚麻酸和必需脂肪酸的乳膏治疗 17 例患有严重 CKD 相关性瘙痒的患者，瘙痒减轻。作者推测治疗效果是由于 γ- 亚麻酸作为一个前列腺素前体通过抗炎作用起作用。

27.9 利用 μ 受体阻滞剂纳曲酮系统治疗

我们对一组血液透析或腹膜透析且伴有持久、难治的瘙痒的患者，采用安慰剂对照、双盲、交叉的研究。在 422 例患者中，93 例患者有瘙痒症状，23 例适合研究。患者开始连续使用纳曲酮（50mg/d）或者安慰剂 4 周。每天应用视觉模拟评分（VAS）进行评分，每周进行一次详细评分。

23 例患者中，16 例完成了研究。治疗期间，应用纳曲酮组瘙痒程度 VAS 评分降低了 29.2%。每周评分降低了 17.6%。应用安慰剂组瘙痒程度 VAS 评分降低了 16.9%。

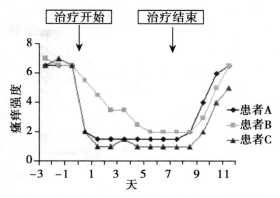

图 27.4　用他克莫司软膏治疗 3 例不同程度难治的 CKD 相关性瘙痒患者（adapted from ref.[29]）

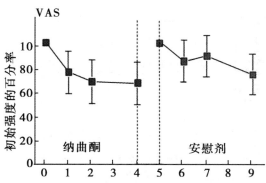

图 27.5　应用纳曲酮 50mg 和安慰剂治疗患有难治性 CKD 相关性瘙痒 23 例 1 周（两种治疗结果无差别[51]）

每周评分降低了 22.3%。纳曲酮和安慰剂治疗组之间没有统计学差异（图 27.5）。23 例纳曲酮治疗组患者中有 9 例诉有胃肠道不良反应。23 例安慰剂组患者中仅有 1 例诉有胃肠道不良反应（$P < 0.005$）[5]。

Peer 等[4]的研究结果与我们的研究结果存在明显反差。两项试验都是随机、对照、双盲、交叉进行，不能用患者的依从性、纳曲酮的剂量或研究设计的差别来解释。

CKD 相关性瘙痒的发病机制可能受世界各地不同透析方法、地域差别、饮食习惯的影响。在 Peer 等的研究中，没有给出详细的透析方式。像这样一些附加影响发病机制的因素，可能导致严重瘙痒的发病率升高和对纳曲酮治疗反应的差别。

27.10 应用 κ 受体激动剂治疗

同上面提到的一样，推测 μ 和 κ 阿片系统的紊乱可能导致 CKD 相关性瘙痒。在两项随机对照的荟萃分析中，Wikstrom 和其同事研究显示，虽然纳呋拉啡（强效 κ 受体激动剂）治疗效果不显著，但能够减轻血透患者的瘙痒[49]。

布托啡诺是具有 κ 激动和 μ 拮抗两种功效的药物，对 CKD 相关性瘙痒是否有效仍需阐明。Dwan 和 Yosipovitch 已经应用这个药物治疗"顽固性瘙痒"的患者，得到较好的结果[50]。

27.11 应用加巴喷丁和己酮可可碱治疗

加巴喷丁，原为 γ- 氨基丁酸源的抗惊厥药物，近年来已经证实，它作为一个疼痛调节药物治疗糖尿病神经病变有效。在一项 25 例血液透析随机对照试验中，Gunal 等证实它可以缓解这些患者的瘙痒症状[51]。根据各种其他阳性观察结果，这个药物有较好的耐受性，是重要的治疗 CKD 相关性瘙痒的药物。

最近，我们应用己酮可可碱连续静脉注射治疗了 7 例血透伴有难治性瘙痒的患者。在这些接受药物治疗的患者中，瘙痒较长时期消失（停药后 7 天）。然而，4 例患者由于治疗的不良反应不得不停药[52]。

27.12 光疗法

一系列的研究表明光疗法治疗 CKD 相关性瘙痒的有效性，特别是宽波紫外线 B 光谱的照射（UVB）。根据 Tan 及其同事分析，最有希望的治疗是 UVB 照射，而 UVA 似乎无效[53]。

最新的资料似乎表明窄谱的 UVB 能够缓解 CKD 相关性瘙痒且不良反应较少[54]。UVB 照射以及长期免疫抑制治疗是否提高皮肤恶性肿瘤风险，仍有争议[55-56]。

CKD 相关性瘙痒的治疗方法见图 27.6

总之，CKD 相关性瘙痒是临床中血透患者一个重要问题。这个令人焦虑和痛苦的症状的发病机制仍然不清楚。阿片系统和（或）免疫系统功能紊乱可能与其发病机制有关。较为统一的观点认为炎性刺激、尿毒症和（或）透析将增强 Th_1 细胞分化，随之在透析患者皮肤内抑制诱导瘙痒的 κ 受体和 μ 受体增加。然而，这个假设在目前还没有被证实，仍然缺乏安全、有效的治疗方式。免疫调节剂和 κ 受体激动药物可能对大多数重症患者有帮助。

（白培明 谭燕红 译 谢志强 校）

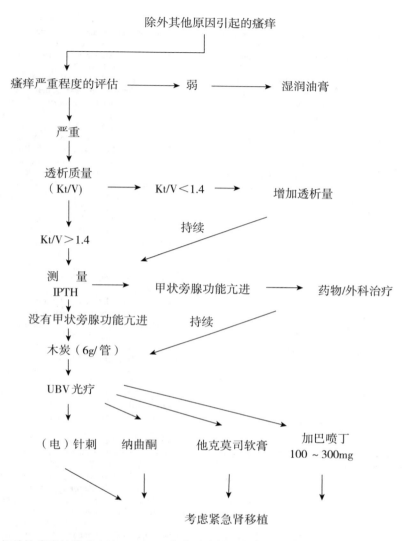

图 27.6 CKD 相关性瘙痒的治疗方法。IPTH：免疫反应性甲状旁腺激素，原生甲状旁腺激素；Kt/V：通过透析尿素清除率

参考文献

1. Mettang T, Fischer FP, Kuhlmann U. Urämischer pruritus – pathophysiologische und therapeutische konzepte. *Dtsch Med Wschr*. 1996;121:1025–1031.
2. De Marchi S, Cecchin E, Villalta D, Sepiacci G, Santini G, Bartoli E. Relief of pruritus and decreases in plasma histamine concentrations during erytropoietin therapy in patients with uremia. *N Engl J Med*. 1992;326:969–974.
3. Balaskas EV, Uldall RP. Erytropoietin does not improve uremic pruritus. *Perit Dial Int*. 1992;12:330–331.
4. Peer G, Kivity S, Agami O, et al. Randomised crossover trial of naltrexone in uraemic pruritus. *Lancet*. 1996;348: 1552–1554.
5. Pauli-Magnus C, Mikus G, Alscher DM, et al. Naltrexone does not relieve uremic pruritus: results of a randomized, placebo-controlled crossover-study. *J Am Soc Nephrol*. 2000;11:514–519.
6. Morvay M, Marghescu S. Hautveränderungen bei Haemodialysepatienten. *Med Klin*. 1988;83:507–510.
7. Ponticelli C, Bencini PL. Uremic pruritus: a review. *Nephron*. 1992;60:1–5.
8. Gilchrest GA, Stern RS, Steinman TI, Brown RS, Arndt KA, Anderson WW. Clinical features of pruritus among patients undergoing maintenance hemodialysis. *Arch Dermatol*. 1982;118:154–156.
9. Young AW, Sweeney EW, David DS, et al. Dermatologic evaluation of pruritus in patients on hemodialysis. N.Y. *St. J. Med*. 1973;73:2670–2674.
10. Mettang T, Fritz P, Weber J, Machleidt C, Hübel E, Kuhlmann U. Uremic pruritus in patients on hemodialysis or Continuous Ambulatory Peritoneal Dialysis (CAPD). The role of plasma histamine and skin mast cells. *Clin*

Neprol. 1990;34:136–141.

11. Duque MI, Thevarajah S, Chan YH, Tuttle AB, Freedman BI, Yosipovitch G. Uremic pruritus is associated with higher kt/V and serum calcium concentration. *Clin Nephrol.* 2006;66:184–191.

12. Narita I, Alchi B, Omori K, et al. Etiology and prognostic significance of severe uremic pruritus in chronic hemodialysis patients. *Kidney Int.* 2006;69:1626–1632.

13. Pisoni RL, Wikström B, Elder SJ, et al. Pruritus in haemodialysis patients: international results from the Dialysis Outcomes and Practice Patterns Study (DOPPS). *Nephrol Dial Transplant.* 2006;21:3495–3505.

14. Schwab M, Mikus G, Mettang T, Pauli-Magnus C, Kuhlmann U. Arbeitsgemeinschaft für Pädiatrische Nephrologie: Urämischer Pruritus im Kindes- und Jugendalter. *Z Kinderheilkd.* 1999;147:232.

15. Massry S, Popovzer MM, Coburn JM, Mokoff DL, Maxwell MH, Kleeman CR. 1968 Interactable pruritus as a manifestation of secondary hyperparathyroidism in uremia. *N Engl J Med.* 1968;279:697–700.

16. Hampers CL, Katz AI, Wilson RE, Merrill JP. Disappearance of uremic itching after subtotal parathyreoidectomy. *NEJM.* 1968;279:695–697.

17. Stahle-Bäckdahl M, Hägermark O, Lins LE, Törring O, Hilliges M, Johansson O. Experimental and immunohistochemical studies on the possible role of parathyroid hormone in uremic pruritus. *J. Intern. Med.* 1989;225:411–415.

18. Blachley JD, Blankenship DM, Menter A, Parker TF III, Knochel JP. Uremic pruritus: skin divalent ion content and response to ultraviolet phototherapy. *Am J Kidney Dis.* 1985;5:237–241.

19. Stockenhuber F, Kurz RW, Sertl K, Grimm G, Balcke P. Increased plasma histamine in uremic pruritus. *Clin Sci.* 1990;79/5:477–482.

20. Hiroshige K, Kabashima N, Takasugi M, Kuroiwa A. Optimal dialysis improves uremic pruritus. *Am J Kidney Dis.* 1995;25:413–419.

21. Dimkovic N, Djukanovic L, Radmilovic A, Bojic P, Juloski T. Uremic pruritus and skin mast cells. *Nephron.* 1992;61:5–9.

22. Yosipovitch G, Duque MI, Patel TS, et al. . Skin barrier structure and function and their relationship to pruritus in end-stage renal disease. *Nephrol Dial Transplant.* 2007;22:3268–3272.

23. Szepietowski JC, Reich A, Schwartz RA. Uraemic xerosis. *Nephrol Dial Transplant.* 2004;19:2709–2712.

24. Gilchrest BA, Rowe JW, Brown RS, Steinman TI, Arndt KA. Ultraviolet phototherapy of uremic pruritus. Long-term results and possible mechanisms of action. *Ann Intern Med.* 1979;91:17–21.

25. Garssen J, Vandebriel RJ, DeGruijl FR, et al. UVB exposure-induced systemic modulation of Th1- and Th2-mediated immune responses. *Immunology.* 1999;97:506–514.

26. Hiroshige K, Kabashima N, Takasugi M, Kuroiwa A. Optimal dialysis improves uremic pruritus. *Am J Kidney Dis.* 1995;25:413–419.

27. Rousseau Y, Haeffner-Cavaillon N, Poignet JL, Meyrier A. Carreno: in vivo intracellular cytokine production by leukocytes during hemodialysis. *Cytokine.* 2000;12:506–517.

28. Silva SRB, Viana PCF, Lugon NV, Hoette M, Ruzany F, Lugon JR. Thalidomide for the treatment of uremic pruritus: a crossover randomized double-blind trial. *Nephron.* 1994;67:270–273.

29. Pauli-Magnus C, Klumpp S, Alscher D, Kuhlmann U, Mettang T. Short-term efficacy of tacrolimus ointment in severe uremic pruritus. *Perit Dial Int.* 2000;6:802–803.

30. McHugh SM, Rifkin IR, Deigghton J, et al. The immunosuppressive drug thalidomide induces T helper cell type 2 (Th2)

and concomitantly inhibits Th1 cytokine production in mitogen- and antigen-stimulated human peripheral blood mononuclear cell cultures. *Clin Exp Immunol.* 1995;99:160–167.

31. Suthanthiran M, Strom TB. Renal transplantation. *N Engl J Med.* 1994;331:365–376.

32. Altmeyer P, Kachel HG, Schäfer G, Faßbinder W. Normalisierung der urämischen Hautveränderungen nach Nierentransplantation. *Hautarzt.* 1986;37:217–221.

33. Call TG, Creagan ET, Frytak S, et al. Phase I trial of combined interleukin-2 with lev in patients with advanced malignant disease. *Am J Clin Oncol.* 1994;17:344–347.

34. Darsow U, Scharein E, Bromm B, Ring J. Skin testing of the pruritogenic activity of histamine and cytokines (interleukin-2 and tumour necrosis factor-alpha) at the dermo-epidermal junction. *Br J Dermatol.* 1997;137:415–417.

35. Virga G, Visentin I, La MV, Bonadonna A. Inflammation and pruritus in haemodialysis patients. *Nephrol Dial Transplant.* 2002;17:2164–2169.

36. Kimmel M, Alscher DM, Dunst R, et al. The role of microinflammation in the pathogenesis of uraemic pruritus in haemodialysis patients. *Nephrol Dial Transplant.* 2006;21: 749–755.

37. Reiz S, Westberg M. Side effects of epidural morphine. *Lancet.* 1980;2:203–204.

38. Cousins MJ, Mather LE. Intrathecal and epidural administration of opioids. *Anesthesiology.* 1984;62:276–310.

39. Bergasa NV, Jones EA. The pruritus of cholestasis: potential pathogenic and therapeutic implications of opioids. *Gastroenterology.* 1995;108:1582–8.

40. Bergasa NV, Alling DW, Vergalla J, Jones EA. Cholestasis in the male rat is associated with naloxone-reversible antinociception. *J Hepatol.* 1994;20:85–90.

41. Bergasa NV, Alling DW, Talbot TL, et al. Effects of naloxone infusion in patients with the pruritus of cholestasis: a double-blind randomised controls trial. *Ann Intern Med.* 1995;123:161–167.

42. Bergasa NV, Schmitt JM, Talbot TL, et al. Open-label trial of oral nalmefene therapy for the pruritus of cholestasis. *Hepatology.* 1998;27:679–684.

43. Bergasa NV, Rothman RB, Vergalla J, Xu H, Swain MG, Jones EA. Central mu-opioid-receptors are down-regulated in a rat model of acute cholestasis. *J Hepatol.* 1992;15:220–224.

44. Thornton JR, Losowsky MS. Opioid peptides and primary biliary cirrhosis. *Br Med J.* 1988;297:1501–1504.

45. Andersen LW, Friedberg M, Lokkegaard N. Naloxone in treatment of uremic pruritus: a case history. *Clin Nephrol.* 1984;21:355–356.

46. Gianni LM, Sulli MM. Topical tacrolimus in the treatment of atopic dermatitis. *Ann Pharmacother.* 2001;35:943–946.

47. Kuypers DR, Claes K, Evenepoel P, Maes B, Vanrenterghem Y. A prospective proof of concept study of the efficacy of tacrolimus ointment on uraemic pruritus (UP) in patients on chronic dialysis therapy. *Nephrol Dial Transplant.* 2004;19:1895–1901.

48. Chen YC, Chiu WT, Wu MS. Therapeutic effect of topical gamma-linolenic acid on refractory uremic pruritus. *Am J Kidney Dis.* 2006;48:69–76.

49. Wikström B, Gellert R, Ladefoged SD, et al. Kappa-opioid system in uremic pruritus: multicenter, randomized, double-blind, placebo-controlled clinical studies. *J Am Soc Nephrol.* 2005;16:3742–3747.

50. Dawn AG, Yosipovitch G. Butorphanol for treatment of intractable pruritus. *Am Acad Dermatol.* 2006;54:527–531.

51. Gunal AI, Ozalp G, Yoldas TK, Gunal SY, Kirciman E, Celiker H. Gabapentin therapy for pruritus in haemodialysis patients: a randomized, placebo-controlled, double-blind

trial. *Nephrol Dial Transplant*. 2004;19:3137–3139.
52. Mettang T, Krumme B, Bohler J, Roeckel A. Pentoxifylline as treatment for uraemic pruritus - an addition to the weak armentarium for a common clinical symptom? *Nephrol Dial Transplant*. 2007;22:2727–2728.
53. Tan JKL, Haberman HF, Coldman AJ. Identifying effective treatments for uremic pruritus. *J Amer Acad Dermatol*. 1991;25:811–818.
54. Baldo A, Sammarco E, Plaitano R, Martinelli V. Monfrecola.

Narrowband (TL-01) ultraviolet B phototherapy for pruritus in polycythaemia vera. *Br J Dermatol*. 2002;147:979–981.
55. Lee E, Koo J. Berger: UVB phototherapy and skin cancer risk: a review of the literature. *Int J Dermatol*. 2005;44:355–360.
56. Ulrich C, Stockfleth E. Azathioprine, UV light, and skin cancer in organ transplant patients - do we have an answer? *Nephrol Dial Transplant*. 2007;22:1027–1029.

第 28 章　肝胆疾病患者的瘙痒

Andreas E. Kremer · Ronald PJ. Oude-Elferink · Ulrich Beuers

28.1 引　言

许多疾病可引起瘙痒，近期人们将瘙痒分为 6 种不同的类型：①皮肤病性瘙痒：与原发性皮肤病症有关的瘙痒；②系统性瘙痒：由系统性疾病，怀孕、肿瘤和感染引起；③神经性瘙痒：由外周和中枢神经系统解剖学损伤诱发；④精神性瘙痒：发生在不同精神疾病中，如精神分裂症、抑郁症及触幻觉症；⑤混合形式：一些疾病共存的情况下；⑥其他不明起源的瘙痒[1]。这里重点介绍肝胆疾病引起的系统性瘙痒。

瘙痒是各种胆汁淤积和肝胆疾病常见的症状。肝内外胆汁淤积均可引起瘙痒。肝内胆汁淤积可因肝细胞分泌功能障碍引起常见于妊娠性肝内胆汁淤积、病毒性肝炎，某些药物诱发胆汁淤积、进行性家族性胆汁淤积，良性反复发作的肝内胆汁淤积症，还可由肝内胆道的损伤及见于原发性胆汁性肝硬化的继发性肝细胞分泌障碍，原发性硬化性胆管炎及儿童性胆汁淤积症如 Alagille 综合征。由各种肝外胆道梗阻引起的肝外胆汁淤积，较少伴随瘙痒症状（表 28.1）。

没有明显皮肤病症状的慢性瘙痒患者应考虑胆汁淤积性肝病的可能。患有胆汁淤积的肝病患者经常主述手心和足底剧烈瘙痒，也可泛发全身。胆汁淤积性瘙痒的发作有昼夜变化，报道显示多数患者的瘙痒常发作于傍晚和夜间。未见特定皮肤损伤发生，但是搔抓引起的皮肤抓痕和结节性痒疹比较常见[2]。瘙痒严重程度可分为：轻度：对正常

生活影响有限；中度：影响正常的睡眠；重度：不能进行正常日间活动。极度的瘙痒甚至可能导致自杀倾向，并可作为肝移植的指征[3-4]。因为瘙痒常见于肝病早期，只有很少患有肝胆管疾病的瘙痒患者会有慢性肝病的主要临床表现，如黄疸、血管蜘蛛痣、肝掌、Dupuytrens 挛缩、白甲、男性乳房发育和睾丸萎缩、腹壁静脉曲张。因此，不明起源的瘙痒患者的常规检查应包括 AKP、γ-GT 等肝血清学检查。药物和干预治疗可使大多数胆汁淤积引起的瘙痒得到缓解，强调了人们对瘙痒综合征的发病机制仍然知之甚少的事实。

表 28.1　与瘙痒有关的肝胆疾病

	疾 病
肝内胆汁淤积	妊娠性肝内胆汁淤积
a. 肝细胞分泌衰竭	良性复发性肝内胆汁淤积
	药物诱导胆汁淤积
	酒精性肝病
	慢性乙型肝炎
	慢性丙型肝炎
b. 胆管损伤和肝细胞分泌衰竭	原发性胆汁性肝硬化
	原发性硬化性胆管炎
	儿童胆汁淤积综合征
肝外胆汁淤积	原发性硬化性胆管炎
	胆管细胞癌
	肝门淋巴结病
	转移肿瘤引起胆管阻塞

28.1.1 发病机制

瘙痒的感知依赖受体、外周神经纤维、脊髓内和大脑神经通路，及在过去二三十年仍未证明的在丘脑核和皮质区的大脑处理的一系列复杂的相互作用[5-7]。瘙痒和痛觉间密切交织的过程已是不争的事实。以前假设瘙痒信号是激活低位的痛觉感受器，经由痛觉敏感神经纤维传递或由瘙痒特定动作电位模式[8]进行传导，这一假设已被近来的研究推翻，即瘙痒和痛觉信号通过不同亚群的非髓化C神经纤维亚群传导。因此，瘙痒感知是由刺激位于皮肤及皮肤下的机械性非敏感C伤害感受器的瘙痒特异性亚群产生[9]。

有趣的是，疼痛（如搔抓皮肤）可抑制瘙痒的感觉；但镇痛时（如鞘内应用μ阿片受体激动剂或麻醉剂）能引起瘙痒[10]（详细内容请看本书的相关章节）。痛觉和瘙痒神经的拮抗突触连接位于脊髓，疼痛感知会导致瘙痒信号减弱[11]。单一神经元信号的记录显示，与疼痛神经传导相比，这些传导瘙痒刺激的神经不能自动活化[12]。瘙痒似乎受机械性敏感神经元的紧张性抑制性控制。这在一定程度上可以解释疼痛抑制剂可能引起瘙痒，正如由脊髓或硬膜外给予阿片类药物或实施麻醉诱导的节段性镇痛和节段性瘙痒。

瘙痒特异性无髓鞘C神经纤维传递瘙痒信号，从皮肤通过脊髓背根神经节到位于脊髓侧角的二级神经元，交叉到对侧，经脊髓丘脑束投射到下丘脑的腹内侧核。已从猫中首次分离出这类对组织胺敏感而对机械性刺激缺乏敏感的神经[13]。用正电子发射断层显像术观察到人类瘙痒的脊髓处理及相应的搔抓反应[14]。皮内注射组织胺引起瘙痒，并显示为初级感觉皮质、辅助运动区、前扣带皮质及主要位于左半球的下侧叶活化[15]。共同激活皮质前运动区可解释为什么瘙痒会引起搔抓。有趣的是，组织胺引导的瘙痒感知可使大脑多部位活化，且与痛觉激活的区域广泛重叠。功能性MRI记录显示：瘙痒和疼痛存在不同的敏感性，特别是在后扣带回、后脑岛和丘脑，这可能解释瘙痒和疼痛感知的不同[17]。在PET下可观察到通过疼痛性冷刺激抑制组织胺诱发瘙痒的脑导水管周围灰质的活化[15]。

因此，瘙痒感知选择性通路可以解释组织胺诱导的瘙痒。但为什么胆汁淤积患者会有瘙痒？胆汁淤积引起瘙痒的发病机制显然与组胺无关，而对于这方面我们了解的还很少。胆汁淤积性瘙痒原因尚未确定。针对阴离子交换树脂消胆胺、酶诱导剂利福平与苯巴比妥、阿片受体阻滞剂纳洛酮和纳曲酮、羟色胺再摄取抑制剂舍曲林及胆汁分流的治疗反应可以得出：胆汁淤积性瘙痒原是：①在肝（和肠道？）生物转化；②分泌入胆汁；③经历肠肝循环；④与内啡肽和血清素系统相互作用。在胆汁淤积时，已发现胆盐、孕激素代谢产物、组织胺和内源性阿片类物质的累积可诱发瘙痒[18]。

28.1.1.1 胆盐是瘙痒原？

胆汁淤积导致胆盐在器官沉积。胆盐注射到健康的皮肤可引起瘙痒[19]，离子交换树脂可在肠腔内结合胆盐，缓解瘙痒[20]。扩张主要的狭窄胆管或鼻胆管引流，患者的顽固性瘙痒将迅速缓解（数小时）。因此，胆汁淤积性瘙痒，可因循环系统和外周组织中胆盐的高浓度所致[21]。然而，许多观察并不支持胆盐在瘙痒中起关键作用：①不是每一例胆汁淤积和血浆胆盐浓度高的患者都出现瘙痒症[22]。②最常见慢性胆汁淤积性疾病，如原发性胆汁性肝硬化，其中70%以上的患者伴随瘙痒，并不依赖于胆汁淤积的程度和疾病的进程，甚至在终末期，患者血清和外周组织中的胆盐达到最高水平时，瘙痒仍会消失。③尽管胆汁淤积症继续发展和胆盐持续在失调的高水平状态，但瘙痒仍可以缓解[82,22]。④没有证据支持血液及皮肤中胆盐的浓度与患者瘙痒严重程度的相关性[23-25]。⑤胆管引流后血清中主要胆盐的水平还没有大的改变时，原发性胆汁性肝硬化患者（在其他治疗无效时）瘙痒已得到明显的缓解[26]。⑥离子交换树脂如考来烯胺、考来替泊不仅可改善肝汁淤积症患者，而且可改善慢性肾衰竭和真性红细胞增多症患者的瘙痒敏感性，因此与血清和组织中的胆盐增高水平不相关。然而不能排除一些特定的胆盐代谢物可以直接或间接引起瘙痒，这些代谢物的浓度与胆汁淤积症和总胆盐不相关。总之，胆盐在胆汁淤积症诱导瘙痒中起关键性作用的证据不足。

28.1.1.2 黄体酮代谢物是瘙痒原？

妊娠肝内胆汁淤积症表现为一种特殊妊娠胆汁淤积障碍，瘙痒常发生于妊娠第2或第3个月，期间黄体酮的代谢物和胆盐的代谢物同步增高[8-27]。有趣的是：妊娠肝内胆汁淤积症患者瘙痒程度只与使用熊去氧胆酸前后尿中黄体酮代谢物重硫酸盐水平有关，目前还没有分析显示与胆盐代谢物有类似的相关性[28]。因此，至少在妊娠肝内胆汁淤积症需要进一步研究证实焦硫酸黄体酮是诱发瘙痒的瘙痒原。

28.1.1.3 组胺是瘙痒原？

组胺是过敏反应的关键介质和潜在瘙痒原，因为胆汁淤积瘙痒患者[29]血清中的组胺增加，且胆盐可使肥大细胞释放相当高浓度的组胺，在过去一直被认为是胆汁淤积瘙痒的介质[30]。然而，抗组胺治疗对大多胆汁淤积性瘙痒无效[21]。此外，在胆汁淤积性瘙痒中没有观察到典型组胺引起皮肤的损伤如荨麻疹，所以组胺在胆汁淤积性瘙痒中起的作用可能不大。

28.1.14 内源性阿片是瘙痒原？

内源性阿片可能在胆汁淤积性瘙痒中扮演非常重要的角色[5]。内源性阿片结合到 μ 阿片受体可引起正常个体瘙痒，据推测是一种中枢作用模式[31]。有趣的是，人们发现原发性胆汁性肝硬化患者及胆管切除造成胆汁淤积性大鼠[33]血清中，内源性阿片增高（尽管脑啡肽的水平与瘙痒的程度不相关）[32]。内源性阿片的增加应该是合成增加或清除减少导致[18,34,35]。各种研究显示，阿片受体拮抗剂如纳洛酮、纳曲酮和纳美芬对于胆汁淤积性瘙痒患者有效。这些阻滞剂可以使50%以上的患者得到缓解[36-43]。阿片受体激动剂中枢注射可使猴子出现剂量依赖性的面部搔抓[44]。猴子注射从胆汁淤积性瘙痒患者体内提取的血清出现相似的面部搔抓反应。相比，注射胆汁淤积性无瘙痒患者的血清后，猴子没有搔抓的行为[45]。μ 阿片受体阻滞抗剂可缓解瘙痒，而 κ 阿片受体阻滞剂可加重大鼠的瘙痒[46]。与之相符，研究发现一种新的 κ 阿片受体激动剂纳呋拉啡可缓解尿毒性瘙痒[47]，另一种 κ 阿片类受体激动剂 TRK-820 可以缓解小鼠的瘙痒[48]。因此，μ 阿片受体和 κ 阿片受体的激动剂都有镇痛作用，但在瘙痒中的作用却相反。μ 阿片受体激动剂参与胆汁淤积症引起的瘙痒，并可能在诱导瘙痒的过程中起关键性作用。

28.1.1.5 羟色胺是瘙痒原？

羟色胺能系统可以调节伤害感受，可能在瘙痒感觉上起一定作用。皮下注射 5-羟色胺（5-HT₃ = 羟色胺）引起的瘙痒[49]推测是通过无髓鞘的 C 神经纤维引起的。一些临床机构研究将 5-HT$_3$ 受体阻滞剂昂丹司琼用于胆汁淤积患者，抗瘙痒作用不明确[50-51]。最新报道，羟色胺抑制剂舍曲林可使胆汁淤积患者瘙痒呈现一定程度的缓解[52]，所以羟色胺在胆汁淤积瘙痒中可能起一定的作用，但并不是胆汁淤积性瘙痒的关键因素。

28.1.1.6 其他受体的配体引起的瘙痒？

动物模型研究胆汁淤积导致镇痛作用[53-54]。尽管疼痛和瘙痒的信号通过不同的无髓鞘 C 神经纤维传导，但显示了极为相似的信号传导途径。虽然程度不同，几种受体的配体均能启动或调节痛觉和瘙痒。两种感觉的相关递质有缓激肽、组胺、羟色胺、前列腺素 E、内源性吗啡、内源性大麻酚类和内源性香草素。有趣的是，各种信号传导通路汇聚在非特异性阳离子通道 TRPV1（瞬时电位香草素受体 1），即众所周知的辣椒辣素激活受体。缓激肽可以通过活化 G 蛋白连接的缓激肽 2 受体激活细胞内的蛋白激酶 A2 和产生 12- 脂肪氧化酶的代谢产物，依次激活 TRPV1 通道[55]。同样，组织胺通过磷脂酶 A 或脂肪氧化酶的途径激活感觉神经的 TRPV1[56]。有趣的是，结节性痒疹患者的表皮角质形成细胞和神经纤维 TRPV1 表达明显增高，局部皮损使用辣椒素治愈后表达回复正常[57]。因此辣椒素受体可以作为若干痛觉和瘙痒刺激的分子整合器。

除神经元外，角质形成细胞在瘙痒和痛觉中起着主要的作用。位于大鼠表皮颗粒层的神经末梢周围的角质形成细胞可以释放 β- 内啡肽；内源性大麻素结合到表达 β- 内啡肽的角质形成细胞的大麻素 2 受体上，可诱导角质形成细胞释放 β- 内啡肽。之后，β- 内啡肽结合到无髓鞘 C 神经纤维的 μ 阿片

受体，并抑制大鼠伤害性的感觉[58]。另外，内源性的大麻素如安南得迈（anandamide）可使 TRPV1 敏感化，证明大麻素在瘙痒和痛觉中的复杂作用[59]。

近来已证明胃泌素释放多肽（GRP）和它的受体（GRPR）在脊髓内介导不同来源的瘙痒刺激中起作用。在真皮内使用不同瘙痒诱导剂后 GRPR 变异型小鼠的搔抓行为和野生型小鼠相比明显降低。因此，鞘内注射 GRP 可引起搔抓，同时注射 GRPR 阻断剂搔抓被抑制。有趣的是同样注射在 GRPR 基因变异的小鼠体内，其痛觉没有发生改变，这说明 GRP 和它的配体在痛觉过程不起作用[60]。

许多受体的配体包括 GRP、缓激肽和内源性大麻类及其对表皮角质形成细胞和感觉神经元的作用值得进一步研究，以揭示它们在胆汁郁积症瘙痒中的作用。

28.1.2 治 疗

治疗胆汁淤积性瘙痒时，不仅需要改善、缓解症状，同时应积极有效的治疗肝胆系统的原发病。对于肝外恶性肿瘤引起的梗阻，应用支架、鼻胆管、经皮经肝引流和外科的胆肠内引流术通常都能有效缓解瘙痒[21]。许多治疗方法可以加重或缓解肝内胆汁淤积性瘙痒（表 28.2）。下面将作详细的讨论。

像疼痛一样，瘙痒是一个难于用客观方式量化的主观症状，很难定量评估。目前达成共识的是注射或口服安慰剂可能会暂时影响瘙痒的程度。因此，抗瘙痒的治疗策略需要通过随机、安慰剂对照的双盲实验来获得可靠的证明。行为方法学例如搔抓活动检测系统（SAMS）已成功用于评估和定量瘙痒的程度。"瘙痒仪"通过将压电晶体连接于指甲记录每一次搔抓活动[61-62]。

表 28.2 胆汁郁积性瘙痒的治疗建议

	药物 / 治疗	剂量	依据
首选	熊去氧胆酸 UDCA*	10 ~ 15mg/（kg·d）	Ⅰ A-Ⅱ C*
	考来烯胺	4 ~ 16g/d	Ⅰ B-Ⅱ C*
第二选择	利福平	300 ~ 600mg/d	Ⅰ A
第三选择	纳曲酮	25 ~ 50mg/d	Ⅰ A
	纳洛酮	0.2mg/（kg·min）	Ⅰ B
第四选择	SSRI（如舍他林）	75 ~ 100mg/d	Ⅱa B
实验性	5-羟色胺拮抗剂，如昂丹斯琼	12 ~ 24mg/d	Ⅱ A
	大麻酚类，如屈大麻酚	2.5 ~ 5mg/d	Ⅱb C
	血浆去除术		Ⅱa C
	白蛋白透析（如 MARS）		
	血浆分离 / 阴离子吸收		
	鼻胆管引流		
最后争论	肝移植		IC

推荐等级：

Ⅰ. 有证据和（或）达成广泛共识认为有益、有效、有作用的治疗

Ⅱ. 有冲突性的证据和（或）在作用（或效用）方面存在意见分歧的治疗

Ⅱa. 证据支持作用（或效用）

Ⅱb. 作用 / 效用并不十分明显

Ⅲ. 有证据和（或）广泛共识认为无作用（或无效）的治疗以及在某些病例可能有害的治疗

证据分级：

A. 多个随机临床试验或数据分析

B. 单个随机试验或非随机研究

C. 专家的权威意见、病例研究或临床经验

推荐和证据分级根据原发疾病不同而改变（如 ICP，PBC，PSC）

28.1.2.1 熊去氧胆酸（UDCA）

胆汁酸的 UDCA 占人类胆汁池的 3%。当作为药物口服后，它能将胆汁池转变为更加亲水的混合物[63-64]。对于最常见的慢性胆汁淤积性肝病 PBC，UDCA 是目前仅被认可的治疗手段，它能改善肝功的血清学指标，减缓纤维化和肝硬化的进程，减少并发症发生率，在疾病的早期阶段能延长预期寿命，还能延长 PBC 患者未接受肝移植期间的存活时间。由于它的抗胆汁淤积疗效，UDCA 还用于其他胆汁淤积性疾病，如

PSC、ICP、囊性纤维化相关肝病以及一些新生儿异常。UDCA 主要在转录后刺激肝细胞顶膜中关键转运体的合成、定向、插入、胆汁的解毒、抗肝细胞、胆管细胞凋亡及刺激胆管细胞分泌等方面发挥作用[65]。有趣的是，UDCA 在减轻 PBC 或 PSC 患者瘙痒症状方面与安慰剂没有区别[66-67]。当然，UDCA 在治疗 PBC 或 PSC 瘙痒方面的实验仍然不充分。在女性 ICP 患者中，UDCA 是安全和有效的，不仅可以改善瘙痒症状[28,68-69]，还能改善母体肝酶活性及怀孕时间。

28.1.2.2 阴离子交换树脂

阴离子交换树脂考来烯胺和考来替泊是非吸收性碱性大分子，能够结合阴离子和两亲物质如消化道中的胆盐，防止它们在回肠末端重吸收，是治疗胆汁淤积性瘙痒的一线用药[70-71]。起始剂量是每天4g，可以增加到16g。当致痒原在胆囊中积聚一夜后，在早餐前和早餐后分别给予4g能够增加疗效。由于会影响UDCA、地高辛、华法林、普萘洛尔、口服避孕药和脂溶性维生素的吸收，因此必须至少在其他治疗前4h给药。由于口感较差影响了其顺应性，不良反应主要包括便秘和上腹部不适。

28.1.2.3 利福平

利福平是一种源自拟无枝酸菌利福霉素半合成复合物，用于治疗结核分枝杆菌的感染。除了它的抗菌特性，利福平可以通过活化类固醇和外源性受体诱导微粒体氧化药物的细胞色素P450系统酶（如CYP3A4和CYP2D6）和主要的膜转运成员（如肝的偶联输出泵MRP2）[72-73]。利福平可以促进许多激素、胆汁和药物等内外源性复合物的代谢和排泄。因此，利福平抗瘙痒的作用机制可能是促进瘙痒复合物的代谢和排泄[73]。

先前的一些报道通过主观评估利福平在剂量300～600mg/d[74-75]或10mg/(kg·d)[76]治疗时可改善胆汁淤积性瘙痒。利福平对儿童慢性胆汁淤积性瘙痒有效[77]。最近的前瞻随机对照实验的荟萃分析显示：利福平是瘙痒安全有效的短期治疗药物[78-79]。而长期的给药2个月以上的，13%以上的患者观察到肝毒性[76]。因此，使用利福平时应当检测血清中的转氨酶水平[80]。此外，应告知患者这种药物可能使体液如尿和泪液变为橘红色的良性、但吓人的不良反应。

28.1.2.4 阿片受体拮抗剂

过去20多年许多临床试验证明：阿片受体拮抗剂可以改善胆汁淤积性的瘙痒症状[79]。这支持了内源性的阿片于胆汁淤积症性瘙痒中起着重要作用的这一论点。阿片拮抗剂如纳洛酮[一种微球给药的方式：0.4mg静脉输入后，持续静脉滴注0.2μg/(kg·min)][37-38]；纳美芬（60～100mg/d，口服）[36,41]和环丙甲羟二羟吗啡酮（纳曲酮）（25～50mg/d，口服）[39-40,42-43]显示明显缓解瘙痒感觉和搔抓行为。阿片拮抗剂已成为治疗顽固性瘙痒的三线药物。临床实践中环丙甲羟二羟吗啡酮多用于紧急治疗而很少长期胃肠道给药。两组随机和双盲法的研究证实：在缓解瘙痒、缓解疲劳和抑郁上，环丙甲羟二羟吗啡酮较安慰剂对照组效果明显[40-42]。阿片受体拮抗剂在长期的治疗中耐受性好，但胆汁淤积性瘙痒患者在最初几天的治疗中由于阿片能紧张性增加可能发生严重的戒断样反应。因此，使用阿片受体拮抗剂要非常小心，起始剂量要小。阿片受体拮抗剂应与可乐定[36]联合用药或开始静脉使用亚治疗剂量的纳洛酮[0.002μg/(kg·min)]，随后逐渐增加剂量，直到可以口服环丙甲羟二羟吗啡酮[81]。某些患者经阿片受体拮抗剂治疗已成功缓解症状，但瘙痒仍可能复发。这一现象的解释是药物诱导并上调了μ阿片受体，可通过每周两天的间断性治疗（如周六、周日）来防止这种现象的发生[39]。

28.1.2.5 羟色胺（5-HT$_3$）的拮抗剂

已知羟色胺可以调节伤害性感受[82]。由于大脑的羟色胺受体参与修饰阿片疼痛抑制剂的信号传导，羟色胺在瘙痒信号的传导方面也发挥作用[83]。最初的研究使用主观方法学，报道了静脉注射5-HT$_3$的拮抗剂昂丹司琼几小时内可明显缓解肝内胆汁淤积[50,84]和LCP引起的瘙痒[85]。口服 5-HT$_3$ 受体拮抗剂的作用是有争议的。这个研究的优点是使用视觉模拟评分去评估瘙痒程度[86]。但这些结果不能通过使用压电晶体连接到指尖作为一个瘙痒测定仪分析瘙痒程度这一客观方法学来证实[51]。因此 5-HT$_3$ 受体拮抗剂治疗胆汁淤积性瘙痒的效果还有一些问题。在一些危重病例使用上述药物无效或不能应用时，经验性应用 5-HT$_3$ 拮抗剂可能是合理的。

有趣的是，报道称 5-HT$_3$ 重吸收的抑制剂（SSRI）舍曲林[52,87]和帕罗西汀[88]可以改善胆汁淤积性和癌症进展的瘙痒。目前还不明确这些抗抑郁药物的矛盾性作用是由于 5-HT$_3$ 对中枢与外周神经的二分法效应[87]，还是由于下调 5-HT$_3$ 受体的兴奋或是对中枢阿片受体的修饰作用[88]。

28.1.2.6 大麻酚

大麻酚是 Δ^9- 四氢大麻酚的半合成类似物（THC）；一种大麻类的精神化合物（大麻）。3 例顽固性胆汁淤积性瘙痒，每 8h 给予 5mg 大麻酚，可以暂时缓解瘙痒、改善睡眠和忧郁[89]。有趣的是，在开放的应用观察中，局部使用大麻受体激动剂 N- 棕榈乙醇胺明显缓解各种慢性疾病引起的瘙痒[90]。大麻酚缓解瘙痒可能源于在神经纤维上的阿片和大麻酚受体相互作用。这项初步的发现需要进一步的随机双盲安慰剂对照临床试验来证实。

28.1.2.7 其 他

我们也在小群体的患者中评估了许多其他的治疗方法，并做一概要。

免疫抑制剂药物应用于 PBC：前瞻性观察研究比较甲氨蝶呤、秋水仙碱对单纯PBC 患者及伴有在过去两年中碱性磷酸酶高于正常水平两倍以上的患者，包括肝血清学检查、瘙痒症状及组织学方面的治疗效果。有趣的是，研究发现甲氨蝶呤不仅可以改善肝血清检查结果和一些组织学的形态，而且还可以缓解（主观上的评估）瘙痒症状[91]。标准的熊去氧胆酸治疗原发性胆汁性肝硬化后，使用甲氨蝶呤无效[92]；但对于部分单独应用熊去氧胆酸无作用的原发性胆汁性肝硬化患者，与布地奈德联合抗炎治疗是一种未来的治疗策略[93-95]。一项随机和安慰剂对照试验显示：这种策略可能对部分原发性胆汁性肝硬化患者瘙痒有效。

肝和肠道的生物转化诱导剂：巴比妥、苯巴比妥是核受体 CAR（结构硫醇雄烷受体）的配体，如同利福平能诱导细胞色素 P450 同工酶家族。已有报道苯巴比妥可以缓解胆汁淤积症引起的瘙痒；但在随机、安慰剂对照和交叉研究中疗效不如利福平[96]。有少数病例报道，其他肝酶的诱导剂如氟美西诺[97]及雄激素司坦唑醇[98]可以缓解胆汁淤积症引起的瘙痒，由于司坦唑醇能加重胆汁淤积症，所以临床上限制该药使用。

麻醉药物：在 10 例患者的交叉试验和安慰剂对照研究中，静脉注入亚睡眠剂量麻醉药物丙泊酚可缓解胆汁淤积性瘙痒症[99]。丙泊酚可能通过抑制腹部和脊神经根调节内源性阿片配体，而不是通过镇静作用缓解瘙痒。此外，在小样本原发性胆汁性肝硬化患者研究中，与安慰剂比较，静脉滴注利多卡因（100mg）减轻瘙痒和疲劳[100]。

光疗：应用紫外线光 B（UVB）照射皮肤[101-102]和明亮的光线直接照向眼睛[103]可以缓解一些胆汁淤积患者瘙痒强度。虽然这种机制尚不清楚，有人认为它能改变皮肤中的过敏原，或改变皮肤对瘙痒原敏感性。

消除瘙痒原：已有系列案例报道使用血浆置换术[104]、分子吸附再循环系统

（MARS）[105-106]、血浆分离、阴离子吸收[107]、部分肝外胆汁分流[108]、儿童回肠改道[109]、鼻胆道引流等有效地治疗儿童[110]及成人[26]难治性瘙痒。这些治疗大多数是侵入性干预措施，机制是从血浆中清除瘙痒产生的因素和胆汁。这些研究一致认为瘙痒的形成是由于胆汁淤积聚集在血浆中并进行肝肠循环。然而，因为没有设立安慰剂对照，所有这些报告解释比较谨慎。由于所有这些技术的或多或少均为有创性的、非常复杂且费用昂贵，除非难治性及绝望的皮肤瘙痒患者，大多情况下不常规使用。

患者患有剧烈瘙痒且对于上述的治疗均产生耐受，肝移植是最终选择[4]。成功的移植可以治疗相关的疾病，并能立即缓解皮肤瘙痒。

表28.2提供了推荐的阶梯式治疗方法，并总结了胆汁淤积性瘙痒的有效的经验治疗方法。

（张宏宇 谭艳红 译 谢志强 校）

参考文献

1. Ständer S, Weisshaar E, Thomas M, et al. Clinical classification of itch: a position paper of the International Forum for the Study of Itch. *Acta Derm Venerol*. 2007;87:291–294.
2. Swain MG. Pruritus and lethargy in the primary biliary cirrhosis patient. In: Neuberger J, ed. *Primary Biliary Cirrhosis*. Eastbourne: West End Studios; 1999:75–81.
3. Elias E, Burra P. Primary biliary cirrhosis: symptomatic treatment. *J Gastroenterol Hepatol*. 1991;6:570–573.
4. Neuberger J, Jones EA. Liver transplantation for intractable pruritus is contraindicated before an adequate trial of opiate antagonist therapy. *Eur J Gastroenterol Hepatol*. 2001;13:1393–1394.
5. Bergasa NV. The pruritus of cholestasis. *J Hepatol*. 2005;43:1078–1088.
6. Steinhoff M, Bienenstock J, Schmelz M, et al. Neurophysiological, neuroimmunological, and neuroendocrine basis of pruritus. *J Invest Dermatol*. 2006;126:1705–1718.
7. Paus R, Schmelz M, Bíró T, et al. Frontiers in pruritus research: scratching the brain for more effective itch therapy. *J Clin Invest*. 2006;116:1174–1186.
8. Greaves MW, Wall PD. Pathophysiology of itching. *Lancet*. 1996;384:938–940.
9. Schmelz M, Schmidt R, Bickel A, et al. Specific C-receptors for itch in human skin. *J Neurosci*. 1997;17:8003–8008.
10. Atanassoff PG, Brull SJ, Zhang J, et al. Enhancement of experimental pruritus and mechanically evoked dysesthesiae with local anesthesia. *Somatosens Mot Res*. 1999;16:291–298.
11. Schmelz M. Itch - mediators and mechanisms. *J Dermatol Sci*. 2002;28:91–96.
12. Ikoma A, Rukwied R, Ständer S, et al. Neurophysiology of pruritus: interaction of itch and pain. *Arch Dermatol*. 2003;139:1475–1478.
13. Andrew D, Craig AD. Spinothalamic lamina I neurons selectively sensitive to histamine: a central neural pathway for itch. *Nat Neurosci*. 2001;4:72–77.
14. Darsow U, Drzezga A, Frisch M, et al. Processing of histamine-induced itch in the human cerebral cortex: a correlation analysis with dermal reactions. *J Invest Dermatol*. 2000;115:1029–1033.
15. Mochizuki H, Tashiro M, Kano M, et al. Imaging of central itch modulation in the human brain using positron emission tomography. *Pain*. 2003;105:339–346.
16. Drzezga A, Darsow U, Treede RD, et al. Central activation by histamine-induced itch: analogies to pain processing: a correlational analysis of O-15 H_2O positron emission tomography studies. *Pain*. 2001;92:295–305.
17. Mochizuki H, Sadato N, Saito DN, et al. Neural correlates of perceptual difference between itching and pain: a human fmri study. *Neuroimage*. 2007;36:706–717.
18. Jones EA, Bergasa NV. The pruritus of cholestasis: from bile acids to opiate agonists. *Hepatology*. 1990;11:884–887.
19. Kirby J, Heaton KW, Burton JL. Pruritic effect of bile salts. *Br Med J*. 1974;4:693–695.
20. Datta DV, Sherlock S. Cholestyramine for long term relief in jaundiced patients fed a bile acid sequestering resin. *Gastroenterology*. 1966;50:323–332.
21. Jones EA, Bergasa NV. Evolving concepts of the pathogenesis and treatment of the pruritus of cholestasis. *Can J Gastroenterol*. 2000;14:33–40.
22. Murphy GM, Ross A, Billing BH. Serum bile acids in primary biliary cirrhosis. *Gut*. 1972;13:201–206
23. Ghent CN, Bloomer JR, Klatskin G. Elevations in skin tissue levels of bile acids in human cholestasis: relation to serum levels and to pruritus. *Gastroenterology*. 1977;73:1125–1130.
24. Freedman MR, Holzbach RT, Ferguson DR. Pruritus in cholestasis: no direct causative role for bile acid retention. *Am J Med*. 1981;70:1011–1016.
25. Bartholomew TC, Summerfield JA, Billing BH, et al. Bile acid profiles of human serum and skin interstitial fluid and their relationship to pruritus studied by gas chromatography-mass spectrometry. *Clin Sci (Lond)*. 1982;63:65–73.
26. Beuers U, Gerken G, Pusl T. Biliary drainage transiently relieves intractable pruritus in primary biliary cirrhosis. *Hepatology*. 2006;44:280–281.
27. Reyes H, Sjövall J. Bile acids and progesterone metabolites in intrahepatic cholestasis of pregnancy. *Ann Med*. 2000;32:94–106.
28. Glantz A, Reilly SJ, Benthin L, et al. Intrahepatic cholestasis of pregnancy: amelioration of pruritus by UDCA is associated with decreased progesterone disulphates in urine. *Hepatology*. 2008;47:544–551.
29. Gittlen SD, Schulman ES, Maddrey WC. Raised histamine concentrations in chronic cholestatic liver disease. *Gut*. 1990;31:96–99.
30. Quist RG, Ton-Nu HT, Lillienau J, et al. Activation of mast cells by bile acids. *Gastroenterology*. 1991;101:446–456.
31. Ballantyne JC, Loach AB, Carr DB. Itching after epidural and spinal opiates. *Pain*. 1988;33:149–160.
32. Spivey JR, Jorgensen RA, Gores GJ, et al. Methionine-enkephalin concentrations correlate with stage of disease but not pruritus in patients with primary biliary cirrhosis. *Am J*

Gastroenterol. 1994;89:2028–2032.

33. Swain MG, Rothman RB, Xu H, et al. Endogenous opioids accumulate in plasma in a rat model of acute cholestasis. *Gastroenterology*. 1992;103:630–635.

34. Jones EA, Bergasa NV. The pruritus of cholestasis and the opioid system. *JAMA*. 1992;268:3359–3362.

35. Jones A, Bergasa NV. The pruritus of cholestasis. *Hepatology*. 1999;29:1003–1006.

36. Thornton JR, Losowsky MS. Opioid peptides and primary biliary cirrhosis. *Br Med J*. 1988;297:1501–1504.

37. Bergasa NV, Talbot TL, Alling DW, et al. A controlled trial of naloxone infusions for the pruritus of chronic cholestasis. *Gastroenterology*. 1992;102:544–549.

38. Bergasa NV, Alling DW, Talbot TL, et al. Effects of naloxone infusions in patients with the pruritus of cholestasis. A double-blind, randomized, controlled trial. *Ann Intern Med*. 1995;123: 167–167.

39. Carson KL, Tran TT, Cotton P, et al. Pilot study of the use of naltrexone to treat the severe pruritus of cholestatic liver disease. *Am J Gastroenterol*. 1996;91:1022–1023.

40. Wolfhagen FH, Sternieri E, Hop WC, et al. Oral naltrexone treatment for cholestatic pruritus: a double-blind, placebo-controlled study. *Gastroenterology*. 1997;113:1264–1269.

41. Bergasa NV, Schmitt JM, Talbot TL, et al. Open-label trial of oral nalmefene therapy for the pruritus of cholestasis. *Hepatology*. 1998;27:679–684.

42. Terg R, Coronel E, Sordá J, et al. Efficacy and safety of oral naltrexone treatment for pruritus of cholestasis, a crossover, double blind, placebo-controlled study. *J Hepatol*. 2002;37: 717–722.

43. Mansour-Ghanaei F, Taheri A, Froutan H, et al. Effect of oral naltrexone on pruritus in cholestatic patients. *World J Gastroenterol*. 2006;12:1125–1128.

44. Thomas DA, Williams GM, Iwata K, et al. Effects of central administration of opioids on facial scratching in monkeys. *Brain Res*. 1992;585:315–317.

45. Bergasa NV, Thomas DA, Vergalla J, et al. Plasma from patients with the pruritus of cholestasis induces opioid receptor-mediated scratching in monkeys. *Life Sci*. 1993;53:1253–1257.

46. Kamei J, Nagase H. Norbinaltorphimine, a selective kappa-opioid receptor antagonist, induces an itch-associated response in mice. *Eur J Pharmacol*. 2001;418:141–145.

47. Wikström B, Gellert R, Ladefoged SD, et al. Kappa-opioid system in uremic pruritus: multicenter, randomized, double-blind, placebo-controlled clinical studies. *J Am Soc Nephrol*. 2005;16:3742–3747.

48. Togashi Y, Umeuchi H, Okano K, et al. Antipruritic activity of the kappa-opioid receptor agonist, TRK-820. *Eur J Pharmacol*. 2002;435:259–264.

49. Weisshaar E, Ziethen B, Gollnick H. Can serotonin type 3 (5-HT$_3$) receptor antagonists reduce experimentally induced itch? *Inflamm Res*. 1997;46:412–416.

50. Schwörer H, Hartmann H, Ramadori G. Relief of cholestatic pruritus by a novel class of drugs: 5-hydroxytryptamine type 3 (5-HT$_3$) receptor antagonists: effectiveness of ondansetron. *Pain*. 1995;61:33–37.

51. O'Donohue JW, Pereira SP, Ashdown AC, et al. A controlled trial of ondansetron in the pruritus of cholestasis. *Aliment Pharmacol Ther*. 2005;21:1041–1045.

52. Mayo MJ, Handem I, Saldana S, et al. Sertraline as a first-line treatment for cholestatic pruritus. *Hepatology*. 2007;45:666–674.

53. Bergasa NV, Alling DW, Vergalla J, et al. Cholestasis in the male rat is associated with naloxone-reversible antinociception. *J Hepatol*. 1994;20:85–90.

54. Nelson L, Vergnolle N, D'Mello C, et al. Endogenous opioid-mediated antinociception in cholestatic mice is peripherally, not centrally, mediated. *J Hepatol*. 2006;44: 1141–1149.

55. Shin J, Cho H, Hwang SW, et al. Bradykinin-12-lipoxygenase-VR1 signaling pathway for inflammatory hyperalgesia. *Proc Natl Acad Sci USA*. 2002;99: 10150–10155.

56. Kim BM, Lee SH, Shim WS, et al. Histamine-induced Ca(2+) influx via the PLA(2)/lipoxygenase/TRPV1 pathway in rat sensory neurons. *Neurosci Lett*. 2004;361:159–162.

57. Ständer S, Moormann C, Schumacher M, et al. Expression of vanilloid receptor subtype 1 in cutaneous sensory nerve fibers, mast cells, and epithelial cells of appendage structures. *Exp Dermatol*. 2004;13:129–139.

58. Ibrahim MM, Porreca F, Lai J, et al. CB2 cannabinoid receptor activation produces antinociception by stimulating peripheral release of endogenous opioids. *Proc Natl Acad Sci USA*. 2005;102:3093–3098.

59. Hermann H, De Petrocellis L, Bisogno T, et al. Dual effect of cannabinoid CB1 receptor stimulation on a vanilloid VR1 receptor-mediated response. *Cell Mol Life Sci*. 2003;60: 607–613.

60. Sun YG, Chen ZF. A gastrin-releasing peptide receptor mediates the itch sensation in the spinal cord. *Nature*. 2007;448:700–703.

61. Stein H, Bijak M, Heerd E, et al. Pruritometer 1: portable measuring system for quantifying scratching as an objective measure of cholestatic pruritus. *Biomed Tech*. 1996;41: 248–252.

62. Bijak M, Mayr W, Rafolt D, et al. Pruritometer 2: portable recording system for the quantification of scratching as objective criterion for the pruritus. *Biomed Tech*. 2001;46: 137–141.

63. Batta AK, Salen G, Mirchandani R, et al. Effect of long-term treatment with ursodiol on clinical and biochemical features and biliary bile acid metabolism in patients with primary biliary cirrhosis. *Am J Gastroenterol*. 1993;88:691–700.

64. Poupon RE, Chrétien Y, Poupon R, et al. Serum bile acids in primary biliary cirrhosis: effect of ursodeoxycholic acid therapy. *Hepatology*. 1993;17:599–604.

65. Beuers U. Drug insight: mechanisms and sites of action of ursodeoxycholic acid in cholestasis. *Nat Clin Pract Gastroenterol Hepatol*. 2006;3:318–328.

66. Lindor KD. Ursodiol for primary sclerosing cholangitis. Mayo Primary Sclerosing Cholangitis-Ursodeoxycholic Acid Study Group. *N Engl J Med*. 1997;336:691–695.

67. Talwalkar JA, Souto E, Jorgensen RA, et al. Natural history of pruritus in primary biliary cirrhosis. *Clin Gastroenterol Hepatol*. 2003;1:297–302.

68. Palma J, Reyes H, Ribalta J, et al. Ursodeoxycholic acid in the treatment of cholestasis of pregnancy: a randomized, double-blind study controlled with placebo. *J Hepatol*. 1997;27:1022–1028.

69. Kondrackiene J, Beuers U, Kupcinskas L. Efficacy and safety of ursodeoxycholic acid versus cholestyramine in intrahepatic cholestasis of pregnancy. *Gastroenterology*. 2005;129:894–901.

70. Datta DV, Sherlock S. Treatment of pruritus of obstructive jaundice with cholestyramine. *Br J Med*. 1963;1:216–219.

71. Pusl T, Beuers U. Extrahepatic manifestations of cholestatic liver diseases: pathogenesis and therapy. *Clin Rev Allergy Immunol*. 2005;28:147–157.

72. LeCluyse EL. Pregnane X receptor: molecular basis for species differences in CYP3A induction by xenobiotics. *Chem Biol Interact*. 2001;134:283–289.

170

73. Marschall HU, Wagner M, Zollner G, et al. Complementary stimulation of hepatobiliary transport and detoxification systems by rifampicin and ursodeoxycholic acid in humans. *Gastroenterology*. 2005;129:476–485.

74. Ghent CN, Carruthers SG. Treatment of pruritus in primary biliary cirrhosis with rifampin. Results of a double-blind, crossover, randomized trial. *Gastroenterology*. 1988;94: 488–493.

75. Podesta A, Lopez P, Terg R, et al. Treatment of pruritus of primary biliary cirrhosis with rifampin. *Dig Dis Sci*. 1991;36:216–220.

76. Bachs L, Parés A, Elena M, et al. Effects of long-term rifampicin administration in primary biliary cirrhosis. *Gastroenterology*. 1992;102:2077–2080.

77. Cynamon HA, Andres JM, Iafrate RP. Rifampin relieves pruritus in children with cholestatic liver disease. *Gastroenterology*. 1990;98:1013–1016.

78. Khurana S, Singh P. Rifampin is safe for treatment of pruritus due to chronic cholestasis: a meta-analysis of prospective randomized-controlled trials. *Liver Int*. 2006;26:943–948.

79. Tandon P, Rowe BH, Vandermeer B, et al. The efficacy and safety of bile Acid binding agents, opioid antagonists, or rifampin in the treatment of cholestasis-associated pruritus. *Am J Gastroenterol*. 2007;102:1528–1536.

80. Prince MI, Burt AD, Jones DE. Hepatitis and liver dysfunction with rifampicin therapy for pruritus in primary biliary cirrhosis. *Gut*. 2002;50:436–439.

81. Jones EA, Neuberger J, Bergasa NV. Opiate antagonist therapy for the pruritus of cholestasis: the avoidance of opioid withdrawal-like reactions. *QJM*. 2002;95:547–552.

82. Richardson BP. Serotonin and nociception. *Ann N Y Acad Sci*. 1990;600:511–520.

83. Kiefel JM, Cooper ML, Bodnar RJ. Serotonin receptor subtype antagonists in the medial ventral medulla inhibit mesencephalic opiate analgesia. *Brain Res*. 1992;597:331–338.

84. Schwörer H, Ramadori G. Improvement of cholestatic pruritus by ondansetron. *Lancet*. 1993;341:1277.

85. Schumann R, Hudcova J. Cholestasis of pregnancy, pruritus and 5-hydroxytryptamine 3 receptor antagonists. *Acta Obstet Gynecol Scand*. 2004;83:861–862.

86. Müller C, Pongratz S, Pidlich J, et al. Treatment of pruritus in chronic liver disease with the 5-hydroxytryptamine receptor type 3 antagonist ondansetron: a randomized, placebo-controlled, double-blind cross-over trial. *Eur J Gastroenterol Hepatol*. 1998;10:865–870.

87. Browning J, Combes B, Mayo MJ. Long-term efficacy of sertraline as a treatment for cholestatic pruritus in patients with primary biliary cirrhosis. *Am J Gastroenterol*. 2003; 98:2736–2741.

88. Zylicz Z, Krajnik M, Sorge AA, et al. Paroxetine in the treatment of severe non-dermatological pruritus: a randomized, controlled trial. *J Pain Symptom Manage*. 2003;26:1105–1112.

89. Neff GW, O'Brien CB, Reddy KR, et al. Preliminary observation with dronabinol in patients with intractable pruritus secondary to cholestatic liver disease. *Am J Gastroenterol*. 2002;97:2117–2119.

90. Ständer S, Reinhardt HW, Luger TA. Topical cannabinoid agonists. An effective new possibility for treating chronic pruritus. *Hautarzt*. 2006;57:801–807.

91. Kaplan MM, Schmid C, Provenzale D, et al. A prospective trial of colchicine and methotrexate in the treatment of primary biliary cirrhosis. *Gastroenterology*. 1999;117:1173–1180.

92. Combes B. Reflections on therapeutic trials in primary biliary cirrhosis. *Hepatology*. 2005;42:1184–93.

93. Leuschner M, Maier KP, Schlichting J, et al. Oral budesonide and ursodeoxycholic acid for treatment of primary biliary cirrhosis: results of a prospective double-blind trial. *Gastroenterology*. 1999;117:918–925.

94. Hempfling W, Grunhage F, Dilger K et al. Pharmacokinetics and pharmacodynamic action of budesonide in early- and late-stage primary biliary cirrhosis. *Hepatology*. 2003;38: 196–202.

95. Rautiainen H, Kärkkäinen P, Karvonen AL, et al. Budesonide combined with UDCA to improve liver histology in primary biliary cirrhosis: a three-year randomized trial. *Hepatology*. 2005;41:747–752.

96. Bachs L, Parés A, Elena M, et al. Comparison of rifampicin with phenobarbitone for treatment of pruritus in biliary cirrhosis. *Lancet*. 1989;18:574–576.

97. Turner IB, Rawlins MD, Wood P, et al. Flumecinol for the treatment of pruritus associated with primary biliary cirrhosis. *Aliment Pharmacol Ther*. 1994;8:337–342.

98. Walt RP, Daneshmend TK, Fellows IW, et al. Effect of stanozolol on itching in primary biliary cirrhosis. *Br Med J (Clin Res Ed)*. 1988;296:607.

99. Borgeat A, Wilder-Smith OH, Mentha G, et al. Subhypnotic doses of propofol relieve pruritus associated with liver disease. *Gastroenterology*. 1993;104:244–247.

100. Villamil AG, Bandi JC, Galdame OA, et al. Efficacy of lidocaine in the treatment of pruritus in patients with chronic cholestatic liver diseases. *Am J Med*. 2005;118:1160–1163.

101. Hanid MA, Levi AJ. Phototherapy for pruritus in primary biliary cirrhosis. *Lancet*. 1980;2:530.

102. Cerio R, Murphy GM, Sladen GE, et al. A combination of phototherapy and cholestyramine for the relief of pruritus in primary biliary cirrhosis. *Br J Dermatol*. 1987;116:265–267.

103. Bergasa NV, Link MJ, Keogh M, et al. Pilot study of brightlight therapy reflected toward the eyes for the pruritus of chronic liver disease. *Am J Gastroenterol*. 2001;96: 1563–1570.

104. Cohen LB, Ambinder EP, Wolke AM, et al. Role of plasmapheresis in primary biliary cirrhosis. *Gut*. 1985;26:291–294.

105. Macia M, Avilés J, Navarro J, et al. Efficacy of molecular adsorbent recirculating system for the treatment of intractable pruritus in cholestasis. *Am J Med*. 2003;114:62–64.

106. Parés A, Cisneros L, Salmeron JM, et al. Extracorporeal albumin dialysis: a procedure for prolonged relief of intractable pruritus in patients with primary biliary cirrhosis. *Am J Gastroenterol*. 2004;99:1105–1110.

107. Pusl T, Denk GU, Parhofer KG, et al. Plasma separation and anion adsorption transiently relieve intractable pruritus in primary biliary cirrhosis. *J Hepatol*. 2006;45: 887–891.

108. Emerick KM, Whitington PF. Partial external biliary diversion for intractable pruritus and xanthomas in Alagille syndrome. *Hepatology*. 2002;35:1501–1506.

109. Ng VL, Ryckman FC, Porta G, et al. Long-term outcome after partial external biliary diversion for intractable pruritus in patients with intrahepatic cholestasis. *J Pediatric Gastroenterol Nutr*. 2000;30:152–156.

110. Stapelbroek JM, van Erpecum KJ, Klomp LW, et al. Nasobiliary drainage induces long-lasting remission in benign recurrent intrahepatic cholestasis. *Hepatology*. 2006;43:51–53.

第 29 章　内分泌疾病

Elke Weisshaar

29.1 糖尿病

　　糖尿病是最常见的内分泌疾病，本病特点是 70% 的患者会有多种皮肤病及皮肤表现[1]。糖尿病患者易患伴有瘙痒皮肤病，如真菌病（癣，念珠菌病）和细菌感染（如毛囊炎）。泛发性瘙痒可能是糖尿病患者的主诉之一，但并不比非糖尿病患者中发生率更高。2.7% 的糖尿病患者有泛发性瘙痒[2]。局限性瘙痒，尤其是生殖器和肛周部位的瘙痒在女性糖尿病患者中更为常见，且多与糖尿病控制不佳有关[2]。有研究发现，女性糖尿病患者中出现外阴瘙痒者（18.4%）明显多于健康对照人群（5.6%）[2]。在某些病例中，可能是由于患者对念珠菌或皮肤癣菌的易感性所致。科威特的一项研究显示，49%的糖尿病患者会出现瘙痒，瘙痒在糖尿病患者最常见的症状中位居第 2[3]。关于如何区分局限性和泛发性瘙痒，并没有相关说明。有报道糖尿病引起头皮的局限性瘙痒，所有患者在糖尿病很好控制后瘙痒均得到完全缓解[4]。糖尿病患者瘙痒的诱发机制目前仍不清楚，表现为远端对称性多神经病变，可引起瘙痒的感觉，更为特征性的表现是疼痛、烧灼感或刺痛感，以及感觉运动功能障碍。一项在糖尿病神经病变模型中关于大麻素 CB_1 受体表达的研究显示，高血糖水平与神经细胞中 CB_1 受体表达的下降相关[5]。这种下降可能引起糖尿病患者神经变性。

29.2 甲状腺疾病

　　严重的泛发性瘙痒可能是甲状腺功能亢进患者的主诉之一，尤其是在甲状腺中毒症患者中[6-7]。瘙痒原因并不清楚，但最可能的解释就是甲状腺激素对皮肤的影响。自身免疫性甲状腺疾病可以引起慢性荨麻疹。局限性以及泛发性瘙痒也可见于甲状腺功能减退患者，但并不是常见的症状。甲状腺功能减退患者出现瘙痒时，应该考虑到患者皮肤比较干燥，可以引起瘙痒性的乏脂性湿疹。

29.2.1 甲状旁腺疾病

29.2.1.1 甲状旁腺功能亢进

　　慢性肾衰竭时，甲状旁腺活性常会增加，而且多数末期肾衰竭患者会发生继发性甲状旁腺功能亢进（见第 27 章相关部分）。有人认为这就是肾性瘙痒的原因。有研究发现有些患者在甲状旁腺切除术后，瘙痒可以得到完全或部分缓解[8-10]，但仅循环的甲状旁腺激素（PTH）水平本身并不能解释瘙痒。瘙痒并非都出现于有肾病或尿毒症的甲状旁腺功能亢进患者中。它可以再次发生于手术后接受钙剂和维生素 D 治疗所致的高钙血症患者中[8]。还有一些研究发现甲状旁腺切除术可以减轻瘙痒，而唯一可能影响术后瘙痒程度的是高水平的钙磷产物[10]。另据报道，PTH 水平与瘙痒不相关[11-12]，并不是所有瘙痒患者 PTH 活性均增高。而另外一些研究发现，有瘙痒的患者，其血清 PTH 水平明显高于没有瘙痒的患者[13]。在患者及对照者中，皮内注射 PTH 均不能诱发任何急性或迟发的皮肤反应[13]。使用几种不同的 PTH 抗体进行的免疫组织化学检查结果均为阴性[13]。总之，并没有明确的证据显示 PTH 在不同类型的瘙痒（如肾性瘙痒）中起任何作用。

29.2.1.2 经期前或围绝经期瘙痒

与口服避孕药或其他激素治疗引起的反复胆汁淤积相关的经期前瘙痒，目前已经有了较多的认识[14]。与月经有关的泛发性瘙痒及对皮内注射雌激素过敏都曾有过报道[15]。围绝经期女性偶尔也可以出现阵发的瘙痒，而且可以通过激素替代疗法治疗。

29.2.1.3 类癌综合征

类癌综合征常有特征性的短暂的脸红和头颈部红斑，是由产生 5- 羟色胺的肠道肿瘤所引起。它可能引起泛发性瘙痒，伴有或不伴有皮损[6]。

29.2.1.4 多发性内分泌瘤病 2A 型（MEN 2A）

有报道局限于背上中部或肩胛区的瘙痒与 MEN 2A 有关，但需要与淀粉样变苔藓和感觉异常性背痛鉴别。有研究报道了一个家族出现局限的背部对称性或跨越正中线的瘙痒。在所有患病的家族成员中，瘙痒出现于临床或生化异常之前的很长一段时间[16]。

（路雪艳 译 张春雷 校）

参考文献

1. Yosipovitch G, Hodak E, Vardi P, et al. The prevalence of cutaneous manifestations in IDDM patients and their association with diabetes risk factors and microvasculature complications. *Diabetes Care*. 1998;21:506–509.
2. Neilly JB, Martin A, Simpson N, et al. Pruritus in diabetes mellitus: investigation of prevalence and correlation with diabetes control. *Diabetes Care*. 1986;9:273–275.
3. Al-Mutari N, Zaki A, Sharma AK, et al. Cutaneous manifestations of diabetes mellitus. *Med Princ Pract*. 2006;15:427–430.
4. Scribner M. Diabetes and pruritus of the scalp. *JAMA*. 1977;237:1559.
5. Zhang F, Hong S, Stone V, et al. Expression of cannabinoid CB1 receptors in models of diabetic neuropathy. *Am Pharmacol Exp Ther*. 2007;Aug 16 (epub).
6. Weisshaar E, Kucenic MJ, Fleischer AB. Pruritus: a review. *Acta Derm Venereol*. 2003;213(suppl.):5–32.
7. Mullin GE, Eastern JS. Cutaneous signs of thyroid disease. *Am Fam Physicians*. 1986;34:93–98.
8. Hampers CL, Katz AI, Wilson RE, et al. Disappearance of "Uremic" itching after subtotal parathyreoidectomy. *N Engl Med J Med*. 1968;279:695–697.
9. Massry SG, Popovtzer MM, Coburn JW, et al. Intractable pruritus as a manifestation of secondary hyperparathyroidism in uremia. Disappearance of itching after subtotal parathyroidectomy. *N Engl J Med*. 1968;279:697–700.
10. Chou FF, Ho JC, Huang SC, et al. A study on pruritus after parathyreoidectomy for secondary hyperparathyreoidism. *J Am Coll Surg*. 2000;190:65–70.
11. Carmichael AJ, Mc Hugh MM, Martin AM, et al. Serological markers of renal itch in patients receiving long term haemodialysis. *Br med J*. 1988;296:1575.
12. Cho YL, Liu HN, Huang TP, et al. Uremic pruritus: roles of parathyroid hormone activity and substance P. *J Am Acad Dermatol*. 1997;36:538–543.
13. Stahle-Bäckdahl M, Hägermark Ö, Lins LE, et al. Experimental and immunohistochemical studies on the possible role of parathyroid hormone in uraemic pruritus. *J Int Med*. 1989;225:411–415.
14. Dahl M. Premenstrual pruritus dues to recurrent cholestasis. *Trans St Johns Hosp Dermatol Soc 1970*. 1970;56:11.
15. Leylek OA, Unlü S, Oztürkcan S, et al. Estrogen dermatitis. *Eur J Obstr Gynecol*. 1997;72:97–103.
16. Bugalho MJGM, Limbert E, Sobrinho LG, et al. A kindred with multiple endocrine neoplasia Type 2A associated with pruritic skin lesions. *Cancer*. 1992;70:2664–2667.

第30章 恶性肿瘤病程中的瘙痒

Zbigniew Zylicz · Malgorzata Krajnik

30.1 引 言

大多数在恶性肿瘤过程中遭受瘙痒折磨的患者宁愿受的是疼痛的折磨。瘙痒这种顽症，虽然在恶性肿瘤中很少见，却极其难以治疗。原因在于我们对于这种顽症的病因和治疗几乎一无所知。大多数治疗方法并非来自有针对性的研究，而是来自经验和临床观察。在实体瘤中，严重瘙痒的发病率小于1%[1]。本文作者之一 Zbigniew Zylicz 在他15年治疗超过4500例进展期肿瘤患者中，仅仅有32例肿瘤伴有瘙痒。在血液肿瘤中瘙痒发病率较高，真性红细胞增生症中发病超过50%[2]，在某些罕见性皮肤淋巴瘤中发病率几乎是100%[3]。另一方面，不明起源的瘙痒被认为与恶性肿瘤相关联。在95例此类患者中，有7例发现肿瘤生长：3例骨髓瘤，2例霍奇金病，2例骨髓增生性疾病。另外对125例不明原因瘙痒的患者6年期的随访，未发现此症状导致实体瘤发病增加，但它却是淋巴瘤发病的高危征兆（$P < 0.01$）[5]。

我们在此描述几个不同的综合征。

30.2 与肿瘤的皮肤浸润有关的瘙痒

瘙痒也许是肿瘤浸润到皮肤的第一个症状，一个很好的例子就是外阴基底细胞癌。这种疾病往往开始于慢性外阴瘙痒，有时候会漏诊数周甚至数月，而只给予常规的抗炎和抗真菌治疗[6]。另一个例子是乳腺癌的皮内生长[7]，瘙痒非常固定和局限在病变的皮肤处。这种瘙痒往往作为癌变的一个警示信号，通过皮肤活检往往可以确诊，根除癌变后瘙痒会消失。

30.3 与生长于身体/器官远端部位肿瘤相关的瘙痒

这种类型又名副肿瘤性瘙痒，表现为副肿瘤性皮肤病[8]。下列病种可看作副肿瘤性皮肤病：黑棘皮病、牛肚样掌（掌部棘皮病），疱疹样皮炎，皮肌炎，乳房外 Paget 病，肺型肥大性骨关节病，寻常型天疱疮，坏疽性脓皮症，Sweets 病（急性发热性嗜中性皮肤病）及反应性红疹[9]。绝大多数上述病例伴随瘙痒。但是，副肿瘤性瘙痒可以在没有皮肤累及时发生[10]，瘙痒早于肿瘤诊断数月甚至数年。副肿瘤性感觉运动多发性神经病变往往与不同类型肿瘤相关，特别是乳腺癌[11]。根据 Cormia 的资料[10]，无皮肤累积的瘙痒作为肿瘤的并发症常是温和的，很少泛发。瘙痒经常发生在 胫骨前区、大腿内侧、咽部、肩部和伸肌上方的表面。副肿瘤性瘙痒在肺癌、乳腺癌、前列腺癌、胃癌和咽癌中都有报道[10]。它的病因学尚不清楚，是否与多发性神经病变相关也尚不清楚。这种类型的瘙痒往往对于外用和系统抗瘙痒治疗，包括抗组胺药，疗效不佳[12-13]。瘙痒在肿瘤治疗缓解后往往消失，但复发常意味着肿瘤的复发。这种类型的瘙痒使用帕罗西汀治疗，往往疗效很好[14,35]。

30.4 与侵犯重要生命器官有关的瘙痒

肿瘤生长会扰乱重要生命器官的正常功能，这方面最佳的例子是脑肿瘤[15]。肿瘤侵犯肝，往往因胆汁淤积导致瘙痒[16]，这种瘙痒与肝内内源性阿片肽合成增多有关。阿片拮抗剂可用于这种瘙痒的治疗[17-18]。然而，在晚期癌症患者中往往很难用阿片拮抗剂治疗，因为瘙痒很快会被疼痛取代。这种情况下，我们常用丁丙诺啡的透皮贴剂和（或）帕罗西汀来治疗[19-20]。丁丙诺啡和阿片受体有极强的亲和性，可以阻止内源性阿片肽与阿片受体的结合，它是阿片肽无戒断效应的竞争性抑制剂。在很少数病例中，肿瘤浸润会导致尿毒症和尿毒症性瘙痒。但多数情况下，患者在进展到尿毒症性瘙痒之前已经死于肿瘤。

Shotani 等[21]分析了 134 例幽门螺杆菌阳性的瘙痒性皮肤病患者，这些病例中包含 55 例皮肤瘙痒、21 例慢性多形性痒疹、15 例钱币状皮炎和 43 例慢性荨麻疹。在 36 例皮肤瘙痒患者中诊断出 2 例早期胃癌，在 16 例慢性多形性痒疹中诊断出 3 例早期胃癌，早期胃癌和瘙痒的相关性高达 5.6%，远高于通过常规内镜检查诊断出来的患者。

固定部位的瘙痒往往是肿瘤浸润局部神经所致。子宫颈癌患者中有女阴瘙痒的报道。持续性的阴囊瘙痒可以是前列腺癌的首发症状。直肠癌和乙状结肠癌可以伴有肛周瘙痒，有这些瘙痒症状的患者需要检查以排除患有上述肿瘤的可能性。在 109 例肛周瘙痒患者中，11% 诊断为直肠癌，6% 诊断为肛管癌，4% 诊断为腺瘤性息肉，2% 诊断为结肠癌或乙状结肠癌[22]。

30.5 瘙痒与血液肿瘤

瘙痒是血液病的常见症状。多见于真性红细胞增生症（发病率为 50%）、霍奇金病（发病率为 30%）、Sézary 综合征、某些类型的白血病、多发性骨髓瘤、Waldenstrom 巨球蛋白血症和蕈样肉芽肿病。霍奇金病伴有瘙痒者预后不佳[23]。在某些病例中，瘙痒与肝浸润及炎性反应有关（见胆汁淤积瘙痒）。在霍奇金病、淋巴细胞性白血病及其他淋巴瘤中，瘙痒常常很严重，有时伴有极其痛苦的烧灼感，遍布全身，无游走感，多伴发表皮剥蚀和皮肤病[24]。霍奇金病患者饮酒后可出现围绕发病淋巴结而产生特殊的瘙痒综合征[25]。对于这种瘙痒没有特别的疗法，必须再次指出，病因疗法是很重要的。尽管选择性 5- 羟色胺再吸收抑制剂（SSRIs）对于许多真性红细胞增生症患者有效[26-27]，但对于霍奇金病可能并无效果[14,35]。常常使用类固醇治疗淋巴瘤伴发的瘙痒。尽管这样的治疗在某些病例中有效，然而直到目前，仍无以临床证据为依据的文献。在某些患者中，H_2 受体拮抗剂西咪替丁有效[28-29]。

30.6 与抗肿瘤治疗相关的瘙痒

大多数已知的抗肿瘤药物（烷化剂、抗代谢药、抗癌抗生素、植物生物碱、亚硝基脲类药物及酶类制剂）会导致皮肤反应，包括瘙痒。使用这些药物的患者经常有皮肤干燥、脱屑及瘙痒的报道。许多症状是自限性的，不需要治疗。另外一些症状通过预防比治疗更容易解决。

对于抗肿瘤药物超敏反应可以表现为瘙痒、水肿、荨麻疹和红斑。超敏反应可与使用抗肿瘤药物的剂量和质量有关，而且更多发生于有过敏史的患者。最常见导致瘙痒性过敏反应的药物有：多柔比星、柔红霉素、阿糖胞苷、门冬酰胺酶、紫杉醇和顺铂。许多病例中瘙痒局限于血管通道部位。

不同的细胞毒药物可导致伴发疼痛和（或）瘙痒的神经病变。某些用于血液肿瘤的化疗药可以诱发带状疱疹病毒感染，至少有一些病例发生了带状疱疹后遗神经痛[30-31]。

干燥脱屑的皮肤常见于放疗后。放疗累积剂量达到 2000 ~ 2800cGy 会导致皮肤干燥[32-33]。皮肤干燥可能与皮脂腺的破坏有关，每次放疗后破坏皮肤基底层细胞，基底层细胞在放疗后通过角化作用裂解增加，随之死亡细胞剥落称为干性脱皮。皮肤特别干燥的时候会发生瘙痒。搔抓放疗后的皮肤会导致损伤、坏死及难愈性创口。当脱皮的皮肤处于潮湿的环境，往往会感染和疼痛。尽管不常见，皮肤损伤会干扰甚至中断有效的治疗，当进行放、化疗联合治疗时这种情况更明显。目前尝试顺势疗法治疗放疗导致的瘙痒，发现有效率在 80% 以上[34]。

众所周知，瘙痒是使用一系列生物反应调节剂的不良反应。干扰素是其中臭名昭著的一个代表。但是具有讽刺意味的是，干扰素往往能有效治疗复杂性血液病伴发的瘙痒。

（张春雷 Xiang Zhang 译 谢志强 校）

参考文献

1. Cormia FE, Domonkos AN. Cutaneous reactions to internal malignancy. *Med Clin North Am*. 1965;49:655–680.
2. Mesa RA, Niblack J, Wadleigh M, et al. The burden of fatigue and quality of life in myeloproliferative disorders (mpds): an international Internet-based survey of 1179 MPD patients. *Cancer*. 2007;109:68–76.
3. Krajnik M, Zylicz Z. Understanding pruritus in systemic disease. *J Pain Symptom Manage*. 2001;21:151–168.
4. Afifi Y, Aubin F, Puzenat E, et al. Pruritus sine materia: a prospective study of 95 patients. *Rev Med Interne*. 2004;25: 490–493.
5. Paul R, Jansen CT. Itch and malignancy prognosis in generalized pruritus: a 6-year follow-up of 125 patients. *J Am Acad Dermatol*. 1987;16:1179–1182.
6. Feakins RM, Lowe DG. Basal cell carcinoma of the vulva: a clinicopathologic study of 45 cases. *Int J Gynecol Pathol*. 1997;16:319–324.
7. Twycross RG. Pruritus and pain in en cuirass breast cancer. *Lancet*. 1981;2:696.
8. Cohen PR. Cutaneous paraneoplastic syndromes. *Am Fam Physician*. 1994;50:1273–1282.
9. Cohen PR. Paraneoplastic dermatopathology: cutaneous paraneoplastic syndromes. *Adv Dermatol*. 1996;11:215–252; discussion 53.
10. Cormia FE. Pruritus, an uncommon but important symptom of systemic carcinoma. *Arch Dermatol*. 1965;92:36–39.
11. Peterson K, Forsyth PA, Posner JB. Paraneoplastic sensorimotor neuropathy associated with breast cancer. *J Neurooncol*. 1994;21:159–170.
12. Bosonnet L. Pruritus: scratching the surface. *Eur J Cancer Care (Engl)*. 2003;12:162–165.
13. Krajnik M, Zylicz Z. Pruritus accompanying solid tumors. In: Zylicz Z, Twycross R, Jones EA, eds. *Pruritus in Advanced Disease*. Oxford: Oxford University Press; 2004:97–106.
14. Zylicz Z, Krajnik M, Sorge AA, Costantini M. Paroxetine in the treatment of severe non-dermatological pruritus: a randomized, controlled trial. *J Pain Symptom Manage*. 2003;26:1105–1112.
15. Adreev VC, Petkov I. Skin manifestations associated with tumours of the brain. *Br J Dermatol*. 1975;92:675–678.
16. Twycross R, Greaves MW, Handwerker H, et al. Itch: scratching more than the surface. *QJM*. 2003;96:7–26.
17. Jones EA, Bergasa NV. The pruritus of cholestasis and the opioid system. *JAMA*. 1992;268:3359–3362.
18. Bergasa NV. Update on the treatment of the pruritus of cholestasis. *Clin Liver Dis*. 2008;12:219–234.
19. Zylicz Z, Stork N, Krajnik M. Severe pruritus of cholestasis in disseminated cancer: developing a rational treatment strategy. A case report. *J Pain Symptom Manage*. 2005;29:100–103.
20. Reddy L, Krajnik M, Zylicz Z. Transdermal buprenorphine may be effective in the treatment of pruritus in primary biliary cirrhosis. *J Pain Symptom Manage*. 2007;34:455–456.
21. Shiotani A, Sakurane M, Furukawa F. Helicobacter pylori-positive patients with pruritic skin diseases are at increased risk for gastric cancer. *Aliment Pharmacol Ther*. 2004;20: (suppl 1):80–84.
22. Daniel GL, Longo WE, Vernava AM 3rd. Pruritus ani. Causes and concerns. *Dis Colon Rectum*. 1994;37:670–674.
23. Gobbi PG, Attardo-Parrinello G, Lattanzio G, Rizzo SC, Ascari E. Severe pruritus should be a B-symptom in Hodgkin's disease. *Cancer*. 1983;51:1934–1936.
24. Rubenstein M, Duvic M. Cutaneous manifestations of Hodgkin's disease. *Int J Dermatol*. 2006;45:251–256.
25. Stadie V, Marsch WC. Itching attacks with generalized hyperhydrosis as initial symptoms of Hodgkin's disease. *J Eur Acad Dermatol Venereol*. 2003;17:559–561.
26. Diehn F, Tefferi A. Pruritus in polycythaemia vera: prevalence, laboratory correlates and management. *Br J Haematol*. 2001; 115:619–621.
27. Tefferi A, Fonseca R. Selective serotonin reuptake inhibitors are effective in the treatment of polycythemia vera-associated pruritus. *Blood*. 2627;2002:99.
28. Easton P, Galbraith PR. Cimetidine treatment of pruritus in

polycythemia vera. *N Engl J Med.* 1978;299:1134.

29. Roberts DL. Cimetidine for pruritis related to systemic disorders. *Br Med J.* 1980;280:405.

30. Oaklander AL, Bowsher D, Galer B, Haanpaa M, Jensen MP. Herpes zoster itch: preliminary epidemiologic data. *J Pain.* 2003;4:338–343.

31. Oaklander AL, Cohen SP, Raju SV. Intractable postherpetic itch and cutaneous deafferentation after facial shingles. *Pain.* 2002;96:9–12.

32. Hassey KM. Skin care for patients receiving radiation therapy for rectal cancer. *J Enterostomal Ther.* 1987;14:197–200.

33. Phillips TL, Fu KK. Quantification of combined radiation therapy and chemotherapy effects on critical normal tissues. *Cancer.* 1976;37:1186–1200.

34. Schlappack O. Homeopathic treatment of radiation-induced itching in breast cancer patients. A prospective observational study. *Homeopathy.* 2004;93:210–215.

第31章 药 物

Jacek C. Szepietowski · Adam Reich

31.1 引 言

瘙痒常被认为是许多系统和局部用药的不良反应。药物引起的瘙痒可局限也可泛发，可发生于第一次用药，也可延迟数周甚至数月发生[1-4]。无论如何，对于大多数药物治疗并发症的发生率及临床表现很难确定，因为至今没有评价这种症状的详细研究。其潜在机制常不清楚。只有少数几种药物被仔细分析过，主要有阿片类药物、羟乙基淀粉（淀粉）和万古霉素（表31.1），通常仅为文献病例报告。而且，有时很难将原发性药物引起的瘙痒与其他疾病继发的瘙痒区分开来，例如，药物性荨麻疹或苔藓样发疹[3-5]。并不是所有药物都可引起瘙痒。有报告在抗生素[3,6-17]、血管紧张素转换酶抑制剂[5]、β-肾上腺素受体阻滞剂[4]、沙坦类药物[18-19]、利尿剂[20]、米诺[21]、甲基多巴[22]、他汀类[23-25]、别嘌呤醇[26]、非甾体抗炎药[27-31]、苯丁酸氮芥[32]和低分子肝素[33]（表31.1）等药物中出现继发药物皮肤损害性的瘙痒。也有人因使用头孢菌素类[34-39]、喹诺酮类[40-44]、利福平[45]、甲砜霉素[46]、抗疟药[47-48]、氨氯地平[2]、伊拉地平[49]、地尔硫䓬[50-51]、格列齐特[52]、选择性5-羟色胺再摄取抑制剂[53-54]、抗惊厥药[55-59]、紫杉醇[60]、他莫昔芬[61]、吉西他滨[62]或粒细胞巨噬细胞集落刺激因子等药物[63]（表31.1）出现瘙痒。此外、局部应用不同药物包括可乐定[64-65]、环丙沙星[66]或钙调磷酸酶抑制剂[67]后，瘙痒可伴随局部皮肤或黏膜反应出现。

伴有药物性肝损伤的药物性瘙痒是最常被报道的一种药物性瘙痒。据报道，这种类型的瘙痒出现于雌激素和合成代谢类固醇[68-71]、抗生素[1,3,72-78]、甲氧苄氨嘧啶/磺胺甲基异噁唑[79]、ACE抑制剂[80-85]、β-肾上腺素受体阻滞剂[86]、沙坦类药物[5,87]、钙通道阻滞剂[88-89]、胺碘酮[90]、噻氯匹啶[91]、双胍类[92]、甲状腺刺激素[93]、抗抑郁药[94]、抗精神病药[95-98]、类固醇[99]和非甾体抗炎药[100]（表31.1）的用药后。在肝功能不全的情况下，皮肤瘙痒通常会出现在治疗开始后数周[1,74,91-93]，尽管也有报道称瘙痒症状也出现在相对短期的治疗期间[75,77]。在停止治疗6周后可能出现黄疸和瘙痒的体征症状[1]。瘙痒症状可能在停药后不久便消失[89]，也可能在停药几个月至几年仍存在[79,94,100]。考来烯胺或熊去氧胆酸似乎是治疗药物性胆汁淤积伴发皮肤瘙痒的最佳选择[75,87]。第一线治疗失败的患者，应考虑应用利福平和阿片类药物拮抗剂[87]。

有趣的是，另一组可能引起瘙痒的药物是5-羟色胺再摄取抑制剂[53-54]。这些药物有时被有效地作为作用于中枢神经系统的止痒剂。然而，对于某些对5-羟色胺浓度增加敏感的患者来说，这些药物可能因导致外周5-羟色胺浓度增加，从而引起瘙痒，正如皮内注射5-羟色胺也可能引起瘙痒一样[53-54]。

表 31.1 能够引起瘙痒的药物

类 别	举 例
ACE 抑制剂	卡托普利、依那普利、福森普利、赖诺普利
血管紧张素 II 拮抗剂（沙坦类）	坎地沙坦、依贝沙坦
β- 肾上腺素能神经阻断药	氯甲苯心安、卡维地洛、甲氧乙心安、吲哚洛尔
钙通道阻断剂	氨氯地平、地尔硫䓬、依拉地平、维拉帕米
其他抗高血压药	可乐定、甲基多巴
抗心律失常药	胺碘酮
抗血小板因子	噻氯匹啶
双胍，缩二胍 [降血糖药]	二甲双胍
磺酰脲类	格列齐特
他汀类药物	洛伐他汀、辛伐他汀
青霉素类	阿莫西林 / 克拉维酸钾、氨苄西林、青霉素 G，氧哌嗪青霉素
头孢菌素类	头孢噻肟、头孢吡肟、头孢克肟、头孢他定
大环内酯类	红霉素
碳（杂）青霉烯	亚胺培南 / 西司他丁
单环 β- 内酰胺类	氨曲南
喹诺酮类	阿米沙酯、环丙沙星、星罗美沙星、氧氟沙星、曲伐沙星
四环素类	四环素、米诺环素
林可酰胺类抗生素	克林霉素
糖肽类抗生素	万古霉素、替考拉宁
链阳菌素	奎奴普丁 / 达福普丁
其他抗生素和化疗药物	甲硝唑、利福平，氯霉素，甲氧苄氨嘧啶 / 磺胺甲基异噁唑
抗疟药	氨酚喹、氯喹、氯氟菲醇、羟氯喹
抗甲状腺素药	甲巯咪唑
三环类抗抑郁药	阿米替林
选择性血清素再提取抑制剂	西酞普兰、氟西汀、帕罗西汀、舍曲林
镇静药	氯丙嗪、吩噻嗪、丙嗪、利培酮
抗癫痫药	卡马西平、磷苯妥英、奥卡西平、苯妥英、托吡酯
黄嘌呤氧化酶抑制剂	别嘌醇
皮质激素	甲基氢化泼尼松
非甾体类抗炎药	对乙酰氨基酚、阿司匹林、塞来考昔、双氯芬酸、布洛芬、水杨酸
阿片类	可待因、芬太尼、美沙酮、吗啡、羟氢可待酮、氧吗啡酮，舒芬太尼、曲吗多
性激素类	达那唑、口服避孕药
细胞周期抑制剂和抗癌药	苯丁酸氮芥、吉西他滨、紫杉醇、三苯氧胺
缓释肝素	依诺肝素
细胞因子和生长因子	粒细胞巨噬细胞集落刺激因子
血浆扩容药	羟乙基淀粉（HES）

31.2 万古霉素和"红人综合征"

万古霉素是一种源于链霉菌的糖肽类抗生素，被广泛用于严重革兰氏阳性细菌感染，尤其用于耐甲氧株葡萄球菌属[101]。万古霉素很少有严重的毒性。然而，在某些患者用药期间可发生红人综合征，表现上半身潮红和瘙痒，有时还伴有低血压和支气管痉挛[102-103]。瘙痒可能会局限上半身，也可能会播散[104]。这种急性超敏反应，可在输液几分钟后开始，通常会在给药几个小时后结束[103-104]。它常被误认为是一种过敏或过敏样反应，如果稀释药液和延长输液时间，患者通常会耐受随后的剂量[102]。红人综合征被认为是组胺释放所导致的后果，即万古霉素通过非免疫过程直接刺激肥大细胞释放组胺所致[105]。这表明，在健康的志愿者中症状的严重性与组胺释放水平密切相关。

最重要的是，影响这种不良反应发生率的是万古霉素的输液速度和药物的稀释浓度。Renz 等[106]发现，在随机选取的假肢关节置换的患者中，10min 内注入 1g 万古霉素后，90% 的患者出现皮疹和瘙痒，约 50% 的患者出现明显的低血压。对于心脏手术患者，30min 内注入 1g 万古霉素后，红人综合征和低血压的发生率为 25%[107]。为了减少由于万古霉素输液不良反应所致风险，建议静脉注入 1g 万古霉素应超过 60min[104,108,109]。在附表中，红人综合征的发生风险小于5%[104,110]，如果给药过快，应该口服或静脉注射抗组胺药，可有效降低上述不良反应的发生[106]。

应该警惕，应用万古霉素时发生瘙痒，表明存在周围血管扩张。它可以帮助医生早期发现谁有可能发生低血压（例如低血容量患者）继而避免继续应用而导致低血容量的发生。这实际上非常重要，如伴有低血压的严重精神病患者应用万古霉素后可能会致命。

31.3 氯喹和其他抗疟药引起的瘙痒

一种广泛使用的抗疟疾剂氯喹，被发现导致高达 60% ~ 70% 的非洲黑人不明机制的瘙痒[47,111-113]。其中近 60% 患者的瘙痒非常严重[111-113]。有趣的是，氯喹引起的皮肤瘙痒在白种人或亚洲人少见[114-115]。Bussaratid 等[114]的研究表明，1000 例泰国疟疾患者经过氯喹治疗后导致皮肤瘙痒症发生的概率只有 1.9%。相对非洲黑人而言，皮肤瘙痒主要出现于年轻患者（< 40 岁），且大多数患者服用氯喹后 24h 发生瘙痒[113]。近一半患者，服用氯喹后，皮肤瘙痒持续时间超过 48h[113]。皮肤瘙痒可局限于手和足，但有些人可出现大面积瘙痒[113-114]。氯喹引起的皮肤瘙痒症是非洲黑人最常见的药物不良反应，这大大影响了疟疾的用药原则[111]。超过 10% 的孕妇因恐惧氯喹所致的瘙痒而拒绝抗疟疾的药物预防[116]。

氯喹引起的皮肤瘙痒症发病机制仍不清楚。已经假定了几种机制。由于它是以非洲黑人为主要观察对象，遗传可能是主要诱发因素。氯喹可以释放组胺，抗组胺药已被证明对其亚型患者有效[111,117-118]。瘙痒症严重程度也与先前血液中的疟疾寄生虫密度相关[117]。此外，在两组伴有和不伴有瘙痒的患者的整体药代动力学比较中发现，伴有瘙痒的患者因代谢氯喹较慢而导致血浆中较高浓度的氯喹[119-120]。疟疾患者的瘙痒也可通过 μ 阿片受体的内源性阿片肽介导[111,121]。由此可见，氯喹引起的皮肤瘙痒，应考虑是由多因素所致的现象。

氯喹引起的皮肤瘙痒最常用抗组胺药来

治疗[113-114]。然而，只是部分有效[118]。在对清除疟原虫没有任何不良反应和改善临床治疗效果的情况下，氯喹和单剂量口服泼尼松（10mg）或烟酸（50mg）联合用药可减轻瘙痒[47,122]。其他有趣的治疗选择是纳曲酮。纳曲酮治疗组与异丙嗪治疗组对于氯喹引起的瘙痒具有同样的止痒作用[111]。

另据报告，其他抗疟药物如阿莫地喹、卤泛曲林和羟氯喹也可偶见轻微瘙痒[123-126]。水源性瘙痒或湿潮后瘙痒通常位于下肢和背部，没有明显的皮肤病变[126]。瘙痒出现在大约开始治疗的 1 ～ 3 周后，主要是热水澡后出现，开始于接触水的几分钟内，持续强化几分钟，然后保持低强度瘙痒几个小时[126]。

31.4 阿片类药物诱发瘙痒

阿片类药物通常用于治疗急性和慢性疼痛。阿片类药物常见的不良反应之一是皮肤瘙痒[127]。诱发瘙痒的阿片类药物的种类繁多[128-133]。已确认 2% ～ 10% 的患者系统性应用这类药物后出现瘙痒，尽管其发病率取决于所使用的阿片类药物种类及给药方式[127,134]。阿片类药物在硬膜内或硬膜外给药时出现瘙痒的风险增加，其中鞘内注射吗啡发病率最高（100%）[127,134-136]。产妇可能是最易感人群[135-136]。瘙痒程度与阿片类药物剂量呈正相关[136]。面部由三叉神经支配，受影响最大，特别是在患者搔抓鼻子、鼻周和脸上部的皮肤时，可能是由于三叉神经脊髓核存在高浓度的阿片受体所致[134-135]。

阿片类药物引起皮肤瘙痒的假设机制是通过 μ 阿片受体中枢性介导的过程[137-140]。纳洛酮，经典的 M 胆碱受体拮抗剂，能有效预防或治疗鞘内或硬膜外阿片类药物引起的瘙痒[141]。延髓背角可能是阿片类药物产生这种症状的关键部位[138-139]。在猴子实验中，延髓背角单侧注入吗啡引起猴子搔抓同侧面部[138-139]。5- 羟色胺途径的调节，前列腺素和组胺的参与也非常重要[135]。此外，也不能排除阿片类药物刺激皮肤的阿片受体的作用[141]。

治疗阿片类药物引起的皮肤瘙痒仍然是一个挑战。试验过多种治疗方式，但没有一种方式完全令人满意。阿片受体拮抗剂可能在阿片类药物引起的皮肤瘙痒中有预防作用，然而，纳洛酮和纳曲酮在较高剂量时降低镇痛效果[141-145]。静脉注射纳布啡40mg，可有效防止皮肤瘙痒，并不增加疼痛，但嗜睡时间增加[141]。而且，纳布啡在儿科术后患者应用阿片类药物引起瘙痒的治疗中被证明无效[146]。使用 5- HT$_3$ 受体拮抗剂（昂丹司琼、多拉司琼）仍存在争议。一些作者报道有较好的疗效[134,143,147-149]，有的则予以否认[150-152]。此外，抗组胺药、氟哌利多、丙泊酚、阿立必利、替诺昔康和双氯芬酸均已取得了不同的成功[127]。另一个有效防止瘙痒的选择是通过与其他类药物联合以减少阿片类药物剂量[135,142,153]，例如，布比卡因与舒芬太尼联合[154]。这样的联合既可以达到满意的镇痛效果，还降低了皮肤瘙痒症的发生率[154]。

31.5 羟乙基淀粉引起的瘙痒

羟乙基淀粉是一种通常用于临床的人工胶体液体药物[155]。羟乙基淀粉的化学组成包括部分水解支链淀粉、玉米淀粉及在 C_2、C_3 及 C_6 位置的羟丙基淀粉成分[155]。这种药物可以产生不同的平均分子量以及不同长度和空间构型的羟乙基团，从而造成羟乙基淀粉的多样性[155]。已明确羟乙基淀粉的不良反应包括凝血、临床出血、过敏反应及瘙痒[155]。

因为羟乙基淀粉给药后延迟出现瘙痒，

因此在很长一段时间，瘙痒并没被认为是羟乙基淀粉的并发症。第一例病例报告发表在 20 世纪 80 年代初期[156-157]，但这种不良反应没有得到广泛报道，直到 20 世纪 90 年代初才有报道。羟乙基淀粉给药后瘙痒症频发，且研究人群发生率从 12.6% 升到 54%[159,162-165]。即使小剂量的羟乙基淀粉给药后，也可出现瘙痒症。而且剂量越高瘙痒症发病越频繁、越严重[162-163,165]。瘙痒症状通常触发于摩擦、沐浴温水或身体有压力时，急性期持续 2min ～ 1h[155,165-166]。瘙痒症可泛发，也可局限于身体任何部位，且位置不固定。如上所述，皮肤瘙痒症发病延迟，通常在开始羟乙基淀粉输液 1 ～ 6 周后[155,163]。瘙痒往往非常严重，并可能会持续几个星期或几个月。 Kimme 等[165] 的研究表明，羟乙基淀粉给药后瘙痒发病的中位数是 4 周，发病周期中位数是 15 周。在另一项研究中，平均 10 个月左右症状自限[166]。个别患者皮肤瘙痒持续 18 ～ 24 个月[155,166]。

羟乙基淀粉引起瘙痒的发病机制仍然不很清楚。没有嗜碱性粒细胞脱颗粒，没有肥大细胞组胺的释放，没有巨噬细胞 P 物质的释放[160-161]。尽管如此，瘙痒可能是由于羟乙基淀粉在组织中的存储和瘙痒神经的直接活化。Jurecka 等[160] 报道：羟乙基淀粉在皮肤中沉积，主要位于皮肤巨噬细胞、血管内皮细胞、淋巴管、一些神经细胞周围的细胞、大量神经束神经内的巨噬细胞、一些角质形成细胞和朗汉斯细胞中。Gall 等发现羟乙基淀粉沉着物主要位于巨噬细胞和内皮细胞[161]。Reimann 等[167] 研究也表明羟乙基淀粉主要存储在皮肤。所有应用羟乙基淀粉患者的巨噬细胞有溶酶体沉积物，一些患者的皮肤上皮和内皮中也有溶酶体沉积物。溶酶体的储存量与输入羟乙基淀粉的量和活组织检查与最近一次羟乙基淀粉输入之间的间隔有关[167]。对一些病例进行连续的活组织

检查表明空泡中羟乙基淀粉的沉积在多年后呈一定的比例减少[167]。在另外一项研究中，包括早到单独一次性输入 30g 羟乙基淀粉后 1 天的所有皮肤活检中发现，血管周围巨噬细胞有空泡形成，并证实了在空泡中对羟乙基淀粉有免疫反应[168]。巨噬细胞中这种空泡的大小和数量伴随羟乙基淀粉的累积和随后的高剂量的羟乙基淀粉输入而增加。在血管和淋巴管的内皮细胞、基底角质形成细胞、汗腺上皮细胞和小的外周神经细胞均被证实有空泡形成，且它的持续存在与瘙痒相关[168]。空泡的大小和数量在 52 个月内逐渐减少[168]。在神经中，羟乙基淀粉的沉积不会超过 17 个月，随之瘙痒停止。94 个月后进行活组织检查显示皮肤中没有羟乙基淀粉沉积[168]。在肝、肌肉、脾或小肠等其他器官中也发现了羟乙基淀粉的沉积物，并且羟乙基淀粉的沉积在所有器官中呈时间剂量依赖性，在瘙痒患者体内沉积量较高[169]。

瘙痒似乎是由外周末梢神经细胞或者皮肤神经的许旺细胞中的沉积引起[155-156]。特别指出羟乙基淀粉高累积剂量引起的瘙痒与羟乙基淀粉在皮肤神经中的沉积密切相关。已经证实羟乙基淀粉的沉积物可以机械地刺激神经末梢，继而引起瘙痒[155,161,166]。Metze 等[166] 的研究中发现羟乙基淀粉在外周神经中的沉积仅出现在有瘙痒症状的患者中。在光学显微镜下，在神经周围细胞和神经内细胞中可见特异性空泡形成[166]。在有髓鞘神经纤维中的许旺细胞中也可看到空泡部分由非晶体物质充满。另外，无髓鞘轴突周围的许旺细胞中包含清晰可见的空泡和囊泡。值得注意的是，在轴突中未检测到免疫反应[166]。尚不清楚其他含羟乙基淀粉的细胞如巨噬细胞、内皮细胞、角质形成细胞或朗格汉斯细胞是否参加激发瘙痒反应，或是对感觉神经纤维产生了更加直接的作

用[155]。

对羟乙基淀粉引起瘙痒的治疗仍是一个挑战，目前最有效的抗瘙痒措施对这类瘙痒的疗效也很差。总之，目前即使应用最广泛的抗瘙痒的抗组胺药，也没有发现对这类瘙痒有改善作用[158-160,165]。糖皮质激素、镇静药、油浴或者对乙酰氨基酚也都无效[155]。一项研究证明局部应用辣椒素效果较好，但是这种疗法通常由于皮肤烧灼感而很难耐受[170]。一些患者口服纳曲酮效果较好[171]，也有一些患者通过几周的紫外线治疗最终逐渐好转[170]。尽管如此，目前仍没有评价羟乙基淀粉引起的瘙痒的各种治疗方法的对照研究。由于症状较重且没有有效的治疗方法，由羟乙基淀粉引起瘙痒的患者睡眠较差，且生活质量受到损害[155,162]。也有报道称，一些由羟乙基淀粉引起的瘙痒的患者由于焦虑甚至自杀，因此还需要精神方面的帮助[155]。

（段昕所 译 谢志强 校）

参考文献

1. Limauro DL, Chan-Tompkins NH, Carter RW, et al. Amoxicillin/clavulanate-associated hepatic failure with progression to Stevens-Johnson syndrome. *Ann Pharmacother.* 1999;33:560–564.
2. Orme S, da Costa D. Generalised pruritus associated with amlodipine. *Br Med J.* 1997;315:463.
3. Shirin H, Schapiro JM, Arber N, et al. Erythromycin base-induced rash and liver function disturbances. *Ann Pharmacother.* 1992;26:1522–1523.
4. Ständer S, Streit M, Darsow U, et al. Diagnostisches und therapeutisches Vorgehen bei chronischem Pruritus. *J Dtsch Dermatol Ges.* 2006;4:350–370.
5. Morton A, Muir J, Lim D. Rash and acute nephritic syndrome due to candesartan. *Br Med J.* 2004;328:25.
6. Adcock BB, Rodman DP. Ampicillin-specific rashes. *Arch Fam Med.* 1996;5:301–304.
7. Ball P. Ciprofloxacin: an overview of adverse experiences. *J Antimicrob Chemother.* 1986;18:(suppl D):187–193.
8. Gaut PL, Carron WC, Ching WT, et al. Intravenous/oral ciprofloxacin therapy versus intravenous ceftazidime therapy for selected bacterial infections. *Am J Med.* 1989;87:169S–175S.
9. Gonzalo-Garijo MA, de Argila D. Erythroderma due to aztreonam and clindamycin. *Investig Allergol Clin Immunol.* 2006;16:210–211.
10. Goulden V, Glass D, Cunliffe WJ. Safety of long-term high-dose minocycline in the treatment of acne. *Br J Dermatol.* 1996;134:693–695.
11. Hessen MT, Ingerman MJ, Kaufman DH, et al. Clinical efficacy of ciprofloxacin therapy for gram-negative bacillary osteomyelitis. *Am J Med.* 1987;82:262–265.
12. Kapoor K, Chandra M, Nag D, et al. Evaluation of metronidazole toxicity: a prospective study. *Int J Clin Pharmacol Res.* 1999;19:83–88.
13. Kaufmann D, Pichler W, Beer JH. Severe episode of high fever with rash, lymphadenopathy, neutropenia, and eosinophilia after minocycline therapy for acne. *Arch Intern Med.* 1994;154:1983–1984.
14. Lamb HM, Figgitt DP, Faulds D. Quinupristin/dalfopristin: a review of its use in the management of serious gram-positive infections. *Drugs.* 1999;58:1061–1097.
15. Report to the Research Committee of the British Tuberculosis Association by the Clinical Trials Subcommittee. Comparison of side-effects of tetracycline and tetracycline plus nystatin. *Br Med J.* 1968;4:11–15.
16. Ruskin J, LaRiviere M. Low-dose co-trimoxazole for prevention of *Pneumocystis carinii* pneumonia in human immunodeficiency virus disease. *Lancet.* 1991;337:468–471.
17. Wendel GD Jr, Stark BJ, Jamison RB, et al. Penicillin allergy and desensitization in serious infections during pregnancy. *N Engl J Med.* 1985;312:1229–1232.
18. Gonasun LM, Langrall H. Adverse reactions to pindolol administration. *Am Heart J.* 1982;104:482–486.
19. Jeck T, Edmonds D, Mengden T, et al. Betablocking drugs in essential hypertension: transdermal bupranolol compared with oral metoprolol. *Int J Clin Pharmacol Res.* 1992;12:139–148.
20. Ochoa PG, Arribas MT, Mena JM, et al. Cutaneous adverse reaction to furosemide treatment: new clinical findings. *Can Vet J.* 2006;47:576–578.
21. Ackerman BH, Townsend ME, Golden W, et al. Pruritic rash with actinic keratosis and impending exfoliation in a patient with hypertension managed with minoxidil. *Drug Intell Clin Pharm.* 1988;22:702–703.
22. Haider Z, Bano KA. Experience with anti-hypertensive drug therapy in a hypertension Clinic - 1972–1983. A retrospective analysis. *J Pak Med Assoc.* 1990;40:91–93.
23. Kashyap ML, McGovern ME, Berra K, et al. Long-term safety and efficacy of a once-daily niacin/lovastatin formulation for patients with dyslipidemia. *Am J Cardiol.* 2002;89:672–678.
24. Sharma M, Sharma DR, Singh V, et al. Evaluation of efficacy and safety of fixed dose lovastatin and niacin (ER) combination in Asian Indian dyslipidemic patients: a multicentric study. *Vasc Health Risk Manag.* 2006;2:87–93.
25. Stoebner PE, Michot C, Ligeron C, et al. Simvastatin-induced lichen planus pemphigoides. *Ann Dermatol Venereol.* 2003;130:187–190.
26. Fitzgerald DA, Heagerty AH, Stephens M, et al. Follicular toxic pustuloderma associated with allopurinol. *Clin Exp Dermatol.* 1994;19:243–245.
27. Grant JA, Weiler JM. A report of a rare immediate reaction after ingestion of acetaminophen. *Ann Allergy Asthma Immunol.* 2001;87:227–229.
28. Levy MB, Fink JN. Anaphylaxis to celecoxib. *Ann Allergy Asthma Immunol.* 2001;87:72–73.
29. Roll A, Wüthrich B, Schmid-Grendelmeier P, et al. Tolerance to celecoxib in patients with a history of adverse reactions to nonsteroidal anti-inflammatory drugs. *Swiss Med Wkly.* 2006;136:684–690.

30. Schwarz N, Ham Pong A. Acetaminophen anaphylaxis with aspirin and sodium salicylate sensitivity: a case report. *Ann Allergy Asthma Immunol*. 1996;77:473–474.

31. Thumb N, Kolarz G, Scherak O, et al. The efficacy and safety of fentiazac and diclofenac sodium in peri-arthritis of the shoulder: a multi-centre, double-blind comparison. *J Int Med Res*. 1987;15:327–334.

32. Torricelli R, Kurer SB, Kroner T, et al. Delayed allergic reaction to Chlorambucil (Leukeran). Case report and literature review. *Schweiz Med Wochenschr*. 1995;125:1870–1873.

33. MacLaughlin EJ, Fitzpatrick KT, Sbar E, et al. Anaphylactoid reaction to enoxaparin in a patient with deep venous thrombosis. *Pharmacotherapy*. 2002;22:1511–1515.

34. Shimokata K, Suetsugu S, Umeda H, et al. Evaluation of T-2588 in the treatment of respiratory tract infection. *Jpn J Antibiot*. 1986;39:2897–2913.

35. Sonoda T, Matsuda M, Nakano E, et al. Clinical evaluation of cefixime (CFIX) in the treatment of urinary tract infection. *Hinyokika Kiyo*. 1989;35:1267–1275.

36. Theopold M, Benner U, Bauernfeind A. Effectiveness and tolerance of cefixime in bacterial infections in the ENT area. *Infection*. 1990;18:(suppl 3):S122–S124.

37. Holloway WJ, Palmer D. Clinical applications of a new parenteral antibiotic in the treatment of severe bacterial infections. *Am J Med*. 1996;100:52S–59S.

38. Chapman TM, Perry CM. Cefepime: a review of its use in the management of hospitalized patients with pneumonia. *Am J Respir Med*. 2003;2:75–107.

39. Childs SJ, Kosola JW. Update of safety of cefotaxime. *Clin Ther*. 1982;5:(suppl A):97–111.

40. Cook JA, Silverman MH, Schelling DJ, et al. Multiple-dose pharmacokinetics and safety of oral amifloxacin in healthy volunteers. *Antimicrob Agents Chemother*. 1990;34:974–979.

41. Cox CE. A comparison of the safety and efficacy of lomefloxacin and ciprofloxacin in the treatment of complicated or recurrent urinary tract infections. *Am J Med*. 1992;92:82S–86S.

42. Cox CE, Gentry LO, Rodriguez-Gomez G. Multicenter open-label study of parenteral ofloxacin in treatment of pyelonephritis in adults. *Urology*. 1992;39:453–456.

43. Torum B, Block SL, Avila H, et al. Efficacy of ofloxacin otic solution once daily for 7 days in the treatment of otitis externa: a multicenter, open-label, phase III trial. *Clin Ther*. 2004;26:1046–1054.

44. Williams DJ, Hopkins S. Safety and tolerability of intravenous-to-oral treatment and single-dose intravenous or oral prophylaxis with trovafloxacin. *Am J Surg*. 1998;176:(suppl): 74S–79S.

45. Walker-Renard P. Pruritus associated with intravenous rifampin. *Ann Pharmacother*. 1995;29:267–268.

46. Siboulet A, Bohbot JM, Lhuillier N, et al. "One-minute treatment" with thiamphenicol in 50,000 cases of gonorrhea: a 22-year study. *Sex Transm Dis*. 1984;11:(suppl): 391–395.

47. Adebayo RA, Sofowora GG, Onayemi O, et al. Chloroquine-induced pruritus in malaria fever: contribution of malaria parasitaemia and the effects of prednisolone, niacin, and their combination, compared with antihistamine. *Br J Clin Pharmacol*. 1997;44:157–161.

48. Ajayi AA, Kolawole BA, Udoh SJ. Endogenous opioids, μ-opiate receptors and chloroquine-induced pruritus: a double-blind comparison of naltrexone and promethazine in patients with malaria fever who have an established history of generalized chloroquine-induced itching. *Int J Dermatol*. 2004;43:972–977.

49. Johnson BF, Eisner GM, McMahon FG, et al. A multicenter comparison of adverse reaction profiles of isradipine and enalapril at equipotent doses in patients with essential hypertension. *J Clin Pharmacol*. 1995;35:484–492.

50. Bernink PJ, de Weerd P, Ten CF, et al. An 8-week double-blind study of amlodipine and diltiazem in patients with stable exertional angina pectoris. *J Cardiovasc Pharmacol*. 1991;17:(suppl 1):S53–S56.

51. Gonzalo Garijo MA, Pérez Calderón R, de Argila Fernández-Durán D, et al. Cutaneous reactions due to diltiazem and cross reactivity with other calcium channel blockers. *Allergol Immunopathol (Madr)*. 2005;33:238–240.

52. Kilo C, Dudley J, Kalb B. Evaluation of the efficacy and safety of Diamicron in non-insulin-dependent diabetic patients. *Diabetes Res Clin Pract*. 1991;14(suppl 2):S79–S82.

53. Cederberg J, Knight S, Svenson S, et al. Itch and skin rash from chocolate during fluoxetine and sertraline treatment: case report. *BMC Psychiatry*. 2004;4:36.

54. Richard MA, Fiszenson F, Jreissati M, et al. Cutaneous adverse effects during selective serotonin reuptake inhibitors therapy: 2 cases. *Ann Dermatol Venereol*. 2001;128:759–761.

55. Fischer JH, Patel TV, Fischer PA. Fosphenytoin: clinical pharmacokinetics and comparative advantages in the acute treatment of seizures. *Clin Pharmacokinet*. 2003;42:33–58.

56. Knapp LE, Kugler AR. Clinical experience with fosphenytoin in adults: pharmacokinetics, safety, and efficacy. *J Child Neurol*. 1998;13:(suppl 1):S15–S18.

57. Ochoa JG. Pruritus, a rare but troublesome adverse reaction of topiramate. *Seizure*. 2003;12:516–518.

58. Prosser TR, Lander RD. Phenytoin-induced hypersensitivity reactions. *Clin Pharm*. 1987;6:728–734.

59. Wellington K, Goa KL. Oxcarbazepine: an update of its efficacy in the management of epilepsy. *CNS Drugs*. 2001;15:137–163.

60. Freilich RJ, Seidman AD. Pruritis caused by 3-hour infusion of high-dose paclitaxel and improvement with tricyclic antidepressants. *J Natl Cancer Inst*. 1995;87:933–934.

61. Love RR, Nguyen BD, Nguyen CB, et al. Symptoms associated with oophorectomy and tamoxifen treatment for breast cancer in premenopausal Vietnamese women. *Breast Cancer Res Treat*. 1999;58:281–286.

62. Hejna M, Valencak J, Raderer M. Anal pruritus after cancer chemotherapy with gemcitabine. *N Engl J Med*. 1999;340: 655–656.

63. Hamm J, Schiller JH, Cuffie C, et al. Dose-ranging study of recombinant human granulocyte-macrophage colony-stimulating factor in small-cell lung carcinoma. *J Clin Oncol*. 1994;12:2667–2676.

64. Dias VC, Tendler B, Oparil S, et al. Clinical experience with transdermal clonidine in African-American and Hispanic-American patients with hypertension: evaluation from a 12-week prospective, open-label clinical trial in community-based clinics. *Am J Ther*. 1999;6:19–24.

65. Groth H, Vetter H, Knüsel J, et al. Transdermal clonidine application: long-term results in essential hypertension. *Klin Wochenschr*. 1984;62:925–930.

66. Miró N. Controlled multicenter study on chronic suppurative otitis media treated with topical applications of ciprofloxacin 0.2% solution in single-dose containers or combination of polymyxin B, neomycin, and hydrocortisone suspension. *Otolaryngol Head Neck Surg*. 2000;123: 617–623.

67. Szepietowski J, Reich A, Bialynicki-Birula R. Itching in atopic dermatitis: clinical manifestation, pathogenesis and the role of pimecrolimus in itch reduction. *Dermatol Klin*. 2004;6:173–176.

68. Lieberman DA, Keeffe EB, Stenzel P. Severe and prolonged oral contraceptive jaundice. 1. *J Clin Gastroenterol*. 1984;6: 145–148.

69. Medline A, Ptak T, Gryfe A, et al. Pruritus of pregnancy and

jaundice induced by oral contraceptives. *Am J Gastroenterol.* 1976;65:156–159.

70. Steckelings UM, Artuc M, Wollschläger T, et al. Angiotensin-converting enzyme inhibitors as inducers of adverse cutaneous reactions. *Acta Derm Venereol.* 2001;81:321–325.

71. Velayudham LS, Farrell GC. Drug-induced cholestasis. *Expert Opin Drug Saf.* 2003;2:287–304.

72. Cundiff J, Joe S. Amoxicillin-clavulanic acid-induced hepatitis. *Am J Otolaryngol.* 2007;28:28–30.

73. de Haan F, Stricker BH. Liver damage associated with the combination drug amoxicillin-clavulanic acid (Augmentin). *Ned Tijdschr Geneeskd.* 1997;141:1298–1301.

74. Hunt CM, Washington K. Tetracycline-induced bile duct paucity and prolonged cholestasis. *Gastroenterology.* 1994;107:1844–1847.

75. Katsinelos P, Vasiliadis T, Xiarchos P, et al. Ursodeoxycholic acid (UDCA) for the treatment of amoxycillin-clavulanate potassium (Augmentin)-induced intra-hepatic cholestasis: report of two cases. *Eur J Gastroenterol Hepatol.* 2000;12:365–368.

76. Larrey D, Vial T, Micaleff A, et al. Hepatitis associated with amoxycillin-clavulanic acid combination report of 15 cases. *Gut.* 1992;33:368–371.

77. Quattropani C, Schneider M, Helbling A, Zimmermann A, Krähenbühl S. Cholangiopathy after short-term administration of piperacillin and imipenem/cilastatin. *Liver.* 2001;21:213–216.

78. Soza A, Riquelme F, Alvarez M, et al. Hepatotoxicity by amoxicillin/clavulanic acid: case report. *Rev Med Chil.* 1999;127:1487–1491.

79. Kowdley KV, Keeffe EB, Fawaz KA. Prolonged cholestasis due to trimethoprim sulfamethoxazole. *Gastroenterology.* 1992;102:2148–2150.

80. Gavras H. A multicenter trial of enalapril in the treatment of essential hypertension. *Clin Ther.* 1986;9:24–38.

81. Mulinari R, Gavras I, Gavras H. Efficacy and tolerability of enalapril monotherapy in mild-to-moderate hypertension in older patients compared to younger patients. *Clin Ther.* 1987;9:678–689.

82. Nunes AC, Amaro P, Maçôas F, et al. Fosinopril-induced prolonged cholestatic jaundice and pruritus: first case report. *Eur J Gastroenterol Hepatol.* 2001;13:279–282.

83. Parker WA. Captopril-induced cholestatic jaundice. *Drug Intell Clin Pharm.* 1984;18:234–235.

84. Thestrup-Pedersen K. Adverse reactions in the skin from antihypertensive drugs. *Dan Med Bull.* 1987;34:(suppl 1):3–5.

85. Thind GS. Angiotensin converting enzyme inhibitors: comparative structure, pharmacokinetics, and pharmacodynamics. *Cardiovasc Drugs Ther.* 1990;4:199–206.

86. Hagmeyer KO, Stein J. Hepatotoxicity associated with carvedilol. *Ann Pharmacother.* 2001;35:1364–1366.

87. Chitturi S, Farrell GC. Drug-induced cholestasis. *Semin Gastrointest Dis.* 2001;12:113–124.

88. Burgunder JM, Abernethy DR, Lauterburg BH. Liver injury due to verapamil. *Hepatogastroenterology.* 1988;35:169–170.

89. Odeh M, Oliven A. Verapamil-associated liver injury. *Harefuah.* 1998;134:36–37.

90. Salti Z, Cloche P, Weber P, et al. A case of cholestatic hepatitis caused by amiodarone. *Ann Cardiol Angiol (Paris).* 1989;38:13–16.

91. Amaro P, Nunes A, Maçôas F, et al. Ticlopidine-induced prolonged cholestasis: a case report. *Eur J Gastroenterol Hepatol.* 1999;11:673–676.

92. Nammour FE, Fayad NF, Peikin SR. Metformin-induced cholestatic hepatitis. *Endocr Pract.* 2003;9:307–309.

93. Mikhail NE. Methimazole-induced cholestatic jaundice. *South Med J.* 2004;97:178–182.

94. Larrey D, Amouyal G, Pessayre D, et al. Amitriptyline-induced prolonged cholestasis. *Gastroenterology.* 1988;94:200–203.

95. Chlumská A, Curík R, Boudová L, et al. Chlorpromazine-induced cholestatic liver disease with ductopenia. *Cesk Patol.* 2001;37:118–122.

96. Moradpour D, Altorfer J, Flury R, et al. Chlorpromazine-induced vanishing bile duct syndrome leading to biliary cirrhosis. *Hepatology.* 1994;20:1437–1441.

97. Radzik J, Grotthus B, Leszek J. Disorder of liver functions in a schizophrenic patient after long-term risperidone treatment - case report. *Psychiatr Pol.* 2005;39:309–313.

98. Regal RE, Billi JE, Glazer HM. Phenothiazine-induced cholestatic jaundice. *Clin Pharm.* 1987;6:787–794.

99. Topal F, Ozaslan E, Akbulut S, et al. Methylprednisolone-induced toxic hepatitis. *Ann Pharmacother.* 2006;40:1868–1871.

100. Chamouard P, Walter P, Baumann R, et al. Prolonged cholestasis associated with short-term use of celecoxib. *Gastroenterol Clin Biol.* 2005;29:1286–1288.

101. Wilhelm MP. Vancomycin. *Mayo Clin Proc.* 1991;66:1165–1170.

102. Rocha JL, Kondo W, Baptista MI, et al. Uncommon vancomycin-induced side effects. *Braz J Infect Dis.* 2002;6:196–200.

103. Bertolissi M, Bassi F, Cecotti R, et al. Pruritus: a useful sign for predicting the haemodynamic changes that occur following administration of vancomycin. *Crit Care.* 2002;6:234–239.

104. Levy M, Koren G, Dupuis L, et al. Vancomycin-induced red man syndrome. *Pediatrics.* 1990;86:572–580.

105. Renz C, Lynch J, Thurn J, et al. Histamine release during rapid vancomycin administration. *Inflamm Res.* 1998;47:(suppl. 1):S69–S70.

106. Renz CL, Thurn JD, Finn HA, et al. Oral antihistamines reduce the side effects from rapid vancomycin infusion. *Anesth Analg.* 1998;87:681–685.

107. Valero R, Gomar C, Fita G, et al. Adverse reactions to vancomycin prophylaxis in cardiac surgery. *J Cardiothorac Vasc Anesth.* 1991;5:574–576.

108. Southorn PA, Plevak DJ, Wright AJ, et al. Adverse effects of vancomycin administered in the perioperative period. Mayo Clin Proc. 1986;**61**:721–724.

109. Rosemberg JM, Wahr JA, Smith KA. Effects of vancomycin infusion on cardiac function in patients scheduled for cardiac operations. J Thorac Cardiovasc Surg. 1995;**109**:561–564.

110. O'Sullivan TL, Ruffing MJ, Lamp KC, et al. Prospective evaluation of red man syndrome in patients receiving vancomycin. *J Infect Dis.* 1993;168:773–776.

111. Ajayi AA, Kolawole BA, Udoh SJ. Endogenous opioids, μ-opiate and chloroquine-induced pruritus: a double-blind comparison of naltrexone and promethazine in patients with malaria fever who have an established history of generalized chloroquine-induced itching. *Int J Dermatol.* 2004;43:972–977.

112. Ekpechi OL, Okoro AN. A pattern of pruritus due to chloroquine. *Arch Dermatol.* 1964;89:631–632.

113. Olayemi O, Fehintola FA, Osungbade A, et al. Pattern of chloroquine-induced pruritus in antenatal patients at the University College Hospital, Ibadan. *J Obstet Gynaecol.* 2003;23:490–495

114. Bussaratid V, Walsh DS, Wilairatana P, et al. Frequency of pruritus in *Plasmodium vivax* malaria patients treated with chloroquine in Thailand. *Trop Doct.* 2000;30:211–214.

115. Spencer HC, Poulter NR, Lury JD, et al. Chloroquine associated pruritus in a European. *Br Med J.* 1982;285:1703.

116. Kaseje DC, Sempebwa EK, Spencer HC. Malaria chemo-

prophylaxis to pregnant women provided by community health workers in Saradidi, Kenya. Reason for non-acceptance. *Ann Trop Med Parasitol.* 1987;81:77–82.

117. Adebayo RA, Sofowora GG, Onayemi O, et al. Chloroquine-induced pruritus in malaria fever: contribution of malaria parasitaemia and the effects of prednisolone, niacin, and their combination, compared with antihistamine. *Br J Clin Pharmacol.* 1997;44:157–161.

118. Osifo NG. The antipruritic effects of chlorpheniramine, cyproheptadine and sulphapyridine monitored with limb activity meters on chloroquine induced pruritus among patients with malaria. *Afr J Med Med Sci.* 1995; 24:67–73.

119. Ademowo OG, Sodeine O, Walker O. The disposition of chloroquine and its main metabolite desethylchloroquine in volunteers with and without chloroquine-induced pruritus: evidence for decreased chloroquine metabolism in volunteers with pruritus. *Clin Pharmacol Ther.* 2000;67:237–241.

120. Onyeji CO, Ogunbona FA. Pharmacokinetic aspects of chloroquine-induced pruritus: influence of dose and evidence for varied extend of metabolism of the drug. *Eur J Pharm Sci.* 2001;13:195–201.

121. Onigbogi O, Ajayi AA, Ukponmwan OE. Mechanism of chloroquine-induced body scratching behavior in rats: evidence of involvement of endogenous opioid peptides. *Pharmacol Biochem Behav.* 2000;65:333–337.

122. Ajayi AA, Akinleye AO, Udoh SJ, et al. The effect of prednisolone and niacin on chloroquine-induced pruritus in malaria. *Eur J Clin Pharmacol.* 1991;41:383–385.

123. Ezeamuzie IC, Igbigbi PS, Ambakederemo AW, et al. Halofantrine-induced pruritus amongst subjects who itch to chloroquine. *J Trop Med Hyg.* 1991;94:184–188.

124. Holme SA, Holmes SC. Hydroxychloroquine-induced pruritus. *Acta Derm Venereol.* 1999;79:333.

125. Jiménez-Alonso J, Tercedor J, Jáimez L, et al. Antimalarial drug-induced aguagenic-type pruritus in patients with lupus. *Arthritis Rheum.* 1998;48:744–745.

126. Jiménez-Alonso J, Tercedor J, Reche I. Antimalarial drugs and pruritus in patients with lupus erythematosus. *Acta Derm Venereol.* 2000;80:458.

127. Swegle JM, Logemann C. Management of common opioid-induced adverse effects. *Am Pham Phys.* 2006;74:1347–1354.

128. Chamberlin KW, Cottle M, Neville R, et al. Oral oxymorphone for pain management. *Ann Pharmacother.* 2007;41: 1144–1152.

129. de Beer J de V, Winemaker MJ, Donnelly GA, et al. Efficacy and safety of controlled-release oxycodone and standard therapies for postoperative pain after knee or hip replacement. *Can J Surg.* 2005;48:277–283.

130. Hadi MA, Kamaruljan HS, Saedah A, et al. A comparative study of intravenous patient-controlled analgesia morphine and tramadol in patients undergoing major operation. *Med J Malaysia.* 2006;61:570–576.

131. Jacobson L, Chabal C, Brody MC, et al. Intrathecal methadone: a dose-response study and comparison with intrathecal morphine 0.5 mg. *Pain.* 1990;43:141–148.

132. Lane S, Evans P, Arfeen Z, et al. A comparison of intrathecal fentanyl and diamorphine as adjuncts in spinal anaesthesia for Caesarean section. *Anaesthesia.* 2005;60:453–457.

133. Möhrenschlager M, Glöckner A, Jessberger B, et al. Codeine caused pruritic scarlatiniform exanthemata: patch test negative but positive to oral provocation test. *Br J Dermatol.* 2000;143:663–664.

134. Kyriakides K, Hussain SK, Hobbs GJ. Management of opioid-induced pruritus: a role for 5-HT$_3$ antagonists? *Br J Anaesth.* 1999;82:439–441.

135. Szarvas S, Harmon D, Murphy D. Neuraxial opioid-induced pruritus pruritus: a review. *J Clin Anesth.* 2003;15: 234–239.

136. Herman NL, Choi KC, Affleck PJ, et al. Analgesia, pruritus, and ventilation exhibit a dose-response relationship in parturients receiving intrathecal fentsanyl during labor. *Analg Anesth.* 1999;89:378–383.

137. Ko MCH, Song MS, Edwards T, et al. The role of central μ opioid receptors in opioid-induced itch in primates. *J Pharmacol Exp Ther.* 2004;310:169–176.

138. Thomas DA, Hammond DL. Microinjection of morphine into the rat medullary dorsal horn produces a dose-dependent increase in facial scratching. *Brain Res.* 1995;695:267–270.

139. Thomas DA, Williams GM, Iwata K, et al. The medullary dorsal horn. A site of action of morphine in producing facial scratching in monkeys. *Anesthesiology.* 1993;79:548–554.

140. Tohda C, Yamaguchi T, Kuraishi Y. Intracisternal injection of opioids induces itch-associated response through μ-opioid receptor in mice. *Jpn J Pharmacol.* 1997;74:77–82.

141. Waxler B, Dadabhoy ZP, Stojiljkovic L, et al. Primer of postoperative pruritus for anaesthesiologists. *Anesthesiology.* 2005;103:168–178.

142. Charuluxananan S, Kyokong O, Somboonviboon W, et al. Nalbuphine versus propofol for treatment of intrathecal morphine-induced pruritus after cesarean delivery. *Anesth Analg.* 2001;93:162–165.

143. Charuluxananan S, Kyokong O, Somboonviboon W, et al. Nalbuphine versus ondansetron for prevention of intrathecal morphine-induced pruritus after cesarean delivery. *Anesth Analg.* 2003;96:1789–1793.

144. Kendrick WD, Woods AM, Daly MY, et al. Naloxone versus nalbuphine infusion for prophylaxis of epidural morphine-induced pruritus. *Anesth Analg.* 1996;82:641–647.

145. Okutomi T, Saito M, Mochizuki J, et al. Prophylactic epidural naloxone reduces the incidence and severity of nuraxial fentanyl-induced pruritus during labour analgesia in primiparous parturients. *Can J Anesth.* 2003;50:961–962.

146. Nakatsuka N, Minogue SC, Lim J, et al. Intravenous nalbuphine 50 microg × 1 kg(−1) is ineffective for opioid-induced pruritus in pediatrics. *Can J Anaesth.* 2006;53:1103–1110.

147. Han DW, Hong SW, Kwon JY, et al. Epidural ondansetron is more effective to prevent postoperative pruritus and nausea than intravenous ondansetron in elective cesarean delivery. *Acta Obstet Gynecol Scand.* 2007;86:683–687.

148. Iatrou CA, Dragoumanis CK, Vogiatzaki TD, et al. Prophylactic intravenous ondansetron and dolasetron in intrathecal morphine-induced pruritus: a randomized, double-blind, placebo-controlled study. *Anesth Analg.* 2005;101: 1516–1520.

149. Larijani GE, Goldberg ME, Rogers KH. Treatment of opioid-induced pruritus with ondansetron: report of four patients. *Pharmacotherapy.* 1996;16:958–960.

150. Korhonen AM, Valanne JV, Jokela RM, et al. Ondansetron does not prevent pruritus induced by low-dose intrathecal fentanyl. *Acta Anaesthesiol Scand.* 2003;47:1292–1297.

151. Waxler B, Mondragon SA, Patel S, et al. Prophylactic ondansetron does not reduce the incidence of itching induced by intrathecal sufentanil. *Can J Anesth.* 2004;51:685–689.

152. Wells J, Paech MJ, Evans SF. Intrathecal fentanyl-induced pruritus during labour: the effect of prophylactic ondansetron. *Int J Obstet Anesth.* 2004;13:35–39.

153. Horta ML, Morejon LCL, da Cruz AW, et al. Study of the prophylactic effect of droperidol, alizapride, propofol and promethazine on spinal morphine-induced pruritus. *Br J Anaesth.* 2006;96:796–800.

154. Demiraran Y, Ozdemir I, Kocaman B, et al. Intrathecal sufentanil (1.5 μg) added to hyperbaric bupivacaine (0.5%) for elective cesarean section provides adequate analgesia without

need for pruritus therapy. *J Anaesth*. 200;20:274–278.

155. Bork K. Pruritus precipitated by hydroxyethyl starch: a review. *Br J Dermatol*. 2005;152:3–12.

156. Bode U, Deisseroth AB. Donor toxicity in granulocyte collections: association of lichen planus with the use of hydroethyl starch leukapheresis. *Transfusion*. 1981;21:83–85.

157. Parker NE, Porter JB, Williams HJ, et al. Pruritus after administration of hetastarch. *Br Med J (Clin Res Ed)*. 1982;284:385–386.

158. Schneeberger R, Albegger K, Oberascher G, et al. Pruritus – a side effect of hydroxyethyl starch? First report. *HNO*. 1990;38:298–303.

159. Albegger K, Schneeberger R, Franke V, et al. Itching following therapy with hydroxyethyl starch (HES) in otoneurological diseases. *Wien Med Wochenschr*. 1992;142:1–7.

160. Jurecka W, Szépfalusi Z, Parth E, et al. Hydroxyethylstarch deposits in human skin – a model for pruritus? *Arch Dermatol Res*. 1993;285:13–19.

161. Gall H, Schultz KD, Boehncke WH, et al. Clinical and pathophysiological aspects of hydroxyethyl starch-induced pruritus: evaluation of 96 cases. *Dermatology*. 1996;192:222–226.

162. Sharland C, Hugett A, Nielson MS, et al. Persistent pruritus after after pentastarch infusions in intensive care patients. *Anaesthesia*. 1999;54:500–501.

163. Morgan PW, Berridge JC. Giving long-persistent starch as volume replacement can cause pruritus after cardiac surgery. *Br J Anaesth*. 2000;85:696–699.

164. Murphy M, Carmichael AJ, Lawler PG, et al. The incidence of hydroethyl starch-associated pruritus. *Br J Dermatol*. 2001;144:973–976.

165. Kimme P, Jannsen B, Ledin T, et al. High incidence of pruritus after large doses of hydroxyethyl starch (HES) infusions. *Acta Anaesthesiol Scand*. 2001;45:686–689.

166. Metze D, Reimann S, Szepfalusi Z, et al. Persistent pruritus after hydroxyethyl starch infusion therapy: a result of long-term storage in cutaneous nerves. *Br J Dermatol*. 1997;136:553–559.

167. Reimann S, Szépfalusi Z, Kraft D, et al. Hydroxyethyl starch accumulation in the skin with special reference to hydroxyethyl starch-associated pruritus. *Dtsch Med Wochenschr*. 2000;125:280–285.

168. Ständer S, Szápfalusi Z, Bohle B, et al. Differential storage of hydroxyethyl starch (HES) in the skin: an immunoelectron-microscopical long-term study. *Cell Tissue Res*. 2001; 304:261–269.

169. Sirtl C, Laubenthal H, Zumtobel V, et al. Tissue deposits of hydroxyethyl starch (HES): dose-dependent and time-related. *Br J Anaesth*. 1999;82:510–515.

170. Szeimies RM, Stolz W, Wlotzke U, et al. Successful treatment of hydroxyethyl starch-induced pruritus with topical capsaicin. *Br J Dermatol*. 1994;131:380–382.

171. Metze D, Reimann S, Beissert S, et al. Efficacy and safety of neltrexone, an oral opiate receptor antagonist, in the treatment of pruritus in internal and dermatological diseases. *J Am Acad Dermatol*. 1999;41:533–539.

第五部分
心身医学和精神病学

第 32 章　瘙痒、压力或其他身心因素之间的相互作用

Laurent Misery

瘙痒同疼痛一样，都是一种煎熬。它对生活质量和精神状况的影响值得人们注意。反之，压力和精神因素也会导致瘙痒加重。

32.1 皮肤瘙痒对生活质量的影响

关于瘙痒对生活质量影响的研究已经很多。大多数研究是针对慢性瘙痒。通常，瘙痒在这些研究中是某一疾病的一种临床表现（例如特应性皮炎、银屑病、荨麻疹），而瘙痒对于患者生活质量的影响却没有具体的量表予以评价。慢（急）性瘙痒对患者生活的影响是方方面面的，主要体现在睡眠、社会生活、夫妻生活以及精神状态上。瘙痒往往表示患者面临巨大压力，使患者的生活质量降低，严重影响患者每天的生活。

举例来说，据报道，60% 的银屑病患者自诉瘙痒影响他们的情绪，47% 的患者表示影响到他们的注意力，35% 的患者睡眠紊乱，21% 的患者性欲降低，还有 11% 的患者食欲下降[1]。从另外一个方面来讲，治疗瘙痒症是有成本的，进而带来经济负担[2]。对大量瘙痒症患者进行回归分析，证实慢性瘙痒与社会心理因素的关系非常密切[3]。瘙痒的强度严重影响特应性皮炎患儿的睡眠，

并且对患儿及其父母的生活质量带来负面影响[4]。硫芥气泄露使得伊朗老兵表现为剧烈的瘙痒症状，这严重影响他们的生活质量[5]。

所以我们有必要对瘙痒在皮肤病患者生活质量下降中所占的特殊地位进行新的研究，进而找到一种新的方法予以评估。瘙痒症严重程度评估量表（ISS）是一个新的问卷调查表，它包括 4 个与瘙痒症临床特点相关的问题，3 个问题与瘙痒对情绪、睡眠以及性生活方面的影响有关[6]。ISS 得分与 RAND-36 中的身体和精神健康评分总和中度相关，与皮肤病学生活质量量表得分密切相关。瘙痒症问卷调查是一个新的生活质量评估表，尤其适用于瘙痒症[7]。这份包括 22 个问题的问卷调查表可靠性好，具有高度内部统一性和可重复性，所问问题都是可回答的，且经过临床验证。此外，应用瘙痒症问卷调查表对一般人群的自信心研究也有帮助。

32.2 瘙痒症对精神状态的影响

瘙痒对生活质量的负面影响可以表现在精神状态上。但是瘙痒通常很少与一般的皮肤疾病分离开来[18]。在一项瘙痒症患者与健康对照组的研究中，与对照组相比，患

者组表现为抑郁症的水平显著增高[[9]]。在皮肤病患者中，瘙痒程度与心理病态高度相关[10]。在一项对4000多例皮肤病门诊患者进行是否合并精神障碍的问卷调查研究中，发现30%的皮肤病患者存在精神方面的症状[11]。瘙痒症住院患者中有70%的患者患有1～6种精神障碍[12]（精神疾病相关内容见第33章）。

32.3 压力对瘙痒症的影响

压力和心理因素是已知的瘙痒症的诱发因素。最重要的是，在任何条件下它们都可以影响瘙痒症状。关于压力反应的神经内分泌学和神经免疫学的最新见解帮助我们很好地理解了这些现象[13]。压力可以诱导许多介质的释放，这些介质（主要是阿片肽）可以加剧瘙痒程度。

许多慢性皮肤病患者认为外界压力与皮肤病之间有很大联系，这一点在许多研究中已经得到证实。尽管在这方面尚无前瞻性研究，但一些实验及跨学科研究证明，压力是影响瘙痒的因素之一[14]。例如，压力感受可以影响健康者区分不同瘙痒刺激的能力[15]。在一般人群及皮肤病住院患者中可以发现，无论较大的、还是较小的生活事件，都会伴随产生严重的瘙痒症状[16-18]。报道表明，高压力人群（瘙痒程度与压力高度相关的患者）比低压力人群瘙痒症状更加严重，且搔抓的频率更高，这些都反映出在不同的患者群体中，外界压力对瘙痒症状有不同的作用[19-20]。

32.4 精神心理因素对瘙痒程度的影响

瘙痒症的总病程、发展变化、最严重时的症状及其持续的时间是根据性格的不同而变化的[8]。一个多变量的回归模型强调在这些评估中大约70%是可以根据患者的性格特征（不包括神经过敏症和特征性焦虑）和抑郁症评估预测出来。焦虑状态、皮肤病或既往瘙痒症的严重程度是可以预测的。研究结果表明，正如Psouni提出的视觉模拟量表（VAS）所示，个性上的差异与心理调节对瘙痒症的影响可能会被混淆。

针对某种可能加重瘙痒症状的特定人格特征的研究未能成功[14]，即使患有结节性痒疹[21]或心因性瘙痒症[22]的患者也不可行。尽管如此，焦虑和抑郁是瘙痒的结果，也是瘙痒症和搔抓加重的因素。在超过2/3的特应性皮炎的患者中，心身因素在诱发和加重瘙痒中起重要作用[12]。研究表明，焦虑、无助及搔抓可加重瘙痒[14]；相反，认识与接受瘙痒症似乎与减轻瘙痒强度和降低精神压力有相关性[23]。

瘙痒程度的评价必须包含在精神疾病的评估中。在一项有关精神疾病患者（不包括湿疹、银屑病或系统性疾病患者）的研究中，有近1/3的精神分裂症患者、情感混乱患者或者其他精神障碍患者自诉有瘙痒症状[24]。

32.5 结　语

情感方面（而不是感觉方面）是与瘙痒症相关的心理疾病最重要的预测指标[25]。瘙痒与精神因素之间的相互作用很多，且它们之间的关系是复杂和相互的。因此，有必要建议给予瘙痒症患者精神社会支持及心理治疗。

（张理涛　译　杨高云　校）

参考文献

1. Amatya B, Wennersten G, Nordlind K. Patients' perspective of pruritus in chronic plaque psoriasis: a questionnaire-based study. *J Eur Acad Dermatol Venereol.* 2008;22:822–826.
2. Van Os-Medendorp H, Eland-De Kok PC, Ros WJ, Bruijnzeel-Koomen CA, Grypdonck M. The nursing progamme "Coping with itch": a promising intervention for patients with chronic pruritic skin diseases. *J Clin Nurs.* 2007;16:1238–1246.
3. Dalgard F, Lien L, Dalen I. Itch in the community: associations with psychosocial factors among adults. *J Eur Acad Dermatol.* 2007;21:1215–1219.
4. Weisshaar E, Dipegen TL, Bruckner T, et al. Itch intensity evaluated in the German Atopic Dermatitis Intervention Study (GADIS): correlations with quality of life, coping behaviour and SCORAD severity in 823 children. *Acta Derm Venereol.* 2008;88:234–239.
5. Panahi Y, Davoudi SM, Sadr SB, Naghizadeh MM, Mohammed-Mofrad M. Impact of pruritus on quality of life in sulphur mustard-exposed Iranian veterans. *Int J Dermatol.* 2008;47:557–561.
6. Majeski CJ, Davison SN, Lauzon GJ. Itch Severity Scale: a self-report instrument for the measurement of pruritus severity. *Br J Dermatol.* 2007;156:667–673.
7. Desai NS, Pointdexter GB, Miller Monthrope Y, Bendeck SE, Swerlick RA, Chen SC. A pilot study quality-of-life instrument for pruritus. *J Am Acad Dermatol.* 2008;59:234–244.
8. Gieler U, Niemeier V, Brosig B, Kupfer J. Psychosomatic aspects of pruritus. *Dermatol Psychosom.* 2002;3:6–13.
9. Sheehan-Dare RA, Henderson MJ, Cotterill JA. Anxiety and depression in patients with chronic urticaria and generalized pruritus. *Br J Dermatol.* 1990;123:769–774.
10. Van Os-Medendorp, Eland-De Kok PCM, Grypdonck M, Bruinzeel-Koomen CAFM, Ros WJG. Prevalence and predictors of psychosocial morbidity in patients with chronic pruritic skin diseases. *J Eur Acad Dermatol Venereol.* 2006;20:810–817.
11. Picardi A, Abeni D, Melchi CE, Pasquini P. Psychiatric morbidity in dermatological outpatients. An issue to be recognized. *Br J Dermatol.* 2000;143:983–991.
12. Schneider G, Driesch G, Heuft G, Evers S, Luger TA, Stander S. Psychosomatic cofactors and psychiatric comorbidity in patients with chronic itch. *Clin Dermatol.* 2006;31:762–767.
13. Paus R, Schmelz M, Biro T, Steinhoff M. Frontiers in pruritus research: scratching the brain for more effective itch therapy. *J Clin Invest.* 2006;116:1174–1185.
14. Verhoeven EWM, De Klerk S, Kraaimaat FW, Van De Kerkhof PCM, De Jong EMGJ, Evers AWM. Biopsychosocial mechanisms of chronic itch in patients with skin diseases: a review. *Acta Derm Venereol.* 2008;88:211–218.
15. Edwards AE, Shellon WV, Wright ET, Dignam TF. Pruritic skin diseases, psychological stress and the itch sensation. A reliable method for the induction of experimental pruritus. *Arch Dermatol.* 1976;112:339–343.
16. Gupta MA, Gupta AK, Kirby S, Weiner HK, Mace TM, Schork NJ. Pruritus in psoriasis: A prospective study of some psychiatric and dermatologic correlates. *Arch Dermatol.* 1988;124:1052–1057.
17. Gupta MA, Gupta AK. Stressful major life events are associated with a higher frequency of cutaneous sensory symptoms: an empirical study of non-clinical subjects. *J Eur Acad Dermatol Venereol.* 2004;18:560–565.
18. Dalgard F, Svensson A, Sundby J, Dalgard OS. Self-reported skin morbidity and mental health. A population survey among adults in a Norwegian city. *Br J Dermatol.* 2005;153:145–149.
19. Niemeier V, Nippesen M, Kupfer J, Schill WB, Gieler U. Psychological factors associated with hand dermatoses: which subgroup needs additional psychological care? *Br J Dermatol.* 2002;146:1031–1037.
20. Zachariae R, Zachariae A, Blomqvist K, Davidsson S, Molin L, Mork C. Self-reported stress reactivity and psoriasis-related stress of Nordic psoriasis sufferers. *J Eur Acad Dermatol Venereol.* 2004;18:27–36.
21. Schneider G, Hockmann J, Stander S, Luger TA, Heuft G. Psychological factors in prurigo nodularis in comparison with psoriasis vulgaris: results of a case-control study. *Br J Dermatol.* 2006;154:61–66.
22. Misery L. Psychogenic pruritus or functional itch disorder. *Expert Rev Dermatol.* 2008;3:49–53.
23. Evers AW, Lu Y, Duller P, Van Der Valk PG, Kraaimaat FW, Van De Kerkhof PC. Common burden of chronic skin diseases? Contributors to psychological distress in adults with psoriasis and atopic dermatitis. *Br J Dermatol.* 2005;152:1275–1281.
24. Zachariae R, Zachariae COC, Lei U, Pedersen AF. Affective and sensory dimensions of pruritus severity: associations with psychological symptoms and quality of life in psoriasis patients. *Acta Derm Venereol.* 2008;88:121–127.
25. Mazeh D, Melamed Y, Cholostoy A, Aharonovitzch V, Weizman A, Yosipovitch G. Itching in the psychiatric ward. *Acta Derm Venereol.* 2008;88:128–131.

第 33 章　身心方面和精神病学状况

Gudrun Schneider

33.1 身心因素

皮肤和中枢神经系统均起源于胚胎时期的外胚层；它们在机能上紧密联系。因此，我们通常把皮肤比作"心灵的镜子"。

33.1.1 心理因素发育

皮肤是一种"会说话"的组织，在人一生中的个人发展和社会交往中起着重要的作用。它对触觉刺激以及情绪变化非常敏感（如羞愧时脸红，害怕时脸色苍白等）。

儿童时期的皮肤刺激似乎成为细胞生长以及中枢神经系统形成的重要因素；这在动物实验和早产儿实验中均被论证。婴幼儿时期的慢性瘙痒性皮肤病会影响触觉刺激：例如健康孩子感觉舒适的温度、触摸、拥抱，却会引起或加重患有神经性皮炎幼儿的瘙痒症状；这种触觉会引起孩子哭闹，也使家长感到手足无措。瘙痒还会导致睡眠障碍、注意力分散以及学习成绩下降；位于暴露处的皮肤损害可能会被人嘲笑和侮辱，从而影响自信心以及职业和伙伴的选择。因此，慢性瘙痒对肢体感觉的发育以及人际交往和沟通有巨大的影响。

33.1.2 研究现状

在科学文献中，皮肤病的身心因素很早就有相关报道。1933 年，Sack 在《皮肤和心理》这篇文章中提出了身心皮肤病学，此后有许多相关文献和案例报道。这些研究应用心理测量仪进行系统的大样本分析并设置实验对照组，从精神动力及精神分析角度进行实验观察。结果表明，在慢性瘙痒性疾病中，身心因素对特应性皮炎有影响[1]。因此，目前已证实关于多因素发病机制及遗传倾向的假设。

33.1.2.1 人格方面

报道表明神经性皮炎患者有显著的心理特征表现：精神紧张、焦虑、抑郁、烦躁和易激惹。这些心理特征也见于其他身心性疾病，并非神经性皮炎所特有。应激与瘙痒、显著皮肤损害以及疾病的发作密切相关，所以我们认为人格和心理特征的改变在疾病的发生、发展和转归中起重要作用。总之，没有一种特定的人格类型可以解释所有神经性皮炎患者的症状；但是，部分心理学上的作用已经被证实。

33.1.2.2 生活事件 / 应激

在 20 世纪 60 年代的"生活事件调查"中，简单的统计了引起疾病的"关键性"生活事件的数量总和，不考虑事件的性质和内容。20 世纪七八十年代的调查中，着重强调心理反应和社会影响。社会心理压力源于生活压力及精神应激，是特应性皮炎加重的重要触发因素。1995 年，日本对 Hanshin 地震后 1457 例特应皮炎患者进行了研究，受灾最严重的 A 地区有 38% 神经性皮炎患者病情加重，中度受灾的 B 地区有 34% 的皮肤病患者出现病情恶化表现，而对照组中仅 7% 有病情恶化的表现。研究表明 A 组中 63%、B 组中 48% 以及受灾较轻地区中 19% 的患者，其主观应激源于地震。应用多重逻辑回归分析统计表明主观应激是皮肤病加重或恶化的最重要信号 [2]。King 和 Wilson[3] 的研究表明，24h 的精神应激与皮肤状态恶化密切相关；同时皮肤疾病加重 24h 之后又会增加个人应激感受，从而形成恶性循环。

33.1.2.3 心理生理学和心理精神免疫学因素

在过去 20 年的研究中，许多皮肤病（包括瘙痒性皮肤病）的心理生理学和心理精神免疫学方面有了重要的发现 [4]。神经内分泌、免疫和自主神经性调节机制调控着应激和皮肤变化之间的相互关系。虽然已知一些机制，但是更多方面尚不明确。在豚鼠实验中，组胺可以通过经典条件反射释放；应激提高条件反射效应 [5]。组胺在人类的皮肤所产生的效应明显受认知能力影响：在组胺皮刺试验后（组胺诱发没有征兆的和不可控制的皮肤瘙痒），90% 的特应性皮炎的患者有瘙痒加重和（或）荨麻疹加重的反应；瘙痒预示着可能引起搔抓。除了注意力集中在瘙痒外，在引起搔抓行为相关性上，选择应对和控制瘙痒的感知处理比实际报告的瘙痒严重度更相关 [6]。

33.1.2.4 社会和行为因素

特定的皮肤病应激因素除了瘙痒本身之外，还有包括疾病形态改变而引起的外表显露部位的损害。

由于易接近，皮肤很容易被损伤。因此个人的行为表现（如搔抓、擦伤、过度或者忽略皮肤保养等）可能会导致新的损伤以及病情的复杂化。反应性搔抓常常发生，是无意识和不可控制的行为。短时间的搔抓可以使人放松，长时间会加重皮肤的损害，比如瘙痒的增强和皮肤功能减退等。许多患者专注于瘙痒而引起他们感觉增加，痛苦加剧，一度陷入剧烈瘙痒和搔抓的恶性循环。"瘙痒 - 搔抓 - 循环"被认为是失控和无助的行为，常常与意志消沉以及负罪感有关。就条件反射效应而言，搔抓迅速改善瘙痒，可以降低紧张和由此产生的消沉。或许患者在竞争激烈的社会中用搔抓使紧张的情绪放松；这些情况无论是真实的还是有意的都会成为搔抓的一个条件反射性刺激。作为搔抓的负面影响，皮损增加是一个长时间的结果，且不影响搔抓行为。

身体和精神（心理）因素可能都对瘙痒产生有影响；中枢神经系统及其精神因素在主观感觉，尤其是在积极应对瘙痒包括对瘙痒的运动反射（即搔抓）方面发挥着决定性的作用，这些因素表明，瘙痒与疼痛反应类似，都是一种心理 - 躯体现象。因此，在每个独立个体的慢性持续瘙痒发生、发展以及搔抓行为中，我们必须认识到身体和精神心理因素，以及两者之间关系的重要性。

33.2 精神状况

表 33.1 表示在慢性瘙痒内容上，不同精神障碍疾病的系统化尝试。

33.2.1 慢性瘙痒是精神障碍的一个症状

潜在的精神障碍症状表现为瘙痒（还有可能是其他身体疾病）和（或）没有任何引

表 33.1 与瘙痒相关的精神障碍概要

A. 慢性瘙痒作为精神疾病的结果

  A1 躯体型瘙痒

  A2 精神分裂引起的瘙痒

  A3 在有或无瘙痒的习惯与冲动障碍、未特指的、做作性障碍、强迫症疾病中有（或无）瘙痒引起自我搔抓

B. 多因素引起瘙痒，其发生及过程很大程度上受精神因素的影响，例如特应性皮炎、慢性荨麻疹、单纯痒疹 / 结节性痒疹；精神和行为因素与疾病和其他疾病分类有关

C. 精神疾病作为慢性瘙痒的结果，例如对严重应激的反应和适应障碍，抑郁性障碍，焦虑障碍

D. 每个精神障碍和精神分裂障碍可能共患 1 ～ 3 种独立的疾病；这些疾病使解决瘙痒变得复杂，由此影响疾病的过程（例如人格障碍、器质性精神障碍或精神分裂症等病例中的顺从性问题）

起瘙痒的器质性病变（表 33.1，A1—A3）。

躯体型障碍（表 33.1，A1）的特点表现为连续性身体症状，如一定要求医学诊断有关的瘙痒或皮肤烧灼感，尽管连续性的阴性结果和医生不断证实这些症状是不能完全解释清楚的。同时，社会精神负担会导致和维持这些症状继续存在。这种障碍可能是单一症状（瘙痒）或多症状（瘙痒伴随其他器质性不可解释的身体疾病）。

精神分裂症和妄想障碍（表 33.1）本身在皮肤科表现为瘙痒的触幻觉或者由于引起瘙痒的寄生虫感染导致妄想犯罪。

有（或无）瘙痒引起的自我搔抓（表 33.1，A3）：在做作性障碍中，主要的症状是模仿、愤怒和（或）产生身体和精神症状，往往需要内科治疗。真性人为障碍引起的皮肤损害是无意识的，并且患者通常不承认，必须要和假性人为障碍引起的皮肤损害相鉴别。在后者病例中，患者能完全意识到在损害他们自己的皮肤，并承认是自己所做的，但是不可能停止这项行为。在一定程度上，根据第十版国际疾病分类，可能将过度的搔抓（神经官能性表皮剥脱）划为冲动控制丢失。严重的强迫症会导致湿疹和皮肤感染，也可以引起瘙痒症状。

33.2.2 多因素引起瘙痒，这种瘙痒的开始和过程被认为受精神因素影响

诊断目录"与疾病和其他疾病分类有关的精神和行为因素"用于记录精神和行为的影响在身体疾病表现中起着重要作用。这些身体疾病被归类到第十版国际疾病分类的其他章节（例如在特应性皮炎、慢性荨麻疹、单纯痒疹 / 结节性痒疹等）。精神压力因素经常持续一段时间（例如焦虑、情绪冲突、恐惧、压力、顺从性问题），但是它不足以证明其他明确的精神疾病诊断。部分精神压力的影响可以通过精神神经免疫关系解释（例如神经性皮炎、银屑病的一些病例）[7]，部分可以通过行为方面解释（参照以上 33.1.2）。在临床上可以观察他们，但是目前确切的机制还没有完全清楚。

33.2.3 慢性瘙痒引起的精神障碍反应

有或无皮肤改变的慢性瘙痒引起相当大的社会精神负担，由于在这种状况下通常不会威胁到生命，慢性瘙痒经常被低估。慢性瘙痒作为一种社会精神压力，需要通过个人的应对机制和超出个人的能力来解决。作为临床上一些相关的问题，例如应对疾病、抑

郁性障碍、焦虑、性障碍等可能会发展的问题，我们必须明确诊断和治疗。

33.2.4 伴有精神障碍的共存疾病

在总人口的调查中显示精神障碍的患病率为 20% ~ 25%，一些精神障碍患者被瘙痒烦扰，一个精神障碍患者可能同时存在处理瘙痒的困难，从而影响疾病的病程（例如人格障碍、器质性精神障碍或精神分裂症等病例中的顺从性问题）。精神障碍共存的患者应该得到诊断和治疗。

33.3 瘙痒在精神障碍患者的发生频率

在一项调查中我们得出，109 例皮肤病患者中超过 70% 的人主要症状是瘙痒，达到 6 种精神疾病或心身疾病诊断，证明了在这种人群中有严重的精神疾病共存[8]。其他人还发现，皮肤病住院患者的严重精神障碍患病率通常比门诊患者更显著[9-10]。

在我们的样本中调查了超过 60% 的患者，超过 50% 的患者被建议接受心理或精神科治疗，符合明确的精神疾病共存。与此相反，几乎 90% 的患者没有先前的精神科治疗经历，109 例患者中只有 9 例有超过 5 次精神科会话治疗。

33.4 治疗方法

仅仅基于一个单一精神科干预的惊人结果已在一项研究中报道，其目的是调查皮肤病的发生与生活事件的关系。根据皮肤科治疗医生报告，64 例患者中有 40 例皮肤在几个星期内得到改善。在这项研究中，64 例患者中 10 例患有非清晰定义的痒疹，10 例

中有 8 例皮肤得到改善[11]。

为皮肤病患者制定的特殊行为治疗计划包括心理教育项目、压力训练、社交能力训练和放松疗法。这些计划目的在于帮助治疗疾病、失控的恐惧和打破"瘙痒-搔抓-循环"。研究者通常在门诊和住院部实行小组计划，这些计划在特应性皮炎患者中的对照研究中证明是有效和可行的；与单纯的皮肤科治疗相比，根据皮肤科检查和社会心理参数，已证实这些治疗项目的有效性。在许多门诊或者综合住院部，已经应用心理动力学治疗皮肤病。40 例神经性皮炎综合住院治疗患者的预后评价令人非常满意（参考综述 1）。

考虑到严重精神疾病共存和精神辅助因子引起瘙痒和慢性瘙痒的过程，有效的精神科治疗也可以解决皮肤科问题，皮肤科必须争取加强与心理科和精神科的会诊，加强与各个部门的联系。

（张峻岭 程 琳 徐士福 译
谢志强 校）

参考文献

1. Schneider G, Gieler U. Die Haut als Spiegel der Seele. Psychosomatische Dermatologie - aktueller Forschungsstand. *Z Psychosom Med Psychother*. 2001;47:307–331.
2. Kodama A, Horikawa T, Suzuki T, et al. Effect of stress on atopic dermatitis: Investigation in patients after the great Hanshin earthquake. *J Allergy Clin Immunol*. 1999;104:173–176.
3. King RM, Wilson GV. Use of a diary technique to investigate psychosomatic relations in atopic dermatitis. *J. Psychosom Res*. 1991;35:697–706.
4. Buske-Kirschbaum A, Geiben A, Hellhammer D. Psychobiological aspects of atopic dermatitis. *An overview*. *Psychother Psychosom*. 2001;70:6–16.
5. Dark K, Peeke HVS, Ellman G, Salfi M. Behaviorally conditioned histamine release. Prior stress and the conditionability and extinction of the response. *Ann N Y Acad Sci*. 1987;496:578–582.
6. Scholz OB, Hermanns N. Krankheitsverhalten und Kognitionen beeinflussen die Juckreiz-Wahrnehmung von Patienten mit atopischer Dermatitis. *Z Klin Psychol*. 1994;23:127–135.
7. Niemeier V, Winckelsesser T, Gieler U. Hautkrankheit und Sexualität. Eine empirische Studie zum Sexualverhalten von Patienten mit Psoriasis vulgaris und Neurodermitis

im Vergleich mit Hautgesunden. *Hautarzt*. 1997;48: 629–633.

8. Schneider G, Driesch G, Heuft G, Evers S, Luger TA, Ständer S. Psychosomatic cofactors and psychiatric comorbidity in patients with chronic itch. *Clin Exp Dermatol*. 2006;31:762–767.

9. Gupta MA, Gupta AK. Depression and suicidal ideation in dermatology patients with acne, alopecia areata, atopic dermatitis and psoriasis. *Br J Dermatol*. 1998;139: 846–850.

10. Picardi A, Abeni D, Melchi CF, Puddu P, Pasquini P. Psychiatric morbidity in dermatological outpatients: an issue to be recognized. *Br J Dermatol*. 2000;143:983–991.

11. Capoore HS, Rowland-Payne CME, Goldin D. Does psychological intervention help chronic skin conditions? *Postgrad Med J*. 1998;74:662–664.

第 34 章　心身医学和精神病学：心理学疗法

Sabine Dutray · Aurent Misery

我真的是在搔抓自己，在此我可以说，如果有谁不知道持续的瘙痒是什么感觉，那么他便对地狱一无所知……

Lorette Nobécourt，La démangeaison [Itching]

Editions J'ai lu，Paris，1999

瘙痒被定义为"想要搔抓自己的一种不愉快的感觉"[1]，瘙痒是皮肤病学中的一个重要症状，是这个专业领域的特有表现[2]。瘙痒发生于皮肤表面和一些黏膜层，它在皮肤和黏膜表面不会造成伤口，但会影响这些器官的功能。最后，瘙痒的感觉存在于大脑中，可以或者不可以被感知。在意识方面，瘙痒将皮肤和大脑联系起来，即没有大脑，便不会感到瘙痒[3]。因此，瘙痒是一种主观的感觉，这种感觉存在于大脑、生理、心理及语言水平上。正是这种多重性形成了机体与心理分析之间的联系。我们可以用"不愉快"和"欲望"以及一个具有双重意义（身体和心理）的概念来定义瘙痒，以表达这种复杂的感受。这就是为什么皮肤可以是某种躯体和精神对象表达的起始点及目标，一条不可能离开瘙痒而独立存在的死巷。最后它变成一种恶性循环，成为生活中主要的痛苦，影响社会、职业、情感以及精神生活。主观上，瘙痒存在于人们生活的各个角落；表现在皮肤上，这种主观感受不仅影响他的身份、与其他人之间的关系以及与时间的关系，还影响他的性格[4]。

34.1 皮肤，瘙痒和心理分析的联系：有助于诊断

瘙痒研究国际论坛通过对皮肤的临床研究，对慢性瘙痒做出具体的分类，根据是否存在皮损来定义皮肤病变，进而将皮肤原发损害（皮肤病本身造成）与继发损害（患者造成）进行鉴别[5]。在这个结构中，瘙痒和精神之间的联系明确地在 3 组中的 2 组中反映出来：伴有或不伴有瘙痒的临床表现。这并不意味着在第 1 组中不存在精神方面的影响，他们存在于有炎症的皮肤瘙痒症的患者中。患者可能出现自己不能控制的瘙痒和挠抓。

从这一点上看，我们可以发现身体与心理间的密切联系使医生的临床工作变得复杂，既要结合自身的临床经验和临床观察，又要顾及患者的感受，以进一步弄清其中的利害关系[6]。

这就是为什么医生与患者之间的关系可以依赖于皮肤疾病与精神疾病（心理或精神）之间的特殊关系而存在。为了更清楚地弄清这个问题，从 1929 年开始将身体与精神疾病进行不同的分类。在 Sylvie Consoli 的分类法之后[6]，Laurent Misery 和 Myriam Chastaing[7]以病史和发病机制作为标准，制定了新的分类方法。最终将疾病分为 4 组：

1. 由既往存在的皮肤疾病导致的心理问题：已知或者慢性发展的皮肤疾病干扰患

者的精神状态例如抑郁症或者焦虑症。在某一皮肤疾病中，例如特应性皮炎，瘙痒是疾病恶化的因素之一。它产生额外的不适、痛苦和无助感，这使得患者对疾病更加没有信心，要么妥协，要么通过搔抓来得到满足。

2.心理问题涉及皮肤疾病：由于心理问题引发患者不愉快的感觉，并导致患者对自己造成皮肤损伤。

在皮肤感觉异常的病例中，我们可以发现这类患者易于通过自己的身体来发泄心理上的痛苦。就瘙痒症候群[8]而言，瘙痒引起的功能性障碍对于患者和医生来说是令人不安的（详见第35章）。从发现皮肤问题，通过理论来寻找病因，到绝望地面对着医生们提供的不同的治疗方法，瘙痒伴发功能障碍会更加的强烈。有时候，心因性瘙痒相对于器官性瘙痒占主导地位，例如水源性瘙痒（详见第21章）：玛莲娜，44岁，洗澡对她来说是一成不变的。每次洗澡对她来说是精神和身体上的折磨。她会提前做好精细的准备来避免洗澡之后出现的瘙痒。她洗澡之后为了可以挠抓瘙痒处，经常独处，有时候会持续几个小时。洗澡后表现出的瘙痒给她带来了精神和身体上的痛苦，从而对洗澡产生了恐惧感而回避。在精神治疗的过程中，她强调瘙痒使她不能控制自己的生活及环境，尤其是与丈夫产生矛盾时，她害怕丈夫对自己身体的虐待和言语上的辱骂；吞没和破坏的感觉是她可能需要面对和害怕的。最终，由于瘙痒症状，她变得无法忍受与其他人近距离接触，也不再与其他人群有亲密的接触。

在老年人群中（详见第51章，老年性瘙痒），老年性瘙痒症可有许多身体上的解释例如皮肤干燥，但老年性瘙痒症可以是孤独、丧偶或与和社会脱节的一种反应[6]。当患者出现寄生虫妄想病时，可能出现EKbom综合征，尤其是未患有其他器质性或精神性

障碍的早老年龄的女性，需要及时地给予监控[4,10-12]。因此老年人群需要医生给予一定的关注[6]。医生会经常听到老年患者抱怨躯体和精神上的痛苦。

此外，外阴瘙痒症（详见第37章）可能是对性病及肿瘤害怕的表现，这种害怕来源于羞耻的性经历[6]。尤其是肛门瘙痒症，可能源于躯体疾病最终在易于强迫、抑郁和焦虑元素的个体中发展加重[6,13]。

精神性瘙痒症的发病机制对皮肤病医生来说仍然是艰巨的主题。搔抓皮肤是无意识、缺乏思考的、对自己的损害，而对伴有抓痕的患者来说可能是有意识的：马乔里，24岁，经常搔抓双手，两侧前臂和脸部。她不能忍受结痂和瘢痕，想要恢复自己光滑的皮肤。每一次轻微的挠抓便会使伤痕更加的明显。她承认自己无法接受或面对皮肤的改变而变得沮丧。对她而言，皮肤的瘙痒转化成伤口，并伴随着精神上的空虚和悲伤。她无法控制自己的情绪，在休息、晚上或无聊时，尤其在工作中，便会搔抓自己的皮肤。瘙痒和刺激使得她总是搔抓，她被弥漫的痛苦吞没了。

3.受心理问题影响的皮肤病：皮肤病的患者，其病理生理机制是复杂的，包括心理问题。激素和神经传导递质（第3组）在病因、调节免疫和皮肤细胞特性上发挥重要的作用[14]。而由部分或完全精神问题（第2组和第3组）诱发的皮肤性疾病也会出现与皮损相关的精神疾病（第1组）。

在银屑病、特应性皮炎或慢性荨麻疹中[15]，精神障碍与瘙痒性皮肤病是紧密联系的[6]。莫娜，19岁，由于发生严重的荨麻疹，她需要半夜看皮肤科急诊。她的这次发病与最近的家庭事件有关。事实上，她的哥哥即将释放出狱，她因为受到哥哥言语和身体上的威胁而害怕他。他指责莫娜在庭审

中没有支持他，而莫娜对原来自己崇拜的哥哥的背叛而感到失望。她既害怕哥哥的暴力又不想屈服，生活在极度的痛苦之中，痛苦地等待着即将发生的事。

4．无明显关联的皮肤病和精神性疾病：这类疾病可能在临床诊断时其相互关联尚不明显。从这点来看，瘙痒症对临床医生来讲难以把握，因为患者对它的描述、瘙痒程度以及对人们生活的影响仍然不客观。这种特性质疑将皮肤放置于个体精神功能和结构中。在一次治疗交流中怎样才能确定、依赖和支持这种相关性，而使患者和医生产生统一的意见？

34.2 皮肤、瘙痒和心理分析：不同声音的历史

在胚胎发育初期，皮肤和大脑是通过外胚层相连的。这是生命功能发展中从生理和精神上第一次的必然结合。皮肤是机体一个重要的器官，它起到保护和调节的作用，包括机体本身和情绪方面，就像大脑一样，通过交换来获知其他人的感受。

精神分析学是建立在潜意识下研究人类及其心理功能的理论。它是建立在20世纪相交之时第一个有关皮肤和精神方面的假设理论。西格蒙德．弗洛伊德，奥地利人，专门从事神经病学研究，他阐述了一种保护系统理论，称为"保护屏"。它可通过强化将对身体有害的外界刺激过滤掉[16]。他认为这个系统承当身体上的包膜，第一是感觉器官，然后是皮肤。

除此之外，身体表面、感觉和触觉通过自我构造在个体精神组成中担任了一个突出的角色："自我调节或自我（ego），首先是身体的自我。它不仅存在于表面，本身还是个体外在表现的投影[17]。在英文译本

（1927年）中，他写道："自我调节或自我来源于身体感觉的末端，在身体表面有其主要来源。因此，它可以被认为是身体表面的精神投射。而且，正如我们上面所说的，它是精神世界的外在表现。"

事实上，自我调节或自我是一种权利。它不仅用来保护内部免受外界的侵袭，还可以用于精神刺激的检测。从这点来看，它是外部认知和内部精神器官的临界点。它可将内在和外界分清，进而可以鉴别侵犯是来源于内在还是外在的。从而可以起到保护作用或者使自身得到满足（例如认知）[18]。因此，外在的观念、交流、保护和过滤在生理和心理方面具有双重的意义。

这些是通过母亲和孩子第一次的交流建立起来的。美国动物行为学家和精神病学家Harry F. Harlow通过对猴子进行研究[19]，结果表明温和的、亲密的皮肤接触对孩子和母亲间建立感情起到很重要的作用。这种愉快的经历和舒适感觉是建立自信和安全感的基础。因此孩子也会以同样的方式与他人进行交流[4]。

20世纪50年代，英国的精神病学和精神分析学家John Bowlby提出在出生后的几年中，孩子与母亲的交流的重要性[20]。实际上，建立良好的关系需要5个因素：稳定的支持、温暖的拥抱、温和的抚摸、微笑地交流、抚养中运动和感觉的相互作用。这使儿童得到被保护的感觉而产生安全感。因此，婴儿期的孩子与母亲之间最亲密的交流是建立孩子精神结构的基础。

之后儿童学家和精神分析学家Donald W. Winnicott将母亲在孩子关系生活中的作用推广至外界[21]。实际上，因为孩子身体和心智发育不成熟，他们必须依赖于母亲。而母亲的作用就是"保护屏"（见上）。因此，母亲将接触、过滤和保护孩子免于恶

意的外部强烈的观念的干扰，直至孩子的身体成熟，能够保护自己。当母亲停止保护的时候，孩子便能够逐渐的通过皮肤和感觉器官来保护自己免受强烈刺激的干扰。此时，"保护屏"便会从外部的变成内部的。从此开始，孩子可以打开自己的世界，能够主观地使自己得到满足。开始，孩子会不时地需要母亲的帮助。当他自己开始探索的时候，他便会变得独立[22]。结果，母亲是孩子和外界起始的中介，是帮助孩子的"外部皮肤"。然后逐渐地，孩子认识自己的缺点，一点点地建立起自己内部的安全感，从而在外部表现为自信。

法国的精神病学和精神分析学家 Didier Anzieu 将皮肤的功能和精神病学表现结合起来，制定和提出"皮肤自我调节（Skin Ego）"的理论[23]："通过皮肤自我调节，我指的儿童皮肤的自我调节是在早期主要通过肢体语言来体现精神方面的自我调节"。皮肤具有精神含义，因此不同的精神内容可以在身体水平上表现出来：

在护理、照顾和言语中，"背包"的功能就是采集孩子感觉好的紧密的部分。

"交界"功能是限制外界进入，建立保护屏障，防止外界的侵犯。

"地方"的功能是与其他人建立有意义关系的"交流方法"和留下印象。

通过早期的触觉，和谐地交流和可靠的依恋关系，以及与母亲"分享皮肤"，孩子会逐渐地将自己的皮肤作为自己有效的表达工具，这给孩子带来自信和安全感。

但是当这个过程无法完全实现时，皮肤的某些功能和自我调节的紊乱使机体受到限制。在这种情况下，瘙痒的产生被视为一种外在和内在的侵犯，可能会破坏皮肤和精神之间的联系。它被视为焦虑的来源或表现。以上所讲述的几点对精神分析的理解可以是躯体性皮肤和精神性皮肤的连接支持，用于更好地掌握瘙痒在个体精神体系中的作用，从而为医生提供有用的信息和支持。

（张理涛 译 谢志强 校）

参考文献

1. Bernhard JD. Itch. Mechanisms and Management of Pruritus. New York: McGraw-Hill; 1994.
2. Misery L. La peau neuronale - Les nerfs à fleur de peau. Paris: Ellipses; 2000.
3. Misery L. Le prurit: nouveautés physiologiques. Abstract Dermatologie. 2007;521:16–17.
4. Consoli SG, Consoli SM. Psychanalyse, Dermatologie, Prothèses - D'une Peau à l'autre. Paris: PUF; 2006.
5. Ständer S, Weisshaar E, Mettang T, et al. Clinical classification of itch: a position paper of the international forum for the study of itch. Acta Derm Venereol. 2007;87:291–294.
6. Consoli SG. Psychiatrie et dermatologie. Encycl Méd Chir, Dermatologie, 98–874-A-10. Paris: Elsevier; 2001.
7. Misery L, Chastaing M. Joint consultation by a psychiatrist and a dermatologist. Dermatol Psychosom. 2003;4:160–164.
8. Cambazard F, Misery L. Thérapeutiques Germatologiques. Paris: Médecines-Sciences Flammarion; 2001.
9. Misery L, Alexandre S, Dutray S, et al. Functional itch disorder or psychogenic pruritus: Suggested diagnosis criteria from the French psychodermatology group. Acta Derm Venereol. 2007;87:341–344.
10. Dubreuil A, Hazif-Thomas C. Prurit et psychisme chez la personne âgée, interactions et intrications. Rev Gériatr. 2004;29:319–327.
11. Bouree P, Benattar B, Perivier S. Une fausse ectoparasitose: le syndrome d'Ekbom. Rev Prat. 2007;57(6):585–589.
12. Consoli SG. La parasitophobie existe-t-elle encore aujourd'hui? Dermatol Prat. 2007;306:3–4.
13. Zuccati G, Lotti T, Mastrolorenzo A, Rapaccini A, Tiradritti L. Pruritus ani. Dermatol Ther. 2005;18:355–362.
14. Misery L. Are biochemical mediators the missing link between psychosomatics and dermatology? Dermatol Psychosom. 2001;2:178–183.
15. Gupta MA, Gupta AK. Depression modulates pruritus preception, a study of pruritus in psoriasis, atopic dermatitis and chronic idiopathic urticaria. Ann NY Acad Sci 1999;885:394–395.
16. Freud S. "Au-delà du principe de plaisir" ["Beyond the Pleasure Principle"] (1920). Essais de psychanalyse. Paris: Payot; 1981:43–115.
17. Freud S, "Le Moi et le Ça" ["The Ego and the Id"] (1923). Essais de psychanalyse. Paris: Payot; 1981:230–239.
18. Consoli SG. Le moi-peau. Méd Sci. 2006;22:197–200.
19. Harlow HF. The nature of love. Am Psychol. 1958;13:673–685.
20. Bowlby J. "L'attachement" ["Attachment"]. Attachement et perte, Tome 1 [Attachment and Loss. Vol. I. Paris: PUF; 1978.
21. Winnicott DW. "La préoccupation maternelle primaire" [The primary maternal preoccupation] (1956). De la pédiatrie à la psychanalyse [Through Pediatrics to Psychoanalysis]. Paris: Payot; 1969:285–291.
22. Winnicott DW. "Le développement affectif primaire" ["Primary Emotional Development"] (1945). De la pédiatrie à la psychanalyse [Through Pediatrics to Psychoanalysis]. Paris: Payot; 1969:57–71.
23. Anzieu D. Le Moi-peau. Paris: Dunod; 1985.

第 35 章　精神性瘙痒

Laurent Misery

35.1 定义和现状

在非皮肤病引起的瘙痒中，有时诊断为精神性瘙痒。然而，由于患者的焦虑不安或者医生没有明确的诊断而误诊为特发性瘙痒。想想电影"Nani Morretti"中的Caro diaro……

精神性瘙痒一直被一些皮肤病学家所争论，但是大多数认为精神性瘙痒可作为一个独立的疾病，同时这一观点也被大多数有关瘙痒的综述所引用。但2007年7月在PubMed中检索"精神性瘙痒"这一关键词时，结果只有31篇相关文献[1]。

精神性瘙痒在第十次修订版国际疾病分类（ICD-10）中的精神性疾病里并未提及，但其却与吞咽困难、精神性斜颈、磨牙症一同被归为其他躯体类皮肤病（F45.8）中，广义上又可把他们归于"神经性疾病、压力相关性疾病以及躯体性疾病"。

皮肤病学者认为精神性瘙痒是一种独立性疾病，因为他们发现有很多人患有此病。在对一个专门从事精神性皮肤病的大学皮肤科调查中发现，6.5 %的患者患有"躯体性的瘙痒"（或躯体性瘙痒），诊断标准参照诊断和统计手册第四版（DSM-Ⅵ）中的类似诊断[2]。然而精神病学家认为这是一个很小的概率。在 DSM-Ⅵ中没有提到躯体性瘙痒。我们建议可以参照在 DSM-Ⅵ中的以下4个诊断标准：

● 未分类的躯体性疾病（300.81）：主诉是没有任何医学或精神疾病来解释目前存在或加剧的这些症状，并且这些症状持续半年或更长时间。这些症状不是有意自我引起和假装的。

● 与心理因素相关的疼痛性疾病（307.80）：心理因素在引起、加重、恶化与维持疼痛中起重要作用。

● 未特指的躯体性疾病（300.82）：指不适用于任何特定的躯体性疾病诊断标准的那些具有躯体症状的疾病。

● "可转换的疾病"（300.11）：不能解释的症状或不适能影响自主运动或感觉作用，这表明患有神经上的或者其他常见的医学疾病。同时心理因素被认为与这些症状或不适有关。

众所周知，精神性因素常常加重躯体感觉，例如瘙痒和疼痛[3]。Fried[4]学者认为不存在纯粹意义上的精神性或器质性瘙痒。大多数具有瘙痒症状的患者都有躯体疾病，并且他们的症状都受调于身心因素，比如抑郁症。然而，一些人仅患躯体性疾病，而另一些人却患精神性瘙痒。

法国的精神性皮肤病学组织（FPDG）建议将精神性瘙痒定义为"以瘙痒为主要症状，并且精神心理因素在引起、加剧或持续瘙痒中起重要作用的一种瘙痒性疾病"。此组织建议称之为"功能性瘙痒性疾病（FID）"[5]。这个定义包含10个诊断标准。（见表35.1），其中3个标准是必备的，其余7个是参考标准。关于 FID 的诊断，必须具备3个必备标准和其余7个参考标准中的至少3个。

表 35.1 FID（或者精神性瘙痒）的诊断标准
（Previously Published in Acta Derm Venereol 2007；87：341-344.）

3 个必备标准：

- 局部或周身瘙痒，且无原发的皮肤损害
- 慢性瘙痒，病程超过 6 周
- 不是由身体原因引起

7 个参考标准中的 3 个：

- 瘙痒的发生与一件或几件能产生心理反响的生活事件有时间先后顺序
- 瘙痒严重程度与生活压力大小有关
- 白天与晚上瘙痒程度不同
- 休息或不活动时瘙痒明显
- 伴随精神性疾病
- 精神性药物可以改善的瘙痒
- 通过心理疗法可以改善的瘙痒

为了避免误诊，制定明确的定义非常重要。FID 不是一种特发的瘙痒病：有必要联合阴性（没有躯体原因）和阳性标准（临床症状，与精神性疾病或压力性生活事件有关）。对于患者个体来讲，只要给出正确的诊断就行；但对所有患者，就需要依据诊断标准，并通过临床和精神心理研究来更好地理解功能性瘙痒性疾病。

关于"精神性瘙痒"这一术语，FPDG 也考虑了其他名称，如"非器质性瘙痒"、"身心性瘙痒"、"躯体形瘙痒"、"与心理因素相关的瘙痒性疾病"和"功能性瘙痒性疾病"。最后一个名称可能最好，因为它包含功能性疾病中的精神性瘙痒，可以避免对"精神性"的放大解释。ICD-10 对"躯体形的瘙痒"的定义也许在皮肤学会之外更易被接受。

FPDG 更倾向于"功能性疾病"，因为"躯体性疾病"暗示着一种精神病学的定义，而目前的共识是功能性瘙痒性疾病没有躯体性或精神性的区别，尽管存在内在的精

神心理冲突。此外，功能性疾病含有这样一种观点：如果找不到躯体性原因就可能与精神性疾病相关。在对功能性瘙痒性疾病作出诊断之前不一定发现与精神心理冲突相关的症状或精神性疾病，但在后来可以被发现。

IFSI（瘙痒研究国际论坛）使用"躯体性瘙痒"[6]。欧洲关于瘙痒指南更倾向于用"躯体性瘙痒"，因为它方便国际使用，同时也可以避免"精神性的"这一词汇。

这一争论可能不是非常重要。所有这些词汇都是以精神心理因素为主要原因的瘙痒。

35.2 类似的疾病

功能性瘙痒性疾病（躯体性瘙痒）是一种家族性疾病，因此我们建议将其命名为"功能性皮肤黏膜病"或"躯体形皮肤黏膜病"，如皮肤病精神性疼痛或感觉异常、外阴痛、口唇痛、舌灼痛，一些毛发痛和反应性、敏感性、反应过度和易刺激性皮肤[7]。这些疾病与下列疾病均不属于皮肤黏膜病范畴，如精神性疼痛、精神性咳嗽和肠易激综合征[8]。肌纤维痛和对多种化学物质敏感[9]也属于 MUPS（医学无法解释的躯体症状）这一范畴[10-11]。

精神性皮肤病的分类（与皮肤和精神性疾病相关）包括"与皮肤感觉相关的精神疾病"[12]、"功能性皮肤病和黏膜性疾病"[13]或者"由强烈精神因素引起的症状"[14]等无器质性病变的瘙痒疾病病。功能性瘙痒疾病（FID）包括下列不同诊断：精神性荨麻疹、精神性皮肤划痕症、精神性抓痕和人工皮炎。

35.3 发病机制

瘙痒的选择通路已被证实[15]。当瘙痒发生时，大脑中的感觉、运动、情感区域被

激活[16-19]，因此瘙痒最新定义为"伴随着大脑皮质前层对侧的激活与占主导的同侧辅助运动区域和下方的颅顶部小叶被激活的一种感觉，可以伴有搔抓"[20]。这说明瘙痒源于脑而不是皮肤[21]。大脑在瘙痒发病机制中的重要性，证实所有瘙痒的发生都存在精神心理因素[22]，甚至特殊的精神性瘙痒。瘙痒能被精神性物质诱发[23]，例如阿片[24]和其他神经递质如乙酰胆碱[25]，它们也可能参与瘙痒的发生。

为什么FID或其他原因的瘙痒患者更易搔抓，诱导皮肤神经增殖和更多的瘙痒，即还有其他的可能吗？搔抓能短暂性的止痒，随后引起外周和中枢致敏[21,26-28]。通过搔抓释放的炎症介质使瘙痒受体敏化（外周敏化），然而这种慢性炎症激发了脊髓和大脑的瘙痒过程，从而引起轻触诱发瘙痒（中枢敏化）。瘙痒的中枢敏化完善了我们对FID的理解。

35.4 精神病理学

神经生理学或精神心理学资料（见第33章和第50章）有助于帮助我们对MUPS特别是FID的理解。

从精神病理学的角度看，自我 - 皮肤（Moi-peau）[29]和躯体精神分裂[10]的概念是非常有意义的。Moi-peau（自我 - 皮肤）指的是一种幻想的现状：儿童在早期阶段基于身体表面经历表述自己为"我"，并且这种情形持续终生。孩子在母亲的照顾下，幻想一个皮肤与母亲分享：一方是母亲（幻想现状的外层），另一方是孩子（幻想现状内层）。如果孩子想获得自己的自我 - 皮肤，这两个层面必须隔离[30]。但是，自我部分依然由皮肤确定。这一理论有助于我们理解为什么精神心理矛盾可以被转化为皮肤症

状。在DSM- Ⅵ中，分裂被定义为：对环境的感觉、记忆、同一性或知觉的整体功能的破坏。精神和躯体症状的分裂是相关联的。瘙痒在躯体分裂的发生中起重要作用，即使是轻度的分裂。

35.5 生活质量

对心理学概念不太熟悉的学者认为，FID可能与愉快的心情有关。一些精神分析师认为瘙痒就像精神性手淫。如同疼痛一样，瘙痒也使人痛苦，绝不是快乐，尽管搔抓能短暂的减轻瘙痒。瘙痒（包括FID）引起相当大的躯体和精神上的痛苦，从而影响生活质量和增加精神心理疾病的患病率[31-33]。

FID显然是令人讨厌的。瘙痒 - 搔抓 - 瘙痒是一种恶性循环。愉快的感觉与瘙痒无关而与搔抓有关，搔抓活化大脑的愉快区域，释放阿片，引起瘙痒[26]。最近一份关于瘙痒的讲座显示，瘙痒和搔抓仅通过视觉的刺激就可引起[23]。因此，瘙痒不仅发生在患者身上，他周围的人也会被传染。

35.6 诊断的确立

为了避免误诊，对FID的诊断需要制定诊断标准（表35.1）。此外，如果他们被告知瘙痒是由精神因素引起的，一些患者会感到自责。为了避免此事，对首次就诊的没有皮肤疾病的瘙痒患者，有必要告诉他们这个可能的诊断。对患者进行查体、生物学、放射性检查及问诊后，可以更好地了解他们，也就更容易准确的做出诊断。向患者解释他们不必为瘙痒自责，为精神性瘙痒的患者做出正确的诊断和个体化治疗方案很重要。需要告知患者，并让他感觉到他们的痛苦已被真实地理解。

35.7 治 疗

依据目前诊断标准，尚无关于躯体形痒痒治疗的临床实验。Fried 实施了一个有趣的 3 级层面的方法：病损层面、情感层面、认知层面。所有的患者，封包，外用皮质类固醇，钙调神经磷酸酶抑制剂及抗痒痒软膏（包括辣椒碱、多塞平、利多卡因、薄荷醇、对羟苯甘氨酸、内源性大麻素和棉子糖等）治疗搔抓性皮损和痒疹。PUVA 和 UVB 有时疗效显著。

情感层面可以通过医患之间的交流和情感支持实施，然后进行个性化的心理分析、心理治疗、催眠或行为治疗，从而使患者了解疾病，减轻他们的自责感，指导他们合适的清洗方法和替代搔抓的方法，从而提高患者对疾病的认知力。

对于可接受的潜在不良反应，精神性药物也非常有用，如多塞平和 5- 羟色胺阻滞剂（氟西汀、舍曲林、帕罗西汀、西酞普兰、氟伏沙明、依地普仑）[34]。精神性药物非常适用于治疗精神性痒痒，这些药物用于抑郁、焦虑及痒痒的治疗应该更有效（为了达到更好的耐受性，使用抗组胺药而不是抗胆碱能药）。由于痒痒的外周和中枢敏化，用于抗痒痒的药物也可以用于治疗 FID。

（张峻岭 于 旺 译 谢志强 校）

参考文献

1. Misery L. Psychogenic pruritus or functional itch disorder. *Expert Rev Dermatol.* 2008;3:49–53.
2. Stangier U, Gieler U. Somatoforme Störungen in der Dermatologie. *Psychotherapie.* 1997;2:91–101.
3. Gieler U, Niemeier V, Brosig B, Kupfer J. Psychosomatic aspects of pruritus. *Dermatol Psychosom.* 2002;3:6–13.
4. Fried RG. Evaluation and treatment of "psychogenic" pruritus and self-excoriation. *J Am Acad Dermatol.* 1994;30:993–999.
5. Misery L, Alexandre S, Dutray S, et al. Functional itch disorder or psychogenic pruritus: suggested diagnosis criteria from the French psychodermatology group. *Acta Derm Venereol.* 2007;87:341–344.
6. Stander S, Weisshaar E, Mettang T, et al. Clinical classification of itch: a position paper of the international forum for the study of itch. *Acta Derm Venereol.* 2007;87:291–294.
7. Misery L, Myon E, Martin N, et al. Sensitive skin: psychological effects and seasonal changes. *J Eur Acad Dermatol Venereol.* 2007;21:620–628.
8. Misery L. Are pruritus and scratching the cough of the skin? *Dermatology.* 2008;216:3–5.
9. Barnig C, Kopferschmitt MC, de Blay F. Syndrome d'hypersensibilité chimique multiple: phsyiopathologie et clinique. *Rev Fr Allergol Immunol Clin.* 2007;47:250–252.
10. Gupta MA, Gupta AK. Medically unexplained cutaneous sensory symptoms may represent somatoform dissociation. *An Empirical study. J Psychosom Res.* 2006;60:131–136.
11. Richardson RD, Engel CC. Evaluation and management of medically unexplained physical symptoms. *Neurologist.* 2004;10:18–30.
12. Misery L, Chastaing M. Joint consultation by a psychiatrist and a dermatologist. *Dermatol Psychosom.* 2003;4:160–164.
13. Consoli SG. ed. *Psychiatrie et dermatologie.* Paris: Elsevier; 2001.
14. Koblenzer CS. Psychosomatic concepts in dermatology. *Arch Dermatol.* 1983;119:501–512.
15. Misery L. Voies spécifiques du prurit? *Ann Dermatol Venereol.* 2005;132:1007.
16. Darsow U, Drzezga A, Frisch M, et al. Processing of histamine-induced itch in the human cerebral cortex: a correlation analysis with dermal reactions. *J Invest Dermatol.* 2000;115:1029–1033.
17. Drzezga A, Darsow U, Treede RD, et al. Central activation by histamine-induced itch: analogies to pain processing: a correlational analysis of O-15 H_2O positron emission tomography studies. *Pain.* 2001;92:295–305.
18. Mochizuki H, Tashiro M, Kano M, Sakurada Y, Itoh M, Yanai K. Imaging of central itch modulation in the human brain using positron emission tomography. *Pain.* 2003;105:339–346.
19. Walter B, Sadlo MN, Kupfer J, et al. Brain activation by histamine prick test-induced itch. *J Invest Dermatol.* 2005;125:380–382.
20. Savin JA. How should we define itching? *J Am Acad Dermatol.* 1998;39:268–269.
21. Paus R, Schmelz M, Biro T, Steinhoff M. Frontiers in pruritus research: scratching the brain for more effective itch therapy. *J Clin Invest.* 2006;116:1174–1185.
22. van Os-Medendorp H, Eland- de Kok PCM, Grypdonck M, Bruijnzeel-Koomen CA, Ros WJG. Prevalence and predictors of psychosocial morbidity in patients with chronic pruritic skin. *J Eur Acad Dermatol Venereol.* 2006;20:810–817.
23. Niemeier V, Kupfer J, Gieler U. Observations during an itch-inducing lecture. *Dermatol Psychosom.* 1999;1:15–19.
24. Krishnan A, Koo J. Psyche, opioids, and itch: therapeutic consequences. *Dermatol Ther.* 2005;314–322.
25. Arnold LM, Auchenbach MB, McElroy SL. Psychogenic excoriation. Clinical features, proposed diagnostic criteria, epidemiology and approaches to treatment. *CNS Drugs.* 2001;15:351–359.
26. Ikoma A, Steinhoff M, Stander S, Yosipovitch G, Schmelz M. The neurobiology of itch. *Nat Rev Neurosci.* 2006;7:535–547.
27. Stander S, Schmelz M. Chronic itch and pain – similarities and differences. *Eur J Pain.* 2006;10:473–478.
28. Yosipovitch G, Greaves MW, Schmelz M. Itch. *Lancet.* 2003;361:690–694.
29. Anzieu D. *Le moi-peau.* Paris: Bordas; 1985.

30. Consoli SG. The "Moi-peau". *Med Sci (Paris)*. 2006;22: 197–200.
31. van Os-Medendorp H, Eland-de Kok PC, Grypdonck M, Bruijnzeel-Koomen CA, Ros WJ. Prevalence and predictors of psychosocial morbidity in patients with chronic pruritic skin diseases. *J Eur Acad Dermatol Venereol*. 2006;20:810–817.
32. Schneider G, Driesch G, Heuft G, Evers S, Luger TA, Stander S. Psychosomatic cofactors and psychiatric comorbidity in patients with chronic itch. *Clin Exp Dermatol*. 2006;31:762–767.
33. Misery L, Finlay AY, Martin N, et al. Atopic dermatitis: impact on the quality of life of patients and their partners. *Dermatology*. 2007;215:123–129.
34. Shaw RJ, Dayal S, Good J, Bruckner AL, Joshi SV. Psychiatric medications for the treatment of pruritus. *Psychosom Med*. 2007;69:970–978.

第六部分
其他专科

第 36 章 儿童瘙痒

Matthieu Greco · Laurent Misery

儿童瘙痒症的病因和治疗在一定程度上与成人瘙痒症基本一致，个别的儿童瘙痒症病例的病因学评估和成人瘙痒症的病因学评估完全相同。虽然如此，特殊的儿童瘙痒性皮肤病以及特应性皮炎会在单独的章节来介绍。

36.1 与瘙痒相关的遗传性皮肤病

36.1.1 鱼鳞病 -Sjögren-Larsson 综合征 [1]

强烈而持续的瘙痒是鱼鳞病的特征性表现。它是一种常染色体显性遗传病，是位于 17 号染色体上的编码长链脂肪酸的乙醇脱氢酶基因发生突变所致。出生时，皮肤增厚和苔藓样变，有灰色脱屑。病变主要为身体大的皱褶部位，如颈部、脐周。皮肤鱼鳞样变从婴儿期开始，在大的皱褶部位最为明显，一般不侵及面部。皮肤改变主要为红斑。

鱼鳞病除了皮损外，临床上还表现为下肢的痉挛性麻痹（上肢较轻），患者在 3 岁左右症状更加明显，同时还伴随精神障碍，偶有抽搐。患者会同时出现其他的症状：发育迟缓、头小畸形、多重性骨骼发育异常、牙齿发育不良、听力障碍以及视网膜退化。神经系统障碍和精神退化是缓慢发生的，最终可导致死亡。

病理学检查结果表明，在一些皮损区出现角化过度和角化不全。表皮呈棘层肥厚和乳头瘤样，颗粒层可略增厚，可见角栓。真皮层血管周围浸润。电子显微镜下，鳞状和颗粒细胞的胞质以及角层细胞中可见到层状内容物。

齐留通对本病引起的瘙痒效果显著 [2]。

36.1.2 Netherton 综合征

Netherton 综合征是常染色体隐性遗传病，是由于编码 LEKT1 蛋白的 SPINK5 基因发生突变所致，这种蛋白是丝氨酸蛋白酶抑制剂，在炎症过程中发挥作用。

临床表现为严重的特应性皮炎样表现，伴有剧烈的瘙痒和毛发生长异常（短而稀疏）：多为套叠性脆发症（竹发），极少见扭曲发或结节性脆发。新生儿可能会并发红皮病及继发的水电解质紊乱。在年龄较大的儿童中，高度瘙痒的皮肤区域出现更加特异性的表现，即匐行性、多环状游走性斑块，边缘呈双领状（回旋鱼鳞病）。严重的皮肤损伤可能会影响发育。到了青春期，皮损可能会出现局部缓解。一旦控制并发症，患者的平均寿命与正常人相当。

治疗此病的主要目的是控制并发症的发生：包括高钠血症、生长迟缓及与皮肤屏障功能破坏所导致的水及热量的丢失。局部外用润肤剂在治疗中起到重要作用，但其中不能含有角质溶解剂，因为它会加重皮损。局部使用钙调磷酸酶抑制剂对瘙痒很有效，但由于系统的吸收作用，必须少量应用 [3-4]。

36.1.3 遗传性胆汁淤积

在评估成人瘙痒时，肝性胆汁淤积是要排除的病因。儿童患者胆汁淤积有特殊的原因。大多数遗传性胆汁淤积症开始于新生儿期，瘙痒症状出现在出生 5 个月之后，而在此之前，已经做出了胆汁淤积症的临床诊断。

Alagille 综合征（肝动脉发育不良）经常伴有继发于胆汁淤积的严重瘙痒。10%～15%的新生儿胆汁淤积症可引起此综合征（约 1/100000 新生儿）。其诊断包括 5 项主要标准：特殊面容（前额凸出，小角下巴以及眼距增宽）、角膜后胚胎环、蝴蝶翼型脊柱异常、肺动脉外周分支狭窄以及由于小叶胆管缺乏引起的慢性胆汁淤积。诊断必须至少具备以上 5 项中的 3 项。肝胆管缺乏是指在含有至少 10 个完全的凯尔南（Kiernan）间隙的肝解剖中有大于 50%的凯尔南间隙中缺乏可见性肝胆管。发展为肝硬化的时间不定，可出现于青春期[5]。

进行性家族性肝内胆汁淤积症（PFIC）是一种常染色体隐性遗传病。它有 3 种类型。在前 2 种类型（PFIC1 和 PFIC2）中，胆汁淤积通常始于新生儿期，几个月后出现严重的瘙痒，而血清中 G-谷氨酰转移酶（GGT）的活性正常。与前 2 种类型不同，PFIC3 型出现较晚，且并发门静脉高压和肝功能不全。在此型中，瘙痒间断出现，并不严重，血清学 GGT 活性增强且伴胆管增生，而肝管正常。推荐的治疗是肝移植，但熊脱氧胆酸或者外源性胆汁引流也对 PFIC 儿童有一定的疗效[6]。

利福平对控制胆汁淤积引起的瘙痒有一定疗效[7]。

36.1.4 红细胞生成性原卟啉病[8]

曝光数分钟后发生剧烈的瘙痒（或疼痛）。红细胞生成性原卟啉病是一种常染色体显性遗传病，其临床表现多样。特征性表现为血红素合成酶的活性降低。原卟啉在所有具有血红素生物合成活性的细胞（红细胞和肝细胞）中增加。

早期临床症状主要是光敏感，造成各种皮肤表现。75%患者在 5 岁前发病。日晒后诱发本病，少数可由人造光引起。症状也可出现在冬季、大雾天气、甚至透过玻璃的暴露。暴露在阳光下几分钟后，患者会出现强烈的瘙痒症状，烧灼感或者皮肤疼痛。在 10h 内，面部和双手背出现淡紫色荨麻疹样皮损，偶见瘀点瘀斑。25%的患者 1～3 天后可出现水疱和大疱。随后出现小的硬性溃疡。

皮肤表现轻重不等，部分孤立存在，部分消退。大多数患者在前额、鼻部以及双颊出现凹陷性疤痕，皮肤呈"橘皮"外观。患处的皮肤呈微黄色，硬化肥厚。也可表现为鼻翼、耳部以及手指的干性湿疹，双手可见疣状丘疹。还可见甲床炎：甲半月缺失，呈蓝灰色。一般不累及黏膜。当患者成年后，症状有所改善，皮损也出现明显的好转。此病的主要并发症是胆石症，一般在 20 岁前发病，可伴有肝硬化，胆石的突然分解会很快导致死亡。

在 400nm 下，10%～30%的循环红细胞呈橘红色的荧光，红细胞原卟啉的增加（为正常值的 10 倍）可以确诊为红细胞生成性原卟啉病。

36.2 儿童获得性瘙痒性皮肤病

36.2.1 特应性皮炎[9]

特应性湿疹是一种瘙痒性皮肤病，所有患者都有瘙痒症状。4～6 个月的患儿瘙痒是唯一症状，患儿会出现搔抓动作。

特应性皮炎是儿童最常见的炎症性皮肤

病。发病机制是多因素的，为多基因遗传，尤其与丝聚蛋白基因突变有关。环境与遗传因素共同影响。表现 IgE 水平增加的免疫失调，最重要的是，由于多种细胞因子的影响导致 Th_1/Th_2 平衡紊乱。

皮损通常出现在 3 个月之后，发病部位为四肢和面部，一般不累及面中部。患处呈界限不明显的红斑以及鳞状表现，偶尔会出现水疱和渗出。随着年龄的增长，皮肤症状会随之发展，在两次发作之间患处皮肤很少恢复正常。经常表现为皮肤干燥。在两岁时，临床表现改变，皮损主要集中在皮肤屈曲皱褶处。患者皮肤干燥，如果疾病发展到慢性阶段，由于经常的搔抓而出现苔藓样变。在 3 ~ 4 岁后，皮肤症状会自然改善。然而，患儿仍然表现出皮肤干燥。在此年龄段，患儿出现呼吸系统症状（哮喘和鼻炎等）。特应性皮炎使患者的社会生活受到影响。

特应性皮炎的某些临床表现是很重要的，例如皮损境界清楚的硬币状皮炎，略增厚，抵抗治疗，经常与其他的感染性皮肤病混淆。丘疹性荨麻疹也常见于特应性皮炎的患儿。瘙痒是各种临床亚型的主要症状。

无论特应性皮炎严重程度如何，局部治疗是必要的。少有皮损抵抗局部治疗。最常见治疗失败的原因是患者不愿意局部外用糖皮质激素类药物。特应性皮炎的一线治疗是局部使用糖皮质激素类药物，注意卫生和饮食以及规律使用润肤剂。润肤剂可以减轻皮肤干燥和瘙痒症状。如果出现抵抗或依赖局部糖皮质激素的情况，可以局部外用钙调磷酸酶抑制剂，尤其在控制瘙痒症状方面。Ⅰ 型抗组胺药（AH_1）对婴儿临床作用方面的研究很少。口服非镇静类 AH_1 和镇静类 AH_1 的临床结果没有明显的差异；与安慰剂相比，也没有明显差异。因此在急性期口服抗组胺药并不是常规用药。对于伴有严重瘙痒的患者可短期给药。对于特应性皮炎患者，不建议局部使用抗组胺药。一些严重病例，可以使用环孢素类免疫抑制剂和光疗。

少数病例中，特应性皮炎可以是复杂疾病临床表现的一部分（Job-Buckley 综合征，Wiskott-Aldrich 综合征等）；同时还会出现一些伴随症状，尤其是复发性细菌感染。除此之外，我们还需要考虑 Netherton 综合征（详见上文）。

36.2.2 荨麻疹 [10-11]

荨麻疹表现为多处瘙痒和暂时的皮疹。在年龄较小的儿童中，可表现为瘀斑。

当水肿达到真皮深层或皮下组织，皮损较硬，苍白肿胀，此时瘙痒不明显，主要表现为疼痛，皮疹可持续 48 ~ 72h。这是深层的荨麻疹，也称为血管性水肿。近 50% 荨麻疹患者表现为两种混合型。瘙痒是普通荨麻疹的主要症状。而仅有血管性水肿的患者可以不出现瘙痒。儿童面部的血管性水肿必须要考虑饮食因素。我们可以通过检测 C1 酯酶抑制剂的量和活性来排除遗传性血管神经性水肿。

在儿童患者中，依靠症状学我们应该知道如何识别慢性婴幼儿荨麻疹综合征：慢性、婴幼儿、神经系统、皮肤和关节（CINCA）综合征，高 IgD 综合征，Mückle-Wells 综合征和 Still 病。值得注意的是，在 CINCA 综合征中荨麻疹是非瘙痒性的。

病程大于 6 周称为慢性荨麻疹。慢性荨麻疹在儿童中特殊，基本不典型。心理学的尤其是人文反应是有意义的；它会影响生活质量，使儿童及其父母产生焦虑。当面对儿童荨麻疹时，我们需要询问孩子和他们的父母一些问题，以弄清诱发或恶化的因素。需要强调以下几个方面：

● 家庭和个人病史（特应性荨麻疹和一

般性疾病)

- 发病年龄
- 服药情况（阿司匹林和非甾体抗炎药如布洛芬、可待因和其他组胺释放类药物）
- 饮食习惯（过度消耗组胺释放剂）
- 接触性荨麻疹（气球和游泳帽上的乳胶）
- 环境因素引起物理性荨麻疹（压力、摩擦、高温、寒冷、水、光照和震动）
- 压力作为加重的因素
- 伴发症状提示一般性疾病。皮疹固定持续时间超过 24h、瘙痒轻微，要考虑荨麻疹性血管炎，尤其合并其他皮损如紫癜样皮损时。儿童慢性荨麻疹还需与多形性红斑、肥大细胞增生症和出疱前的类天疱疮进行鉴别。

儿童慢性荨麻疹的评估和治疗与成人无差异，除了某些药物对儿童无使用授权外。

36.2.3 高免疫球蛋白 D 综合征 [12]

高免疫球蛋白 D 综合征通常出现于儿童期（4/5 的患者在 1 岁前发病），且超过 1/3 的患者有家族遗传性（可能为常染色体隐性遗传）。表现为发作性荨麻疹，瘙痒可持续 3 ~ 7 天，发生的频率高且多变（一周两次到一年两次之间），可先表现为红斑，之后发展为丘疹，有时表现为出血性环状无胆汁分泌的皮下结节或黏膜病变（2/3 的患者出现口腔溃疡）。患者伴发高烧，常常超过 40℃，寒战，关节痛或者大关节的非损伤对称性关节炎，淋巴结肿大，偶尔出现肝脾肿大，腹痛（腹泻、呕吐，偶尔表现为急腹症）。

36.2.4 Mückle-Wells 综合征 [13-14]

Mückle-Wells 综合征是一种表现为荨麻疹、肾淀粉样变以及神经性听力障碍的疾病。是常染色体显性遗传病。除此之外，若临床出现感染，可同时出现关节神经痛或者关节炎以及眼结膜炎。这个综合征的临床异质性的其他症状提示已经讲过。

36.2.5 幼年特发性关节炎 [15]

幼年特发性关节炎（或幼年慢性关节炎），也称为 Still 病，临床表现为系统性炎症、关节炎和皮肤受累。90% 的患者会出现皮肤表现，必须仔细观察，它对诊断有很大意义。皮损表现为局限的、短暂的，通常为散在的红斑，往往出现在日晒、洗澡、尤其是发热时。有少数患者会出现爆发性荨麻疹，伴或不伴瘙痒。

36.2.6 儿童银屑病 [16]

30% 的银屑病患者会出现严重的瘙痒症状。10% 的银屑病患者在 10 岁前发病。儿童银屑病患者中，女孩多于男孩。一半患者有家族史。儿童型与成人型在临床表现和皮损分布方面不尽相同。对婴儿银屑病应进行精细的诊断。最后，我们需要指出使用生长激素治疗的儿童（Turner 综合征）银屑病频发。

儿童银屑病会出现成人所有的临床症状。然而，儿童患者有一些独特的表现。例如点滴状银屑病是最常见的类型。它经常出现于咽部感染或接种疫苗之后，出疹快，形态单一且伴发热。在快速发展之后，皮损趋于稳定，可在几周或几个月之后消退。抗生素治疗可以帮助皮损的消退。这是银屑病中一个可以治愈的类型。钱币状银屑病是由点滴型发展而来，在躯干部表现为环形皮损。同样，儿童常见棘状（spinulosa）银屑病：在肘和膝关节表现为斑块状，毛囊角化粗糙以及有诊断难度的苔藓样变或者毛发红糠疹。在不同的临床表现中，瘙痒也是其中之一。

36.2.7 肥大细胞增生症 [17]

肥大细胞增生症是指在一种或多种组织中肥大细胞异常聚集。皮肤中肥大细胞与系统中的肥大细胞是不同的。这种疾病主要见于高加索人，男女比例为1：1，儿童占肥大细胞增生症的2/3，皮损表现多样。50%患者在青春期皮损快速消退。

周身瘙痒并伴随皮损发红和充血；瘙痒很少为永久性的。50%肥大细胞增多症患者，瘙痒症状会随着年龄的增长而缓解。瘙痒强度会根据肥大细胞增生症皮损的类型而不同。33%～46%的患者表现为色素型荨麻疹。在弥漫性肥大细胞增生病的患者中，瘙痒非常强烈。诊断弥漫性肥大细胞增生症而无永久性皮损仍然是有争议的，有6例瘙痒症病例报道出现了皮肤肥大细胞的显著增加[18]。

治疗中，除了预防促使肥大细胞脱颗粒的因素之外，对瘙痒症状的治疗主要是联合使用H_1和H_2抗组胺药。抗组胺药是用于阻断通过肥大细胞受体释放介质的一线用药。酮替芬对于治疗瘙痒症有很好的疗效。色甘酸钠口服液是肥大细胞膜的稳定剂，用于治疗有消化系统表现的患者，儿童用量为400mg/d；对控制瘙痒也有一定疗效。此外，白三烯抑制剂孟鲁斯特也对控制瘙痒有一定的疗效。

36.2.8 儿童发疹性疾病 [19]

儿童发疹性疾病表现多样。它们常伴发不同程度的瘙痒。病因是多方面的，通常为病毒感染，也可为细菌和药物引起。

水痘特征性表现为瘙痒性水疱。水痘疱疹病毒传染性很强，通常出现在2～10岁的儿童。潜伏期为14～16天，随后出现短期（24h）全身不适和发热，约38℃。这个阶段通常不明显。发疹期表现为粉红色的斑疹，24h之内变为水疱，直径为一至儿毫米，轮廓清晰，内容物清亮。皮损在24～48h内开始消退结痂。8～10天，痂皮脱落，不留疤痕，但出现双重感染或不经意的搔抓后可能会留下疤痕。出疹部位为面部和胸部，之后蔓延至头皮、手掌和足底。在2～3次连续的出疹时，会出现轻微的体温升高。患者可能会出现小的口腔黏膜、眼结膜或咽部黏膜斑。可以在10～15天内痊愈。一般治疗即对症治疗，可使用抗组胺药来治疗瘙痒，以及使用抗菌药避免双重感染，并使局部保持干燥。如果出现双重感染，需要使用抗生素治疗。对于免疫抑制的儿童，免疫抑制治疗必须停止一段时间。如果可能，必须快速系统性使用阿昔洛韦抗病毒。

带状疱疹是水痘疱疹病毒再次感染引起。初次感染表现为水痘。带状疱疹很少见于儿童。免疫缺陷者易患此病。皮疹表现为单侧红斑基础上的水疱，这些小水疱可以融合成大疱。儿童患者的疼痛症状并不强烈，且几天内可以消失。有的患者无疼痛，但感觉到瘙痒。有时可见小的痛性淋巴结肿大。带状疱疹的发病部位多样。侵犯三叉神经可引起眼部带状疱疹。依据皮疹的临床特征，诊断容易。然而，当出疹前患者的临床表现不具有特征性，或仅表现为瘙痒而无疼痛，诊断就会相对困难。如果怀疑，可应用PCR技术对水疱中的病毒进行检测有助于诊断。对于无免疫抑制的儿童，治疗主要是皮损处的抗感染和镇痛治疗。对于存在免疫抑制的儿童，需要使用与治疗重型水痘相同的抗病毒药物。

病毒性红斑疹会伴发间断的不同强度的

瘙痒（麻疹病毒、风疹病毒、EB病毒、巨细胞病毒、人型疱疹病毒-6和肠病毒等）。猩红热也会表现出瘙痒。

瘙痒也可能是某些药疹的主要表现。药疹中的瘙痒症状出现在服药后的7～24天。如果停止用药，症状便很快消失（1～3天）。患者会出现麻疹样、斑疹样和猩红热样红斑，瘙痒可以是首发症状。任何药物都有可能引起。经常引起药疹的药物有：青霉素类（无不良反应，尤其伴有儿童单核细胞增多症），硫酰胺类、抗惊厥药和非甾体抗炎药。停止服药，症状便会立即消失。通过概率的方法进行可疑诊断。当再次服用药物时，患者出现复发症状，便可以确诊。如果出现的阴性症状，也不能排除诊断。

36.2.9 毛发红糠疹（PRP）[20-21]

毛发红糠疹很少见于儿童，原因不明。它表现为3种不同程度的症状：毛囊角化性丘疹、橘红色掌跖角化过度和红斑鳞屑。20%的患者可出现皮肤瘙痒。根据不同的临床表现，Griffiths分类将其分为5型：Ⅰ型和Ⅱ型主要累及成人，Ⅲ型至Ⅴ型见于儿童。第Ⅵ型合并HIV感染，极少见于儿童。第Ⅲ型是儿童中最常见的。临床表现与成人相近，但病情发展更加迅速。儿童的发病年龄也根据情况而不同；5～10岁发病，16～19岁疾病发展到高峰。第Ⅳ型是局部发病最常见的类型。常见的发病部位为肘关节和掌跖区，之后可蔓延至双膝、指甲、双手、足背、双腿和双臂。第Ⅴ型在儿童中非典型，儿童早期出现掌跖角化过度。大多为家族遗传，与鱼鳞病的角化紊乱相似。

36.2.10 蛲虫病[22]

夜间肛周瘙痒是儿童肠道蛲虫病最具特征性的表现，它会引起搔抓性皮损，而且会导致失眠和噩梦。在女孩中，有时会出现外阴瘙痒，同时伴随着出现白带和膀胱炎。

蛲虫病是一种世界性肠虫病。传染途径是虫卵经过口-手、吸吮物体或手指进食而传播。蛲虫通常为1cm长的白色线形虫。通常存在于盲肠。雌虫在夜间会穿过直肠将虫卵产于肛周缝隙中，从而引起肛周瘙痒。

治疗可口服氟苯达唑并结合个人清洁：洗手、剪指甲、清洗内衣内裤，还需要全家共同进行治疗。

36.2.11 花斑癣（PV）[23]

花斑癣是一种常见的皮肤真菌性疾病，由马拉瑟霉菌属引起，部分患者可以表现为瘙痒。花斑癣通常见于青少年，也可见于儿童，以热带地区尤为明显。临床表现为界限清楚的椭圆形斑，直径约2至几十毫米，颜色均匀，搔抓后可脱屑。晒后皮疹更加明显。受累皮肤的着色程度不同：由麂皮色过渡至深棕色，偶尔出现红斑。皮损可为点滴状、散状、硬币形、斑块状、碟形及混合形。发病部位大多为前胸、双肩、双臂及颈部。在伍德灯下检查，皮损也可见于大的皮肤皱褶处（腹股沟、肘窝和腘窝）和头皮。热带地区的儿童更多地表现在面部。

早期皮损的局部治疗可以使用异吡唑和环吡酮胺。在随后的治疗中，脱色的皮损经过光照后出现着色。

36.2.12 儿童自身免疫性大疱性皮肤病

36.2.12.1 儿童大疱性类天疱疮[24-25]

大疱性类天疱疮通常发生于老年人，也可发生于任何年龄段，尤其是儿童。成人瘙痒症状很明显。通常儿童患者的口腔黏膜、手掌、足底及面部是最易侵犯的部位。

36.2.12.2 疱疹样皮炎 [26]

疱疹样皮炎是一种瘙痒性皮肤病，主要表现为全身丘疹及水疱，对称分布，发展缓慢。它的特征性表现为皮肤初期瘙痒症状或者烧灼感。之后出现丘疹荨麻疹性红斑和大疱，较小且很快破溃。除此之外，还可以表现为慢性荨麻疹性斑块或者红斑和湿疹样苔藓化。皮损特征为对称性。这对于鉴别诊断有所帮助。根据发疹顺序，依次为：四肢伸侧、双肘、双膝及臀部，少数出现于头皮、颈部、骶部及双肩，极少数会侵及面部。最先侵及的部位可能是手掌，很少侵犯黏膜，引起疱疹性口炎。临床必须检查患者是否存在消化道症状。5% 的患者会出现消化不良和腹泻。疱疹性皮炎与 Celiac 病（麸质敏感性肠病）有关，这两种疾病有着相同的发病机制。诱因同为腺病毒感染。疱疹性皮炎与 I 型、II 型 HLA 抗原联系紧密。HLAB8 抗原和 DR3 抗原可见于 80% 的患者。而带有 II 型 HLA 抗原的 Celiac 病也与 DQ 区有密切关系。

主要的治疗方法是氨苯砜和无麸质饮食。

36.2.12.3 儿童线状 IgA 大疱性皮病 [27]

现在对于成人线状 IgA 大疱性皮病尚无统一的解释。此疾病在不同年龄有不同的症状。然而儿童的临床表现是固定形式的。此病出现于幼儿期，且男女比例相当。发病部位为口周和会阴部。临床表现为皮疹瘙痒，出现水疱。水疱排列成环状或花团状。通常侵及躯干和四肢；黏膜一般不受累，一旦受累会很严重。儿童线状 IgA 大疱皮病伴麸质敏感性肠病和单倍体 HLA-B8-DR3 比疱疹样皮炎少见。免疫病理学检查发现儿童

和成人有相同的靶抗原。

经过治疗，疾病一般在 2 年内康复。一些患者需要更长的时间治愈（10 年）。患者可能会自行缓解。治疗的一线用药是氨苯砜，起始剂量为 100mg/d，治疗无效可增加使用剂量。

36.2.12.4 儿童获得性大疱表皮松解症

儿童很少发生获得性大疱表皮松解症。患者以黏膜损害为主。严重的病例表现为广泛的表皮剥蚀。萎缩性瘢痕可能会给治疗带来困难；但长期预后优于成人。瘙痒症状经常出现于急性炎症期，很少见于慢性期 [28]。

36.2.13 儿童多形性日光疹

36.2.13.1 种痘样水疱病 [29]

种痘样水疱病在日晒后，首先出现瘙痒或者烧灼症状。很少出现全身不适、消化问题及低热等前驱症状。皮损在 48h 内出现。皮肤主要累及颧骨、鼻背、耳郭、手背及前臂。唇黏膜和眼黏膜易受累（畏光、角膜炎、结膜炎）。很少累及躯干、上臂和头皮，为种痘样水疱病的特征性发病部位。皮损为红斑基础上的水疱，部分可见融合。之后很快在中间出现脐凹，表面覆盖一层棕色痂皮。脱落后，会留下痘状瘢痕。皮损数量可多可少。

种痘样水疱病的疾病进展具有特征性。在日光曝晒后，皮损出现并持续 1 ～ 3 周。疾病进展缓慢。是否每年复发取决于日光曝晒。部分患者皮疹可持续一整年。皮损会在青春期后变少且减轻。通常 20 ～ 30 岁皮损慢慢恢复，但会留下永久瘢痕，偶尔会很严重。

病理学对新发皮损检查，发现在表皮与真皮交界处可见局灶性坏死，从而导致水疱和大疱的形成，以及真皮层淋巴细胞浸润。直接免疫荧光阴性。

必须检测尿、粪及血中卟啉含量以排除卟啉病。光生物学研究证实：只有在大剂量UVA（30～50J/cm²）重复48h后，才可得到阳性结果。

如同β-胡萝卜素和抗疟疾药无效，光保护通常无效。最好的治疗是使用光疗（UVB）。

一些患者会出现轻型的夏季水疱疹，它是种痘样水疱病的次要表现形式，还有一些患者临床表现为多形性日光疹。女孩多见，很少留下疤痕。

36.2.13.2. 青少年春季日光性皮炎或耳部春季疹 [30]

青少年春季日光性皮炎好发于5～12岁的儿童，表现为皮肤烧灼感，由于男性头发较短耳部露出，因此多见于男孩。其诱因可为日光曝晒和寒冷。皮疹表现为丘疹-水肿-水疱，或者仅为水疱。有时可出现大疱。主要累及于耳轮、耳郭，有时可累及手背及手腕的伸侧面。在这些部位，皮损经常表现为多形性红斑。本病预后良好。本病两周内可自然痊愈且不留下任何的后遗症。此病唯一的并发症为双重感染。易每年春季复发。疾病在2～3次复发之后便消失。

病理学以表皮坏死及浆液外渗为主。在一些病例中，光生物学检查为阴性。可持续很长时间的主要累及耳部的种痘样水疱病，红细胞生成性原卟啉病与多形性日光疹应被排除。

除了预防之外，治疗主要是佩戴防护耳罩及局部使用糖皮质激素缩短发病时间。

36.2.14 儿童多形性日光疹 [31]

在出疹前的一段时间，患者首先表现为瘙痒。30%～60%的患者表现为烧灼感。患者偶尔仅仅表现为瘙痒而无皮疹。这种情况的出现和复发主要见于未成年人，类似于多形性日光疹，有时也被称为"光化性瘙痒"。

多形性日光疹临床表现多样，主要分为几型：丘疹水疱型、斑块型（荨麻疹样）、多形性红斑型和出血型。鳞屑、角化过度、苔藓样变或者疤痕不是原发的损伤，是由于搔抓而出现的继发损害。皮疹主要累及身体暴露部位，尤其是面部、前额、双颊和耳后区。这是本病的特征表现。通常很少暴露的部位例如眼窝区、上嘴唇边缘和颏下三角区很少受累。颈部、上肢伸侧和手背通常为发病部位。出疹可能会蔓延至大腿前侧和双足背侧，这取决于患者的衣着。也可能累及衣服遮盖的区域，这是由于患者所穿衣服对UVA的通透性。

多形性日光疹可发生于任何年龄，但主要集中在10～30岁，青春期前后。疾病发生的季节性是诊断的一项基本条件。皮疹发生于春季（3～4月）光照出现时（70%的病例），很少发生于夏初。无论阴天或者晴天都可能发生。多形性日光疹对长波敏感，这可以解释阳光照过玻璃后也会发生皮疹。暴露于阳光下10min至几小时可诱发本病。光照可以诱发光过敏原生成光化学产物，进而刺激细胞免疫反应产生，引起皮肤损伤。

这种疾病可渐渐发展成为慢性疾病及不能治愈。尽管瘙痒症状会在几天内消失，但皮疹会在避免日晒的情况下持续2～3周。任何再次日光暴露都会引起疾病复发且持续整个夏天。从长期来看，日光疹一般每年都会复发且持续10年。本病有自我改善可能，但更容易恶化，皮疹可逐渐累及非曝光部位，甚至更早或更低的日光照射会诱发或加重本病。

反复光照试验可诱发皮疹复发。光照可以每两天进行一次，剂量为最小红斑量的 2～3 倍，以避免出现光毒性反应。

36.2.15 光化性痒疹（AP）

光化性痒疹主要见于两种人群，第 1 种为美洲印第安人，第 2 种更多见于白种人。

36.2.15.1 美国印第安人光化性痒疹 [32]

本病是一种原因不明的光敏性皮炎，主要见于加拿大的印第安人，哥伦比亚高原的智利印第安人和墨西哥混血儿。本病通常具有家族遗传性，故又被称为遗传性多形性日光疹。常见于女孩（70%），尤其是贫苦人群。研究发现本病与某 HLA 群有一定的相关性。

本病 10 岁前发病，进展缓慢，可持续至成人。皮疹表现为痒疹和湿疹，夏季好发，主要累及暴露部位。但也可发生于非暴露部位，甚至冬天也可发病。超过 80% 的患者出现上唇唇炎，患者还常出现结膜炎和眉毛脱落。

36.2.15.2 白种人光化性痒疹 [33]

之前被称之为 Hutchinson 夏令痒疹，与美国印第安人光化性痒疹相比，它具有不同的临床和流行病学表现。白种人光化性痒疹很少表现为家族性或者与社会经济条件相关。有 10%～40% 的患者表现为特应性皮炎，主要见于儿童（80% 出现于 10 岁之前），尤其女孩多见。

临床上，皮疹表现为苔藓样变和痒疹，通常会留下难看的点状瘢痕。主要累及鼻部远端和唇部，很少侵犯眉毛尾部。皮疹主要

见于曝光部位，但也会影响未曝光部位且可持续至冬天，以至于令人怀疑光照对本病的影响。到了青春期，症状可改善。

多色的光照试验和 UVA 光照试验可使皮损复发。急性期的光化性痒疹与多形性日光疹非常相似。应与光敏感性特应性皮炎鉴别诊断。

36.2.16 痤疮与表皮剥脱性痤疮 [34]

痤疮可以表现为瘙痒。治疗可改善瘙痒。然而，面部抓痕（存在或不存在其他脱皮因素）可能会持续至痤疮治愈之后。这可涉及心理病理学的领域。

36.3 儿童瘙痒症的治疗

基本治疗需要建立于病因学诊断之上。引起儿童瘙痒症的病因多为特应性皮炎或者水痘。在炎症严重及瘙痒强烈时，局部使用糖皮质激素可能会有效，它通常用于缓解患儿的症状。然而，有时需要局部应用强效糖皮质激素（Ⅱ类）才会有一定的疗效。但会导致患儿出现新生儿全身吸收或者红皮病，这个问题不容小觑。局部使用激素类制剂的疗效也根据病因有所不同。红皮病和瘙痒，虽然在特应性皮炎中表现为激素敏感，但经常是激素依赖或者激素抵抗，如同 Netherton 综合征或免疫缺陷病的情况。局部外用钙调神经磷酸酶抑制剂对特应性皮炎引起的瘙痒症疗效显著。

中性润肤软膏可以使瘙痒尤其是干燥性皮肤病有明显的改善。如果患处有明显的脱皮或者鱼鳞病患者，这类乳膏必须一天多次使用。

镇静类抗组胺药（多塞平、羟嗪）可能对瘙痒伴发失眠有效。新一代抗组胺药（地氯雷他定糖浆用于 1 岁以上儿童，西替利嗪

219

片剂可用于 6 岁以上儿童）可以更好地用于治疗荨麻疹。

搔抓动作可能出现在 4～6 个月及以上儿童，但这并不意味着瘙痒症并不出现在 4～6 个月以下的儿童。因此，需要及时给予治疗。

（张理涛　译　谢志强　校）

参考文献

1. Lacour M. Update on Sjögren-Larsson syndrome. *Dermatology*. 1996;193:77–82.
2. Willemsen MA, Lutt MA, Rotteveel, et al. Clinical and biochemical effects of zileuton in patients with the Sjgren-Larsson syndrome. *Eur J Pediatr*. 2001;160:711–717.
3. Saif GB, Al-Khenaizan S. Netherton syndrome: successful use of topical tacrolimus and pimecrolimus in four siblings. *Int J Dermatol*. 2007;46:290–294.
4. Shah KN, Yan AC. Low but detectable serum levels of tacrolimus seen with the use of very dilute, extemporaneously compounded formulations of tacrolimus ointment in the treatment of patients with Netherton syndrome. *Arch Dermatol*. 2006;142:1362–1363.
5. Lykavieris P, Hadchouel M, Chardot C, et al. Outcome of liver disease in children with Alagille syndrome: a study of 163 patients. *Gut*. 2001;49:431–435.
6. Van Mil SW, Houwen RH, Klomp LW. Genetics of familial intrahepatic cholestasis syndromes. *J Med Genet*. 2005;42:449–463.
7. Cynamon HA, Andres JM, Iafrate RP. Rifampin relieves pruritus in children with cholestatic liver disease. *Gastroenterology*. 1990;98:1013–1016.
8. Lecha M. Erythropoietic protoporphyria. *Photodermatol Photoimmunol Photomed*. 2003;19:142–146.
9. Proceedings of the consensus conference on the management of atopic dermatitis in children. *Ann Dermatol Venereol*. 2005;132–290.
10. Poonawalla T, Kell, B. Urticaria: a review *Am J clin Dermatil*. 2009,10:9–21
11. Zuberbier T. EAACI/GA2LEN/EDF guideline: management of urticaria. *Allergy*. 2006;61:321–327. European Academy of Allergology and Clinical Immunology.
12. Bader-Meunier B, Venencie PY, Vieillefond A, et al. Hyperimmunoglobulinemia D and familial urticaria in children *Ann Dermatol Vénéréol*. 1996;123:398–400.
13. Muckle TJ, Wells M. Urticaria, deafness, and amyloidosis: a new heredo-familial syndrome *Q J Med*. 1962;31:235–248.
14. Feldmann J, Prieur AM, Quartier P, et al. Chronic infantile neurological cutaneous and articular syndrome is caused by mutations in CIAS1, a gene highly expressed in polymorphonuclear cells and chondrocytes. *Am J Hum Genet*. 2002;71:198–203.
15. Petty RE, Southwood TR, Baum J, et al. Revision of the proposed classification criteria for juvenile idiopathic arthritis. *J Rheumatol*. 1998;25:1991–1994.
16. Léauté-Labrèze C. Treatment of psoriasis in children. *Ann Dermatol Venereol*. 2001;128:286–290.
17. Valent P, Horny HP, Escribano L, et al. Diagnostic criteria and classification of mastocytosis: a consensus proposal. *Leuk Res*. 2001;25:603–625.
18. Legrain V, Taieb A, Bioulac-Sage P, et al. Diffuse cutaneous mastocytosis without permanent lesions. *Ann Dermatol Venereol*. 1994;121:561–564.
19. Mansouri S, Aractingi S. Erythema: diagnostic orientation. *Rev Prat*. 1997;47:891–895.
20. Griffiths WA, Ozluer S. Pityriasis rubra pilaris. *Ann Dermatol Venereol*. 2001;128:931–934.
21. Misery L, Véron I, Saint-Marc T, et al. Pityriasis rubra pilaris in an AIDS patient. *Ann Med Interne*. 1994;145:199–200.
22. Bouree P. Oxyurose. In: Nozais JP, Datry A, Danis M, eds. *Medical Parasitology Compendium*. Paris: Pradel; 1987.
23. Gupta AK, Batra R, Bluhm R, et al. Skin diseases associated with Malassezia species. *J Am Acad Dermatol*. 2004;51:785–798.
24. Misery L, Jay P, Claudy A, et al. Pemphigoid in children. *Ann Dermatol Venereol*. 1994;12:623–625.
25. Nemeth AJ, Klein AD, Gould EW, et al. Childhood bullous pemphigoid. *Arch Dermatol*. 1991;127:378–386.
26. Hall RP. Dermatitis herpetiformis. *J Invest Dermatol*. 1992;99:873–881.
27. Zone JJ. Clinical spectrum, pathogenesis and treatment of linear IgA bullous dermatosis. *J Dermatol*. 2001;28:651–653.
28. Wojnarowska F, Mardsen RA, Bhogal, et al. Chronic bullous disease of childhood, childhood cicatricial pemphigoid and linear IgA disease of adults: a comparative study demonstrating clinical and immunopathologic overlap. *J Am Acad Dermatol*. 1988;19:792–805.
29. Gupta G, Man I, Kemmett D. Hydroa vacciniforme: a clinical and follow-up study of 17 cases. *J Am Acad Dermatol*. 2000;42:208–213.
30. Requena L, Alegre V, Hasson A. Spring eruption of the ears. *Int J Dermatol*. 1990;29:284–286.
31. Draelos ZK, Hansen RC. Polymorphic light eruption in childhood. *Clin Pediatr*. 1985;24:692–695.
32. Fusaro RM, Johnson JA. Hereditary polymorphic light eruption of American Indians: occurrence in non-Indians with polymorphic light eruption. *J Am Acad Dermatol*. 1996;34:612–617.
33. Lane PR, Hogan DJ, Martel MJ, et al. Actinic prurigo: clinical features and prognosis. *J Am Acad Dermatol*. 1992;26:683–692.
34. Reich A, Trybucka K, Szepietowski JC. Acne itch: do acne patients suffer from itching? *Acta Derm Venereol*. 2008;88:38–42.

第 37 章　外阴瘙痒

Micheline Moyal-Barracco

在妇科和外阴诊所中，外阴瘙痒是促使患者就诊的一种常见的症状。尽管这一症状在任一特定人群中的发病率还不甚清楚，但与外阴疼痛不同，外阴瘙痒总是伴发明显的皮损存在。如果我们要想准确地告知并且尽量有效地治疗患者，那么病因诊断是必要的。患者的年龄，瘙痒的分期（急性、慢性、复发性），对既往治疗（抗真菌，皮质类固醇）的反应，皮损的发病部位和外观特征等都对疾病的评估，或者至少对病因诊断有帮助。常需要诊断性试验。因此，本章重点是诊断方法和治疗，并探讨最常见的病因。

37.1 定　义

外阴瘙痒是一种不舒服的外阴感觉，它常迫使患者搔抓从而获得缓解。瘙痒的程度有很大的差异。无论病因是什么，瘙痒症状往往在晚上或是夜间，或因如厕和性交等局部刺激加剧。搔抓可能导致表皮剥脱，从而引起灼痛。这种情况下，患者意识到疼痛是搔抓的结果，而不是原发症状。事实上，瘙痒需与疼痛相区别，后者也是一种不舒服的感觉，但不会促使患者搔抓。有必要鉴别外阴瘙痒和疼痛，因为它们的病因不同。外阴瘙痒总是有异常的明显的皮损，而外阴疼痛常常没有。

37.2 诊断方法

外阴瘙痒不是一种独立的疾病，大多数时候是各种不同良性疾病的一种症状，偶见于恶性疾病[1]。诊断方法的目的是寻找病因，从而提供最有效的治疗。

37.2.1 年　龄

不同年龄的外阴瘙痒患者的病因不同[1]。现有的知识尚不能使我们描述不同年龄段的受外阴瘙痒折磨的患者的发病情况。以作者的经验，感染是年轻患者最常见的原因。在绝经后的患者中，硬化性苔藓、扁平苔藓和上皮内瘤变是比感染更常见的原因（表 37.1）。

表 37.1　不同年龄段患者外阴瘙痒的主要原因

未成年女性	刺激性接触性皮炎
	蛲虫
	特应性皮炎
	硬化性苔藓
< 50 岁 成年女性	念珠菌病
	单纯性苔藓
	硬化性苔藓
	银屑病
	扁平苔藓
	经典外阴上皮内瘤样变（VIN）
> 50 岁 成年女性	硬化性苔藓
	扁平苔藓
	经典外阴上皮内瘤样变
	佩吉特氏病（Paget 病）
	分化型外阴上皮内瘤变

37.2.2 既往史

寻找妇科人类乳头瘤病毒（HPV）和酵母菌感染史，以及曾患炎症性皮肤病（银屑病、特应性皮炎、扁平苔藓）家族或个人史，因为这些情况都可能引起瘙痒。

37.2.3 症状分析

37.2.3.1 病　程

外阴瘙痒可能是急性、慢性或者反复复发（表37.2）。急性外阴瘙痒表明很可能存在感染，但比较罕见于接触性皮炎。慢性外阴瘙痒主要与炎症性皮肤病有关，上皮内瘤变是一个比较罕见的原因。感染（排在第1位的是酵母）要比炎症性皮肤病和肿瘤更常引起复发性瘙痒[2]。

表 37.2　不同病程外阴瘙痒的主要原因

急性（即：发作迅速和病程短）
酵母感染
接触性皮炎
慢性（即：持续而顽固）
硬化性苔藓
扁平苔藓
单纯苔藓
银屑病
上皮内瘤变：经典型，分化型，佩吉特氏
复发性（即：缓解与复发交替）
酵母感染
接触性皮炎（如果反复接触刺激）
疱疹
炎症性皮肤病
固定的药物反应

37.2.3.2 结　果

外阴瘙痒可能出现局部的、全身性的和性心理的影响。搔抓可引起疼痛、线状表皮剥脱和皮肤肥厚。反之，皮肤肥厚可以是瘙痒的原因（瘙痒 - 搔抓 - 循环）。外阴瘙痒在晚上或者夜间更剧烈，它可以使患者在夜间痒醒，导致患者失眠和白天疲乏；反之，失眠和疲乏又可使瘙痒加剧和持续。外阴瘙痒，尤其是慢性和复发性的瘙痒，是一种让患者感到非常痛苦的症状，因为外阴是女性的私密部位，发生在这个部位的任何症状都会使患者产生肮脏、有传染性、丧失女性魅力的感觉。另外，外阴瘙痒迫使患者搔抓而获得缓解，这常常让她们感到难以启齿。慢性或者复发性的外阴瘙痒，尤其是原因不明的瘙痒经常导致焦虑、抑郁和性功能障碍（表现在性欲、性反应和性高潮方面）。

37.2.3.3 既往治疗的效果

既往治疗（主要是抗真菌和局部外用皮质类固醇类药物）的效果可能有助于病因的查找。临床医生应该警惕患者提供的病史资料。

- 当患者说某种治疗方法"无效"时，她可能是指她的疾病还没有最终治愈。因此，如果患者采用某种治疗方法后瘙痒症状可以控制，而一旦停止，症状又复发时，就应该让她详细说明这一情况。
- 在抗真菌治疗后症状得以改善，并不等同于酵母菌感染。
- 在局部应用皮质类固醇药物后，症状得以改善，也不意味着可以除外酵母菌感染。
- 在合理的抗真菌治疗后，症状没有随

之改善，则意味着不支持酵母菌感染的诊断。

37.2.3.4 卫生习惯

与大众观念不同的是，卫生习惯并不是引起成年女性外阴瘙痒的常见原因。根据作者的经验，市售外阴清洗产品和卫生巾是引起确诊的接触性皮炎的一个可能的原因，但是非常少见。与之相反的是，在未成年女性中，由于不良的卫生习惯和脆弱的低雌激素化的外阴皮肤导致的非特异性刺激性皮炎比较常见[3]。

37.2.4 查　体

外阴检查是诊断过程中很重要的一部分。仅通过口头述说就可能获得诊断的情况只有一种，就是念珠菌病（急性瘙痒同时伴有异常分泌物）。正确的做法是，让患者取舒适的妇科检查的体位，并保证外阴部位采光良好，医生对外阴进行检查，如果有一个带光照的放大镜会很有帮助。

37.2.4.1 部　位

瘙痒皮损的部位可能对诊断有指导意义。黏膜的损害大多是由阴道感染所致，而皮肤的损害常常与炎症性皮肤病有关。外阴上皮内瘤的形成既可以发生在黏膜，也可以发生在皮肤。

当皮损很小时，让患者指出瘙痒部位会有助于发现皮损。当损害局限在单侧时，两侧对比检查将有助于更好地观察皮损。

37.2.4.2 皮损特点

外阴瘙痒皮损主要是红色或白色。皮损的颜色可以为诊断提示方向（表 37.3）。

表 37.3　不同颜色的外阴瘙痒性皮损的病因

	常见情况	罕见情况
红色皮损	念珠菌病	外阴上皮内瘤样变
	单纯苔藓	佩吉特氏病
	银屑病	疱疹（溃疡前阶段）
	扁平苔藓	滴虫性阴道炎
		接触性皮炎
		股癣
白色皮损	硬化性苔藓	外阴上皮内瘤样变
	单纯苔藓	Paget 病
深色皮损	阴虱	外阴上皮内瘤样变
		固定性药疹

37.2.4.3 外阴部位以外的相关黏膜 - 皮肤损害

外阴以外部位的检查有助于发现异常情况。例如，当疑是外阴扁平苔藓时，检查口腔黏膜和皮肤可能会发现诊断该病的典型皮损。疑是外阴银屑病的病例，如果存在典型的皮肤、头皮和甲损害会进一步支持诊断。

37.3 实验室检查

诊断性评估常常需要实验室检查。

37.3.1 细胞学

外阴皮损病例中很少需要细胞学检查。但是，詹氏（Tzanck）试验能快速确诊疱疹皮损（见下文）。

37.3.2 活组织检查

活组织检查可以确诊某种皮肤病或上皮内瘤变。活检的部位，皮损的形态特征以及临床医生的假设诊断对于病理学医生都有特殊的意义。外阴活检一般在局麻下进行。一种含有利多卡因和丙胺卡因的乳膏（EMLA乳膏）用于外阴黏膜10min内可以提供良好的麻醉效果[4]。

对于皮肤活检，就需要这种药膏的长时间应用（涂敷2h）或者局部注射利多卡因。一般钻孔取材较容易，直径3～4mm的皮损即可。局部加压，电凝，局部凝血剂[如硝酸银、硫酸铁（蒙赛尔溶液）、氯化铝]的使用等都可以起到止血效果。病理学诊断还要结合临床特点。

疑是接触性皮炎的患者可做斑贴试验。阳性结果需要探讨。阴性结果也不能除外接触性皮炎，原因有两个：其一，皮炎可能是由于刺激而不是过敏引起；其二，斑贴试验在后背或是上肢进行，这两个部位不能复制外阴潮湿和摩擦的特殊环境[5]。

37.4 外阴瘙痒的主要病因

37.4.1 感　染

37.4.1.1 真菌病

最常见的外阴真菌病是念珠菌病，其机会性感染主要涉及白色念珠菌[6]。

念珠菌感染的外阴瘙痒常伴随着烧灼感和白色分泌物的排出，在发病期间，可使配偶患有龟头包皮炎，念珠菌病的皮损主要表现为扩散性的前庭红斑，皮损的严重程度可能与水肿的程度有关，会阴区常被侵犯出现对称性湿疹样皮疹。

念珠菌病的诊断主要依赖于临床检查，然而对于不典型病例，抵抗治疗或疑似复发病例（念珠菌病需要长时间的咪唑类药物治疗），镜检和培养是有力的诊断依据，应该在有症状存在时采取标本，且近期未用过抗真菌药，结果出来需要 n 天。如果外阴会阴部也有皮疹时，标本的采取不仅要在阴道，而且在外阴会阴的皮肤上同样取材。念珠菌病典型的病原学特征是在湿载片或在氢氧化钾制剂中出现发芽酵母的假菌丝，白色念珠菌是最常见的分离酵母，皮肤上有少量的白色念珠菌也应当认为是异常的，而在阴道分离的小数量念珠菌，在湿片标本中缺乏假菌丝时可能没有病理意义。白色念珠菌吡咯（唑类）药物抵抗是罕见的阴道分离株，不需要做药敏试验，药敏试验甚至不可靠。

短期外用或口服唑类（吡咯）药物可有效治疗外阴阴道念珠菌病发作，治疗可包括插入阴道霜剂、栓剂或单一氟康唑150mg的剂量。临床上用口服药或阴道内给药治疗非复杂性阴道内念珠菌病在统计学数据上没有显著的不同[7]。

对于每年有4次或更多次症状发作的复发性外阴阴道念珠菌病的病例，有两种治疗计划可供选择：较长时间的个体化治疗（即7～14天的局部治疗或每隔3天一次口服氟康唑100mg、150mg、200mg 3次（第1、第4、第7天）。或者每周用药一次如口服氟康唑100mg、150mg、200mg或阴道给予咪唑类的栓剂或乳膏抑制维持用药6个月。持续的抑制性抗真菌治疗可有效减少复发性外阴阴道念珠菌发作。尽管如此，30%～50%的妇女的念珠菌病在维持治疗结束后仍会复发。配偶的治疗对念珠菌病复发率似乎没有影响，但是对方患有龟头包皮炎将会使女性患上念珠菌病。

外阴表皮的真菌比较稀少，这里的表皮癣菌主要是毛发红癣菌，表皮真菌和须疮菌，这种病应在外阴红斑皮疹扩散至腹股沟前诊断。红斑的典型特征为中央正常，边界清楚覆有鳞屑。深部组织受损可能表现为结节或丘疹脓疱非典型表现，这种所谓的Majocchis肉芽肿可能是由于局部反复使用皮质醇类激素或全身应用免疫抑制剂引起。这个疾病的诊断可以通过直接镜检和培养，标本的采取应该在有皮损的外阴及其他易感部位如腹股沟、足和趾甲，标本的采取部位应该是近期没有用过抗真菌药的部位，刮取皮损外周采样，1～6周后出结果。可以局部治疗（咪唑类），也可以全身治疗（特比萘酚）。

37.4.1.2 寄生虫感染

寄生虫主要影响外阴耻骨部的阴毛部分（大阴唇和阴阜），这种感染通常是经过性接触传染[8]，患者接触过的毛巾、毯、鞋或衣服都可能成为传染源，寄生虫通常出现在毛干底部，像一块铁锈色的斑，卵为卵圆形，灰色，黏附在毛干上。还应排除相关的性传播感染。治疗上应用包含扑灭司林或除虫菊素加酰胺哌啶酮（性传播疾病治疗指南）洗剂或乳膏来治疗。为避免重复感染需要将床上用品及衣物用热水烫洗、机洗或干洗[10]。

蛲虫感染是由一种小的、白色的肠虫感染引起的，是美国最常见的肠虫感染。学龄期儿童是发病率最高的群体，传染后主要表现为肛门瘙痒。然而，蛲虫感染是引起青春期前女性外阴瘙痒的常见病因。雌性蛲虫通过肛门离开肠道在肛门及周围区域产卵。在粪便、肛周及外阴周围很容易找到蛲虫，是一种小的、白色、螺旋状、像蠕虫一样的虫子。在无可见活的虫子时，透明胶纸拭子实验可以帮助找到蛲虫的虫卵。治疗可一次口服甲苯咪唑或双羟萘酸噻嘧啶，2周后给予第二次治疗，所有的家庭成员需同时治疗[11]。

疥疮是通过接触一种体外的寄生虫疥螨而传染的[12]。疥虫刺激可引起大阴唇部的瘙痒性结节，瘙痒通常不局限与这个区域，通常还涉及身体的其他部位，尤其是指噗区和腰腹部，这些地方通常有明显的隧道（直线型的丘疹或小泡），在深的隧道或结节中用显微镜可以找到疥虫的卵或粪便。疥疮的治疗可局部应用5%的扑灭司林，也可选择局部应用克罗米通和口服双氢除虫菌素。如果局部用药有效，在7～10天以后用同一药物进行第2周期的治疗。所有用过的衣物，床上用品、毛巾在治疗前的2天之内应用热水洗净，并曝晒晾干。

阴道毛滴虫病是一种常见的由原虫动物（毛滴虫属）引起的性传播疾病[13]，阴道是妇女常见的感染部位，症状出现在接触后的5～28天，表现外阴瘙痒伴有黄绿色、泡沫状、有臭味的阴道分泌物。性交疼痛，排尿时外阴烧灼感。外阴阴道通常是潮红的，有时呈草莓状改变。毛滴虫病容易被诊断。在湿的密闭的阴道分泌物中，毛滴虫表现为小的、跑得很快、泪珠状、有鞭毛的有机体。周围有大量的白细胞，阴道的pH值升高并且乳酸菌缺乏。当怀疑患有阴道毛滴虫病但是显微镜未证实，可以做阴道分泌物的培养。推荐治疗方案为口服单剂量甲硝唑2g或每日1g，连服7日，或口服单剂量替硝唑2g。患者在治疗期间，甲硝唑治疗完成后的24h或替硝唑治疗完成后的72h应避免饮酒。性伴侣应同时治疗，怀孕妇女优先选择替硝唑。

37.4.1.3 疱 疹 [14]

尽管生殖器疱疹主要表现为疼痛性溃疡，外阴瘙痒也是它的一个症状，不论是作为前驱症状还是丘疹性水疱在溃疡前的相关状态。在复发性局限性瘙痒迅速被灼热感所取代的情况下，要怀疑疱疹病的发生。每次发作时间2～10天不等。通过直接的（病毒抗原，DNA）或间接（细胞学）的不同检查证实，皮损单纯疱疹病毒主要是Ⅱ型。

不论哪种检查，标本的取材应该适当，在手术刮除或擦去新鲜的水泡或溃疡的损伤的部位取材。Tzanck 检查由酒精固定标本，姬姆萨染料染色，显微镜下观察涂片上的细胞组成。疱疹可见特征性的多核巨细胞及核内包涵体。这个省钱且快速的检查方法被认为是不灵敏的，培养被认为是诊断的金标准，病毒标本取材 3 ～ 7 天内生长及鉴定。病毒抗原也能快速测定，如用免疫荧光法或酶联免疫法，当日报告结果。这些检查利用针对 HSV-1 或 HSV-2 单克隆抗体。近期已发展敏感的实验室检查，多聚酶链反应是近期发展的通过单克隆抗体直接作用于病毒 DNA 的灵敏检查。不管应用哪种检查方法，否定的结果不能排除疱疹的诊断。对临床疑似病例应做重复检查。抗体检查可以有效地证实 HSV 病毒的前期感染。口服抗病毒药如阿昔洛韦、泛昔洛韦、伐昔洛韦是主要的治疗方法，这些药物有利于减轻临床症状的影响，但是停药后不能清除潜在的病毒，也不能降低它的风险率或复发的严重程度，局部用药的临床效果不明显。系统的抗病毒药物主要用来治疗首次临床感染（用药 7 ～ 10 天）和定义为每年 6 次或更多次的重复感染。确实，抑制治疗法可降低生殖器疱疹 70% ～ 80% 复发率[15]。

37.4.1.4 引起外阴瘙痒的罕见感染

在链球菌感染[16]、传染性软疣（炎症期，通常在自然消退前的不久）[17]或血吸虫感染的情况下，也可能有外阴瘙痒的表现。

37.4.2 炎症性皮肤病

37.4.2.1 单纯苔藓

单纯苔藓是最常见外阴瘙痒性疾病，代表与特应性皮炎或银屑病有关的慢性挠抓性反应，而不是一个真正的皮肤病[18]。损伤位于外阴皮肤，常与肛门单纯苔藓相关。损伤的皮肤增厚或呈红色、正常肤色或污灰色。因为长期瘙痒挠抓阴毛会被折断，并见抓痕。瘙痒挠抓导致皮肤增厚，增厚的皮肤又是瘙痒的原因（瘙痒 - 搔抓 - 循环）。黏膜很少被累积，增厚区域的皮肤往往是苍白的。外阴部的单纯苔藓可能是原发的（没有相关皮肤病），或继发于特应性皮炎[19]。在这些病例中，既往史或现在特殊的外阴之外皮损将有助于诊断，活组织检查有助于除外硬化性苔藓或外阴上皮内肿瘤（典型的肿瘤、分化型肿瘤及湿疹样癌）。局部应用糖皮质激素是主要的治疗措施，但容易复发。

37.4.2.2 银屑病

生殖器的银屑病相对是比较特别的，外阴的银屑病时常会瘙痒。皮损常累及外阴有毛的部分及褶皱的部位（阴唇的内侧部位和近前方隆起部位的耻骨联合），皮损呈典型的红色、增厚、边界清楚、有或多或少的鳞屑覆盖在皮损区及边缘。既往史和相关的皮损有助于诊断。局部应用皮质醇类激素和应用增加皮肤水分的乳膏是一线的治疗措施。钙调磷酸酶抑制剂在治疗外阴银屑病中的作用有待明确[20]。复发较为常见。

37.4.2.3 硬化性苔藓

硬化性苔藓是一种炎症性自身免疫性疾病，是妇科诊就诊最频繁的疾病之一。患者的平均发病年龄大约是 50 岁。

硬化性苔藓可以导致性交困难及局部灼热感，它一般是不出现症状的，但外阴瘙痒是最常见的症状。女性外阴的硬化性苔藓主要侵犯外阴的黏膜（小阴唇、前庭

表 37.4　炎症性瘙痒性女性外阴皮肤病的局部皮质类固醇激素治疗（依据专家的经验，而不是对照试验）

皮肤病	初次治疗	维持治疗	复发
单纯苔藓	4 级每日 1 次，3 周	3 级每日 1 次，3 周，然后每周 2 次，2 个月	4 或 3 级每日 1 次，15 天或重新开始整个治疗（初次＋维持）
银屑病	4 级每日 1 次，3 周	3 级每日 1 次，3 周，然后每周 2 次，2 个月	4 或 3 级每日 1 次，15 天或重新开始整个治疗（初次＋维持）
硬化性苔藓	4 或 3 级每日 1 次，3 个月	3 级一周 2 次，9 个月	重新开始整个治疗（初次＋维持）
扁平苔藓	4 或 3 级每日 1 次，3 个月	3 级一周 2 次，9 个月	重新开始整个治疗（初次＋维持）

局部激素效能：1 级：弱；2 级：中效；3 级：强效；4 级：非常强效

和小叶间折叠处），但外阴的皮肤和肛周也可被侵犯。其主要特征为苍白、萎缩及结构改变。这些症状在每个患者身上都不同程度地联合存在。苍白不论是局部性的、还是扩散性的，都有典型的光泽。萎缩导致了皮肤和黏膜的变薄、皱缩。结构改变是黏膜粘连的结果（被侵犯的邻近黏膜相粘连）。结构改变包括阴蒂、阴唇边缘萎缩及阴唇后部粘连。可以看到许多临床表现：水疱、颜色加深、瘀血、瘀斑及白斑。大约 60% 的鳞癌合并硬化性苔藓，但女性硬化性苔藓继发癌症的风险很低（不足 5%）。与女性外阴硬化性苔藓相关的鳞癌前驱病变是变异的外阴表皮内瘤样变（VIN）、上皮瘤样增生、经典的 VIN[21]。治疗主要是采取激素治疗（见表 2.4）[22]。在对女性外阴硬化性苔藓的治疗中，钙调神经磷酸酶抑制剂的作用有待进一步确定[23]。当白斑及病灶外用激素治疗无效，且小叶间或阴蒂发生粘连，可采取外科手术治疗。

37.4.2.4 扁平苔藓

和硬化性苔藓一样，扁平苔藓也是一种常侵犯外阴黏膜的炎症自身免疫性皮肤黏膜疾病[24]。女性外阴扁平苔藓可表现出多种形态，非侵蚀性的女性外阴扁平苔藓容易辨认；皮疹为紫色扁平丘疹、环形排列、蕨样模式等都是典型的特征。局部外用激素可以控制瘙痒。相反，有侵蚀性的女性外阴扁平苔藓在临床上可能会被误诊。其皮疹由界限清晰的侵蚀性斑块组成，多位于前庭后部，皮疹周围多有黏膜苍白圈包绕。结构改变是外阴边缘粘连而导致萎缩的结果，且经常发生。烧灼感是主要的症状，瘙痒一般不是最先出现的。组织病理不典型，不过可以除外 VIN。侵蚀性扁平苔藓不仅侵犯女性外阴，也侵犯阴道及其他黏膜部位，比如口腔、食管、眼及外耳。典型皮损的出现，对确定诊断有很大帮助。局部外用激素对侵蚀性女性外阴扁平苔藓有效[25]，但对阴道皮损治疗效果不理想，虽然有外科手术介入，但黏连和萎缩还是会影响性交功能。应该长期随访女性外阴扁平苔藓患者，这样不但有助于帮助患者缓解外阴疼痛，而且能尽早发现其并发症如 VIN 或鳞癌，这二者都是女性外阴扁平苔藓的罕见并发症。

接触性皮炎是外阴瘙痒的经典诱因。皮炎由刺激或者过敏导致[26]。尿液或卫生制品（如没有洗干净或者频繁使用抗菌皂）可能引起以干燥和萎缩为特征的刺激性皮炎。有时浸润性红斑不仅存在于外阴，也会出现在邻近区域（会阴、大腿内侧）。瘙痒常合并有灼热感。过敏的外阴皮炎主要与局部治疗及卫生制品有关。发生刺激性外阴皮炎时，皮损不仅可存在于外阴皮肤，还可出现在邻近区域。皮疹由水泡，渗出及边界不清的红色湿疹性斑块组成。斑贴试验能确定必须避免的过敏产品，但斑贴试验阳性并不意味着外阴瘙痒肯定就是因为接触某种物质引起。试验的相关性有待被证实（因使用可疑物而引起的皮疹在去除了可疑物之后是否有改善）。同理，斑贴试验阴性也不能排除过敏性皮炎。事实上，在后背或上肢进行的斑贴试验不能完全模拟女性外阴特殊的潮湿和摩擦环境。已经提出更适合的斑贴试验[27]。局部外用激素也许能帮助减轻瘙痒、灼热感及缩短皮疹持续时间。

37.4.2.5 女性外阴瘙痒的罕见皮肤病原因

Fox Fordyce 病（顶泌汗腺痒疹）是一种罕见的、病因不明的、以毛囊及邻近汗管顶端角栓为特征的疾病[28]。皮损主要为有顶泌汗腺分布区域的慢性瘙痒性丘疹组成。好发于青少年及年轻女性。瘙痒是主要症状，常在月经前更为突出。皮损不仅发生在阴部的长毛区域，还可出现在腋下及乳晕。治疗的方法包括局部外用激素、局部或口服维 A 酸类、局部外用抗生素（氯林肯霉素和红霉素）和免疫抑制剂（吡美莫司和他克莫司）。

女性阴部汗腺腺瘤为良性汗腺肿瘤，由汗腺导管畸形导致[29]。皮损为多发的小丘疹（直径从几毫米至 1cm 不等）。主要发生于阴唇，虽然通常没有症状，但可以突然有痒感。

Hailey-Hailey 病，又称为家族性良性天疱疮，是一种不完全遗传的常染色体显性遗传病。角质形成细胞黏附缺陷是继发于钙泵蛋白质 ATP2C[30] 的原发缺陷。通常情况下，患者在 30 ～ 49 岁之前可无症状。红斑、水

疱、破裂、结痂常发生于外阴、前胸、颈部及腋下。皮疹常伴有灼热及痒感。而继发感染则可导致有臭味的渗出。多次复发及缓解是其特征。热、摩擦及感染是导致恶化的因素。病理检查显示，表皮基底层上棘层松解。治疗主要包括局部外用激素、局部和系统应用抗生素。擦皮法、二氧化碳激光切除和脉冲染料激光治疗有不同程度的疗效。患者也应该身穿凉爽的、舒适的衣服，以减少摩擦和出汗。

37.4.3 女阴上皮内瘤样变

鳞状女阴上皮内瘤样变分两类[31-32]。

经典的女阴上皮内瘤样变（VIN）与高危性人类乳头瘤病毒 16 或 18 有关。细胞和结构排列上的异型性表现在上皮全层。依据预后的临床特征看，皮损是多形的。皮损可能是凸起、有斑点、红色、白色或色素加深的斑块。表面可能光滑，也可能是疣状的。这类进展为鳞癌的风险很低（不足 5%）。但对于那些免疫功能低下而皮损广泛以及皮损呈红色增殖性的患者来说，进展为鳞癌的风险相对较高。治疗方法包括外科手术、电烙术、冷冻疗法、激光气化、光动力及外用咪喹莫特霜[33-34]。复发率大约 30%。随访时，不仅要关注外阴，也要关注子宫颈、阴道和肛门。因为 VIN 常是大部分感染的一部分。

分化性 VIN 在组织学上的特征为基底层及基底层之上的细胞出现异型性。这类 VIN 和 HPV 感染无关，但和炎症性皮肤病有关，也就是与活动的、静止的硬化性皮炎或扁平苔藓有关。分化性 VIN 表现为一种白色增殖或红斑的皮损，而这种皮损在局部应用激素后不消退。这一类进展为鳞癌的风险比经典的 VIN 高[35]。因此，外科手术切除是最好的治疗方法，并可做病理检查。

37.4.4 女性外阴 Paget 病[36]

Paget 病是一种上皮内的恶性腺瘤，侵犯 65 岁以上女性。大部分时候，病变仅限于表皮，且预后不差。而在少数情况下，女性外阴 Paget 病是侵袭性的（真皮出现不规则的 Paget 细胞），或与邻近的恶性腺瘤有关（皮肤、直肠、结肠、尿道）。皮损常有慢性瘙痒及灼热感。皮损为红色浸润性斑块，有时被白色增厚区域间隔。如果尿道周围出现病变，就应该查看是否有膀胱或尿道的癌症。如果肛周出现病变，则应该做肠镜以排除相关的恶性腺瘤。治疗尽可能保守。方法有：外科手术，但复发风险为30% ~ 40%[37]，或者外用咪喹莫特霜。如果症状可以忍受，则对患者密切观察，不治疗。

37.4.5 特发性外阴瘙痒

没有任何皮肤损害或潜在疾病的外阴瘙痒比较罕见（旧术语：pruritus sine materia 或特发性瘙痒）。大部分情况下，女性外阴瘙痒与明确的外阴疾病有关。如果没有皮损但患者有症状（首先要知道怎样进行正确的临床妇科检查），则对于这种无外观变化的皮肤瘙痒（或特发性瘙痒）也可诊断。这种情况的处理包括症状治疗及心理治疗。

不是每个鳞癌患者都有外阴瘙痒，其皮损通常破溃而引起疼痛。然而，肿瘤（分化性、经典性或苔藓 VIN）最初的表现可以为瘙痒。

（马 伟 刘 琳 梁晓军
徐丽敏 译 谢志强 校）

参考文献

1. Bohl TG. Overview of vulvar pruritus through the life cycle. *Clin Obstet Gynecol*. 2005;48:786–807.
2. Boardman LA, Botte J, Kennedy CM. Recurrent vulvar itching. *Obstet Gynecol*. 2005;105:1451–1455.
3. Paek SC, Merritt DF, Mallory SB. Pruritus vulvae in prepubertal children. *J Am Acad Dermatol*. 2001;44:795–802.
4. Yrne MA, Taylor-Robinson D, Harris JR. Topical anaesthesia with lidocaine-prilocaine cream for vulval biopsy. *Br J Obstet Gynaecol*. 1989;96(4):497–499.
5. Akashin K. Sanitary napkin contact dermatitis of the vulva: location-dependent differences in skin surface conditions may play a role in negative patch test results. *J Dermatol*. 2007;34:834–837.
6. Sobel JD. Vulvovaginal candidosis. *Lancet*. 2007; 369(9577):1961–1971.
7. Nurbhai M, Grimshaw J, Watson M, et al. Oral versus intravaginal imidazole and triazole anti-fungal treatment of uncomplicated vulvovaginal candidiasis (thrush). *Cochrane Database Syst Rev*. 2007;(4):CD002845.
8. Varela JA, Otero L, Espinosa E, et al. Phthirus pubis in a sexually transmitted diseases unit: a study of 14 years. *Sex Transm Dis*. 2003;30:292–296.
9. Pierzchalski JL, Bretl DA, Matson SC. Phthirus pubis as a predictor for chlamydia infections in adolescents. *Sex Transm Dis*. 2002;29:331–334.
10. CDC's Sexually Transmitted Disease Treatment Guidelines, 2006. MMWW 2006;55:1–94.
11. St Georgiev V. Chemotherapy of enterobiasis (oxyuriasis). *Expert Opin Pharmacother*. 2001;2:267–275.
12. Johnstone P, Strong M. Scabies. *Clin Evid*. 2006;15: 2284–2290.
13. Wendel KA, Workowski KA. Trichomoniasis: challenges to appropriate management. *Clin Infect Dis*. 2007;44(suppl 3):S123–S129.
14. Gupta R, Warren T, Wald A. Genital herpes. *Lancet*. 2007; 370:2127–2137.
15. Patel R, Stanberry L, Whitley RJ. Review of recent HSV recurrent-infection treatment studies. *Herpes*. 2007;14: 23–64.
16. Echeverría Fernández M, López-Menchero Oliva JC, Marañón Pardillo R, et al. Isolation of group A beta-hemolytic Streptococcus in children with perianal dermatitis]. *Pediatr (Barc)*. 2006;64:153–157.
17. Hanna D, Hatami A, Powell J, et al. A prospective randomized trial comparing the efficacy and adverse effects of four recognized treatments of molluscum contagiosum in children. *Pediatr Dermatol*. 2006;23:574–579.
18. O'Keefe RJ, Scurry JP, Dennerstein G, et al. Audit of 114 non-neoplastic vulvar biopsies. *Br J Obstet Gynaecol*. 1995;102:780–786.
19. Lynch PJ. Lichen simplex chronicus (atopic/neurodermatitis) of the anogenital region. *Dermatol Ther*. 2004;17:8–19.
20. Martín Ezquerra G, Sánchez Regaña M, Herrera Acosta E, et al. Topical tacrolimus for the treatment of psoriasis on the face, genitalia, intertriginous areas and corporal plaques. *J Drugs Dermatol*. 2006;5:334–336.
21. Jones RW, Sadler L, Grant S, et al. Clinically identifying women with vulvar lichen sclerosus at increased risk of squamous cell carcinoma: a case-control study. *J Reprod Med*. 2004;49:808–811.
22. Neill SM, Tatnall FM, Cox NH; British association of dermatologists. Guidelines for the management of lichen sclerosus. *Br J Dermatol*. 2002;147:640–649.

23. Strittmatter HJ, Hengge UR, Blecken SR. Calcineurin antagonists in vulvar lichen sclerosus. *Arch Gynecol Obstet*. 2006;274:266–270.

24. Moyal-Barracco M, Edwards L. Diagnosis and therapy of anogenital lichen planus. *Dermatol Ther*. 2004;17:38–46.

25. Ooper SM, Wojnarowska F. Influence of treatment of erosive lichen planus of the vulva on its prognosis. *Arch Dermatol*. 2006;142;289–294.

26. Arage MA. Vulvar susceptibility to contact irritants and allergens: a review. *Arch Gynecol Obstet*. 2005;272:167–172.

27. Farage MA, Maibach H. Cumulative skin irritation test of sanitary pads in sensitive skin and normal skin population. *Cutan Ocul Toxicol*. 2007;26:37–43.

28. Zcan A, Senol M, Aydin NE, et al. Fox-fordyce disease. *J Eur Acad Dermatol Venereol*. 2003;17:244–245.

29. Dereli T, Turk BG, Kazandi AC. Syringomas of the vulva. *Int J Gynaecol Obstet*. 2007;99:65–66.

30. Oggia L, Hovnanian A. Calcium pump disorders of the skin. *Med Genet C Semin Med Genet*. 2004;131C:20–31.

31. Scurry J, Campion M, Scurry B, et al. Pathologic audit of 164 consecutive cases of vulvar intraepithelial neoplasia. *Int J Gynecol Pathol*. 2006;25:176–181.

32. Ideri M, Jones RW, Wilkinson EJ, et al. Squamous vulvar intraepithelial neoplasia: 2004 modified terminology, ISSVD Vulvar Oncology Subcommittee. *J Reprod Med*. 2005;50:807–810.

33. van Seters M, van Beurden M, Heijmans-Antonissen C et al. Treatment of vulvar intraepithelial neoplasia with topical imiquimod. *N Engl J Med*. 2008;358:1465–1473.

34. Hillemanns P, Wang X, Staehle S, et al. Evaluation of different treatment modalities for vulvar intraepithelial neoplasia (VIN): CO_2 laser vaporization, photodynamic therapy, excision and vulvectomy. *Gynecol Oncol*. 2006;100:271–275.

35. Roma AA, Hart WR. Progression of simplex (differentiated) vulvar intraepithelial neoplasia to invasive squamous cell carcinoma: a prospective case study confirming its precursor role in the pathogenesis of vulvar cancer. *Int J Gynecol Pathol*. 2007;26:248–253.

36. Parker LP, Parker JR, Bodurka-Bevers D, et al. Paget's disease of the vulva: pathology, pattern of involvement, and prognosis. *Gynecol Oncol*. 2000;77(1):183–189.

37. Black D, Tornos C, Soslow RA, et al. The outcomes of patients with positive margins after excision for intraepithelial Paget's disease of the vulva. *Gynecol Oncol*. 2007;104:547–550.

第三篇
治　疗

第一部分

第38章 一般性原则和指南

Elke Weisshaar

瘙痒的病因繁多而复杂，所以目前仍缺乏有关瘙痒治疗的标准方案。最近的神经物理学研究显示，抗瘙痒治疗旨在影响瘙痒的中枢及皮肤两方面机制。局部和系统性瘙痒治疗方案必须依据年龄、原发疾病、服用药物、过敏史、瘙痒严重程度和对生活质量的影响程度而定。首先，要明确原发疾病，并进行病因学治疗。可根据不同病因，对原发皮肤疾病进行特异性治疗，如避免接触过敏源、停止应用可疑药物，治疗方法涉及特异性内科学、神经病学及精神病学，甚至针对某些原发肿瘤的外科治疗[1-2]。初始治疗旨在抑制神经系统的敏感性，从而抑制瘙痒慢性化。第二步，建议患者采取一般的缓解瘙痒的措施（表38.1），从而逐步进行抗瘙痒的对症治疗（表38.2）。通常在去除原发疾病，如切除原发肿瘤后，瘙痒会很快缓解。可以认为，顽固的慢性瘙痒常常由多种因素导致及多种辅助因子参与[3-4]。尤其是老年人，可见到多种因素导致的瘙痒。

治疗瘙痒，有一些常规可以遵循[1-2]（表38.1）。根据患者的年龄、原发疾病、服用药物及瘙痒的程度和特点评估患者的情况尤为重要，据此建立个性化的治疗方案[2]。因为治疗失败常产生挫败感和心理压力，通常对患者的护理需要持续很长一段时间，尤其是长时间无法确定病因的慢性瘙痒患者。医生应和患者讨论筹划诊疗方案，以期达到最好的依从性。必须考虑的是有些需要知情并同意的系统和局部治疗，在执行时可能处于"适应证外用药"（不按说明使用）的状态。因此，当对瘙痒患者进行系统用药治疗时，需要详细告知其不良反应。比如，应用阿片类受体拮抗剂和加巴喷丁时，需要说明此药物会导致驾驶时的警觉性降低。如果在医师诊所不能按使用说明治疗，那么与专门的瘙痒中心合作会对患者有所帮助。

接下来的一步，应该告知患者缓解瘙痒应采取的一般措施（表38.1）。例如应用含薄荷醇、樟脑、尿素、聚多卡醇（Polidocanol）或鞣酸的乳膏或乳液，可暂时减轻瘙痒，白天或夜间瘙痒时由患者自行应用。在任何对症治疗之前，应优先做一个细致的诊断性评估和对原发疾病进行治疗（见第13章）。如果瘙痒仍然存在，则有必要实施联合或连续、分步骤的对症治疗（见后面的章节）。应用抗组胺药物，如每天羟嗪 25 ～ 100mg，作为其他日常或病因学治疗前期的辅助治疗，可能会有所帮助。糖皮质激素短期局部应用，可作为顽固性局部瘙痒的首选应急治疗，但只对炎症性皮肤病的瘙痒有效。

随机对照试验（RCT）有明显的不足之处，这是由于症状的多样性和复杂性、瘙痒病因的多方面性以及对测评结果缺乏明确定义（如定义成功治愈、测量瘙痒和搔抓的不同程度）。患者的不同特征，尤其是瘙痒的诸多不同形式（如尿毒症性瘙痒、血液病性瘙痒），使找出证据变得复杂。随机对照治疗研究适用于简单型瘙痒，但结果存在矛盾性（如纳曲酮在尿毒症中的应用）。目前仍

表 38.1　缓解瘙痒的一般治疗措施

- 避免增加皮肤干燥的因素，如干燥的环境、热（如桑拿）、酒精敷布、冰袋、过度频繁的洗浴
- 避免接触刺激性物质（如用乳酸依沙吖啶、洋甘菊、茶树精油的敷布）
- 避免使用过热及辛辣食物、大量热饮和酒精
- 避免过度兴奋和压力
- 使用温和的、非碱性肥皂，保湿洗浴剂和浴油（表面活性剂含量低的油）。使用微温的水，洗浴时间不超过 20min。洗浴后立刻根据个人肤质使用护肤品
- 如果存在原发皮肤疾病：擦干皮肤时勿用力揉搓，因为这样会使本来就损坏的皮肤剥离并造成进一步损害
- 根据个人皮肤情况使用补水护肤品来进行日常保湿
- 穿足够、柔软、宽松的衣服，比如棉质（不含羊毛、不含化纤物）
- 如果是特应性体质：避免房屋内有灰尘或尘螨，会加重瘙痒
- 短期缓解瘙痒（如夜间瘙痒）：使用含尿素乳液、樟脑、薄荷脑、聚多卡醇、鞣酸，保湿剂或浓缩清凉剂、清凉浴液、红茶布敷
- 教育患者如何通过使用阻断瘙痒 - 搔抓 - 循环的适当方法来对抗瘙痒，比如使用冷水湿敷、光照治疗。告诉患者搔抓并无益处。转移注意力，一位好的照料者会事半功倍，尤其是对孩子
- 放松运动（自我训练），放松疗法，避免压力，了解并营造良好的社会心理环境

表 38.2　慢性瘙痒的分步治疗法 [2]

	治　疗
第 1 步	<ul><li>一般治疗措施（表 38.1）</li><li>原发疾病的诊断和病因学治疗</li><li>初始症状治疗：口服抗组胺药（单独或联合应用）、清凉乳液、聚多卡醇、薄荷醇、尿素、鞣酸、外用糖皮质激素</li></ul>
第 2 步	<ul><li>对症和病因学治疗</li></ul>
第 3 步	<ul><li>对症局部和（或）系统治疗，如辣椒素、钙调磷酸酶抑制剂、大麻素受体激动剂、孟鲁司特、纳曲酮、加巴喷丁、紫外线治疗</li><li>在某些严重病例：系统应用糖皮质激素、免疫抑制剂（环孢素 A）</li></ul>
每步的伴随治疗	<ul><li>如果有睡眠障碍：镇静抗组胺剂、镇定剂、三环类抗抑郁药或抗精神病药</li><li>身心护理，行为治疗法</li><li>对人工侵蚀性抓痕：消毒物质（比如夫西地酸），局部外用糖皮质激素</li></ul>

步骤 1 ～ 3 可同时或连续应用

没有专注于主要类型瘙痒和新治疗的研究。不过，旨在改善医疗服务的新系统性治疗概念已经建立起来。指南包含一种分级系统，用于描述推荐证据的质量及其强度。最近，一些跨学科医师出版了德语国家应用的第一版有关慢性瘙痒的诊疗指南 [2]；一些欧洲医师正致力于制定慢性瘙痒的诊疗指南。

（兰宇贞　谢志强 译　白培明 校）

参考文献

1. Weisshaar E, Kucenic MJ, Fleischer AB. Pruritus: a review. *Acta Derm Venereol*. 2003;213(suppl):5–32.
2. Ständer S, Streit M, Darsow U, et al. Diagnostic and therapeutic measures in chronic pruritus. *J Dtsch Dermatol Ges*. 2006;4:350–370.
3. Sommer F, Hensen P, Böckenholt B, et al. Underlying diseases and co-factors in patients with severe chronic pruritus: a 3-year retrospective study. *Acta Derm Venereol*. 2007;87:510–516.
4. Weisshaar E, Apfelbacher CJ, Jäger G, et al. Pruritus as a cardinal symptom - clinical characteristics and quality of life in German and Ugandan patients. *Br J Dermatol*. 2006; 155:957–964.

第二部分
外用药物

第 39 章　薄荷醇

Lauent Misery・Sonja Ständer

瞬时受体电位通道（TRP）家族在离子通道中的数目日增，目前已发现 30 余个阳离子通道，绝大多数能透过 Ca^{2+}。根据其序列同源性，TRP 家族可以分为 7 个亚家族：TRPC（"Canonical" 经典的）家族，TRPV（"Vanilloid" 香草素）家族，TRPM（"Melastatin" 黑素抑制素）家族，TRPP（"Polycystin" 多囊素）家族，TRPML（"Mucolipin" 黏脂素）家族，TRPA（"Ankyrin" "锚蛋白"）家族，TRPN（"NOMPC"）家族。TRPV 和 TRPM 参与皮肤伤害性感受过程，在感觉神经上均有分布，但功能各异[68]。

薄荷醇是一种自然产生的环状萜烯醇酒精[10]，在皮肤科普遍应用，且历史久远，如凉爽、抗瘙痒、止痛及杀菌等。数十年一直不清楚这个化学产物怎么产生冷感觉，最近已清楚了它的作用机制。

39.1 作用机制

瞬时受体电位通道（TRP）是家族性感觉受体，能被化学和物理因素激活[3]。不清楚这些通道直接传导刺激或是下游信号途径的一部分[5]。TRPM8（瞬时受体电位通道黑素抑制素 8）可被化学制剂如薄荷醇、或在环境温度降至 26℃时激活[1,6,9]，通过初级传入感觉神经激活 TRPM8 产生冷感觉。缺少证明 TRPM8 是冷环境的主要探测器的证据[1]。TRPM8 几乎专门表达于 C 神经纤维亚群[8]。

一些冷反应神经元可能通过 TRPA1（瞬时受体电位通道锚蛋白 1）对低于 20℃的温度反应。TRPA1 能被物质如芥子油或大蒜强力激活，而且近来证明薄荷醇以双峰方式也能激活 TRPA1[7]。从微微克分子到毫微克分子浓度可引起通道激活，而较高浓度则导致可逆性阻断。因此，如同 TRPM8，TRPA1 是高敏感的薄荷醇受体。最近的论据支持 TRP 在瘙痒的发病机制及治疗中的作用[2]。应用温度敏感型 TRP 通道建立了痒觉的分子底物和基本规则，TRPM8 和 TRPA1 就在其中。已知瘙痒被温热加重，而被冷减轻。因此，薄荷醇、桉树脑或冰素显然是治疗瘙痒的候选者。

39.2 临床资料

薄荷醇诱导冷感觉，因此能减轻瘙痒感觉[6]。在实验性诱导的瘙痒上已证明薄荷醇的抗瘙痒作用[4]。用 1% ~ 5% 薄荷醇霜或洗剂快速缓解瘙痒的方法已应用数十年。薄荷醇产生主观凉爽感觉，可持续达 70min[11]。它不影响冷和热的阈值。通常应用包含薄荷醇的霜剂可短期减轻瘙痒。关于薄荷醇对瘙痒性皮肤病或各种原因的慢性瘙痒的疗效，尚无临床研究资料。

（谢志强　译　白培明　校）

参考文献

1. Bautista DM, Siemens J, Glazer JM, et al. The menthol receptor TRPM8 is the principal detector of environmental cold. *Nature*. 2007;448:204–208.

2. Biro T, Toth BI, Marincsak R, Dobrosi N, Geczy T, Paus R. TRP channels as novel players in the pathogenesis and therapy of itch. *Biochem Biophys Acta*. 2007;1772:1004–1021.

3. Boulais N, Misery L. The epidermis: a sensory tissue. *Eur J Dermatol*. 2008;18:119–127.

4. Bromm B, Scharein E, Darsow U, Ring J. Effects of menthol and cold on histamine-induced itch and skin reactions in man. *Neurosci Lett*. 1995;187:157–160.

5. Christensen AP, Corey DP. TRP channels in mechansosensation: direct or indirect activation? *Nat Rev Neurosci*. 2007;8:510–521.

6. Green BG, Schoen KL. Thermal and nociceptive sensations from menthol and their suppression by dynamic contact. *Behav Brain Res*. 2007;176(2):284–291.

7. Karashima Y, Damann N, Prenen J, et al. Bimodal action of menthol on the transient recptor potential channel TRPA1. *J Neurosci*. 2007;27:9874–9884.

8. Lumpkin EA, Caterina MJ. Mechanisms of sensory transduction in the skin. *Nature*. 2007;445:858–865.

9. Macpherson LJ, Hwang SW, Miyamoto T, Dubin AE, Patapoutian A, Story GM. More than cool: promiscuous relationships of menthol and other sensory compounds. *Mol Cell Neurosci*. 2006;32(4):335–343.

10. Patel T, Ishiuji Y, Yosipovitch G. Menthol: a refreshing look at this ancient compound. *J Am Acad Dermatol*. 2007;57:873–878.

11. Yosipovitch G, Szolar C, Hui XY, Maibach H. Effect of topically applied menthol on thermal, pain and itch sensations and biophysical properties of the skin. *Arch Dermatol Res*. 1996;288(5–6):245–248.

第 40 章　辣椒素

Laurent Misery

辣椒素是自然产生的顺 -8- 甲基 -N- 香草基 -6-noneamide，萃取于辣椒植物和源于辣椒属种的其他辣椒（与黑胡椒无关）[1]，位于"胎盘"中，即保存种子的白色纤维物质[2]。在皮肤科，常用于治疗异常感觉：疼痛（带状疱疹后神经痛、外阴痛和 HIV 神经病变等），感觉异常（糖尿病）和瘙痒。辣椒素在一些国家出售（Zostrix or Axsain），而且在许多国家可以制备。

40.1 作用机制

瞬时受体电位通道（TRP）是家族性感觉受体，能被化学和物理因素激活[3]。不清楚这些通道是直接传导刺激或是下游信号途径的一部分[4]。越来越多的论据支持 TRP 在瘙痒发病机制中的作用及它们的治疗作用[5]。由温度敏感型 TRP 通道建立了痒觉的分子底物和基本规则，TRPV1 就在其中。

TRPV1 是一个瞬时感受器，一个电位香草素 1。辣椒素受体以前称为香草素受体 1 或 VR1，现在已证明属于 TRP 家族[6]，命名为 TRPV1。TRPV1 被物理因素（> 42℃、渗透压）或化学因素（辣椒素、质子、内源性大麻素、二苯化合物）激活[7]。TRPV1 广泛表达于皮肤中的神经纤维、肥大细胞、内皮细胞及平滑肌细胞，但不表达于黑素细胞[8-9]。辣椒素和质子上调 TRPV1 表达，诱导成纤维细胞表达 TRPV1[10]。

通过 TRPV1，热和酸毒症加重瘙痒。TRPV1 可被许多称为致痒原的物质和其特异性受体作用而间接激活。TRPV1 很可能表达于瘙痒感受器上。因此，在瘙痒通道中 TRPV1 担任"中枢整合器"分子功能。

局部应用辣椒素兴奋 C 神经纤维，并引起 P 物质释放（引起不良反应），然后延长重复应用，清除感觉神经末梢中的 P 物质和其他神经递质。慢性或高剂量使用能诱导永久性的神经退化。

40.2 临床资料

40.2.1 对瘙痒的疗效

辣椒素是广泛应用于各种疾病中的抗瘙痒药物。因为 TRPV1 的中心作用，辣椒素能被用于对抗不同机制的瘙痒。辣椒素能阻断组胺诱导的瘙痒[11]，并且有效治疗非组胺引发的瘙痒。

辣椒素能有效阻断 70% 患者的异常性背痛[13]，15 例臂桡侧瘙痒症患者中 12 例臂桡侧瘙痒[2]、水源性瘙痒[15]、银屑病[16]、肛门瘙痒症[17]、结节性痒疹[18] 或羟乙基淀粉诱导瘙痒[19] 患者的恶性瘙痒循环。在尿毒症瘙痒[20]、异常性水痛症[21] 和特应性皮炎[22] 中，其疗效令人失望。

40.2.2 不良反应

神经脱敏之前会发生一些继发于神经肽释放诱导神经源炎症的有害事件：疼痛、烧灼、热痛觉过敏和红斑。许多患者因为这些仅存在一周的不良反应而中断治疗。这些不良反应能在使用辣椒素 1 小时前预先外用麻醉药 EMLA 预防 [23]。

40.2.3 实际应用

因此，有必要告诉患者相关不良反应，并劝他（她）们使用 EMLA（外用麻醉剂低共熔混合物）或确信这些不良反应会自动消失。常用的辣椒素浓度是 0.025% 和 0.075%，应用的次数为 2 ～ 5 次，治疗实施 4 周或以上。制剂需在 4℃ 环境下储存。

40.3 其他香草素

由于辣椒素耐受性差，治疗上的一个挑战就是寻找一种 TRPV1 激动剂，它仅引起小的受体兴奋，并具有显著脱敏能力。现在，最有希望的产品是 resiniferatoxin（RTX），一种萃取于仙人掌植物大戟属植物 resinifera 的香草素 [24]。目前，RTX 正在临床试验。不过，RTX 来源于自然，分离昂贵，合成困难，不能口服。因此，合成简化用于口服的活性香草素是正在进行的目标。非饱和 1，4 二醛和 Triprenyl 酚类为香草素药物发展的可能提供了新线索，但缺乏临床试验。目前，仅一种香草素在小鼠身上显示某些抗瘙痒作用 [25]。

（谢志强 译　白培明 校）

参考文献

1. Paul C, Chosidow O, Francès C. La capsaïcine en dermatologie. *Ann Dermatol Venereol*. 1993;120:563–570.
2. Norton SA. Useful plants of dermatology. V. Capsicum and capsaicin. *J Am Acad Dermatol*. 1998;39:626–628.
3. Boulais N, Misery L. The epidermis: a sensory tissue. *Eur J Dermatol*. 2008;18:119–127.
4. Christensen AP, Corey DP. TRP channels in mechanosossation: direct or indirect activation? *Nat Rev Neurosci*. 2007;8: 510–521.
5. Biro T, Toth BI, Marincsak R, Dobrosi N, Geczy T, Paus R. TRP channels as novel players in the pathogenesis and therapy of itch. *Biochem Biophys Acta*. 2007;1772:
6. Caterina MJ, Schumacher MA, Tominaga M, Rosen TA, Levine JD, Julius D. The capsaicin receptor: a heat-activated ion channel in the pain pathway. *Nature*. 1997;389: 816–824.
7. Lumpkin EA, Caterina MJ. Mechanisms of sensory transduction in the skin. *Nature*. 2007;445:858–865.
8. Stander S, Moorman C, Schumacher M, et al. Expression of vanilloid receptor subtype 1 in cutaneous sensory nerve fibers, mast cells and epithelial cells of appendage structures. *Exp Dermatol*. 2004;13:129–139.
9. Bodo E, Kovacs I, Telek A, et al. Vanilloid receptor-1 (VR1) is widely expressed on various epithelial and mesnchymal cell types of human skin. *J Invest Dermatol*. 2004;123:4 10–413.
10. Kim SJ, Lee SA, Yun SJ, et al. Expression of vanilloid receptor 1 in cultured fibroblast. *Exp Dermatol*. 2006;15: 362–367.
11. Markovits E, Gilhar A. Capsaicin – an effective topical treatment in pain. *Int J Dermatol*. 1997;36:401–404.
12. Weisshaar E, Heyer G, Forster C, Handwerker HO. Effect of topical capsaicin on the cutaneous reactions and itching to histamine in atopic eczema compared to healthy skin. *Arch Dermatol Res*. 1998;290:306–311.
13. Wallengren J, Klinker M. Successful treatment of nostalgia paresthetica with topical capsaicin: vehicle-controlled, double-bind, crossover study. *J Am Acad Dermatol*. 1995;32: 287–289.
14. Texeira F, Miranda-Vega A, Hijyo-Tomoka T, Dominguez-Soto L. Solar-brachioradial pruritus – response to capsaicin cream. *J Am Acad Dermatol*. 1995;32:594–595.
15. Lotti T, Teofoli P, Tsampau D. Treatment of aquagenic pruritus with topical capsaicin cream. *J Am Acad Dermatol*. 1994;30: 232–235.
16. Kurkcuoglu N, Alaybeyi F. Topical capsaicin for psoriasis. *Br j Dermatol*. 1990;123:549–550.
17. Lysy J, Sistiery-Ittah M, Israelit Y, et al. Topical capsaicin - a novel and effective treatment for idiopathic intractable pruritus ani: a randomised, placebo controlled, crossover study. *Gut*. 2003;52:1323–1326.
18. Ständer S, Luger T, Metze D. Treatment of prurigo nodularis with topical capsaicin. *J Am Acad Dermatol*. 2001;44: 471–478.
19. Szeimies RM, Stolz W, Wlotzke U, Korting HC, Landthaler M. Successful treatment of hydroxyethyl-starch-induced pruritus with topical capsaicin. *Br J Dermatol*. 1994;131: 380–382.
20. Breneman DL, Cardone S, Blusack RF, Lather RM, Searle EA, Pollack VE. Topical capsaicin for treatment of hemodialysis-related pruritus. *J Am Acad Dermatol*. 1992; 26:91–94.
21. Misery L, Meyronet D, Pichon M, Brutin JL, Pestre P, Cambazard F. Aquadynie: rôle du VIP? *Ann Dermatol Venereol*. 2003;130:195–198.
22. Marsella R, Nicklin CF, Melloy C. The effects of capsaicin topical therapy in dogs with atopic dermatitis: a randomized, double-blinded, placebo-controlled, cross-over clinical trial. *Vet Dermatol*. 2002;13:131–139.
23. Yosipovitch G, Maibach HI, Rowbotham MC. Effect of EMLA pre-treatment on capsaicin-induced burning and hyperalgesia. *Acta Derm Venereol*. 1999;79:118–121.
24. Sterner O, Szallasi A. Novel natural vanilloid receptor agonists: new therapeutic targets for drug development. *Trends Pharmacol Sci*. 1999;20:459–465.
25. Kim DH, Ahn BO, Kim SH, Kim WB. Antipruritic effect of DA-5018, a capsaicin derivative, in mice. *Arch Pharm Res*. 1999;22:549–553.

第41章　外用免疫调节剂

Laurent Misery

外用免疫调节剂（激素或钙调神经磷酸酶抑制剂）因对许多炎症性皮肤病有效而被熟知。它们的免疫抑制作用和抗炎特性可以缓解许多皮肤病。钙调神经磷酸酶抑制剂（环孢菌素、他克莫司、吡美莫司）对瘙痒也具有特殊作用。

41.1 钙调神经磷酸酶抑制剂的抗瘙痒作用

在钙调神经磷酸酶抑制剂中，仅他克莫司和吡美莫司有外用剂型。在治疗瘙痒上，它们比类固醇激素更快改善症状[2-3]，能治疗非炎性瘙痒性疾病的瘙痒[1]。但对于非特应性皮肤病瘙痒的治疗仅有非常少的报道。一项广泛性研究报道了对20例患结节性痒疹、阴囊肛门瘙痒或不明起源的泛发性瘙痒的治疗[1]。有报道其在银屑病、玫瑰痤疮[4]、慢性刺激性手皮炎[5]、移植物抗宿主病[6]、硬化苔藓[7]、扁平苔藓、大疱表皮松解[8]、尿毒性瘙痒和原发性胆汁肝硬化[9]等疾病的瘙痒治疗上发生戏剧性改善。在尿毒症性瘙痒的治疗上结果不一致，一项前瞻性研究证实了钙调神经磷酸酶抑制剂的疗效[10]，其他研究未证实[11]。

41.2 钙调神经磷酸酶抑制剂的其他神经效应

他克莫司和吡美莫司可安全治疗特应性皮炎[12]，还可能治疗许多其他瘙痒性疾病。但有15%～60%患者发生明显不良事件，其中在应用的第1天常发生烧灼感和瘙痒[12]。这些感觉是暂时的，持续15～20min，经常与温感觉相关，通常1周后消失。严重特应性皮炎患者更频发。

其他少见的（6%～7%）不良反应与饮酒有关，出现红斑[13]或面部泛红[5]。

41.3 理解：辣椒素样机制

人们已知熟知辣椒素引起的效应，如烧灼感或酒精相关性红斑，伴随最初由神经肽释放（主要是P物质，随之抑制这种物质释放）产生的瘙痒的戏剧性改善[15-16]。

最近的一些研究已证实，他克莫司激活辣椒素和缓激肽敏感的背根神经节神经元和皮肤C神经纤维[17]。形态学和生化研究已显示，在小鼠皮肤上应用他克莫司和吡美莫司，可诱发神经肽（P物质，降钙素基因相关肽）释放和肥大细胞脱颗粒[18]。推测钙调神经磷酸酶抑制剂结合TRPV1或其他受体或刺激细胞内信号途径如巨亲和素。在一项神经元和角质形成细胞共培养的研究中显示，他克莫司最初能诱导P物质释放，重复应用之后出现钙依赖的TRPV1脱敏[19]。

（谢志强　译　白培明　校）

参考文献

1. Stander S, Schürmeyer-Horst F, Luger TA, Weisshaar E. Treatment of pruritic diseases with topical calcineurin inhibitors. *Ther Clin Risk Manag*. 2006;2:213–218.

2. Meurer M, Fölster-Horst R, Wozel G, et al. Pimecrolimus cream in the long-term management of atopic dermatitis in adults: a six-month study. *Dermatology*. 2002;205: 271–277.

3. Reitamo S, Van Leent EJ, Ho V, et al. Efficacy and safety of tacrolimus ointment compared with that of hydrocortisone acetate ointment in children with atopic dermatitis. *J Allergy Clin Immunol*. 2002;109:539–546.

4. Goldman D. Tacrolimus ointment for the treatment of steroid-induced rosacea: a preliminary report. *J Am Acad Dermatol*. 2001;44:995–998.

5. Cherill R, Tofte S, MacNaul R, et al. SDZ ASM 981 1% cream is effective in the treatment of chronic irritant hand dermatitis. *J Eur Acad Dermatol Venereol*. 2000;14 (suppl 1):128.

6. Choi CJ, Nghiem P. Tacrolimus ointment in the treatment of chronic cutaneous graft-versus-host disease: a case series of 18 patients. *Arch Dematol*. 2001;137:1202–1206.

7. Böhm M, Friedling U, Luger TA, et al. Successful treatment of anogenital lichen sclerosus with topical tacrolimus. *Arch Dermatol*. 2003;139:922–924.

8. Banky JP, Sheridan AT. Storer EL, et al. Successful treatment of epidermolysis bullosa pruriginosa with topical tacrolimus. *Arch Dermatol*. 2004;140:794–796.

9. Aguilar-Bernier M, Bassas-Vila J, Sanz-Munoz S, et al. Successful treatment of pruritus with topical tacrolimus in a patient with primary biliray cirrhosis. *Br J Dermatol*. 2005;152:808–809.

10. Kuypers DR, Claes K, Evenpoel P, et al. A prospective proof of concept study of the efficacy of tacrolimus ointment on uraemic pruritus (UP) in patients on chronic dialysis therapy. *Nephrol Dial Transplant*. 2004;19:1895–1901.

11. Duque MI, Yosipovitch G, Fleischer AB, et al. Lack of efficacy of tacrolimus ointment 0.1% for treatment of hemodialysis-related pruritus: a randomized double-blinded, vehicle-controlled study. *J Am Acad Dermatol*. 2005;52: 519–521.

12. Rustin MHA. The safety of tacrolimus ointment for the treatment of atopic dermatitis: a review. *Br J Dermatol*. 2007;157: 861–873.

13. Calza AM, Lübbe J. Tacrolimus ointment-associated alcohol intolerance in infants receiving ethanol-containing medication. *Br J Dermatol*. 2005;152:569.

14. Milingou M, Antille C, Sorg O, Saurat JH, Lübbe J. Alcohol intolerance and facial flushing in patients treated with topical tacrolimus. *Arch Dermatol*. 2004;140:1542–1544.

15. Trevisani M, Smart D, Gunthorpe MJ, et al. Ethanol elicits and potentiates nociceptor response via the vanilloid-receptor 1. *Nat Neurosci*. 2002;5:546–551.

16. Stander S, Luger TA. Antipruritic effects of pimecrolimus and tacrolimus. *Hautartzt*. 2003;54:413–417.

17. Senba E, Katanosaka K, Yajima H, et al. The immunosuppressant FK506 activates capsaicin- and bradykinin-sensitive DRG neurons and cutaneous C-fibers. *Neurosci Res*. 2004; 50:257–262.

18. Stander S, Stander H, Seelinger S, Luger TA, Steinhoff M. Topical tacrolimus and pimecrolimus transiently induce neuropeptide release and mast cell degranulation in murine skin. *Br J Dermatol*. 2007;156:1020–1026.

19. Pereira U, Boulais N, Dorange G, Misery L. Impact of tacrolimus on cutaneous neurogenic inflammation (CNI). *J Invest Dermatol*. 2480;2007:127.

第42章 大麻素受体激动剂

Sonja Ständer

大麻素受体激动剂

内源性和合成性大麻素因其系统摄入产生精神作用和止痛效能而闻名。外用大麻素激动剂属于新的调节剂，治疗慢性瘙痒已有2年。皮肤感觉神经纤维、肥大细胞和角质形成细胞表达大麻素受体CB_1和CB_2。虽然皮肤大麻素及其受体的生理作用还在研究中，近年资料表明，它们涉及炎症特别是过敏性接触性皮炎、角质形成细胞增殖及神经感觉。已证明，在炎症期间，初级传入神经元的CB_1表达和转运至外周轴突是增加的，有助于增强局部摄入CB_1激动剂的抗痛觉过敏效应[1]。此外，注射CB_2激动剂棕榈酰乙醇胺（PEA）可以抑制实验性神经生长因子诱导的热痛觉过敏[2]。外用大麻素激动剂可降低实验性疼痛、瘙痒和红斑[3-4]。

在欧洲和美国可获得大麻素激动剂N-PEA霜剂或洗剂。在临床试验和病例报告中，证明其在特应性皮炎、肾性瘙痒、痒疹及不明起源的瘙痒上具有抗瘙痒作用[5-7]。在一项多个国家参与的临床前瞻性群组研究中，入选2456例亚急性和慢性特应性皮炎患者，其中包括923例12岁以上儿童患者，接受每日2次的霜剂治疗。观察结果是红斑、鳞屑及抓痕减轻。瘙痒降低了60%（瘙痒强度VAS平均分值从4.89分降至1.97分）[7]。在CB_2激动剂治疗3周中，38%肾性瘙痒患者报告瘙痒缓解[5]。另一项研究显示，64%痒疹、单纯性苔藓和不明起源的瘙痒患者报告瘙痒缓解[6]，平均瘙痒强度降低了86.4%。此外，未发表的观察证明应用这个霜剂对水源性瘙痒、臂桡侧瘙痒症及带状疱疹后烧灼痛有效。这些初步资料显示，在未来的抗瘙痒治疗上，外用大麻素激动剂是一个令人感兴趣的选择。

（谢志强 译 白培明 校）

参考文献

1. Amaya F, Shimosato G, Kawasaki Y, et al. Induction of CB1 cannabinoid receptor by inflammation in primary afferent neurons facilitates antihyperalgesic effect of peripheral CB1 agonist. *Pain*. 2006;124:175–183.
2. Farquhar-Smith WP, Rice AS. A novel neuroimmune mechanism in cannabinoid-mediated attenuation of nerve growth factor-induced hyperalgesia. *Anesthesiology*. 2003;99:1391–1401.
3. Rukwied R, Watkinson A, McGlone F, Dvorak M. Cannabinoid agonists attenuate capsaicin-induced responses in human skin. *Pain*. 2003;102:283–288.
4. Dvorak M, Watkinson A, McGlone F, Rukwied R. Histamine induced responses are attenuated by a cannabinoid receptor agonist in human skin. *Inflamm Res* 2003;52:238–245.
5. Szepietowski JC, Szepietowski T. Reich A. Efficacy and tolerance of the cream containing structured physiological lipids with endocannabinoids in the treatment of uremic pruritus: a preliminary study. *Acta Dermatovenerol Croat*. 2005; 13:97–103.
6. Ständer S, Reinhardt HW, Luger TA. Topische Cannabinoid-Agonisten: Eine effektive, neue Möglichkeit zur Behandlung von chronischem Pruritus. *Hautarzt* 2006;57:801–807.
7. Eberlein B, Eicke C, Reinhardt HW, Ring J. Adjuvant treatment of atopic eczema: assessment of an emollient containing N-palmitoylethanolamine (ATOPA study). *JEADV*. 2008; 22:73–82.

第 43 章　其他外用治疗

Laurent Misery

治疗瘙痒的局部外用药物为数众多。本章我们将讲述主要的外用药物，对因治疗往往效果较好。

43.1 麻醉剂

局部麻醉剂如外用麻醉剂低共熔混合物（eutectic mixture of local anesthetics，EMLA），有时用于治疗瘙痒。EMLA 成功用于治疗儿童烧伤后瘙痒 [4] 及由木瓜酶或黎豆荚毛 [9]、而非组胺 [13] 诱导的瘙痒。聚多卡醇（polidocanol，聚乙二醇单十二醚）已成功用于治疗尿毒症相关性、特应性皮炎及银屑病 [12] 的瘙痒。

43.2 抗组胺药

外用抗组胺药应用广泛，但其效果并不肯定，且很多病例发生了过敏反应。

43.3 炉甘石

炉甘石是治疗瘙痒的传统用药。这种天然产物由碳酸锌及少量氧化铁组成。一项 69 例患者的双盲对照试验显示，包含炉甘石和氧化锌的霜剂对于治疗肛门瘙痒症有效 [7]。

43.4 樟脑

樟脑可用于治疗瘙痒，因为其天然产物是 TRPV3 和其他瞬时受体电位（TRP）通道的激动剂 [8]。但是，它引起的过敏及刺激限制了它的应用。

43.5 多赛平

5% 多赛平的霜剂（Zonalon®，Doxederm®），作为组胺和乙酰胆碱的拮抗剂，可以减轻特应性皮炎患者的瘙痒 [3]。有一些接触性湿疹的病例报道。

43.6 冰素

与薄荷脑相似，冰素（icilin）是 TRPM8 和 TRPA1 受体的激动剂（见第 39 章）。它产生冷感，可用于缓解瘙痒。

43.7 亚甲蓝

在一项皮内注射亚甲蓝治疗肛门瘙痒症研究中，30 例中 24 例患者获得了成功 [5]，其他研究中也取得了类似结果。可能有神经毒性作用。

43.8 苯酚

为数众多的抗瘙痒霜剂中加入了苯酚，

它通常与其他成分协同发挥作用。

43.9 前列腺素 D₂ 激动剂

TS-022 是类前列腺素 DP（1）受体激动剂。一项针对小鼠的试验显示，它可以抑制 NC/Nga（NC）小鼠（特应性皮炎动物模型）的搔抓，并改善皮肤炎症。TS-022 的抗瘙痒机制为：它可能减少特应性皮炎内源性前列腺素 D₂ 的产生并增加类前列腺素 DP₁ 受体的表达[10]。

43.10 棉子糖

棉子糖是一种寡聚糖，作用于细胞脱颗粒。在治疗烧伤后瘙痒[1,6] 和特应性皮炎瘙痒中观察到了疗效。

43.11 水杨酸和阿司匹林

一项随机双盲对照试验证实，应用阿司匹林溶液明显缓解神经性皮炎患者的瘙痒[14]。但这可能与其非甾体抗炎作用无关。

水杨酸可有效对抗头皮瘙痒及银屑病患者的瘙痒。

水杨酸复合物——水杨酸二乙胺和水杨酰胺，通过缓慢释放乙酰水杨酸，可有效治疗血清素诱导的大鼠搔抓[11]。

43.12 硝酸锶

硝酸锶外用可以减轻感觉刺激和炎症。初步研究显示，外用 20% 的硝酸锶可以减轻组胺诱导的瘙痒[15]。

（门月华 译 谢志强 校）

参考文献

1. Campech M, Gavroy JP, Ster F, et al. Etude de l'effet antiprurigineux du raffinose sur le tégument récemment épidermisé du grand brulé. *Brûlures*. 2002;11:219–222.
2. Draelos Z. An evaluation of topical 3% salicylic acid and 1% hydrocortisone in the maintenance of scalp pruritus. *J Cosmet Dermatol*. 2005;4:193–197.
3. Drake LA, Fallon JD, Sober A. Relief of pruritus in patients with atopic dermatitis after treatment with topical doxepin cream. *J Am Acad Dermatol*. 1994;31:613–616.
4. Kopecky E, Jacobson S, Bch M, et al. Safety and pharmacokinetics of EMLA in the treatment of postburn pruritus in pediatric patients: a pilot study. *J Burn Care Rehabil*. 2001;22:235–242.
5. Mentes B, Akin M, Leventoglu S, Gultekin F, Oguz M. Intradermal methylene blue injection for the treatment of intractable idiopathic pruritus ani: results of 30 cases. *Tech Coloproctol*. 2004;8:11–14.
6. Misery L, Liège P, Cambazard F. Evaluation de l'efficacité et de la tolérance d'une crème contenant du raffinose au cours de la dermatite atopique. *Nouv Dermatol*. 2005;24:339–341.
7. Misery L, Mazharian R, Teurquety L, et al. Efficacité du Gel de Calamine dans le prurit anal. *Nouv Dermatol*. 2004;23:7–9.
8. Moqrich A, Hwang SW, Earley TJ, et al. Impaired thermosensation in mice lacking TRPV3, a heat and camphor sensor in the skin. *Science (New York, NY)*. 2005;307:1468–1472.
9. Shuttleworth D, Hill S, Marks R, Connelly D. Relief of experimentally induced pruritus with a novel eutectic mixture of local anaesthetic agents. *Br J Dermatol*. 1988;119:535–540.
10. Sugimoto M, Arai I, Futaki N, et al. The anti-pruritic efficacy of TS-022, a prostanoid DP1 receptor agonist, is dependent on the endogenous prostaglandin D2 level in the skin of NC/Nga mice. *Eur J Pharmacol*. 2007;564:196–203.
11. Thomsen JS, Simonsen L, Benfeldt E, Jensen SB, Serup J. The effect of topically applied salicylic compounds on serotonin-induced scratching behavior in hairless rats. *Exp Dermatol*. 2002;11:370–375.
12. Twycross R, Greaves MW, Handwerker H, et al. Itch: scratching more than the surface. *Q J Med*. 2003;96:7–26.
13. Weisshaar E, Forster C, Dotzer M, Heyer G. Experimentally induced pruritus and cutaneous reactions with topical antihistamine and local analgesics in atopic eczema. *Skin Pharmacol*. 1997;10:183–190.
14. Yosipovitch G, Sugeng MW, Chan H, Goon A, Ngim S, Goh CL. The effect of topically applied aspirin on localized circumscribed neurodermatitis. *J Am Acad Dermatol*. 2001;45:910–913.
15. Zhai H, Hannon W, Hahn GS, Harper RA, Pelosi A, Maibach H. Strontium nitrate decreased histamine-induced itch magnitude and duration in man. *Dermatology (Basel, Switzerland)*. 2000;200:244–246.

第三部分
系统药物

第 44 章　抗组胺药

Caroline Gaudy-Marqueste

44.1 引　言

在近一个世纪之前，组胺首次被发现。它是包括过敏反应在内的众多生物反应的主要介质，其中某些生物反应参与常见皮肤病的病理生理过程。理论上有 3 种途径可以阻断组胺的生物作用：①减少组胺的合成；②抑制组胺的释放；③阻止组胺与受体的结合。抗组胺药通过第 3 种途径发挥作用。目前市面上有两类抗组胺药：对 H_1 受体起抑制作用的 H_1 抗组胺药和对 H_2 受体起抑制作用的 H_2 抗组胺药。

在皮肤科临床上抗组胺药应用广泛，特别是 H_1 抗组胺药应用更多，主要用于治疗瘙痒性皮肤病，即使组胺并不总是参与它们的病理生理过程。

本章将简要综述抗组胺药的生理学和药理学特性，以及抗组胺药对瘙痒性皮肤病治疗有益的证据。

44.2 组胺和其受体的生理病理学和药理学特性

44.2.1 组　胺

组胺是由 L- 组氨酸脱羧形成的一种生物胺。它在人类肥大细胞、嗜碱性粒细胞、胃嗜铬细胞和组胺能神经元的细胞质分泌颗粒中合成和贮存，在各种刺激下经 IgE 或非 IgE 介导脱颗粒而释放。IgE 介导的脱颗粒是通过两个表面 IgE 分子与高亲和力受体

（FCξRIαβγ）结合形成交联而诱发，甚至可以被特异的过敏源（Ⅰ型超敏型）或自身抗体所诱发。非 IgE 介导的刺激包括细胞因子、物理因素（如接触荨麻）、两歧性分子（包括阿片类药物如可卡因和吗啡）、过敏毒素、神经肽（P 物质）、抗生素（万古霉素或喹诺酮类）、病毒或细菌抗原。这些刺激物与位于靶细胞表面的特殊受体结合引起组胺释放。到目前为止，共发现各具特性的 4 种组胺受体（H_1，H_2，H_3 和 H_4）。在变态反应性疾病中，组胺的大部分效应是由 H_1 受体介导的。H_1、H_2 血管受体均参与了低血压、心动过速、面部潮红、头痛的病理过程[1]。刺激 H_1 和 H_3 受体会导致皮肤瘙痒和鼻塞[2-3]。最近一项试验表明，H_4 受体拮抗剂通过外周神经元的潜在作用可以减轻小鼠的瘙痒[4]。除了在早期过敏反应中的作用外，组胺也能刺激细胞因子的产生和细胞黏附分子及 Ⅱ 类抗原的表达，从而促进后期的过敏反应[5]。通过 4 种类型的受体，组胺也可以调节免疫反应。

44.2.2 组胺受体

4 种类型的组胺受体都属于 G 蛋白偶联受体家族，表现出固有活动（无组胺时的自主活动）[6]。他们在细胞表达、信号转导效应物和功能方面各不相同。

44.2.2.1 H_1 受体

H_1 受体在人体内广泛表达，介导了组

胺的多数效应。激活 H_1 受体偶联的 Gq/11 刺激磷酸肌醇信号转导通路产生 IP_3（三磷酸肌醇）和 DAG（二酰甘油），IP_3 和 DAG 导致蛋白激酶 C 的活化，引起细胞内 Ca^{2+} 浓度的升高。H_1 受体也能激活其他信号转导通路，包括磷脂酶 D 和磷脂酶 A2[7]，NOS[8] 和转录因子 NF-κB[9]。H_1 受体激活导致血管舒张，血管通透性增加，促进平滑肌收缩和黏液分泌，感觉神经末梢的激活导致瘙痒，减慢房室结传导时间，使冠状血管痉挛。H_1 受体通过巨噬细胞和嗜酸性粒细胞的活化，增加细胞内黏附分子（ICAM-1）、血管细胞黏附分子 1（VCAM-1）和 P 选择素等细胞黏附分子的表达，提高抗原递呈细胞的能力，促进 B 细胞的共活化，降低体液免疫和 IgE 的产生，诱导细胞免疫（Th_1），提高 γ 干扰素（IFNγ）自身免疫，极化人类树突细胞成为促 Th_2 细胞效应的树突细胞[10-13] 等，支持组胺参与过敏性炎症反应和免疫调节。

44.2.2.2 H_2 受体

同 H_1 受体一样，H_2 受体在人体内广泛表达，主要存在于下列细胞的表面：淋巴细胞和嗜碱性粒细胞、冠状血管和肺血管、心肌组织和胃壁细胞。H_2 受体偶联到 Gs 蛋白，介导一种细胞内反应，这种反应的主要特征是细胞内 cAMP 水平增高，进而活化腺苷酸环化酶，激活蛋白激酶，调节 Ca^{2+} 流量。与 H_1 受体一起，H_2 受体激活导致血管扩张和血管通透性增加。H_2 受体也对下列器官发挥作用，如心血管系统（正性肌力作用）、胃肠道（增加胃酸和胃蛋白酶的分泌）、呼吸系统（气道扩张和黏液分泌增加）。组胺通过 H_2 受体的某种作用也可以抑制一些淋巴细胞的功能，比如分裂素诱导的淋巴细胞增生反应、抗体分泌 B 细胞抗体的合成、

细胞介导的细胞溶解和淋巴因子的产生[14] 及 CD4 辅助 T 淋巴细胞的募集[15]。激活 H_2 受体抑制 TNF-α 产生，刺激 IL-10 的产生[16]，促进树突细胞极化成为 Th_2 细胞促进效应的树突细胞[13]。最后，激活 H_2 受体抑制嗜碱性粒细胞的趋化反应[14] 和肥大细胞和嗜碱性粒细胞组胺释放，从而降低组胺释放。

44.2.2.3 H_3 受体

已确定 H_3 受体是中枢和周围神经系统的一个突触前受体，控制组胺和其他神经递质的释放。H_3 受体是 $G_{i/o}$ 蛋白偶联受体，它的激活可以抑制腺苷酸环化酶导致 cAMP 的减少，抑制 Ca^{2+} 内流。H_3 受体也可以导致乙酰胆碱、神经激肽和儿茶酚胺释放的减少，调节 H_1 受体的刺激效应[17]。最后，H_3 受体调节组胺能性神经传递：受体的激活引起组胺能性神经传递的减少而导致警觉功能、认知功能和耳蜗 - 前庭功能的损害[18]。已经证实像所有其他组胺受体一样[6]，H_3 受体表现出较强的固有活动[19]。

44.2.2.4 H_4 受体

H_4 受体是最后被确定的组胺受体。在骨髓、周围造血细胞、中性粒细胞、嗜酸性粒细胞和 T 细胞高度表达，在脾、胸腺、肺、小肠、结肠、心和脑中度表达[20-21]。H_4 受体和 H_3 受体一样，与 $G_{i/o}$ 蛋白偶联产生作用。激活 H_4 受体抑制 forskolin 诱导的 cAMP 形成[20]。组胺 H_4 受体的激活促进炎症细胞（主要是嗜酸性粒细胞和肥大细胞）在过敏性炎症部位的累积[10]。已有研究提示，H_4 受体和 H_2 受体一起参与控制 IL-16 从人类淋巴细胞的释放。H_4 受体的激活对靶细胞和组织的大部分作用仍有待确定。

44.3 H₁ 抗组胺药

Bovet and Staub 于 1937 年发现了 H₁ 抗组胺药，最初用于对抗组胺和 H₁ 受体结合产生的生理作用。长期以来，H₁ 抗组胺药被认为是 H₁ 受体阻断剂或 H₁ 受体拮抗剂，直到近年，研究显示 H₁ 抗组胺药是 H₁ 受体的反向激动剂。事实上，现在已有的研究证实，在基础状态下，H₁ 受体表现为激活和抑制状态共存的一种可逆转的平衡状态，H₁ 抗组胺药通过与 H₁ 受体的结合将平衡状态改变为抑制状态，稳定受体的灭活构型，从而不仅阻断组胺结合受体，而且降低受体的基本活性[22]。

H₁ 抗组胺药由含有脂肪族侧链的含氮碱基组成，与组胺有共同的核心结构即乙胺基团。这个共同的乙胺基团使 H₁ 抗组胺药可以与 H₁ 受体结合[23]。H₁ 抗组胺药分为两类，即第一代 H₁ 抗组胺药和第二代 H₁ 抗组胺药。两类 H₁ 抗组胺药的不同之处在于对组胺受体的特异性和选择性，以及是否能够进入中枢神经系统，两类药物的抗 H₁ 活性并无明显区别（见表 44.1）。

44.3.1 第一代 H₁ 抗组胺药

首先发现的是第一代 H₁ 抗组胺药，根据化学基团不同分为 6 类：乙二胺、乙醇胺、烷基胺、吩噻嗪、哌嗪和哌啶。第一代 H₁ 抗组胺药通过可逆的和浓度依赖的竞争性抑制组胺与 H₁ 受体的结合，因此他们与受体的结合是可逆的，可以因为抗组胺药与受体的解离或高浓度的组胺水平而逆转[24]。大部分的第一代 H₁ 抗组胺药分子也因为缺乏对组胺受体的特异性和与其他有机胺类结构的类似性而表现出一些其他的药理学反应。第一代 H₁ 抗组胺药也能与血清素能受体、毒蕈碱受体、a-肾上腺素能受体结合，

这也解释了第一代 H₁ 抗组胺药一些常见的不良反应：体重增加与抗血清素能受体有关；阿托品样不良反应，如尿潴留、眼内压升高、眼干；抗晕船作用与抗胆碱能效应有关。第一代 H₁ 抗组胺药由于能够渗透进入中枢神经系统，所以在中枢神经系统产生不良反应，表现为嗜睡，潜在影响日常生活活动包括工作和驾驶技能。所有第一代 H₁ 抗组胺药经过肝代谢（P450 细胞色素），其活性药物或代谢物通过粪便或尿液最终排出体外。第一代 H₁ 抗组胺药与其他已知的通过 P450 细胞色素代谢的药物之间的相互作用可能导致药效降低或不良反应的减轻。某些第一代 H₁ 抗组胺药的半衰期较短，可能需要每日多次服用。受体激动剂效应可能会在治疗的初期出现，引起短暂的症状加重。

44.3.2 第二代 H₁ 抗组胺药

第二代 H₁ 抗组胺药在 20 世纪 80 年代初期被研发成功。第二代 H₁ 抗组胺药与第一代 H₁ 抗组胺药的主要不同之处在于其与受体结合 - 解离的活跃程度和对中枢神经系统的渗透作用。第二代 H₁ 抗组胺药与 H₁ 受体的结合被认为是"非竞争性的"[24]，因为第二代 H₁ 抗组胺药结合位置不同组胺的位置。因此，第二代 H₁ 抗组胺药与受体的结合更稳定，逆转过程更缓慢，不容易被新产生的组胺流入所抑制。第二代 H₁ 抗组胺药对周围的 H₁ 受体具有更高的特异性和选择性，因而不良反应减少，尤其是毒蕈碱样不良反应减少。第二代 H₁ 抗组胺药的疏脂性和构成底物的 P-糖蛋白转出因子的加入[25]减少了药物对血脑屏障的通透性，从而降低了中枢神经系统的不良反应，但第二代 H₁ 抗组胺药并不是完全对中枢神经系统无不良反应，因为中枢神经系统中 H₁ 受体占有率为 0% ~ 30%[22]。

表 44.1　在欧洲市场可获得的 H-1 抗组胺药

药物分子	剂型	孕期使用	哺乳期使用	儿童使用	需慎用者	药物相互作用
第一代						
羟嗪	片剂/糖浆/注射剂	6～9个月允许	不适宜	片剂>6岁/糖浆>30个月	老年人	酒精
溴苯那敏	片剂/糖浆	6～9个月允许	不适宜	片剂>12岁/糖浆>2个月	肝、肾功能不全者老年人	酒精
赛庚啶	片剂	禁忌	不适宜	>6岁	肝、肾功能不全者敏感者	酒精
异丙嗪	片剂/糖浆/注射剂	6～9个月允许	不适宜	片剂/注射剂不适宜 糖浆>1岁	肝、肾功能不全者敏感者心脏病患者	酒精/舒托必利
右氯苯那敏	片剂/糖浆/注射剂	3～6个月	不适宜	片剂>6岁/糖浆>2个月/注射剂>30个月	肝、肾功能不全者老年人	酒精
美喹他嗪	片剂/糖浆	6～9个月	适宜	片剂>6岁/糖浆:新生儿	肝、肾功能不全者老年人、癫痫患者	酒精
阿利马嗪	片剂/糖浆/注射剂	6～9个月	不适宜	片剂>6岁/糖浆/溶液>1岁 注射剂禁忌	肝、肾功能不全者敏感者	酒精/舒托必利
第二代						
西替利嗪	片剂/糖浆/注射剂	6～9个月	不适宜	片剂>6岁/溶液>2岁	肝、肾功能不全者	
依巴斯汀	片剂	禁忌	不适宜	>12岁	肝、肾功能不全者	咪唑类抗真菌药大环内酯类抗生素
咪唑斯汀	片剂	6～9个月	不适宜	>12岁	肝、肾功能不全者	咪唑类抗真菌药大环内酯类抗生素
氯雷他定	片剂/糖浆	禁忌	不适宜	片剂>12岁/糖浆>2岁	肝功能不全者	红霉素 酮康唑/抗溃疡药
非索那定	片剂/糖浆	禁忌	不适宜	片剂>6岁/糖浆>6个月	肾功能不全者	
地氯雷他定	片剂/糖浆	禁忌	不适宜	片剂>12岁/糖浆>2岁	肾功能不全者	
左西替利嗪	片剂/糖浆	禁忌	不适宜	片剂/糖浆>6岁	肾功能不全者	

最新的药物分子仍然主要源于以前的分子。例如，地氯雷他定和非索非那定是氯雷他定和特非那丁的代谢产物，左西替利嗪是西替利嗪的对应异构体。一些第二代 H_1 抗组胺药（氮草斯汀、依巴斯汀、氯雷他定、咪唑斯汀）主要通过细胞色素 P450 进行代谢活动，而其他药物（阿伐斯汀、非索非那定、西替利嗪、左西替利嗪、地氯雷他定）不是主要通过细胞色素 P450 系统来代谢[26]。非索非那定和左西替利嗪可不经过代谢而分别直接经尿液和粪便排出体外。许多半衰期较长的药物只需一天给药一次即可。肝功能受损者（西替利嗪、依巴斯汀、氯雷他定）和肾衰竭患者（西替利嗪、非索非那定、氯雷他定及阿伐斯汀）需要调整药物剂量[27-28]。

44.3.3 抗组胺剂的抗过敏及抗炎作用

研究表明，许多 H_1 抗组胺药具有抗过敏作用，包括抑制介质的释放（西替利嗪、氯雷他定）、降低嗜酸性粒细胞的趋化性（西替利嗪、左西替利嗪、地氯雷他定和氯雷他定）、抑制细胞黏附分子的表达（西替利嗪、氯雷他定、地氯雷他定、非索非那定）[29]、下调 H_1 受体活化的核因子 κB（西替利嗪、氮草斯汀）[9]。H_1 抗组胺药用于幼儿、老人、孕妇和有肾或肝功能损害的患者时必须小心谨慎[22]。当所用的药物需要肝内细胞色素 P450 参与代谢时，应避免大环内酯类、咪唑类、细胞色素 P450 诱导剂的使用和酒精摄入。葡萄柚汁也可增加氯雷他定和特非那丁的药物浓度[30]。几项研究显示，虽然有使用第一代溴苯那敏和苯海拉明导致发音障碍的病例[31]，但尚无使用 H_1 抗组胺药增加致畸风险的证据[31]。目前还没有报道显示在动物和人类身上使用氯苯那敏和右氯苯那敏这两种药物可引起畸形。因

此，对于怀孕期妇女，这两种药物可优先选用。有一些关于第二代 H_1 抗组胺药的研究数据，这些研究多数对怀孕期前 3 个月的妇女处方这些药物时必须小心谨慎。一项研究报告孕妇服用氯雷他定或地氯雷他定后分娩的婴儿出现尿道下裂，但此后的报告未发现同样的病例[32]。尚无哺乳期妇女使用 H_1 抗组胺药物后乳儿出现严重不良事件的报告，但有研究报告了几例使用第一代 H_1 抗组胺药物后出现易怒和嗜睡现象的病例。有报告显示，母亲接受超剂量苯海拉明（150mg/j）和羟嗪后，新生儿出现了药物戒断现象[31]。

44.3.4 H_1 抗组胺药的不良反应

44.3.4.1 对中枢神经系统的作用

众所周知，第一代 H_1 抗组胺药能透过血脑屏障，故可能损害人的身体活动和智力能力。临床症状可以包括困倦、头晕、镇静、协调能力、认知能力、记忆力和心理运动能力的下降，偶尔可引起肌张力、运动障碍和容易激动。这种镇静效应可以是有益的，因为可以抑制患者对某些症状的客观感觉，主要是抑制瘙痒症状，所以有时在夜间给患者服用第一代 H_1 抗组胺药。然而有几项研究显示，夜晚服用 1 次剂量的第一代 H_1 抗组胺药物后，其镇静作用可持续至其后一整天[33]。支持第一代 H_1 抗组胺药物的中枢神经系统不良反应在用药几天后出现耐受现象的研究证据仍在争论之中[33]。第二代 H_1 抗组胺药在临床推荐剂量范围内被认为是非镇静类药物，但当给予高剂量时，有些药物会起到镇静作用，比如氯雷他定、西替利嗪、依巴斯汀和咪唑斯汀[33]。到目前为止，非索非那定即使超治疗剂量给予，也没有报道会引起作用中枢神经系统的不良反应[34]。

H_1 抗组胺药中，除了卢帕他定[35]、非索非那定、地氯雷他定[36] 和左西替利嗪[37]，均可影响驾驶能力。已明确使用苯海拉明会影响驾驶能力，就像喝了酒一样，即使没有昏昏欲睡的表现[38]。第一代 H_1 抗组胺药可以导致工人、伤员的活动能力下降，可成为飞机和交通事故中死亡的原因[39]。第一代 H_1 抗组胺药（氯马斯汀、马来酸氯苯那敏、赛庚啶、苯海拉明）与酒精或苯二氮䓬类药联合使用时可增加对中枢神经系统的不良反应。迄今为止，还没有数据表明这种情况会出现在第二代 H_1 抗组胺药中[33]。研究已表明，第一代 H_1 抗组胺药会影响儿童的认知功能，从而影响孩子在学校的表现[40]。第二代药物中尚未发现这种不良反应，并且据报道，患有过敏性鼻炎的儿童服用氯雷他定后，在学校的表现有所进步[41]。已经证实，12～24 月大的特应症的孩子在服用 18 个月日常剂量的西替利嗪和左西替利嗪后，不会对孩子的心理发育和认知功能产生不良反应[41-42]。

44.3.4.2 对心脏的影响

第一和第二代 H_1 抗组胺药均可对心脏产生不良反应。主要是因为当代谢异常时，血浆 H_1 抗组胺药水平会有所增加（因细胞色素 P450 抑制剂，如酮康唑、伊曲康唑和大环内酯类抗生素所引起的肝代谢异常，因肝硬化或乙醇滥用所致肝受损）。心脏功能受损、电解质紊乱，以及同时服用已知的其他可以延长心电图中 Q 波开始和 T 波结束之间的距离（QT 间期）的药物，如三环类抗抑郁药和抗精神病药都可能导致心律失常。有报道称第二代 H_1 抗组胺药特非那敏和阿司咪唑可导致的心律失常包括尖端扭转、室性心动过速、房室传导阻滞，甚至可引起心脏骤停，这两种药后来退出了市场。

抗组胺药对心脏的不良反应与拮抗组胺作用无关，而与心肌内延迟性钾离子整流受阻导致 QT 间期延长有关[43]。其他第二代 H_1 抗组胺药物（氯雷他定、地氯雷他定、依巴斯汀、咪唑斯汀）在体外实验也可以抑制钾通道开放，但在体试验无此作用。西替利嗪、左西替利嗪和非索非那定对钾通道无影响。尚无氯雷他定、咪唑斯汀、西替利嗪、氮䓬斯汀、非索非那定引起 QT 间期延长的报告，即使给予高剂量的也不会引起[43]。然而给予高剂量的依巴斯汀或咪唑斯汀，或者同时服用酮康唑可引起 QT 间期延长[43]。氯雷他定或非索非那定联合酮康唑或大环内酯类药物不会延长 QT 间期[43]。第二代 H_1 抗组胺药，如西替利嗪、地氯雷他定、非索非那定、氯雷他定似乎相对没有心脏毒性反应。

44.3.4.3 消化道的不良反应

只有第一代抗组胺药物（美吡拉敏、安他唑啉、曲吡那敏）被报告可导致消化道不良反应，包括恶心、腹泻、厌食、上腹部痛。目前尚无第二代抗组胺药物导致胃肠道功能紊乱的报告。

44.3.4.4 抗胆碱能作用

第一代 H_1 抗组胺药可引起抗胆碱能作用，包括口、眼、鼻干燥，视力模糊，尿潴留。因此，患有青光眼或前列腺肥大的患者应禁用第一代 H_1 抗组胺药。

44.3.4.5 皮　疹

第一代和第二代 H_1 抗组胺药均有引起皮疹的报告。例如服用苯海拉明后出现湿疹样皮疹[44]，服用西替利嗪和羟嗪后出现荨麻疹[45]，服用羟嗪、氯雷他定、苯海拉明、西替利嗪后出现固定型药疹[46-48]。

44.4 瘙痒症的抗组胺药物治疗

H_1抗组胺药是皮肤科临床上常见的药物。荨麻疹仍是H_1抗组胺药的首要适应证，H_1抗组胺药还广泛应用于其他瘙痒性皮肤病的治疗，即使这些瘙痒性皮肤病不是组胺介导的，有时也会为了催眠而应用这些药。大量文献都支持将H_1抗组胺药用于荨麻疹，也有一些研究报告涉及抗组胺药的其他适应证。

44.4.1 荨麻疹

由于荨麻疹的剧烈瘙痒特性以及目前已知的组胺在其病理生理学方面的作用，H_1抗组胺药被临床广泛应用于急性及慢性荨麻疹的治疗。几项研究已经证明了H_1抗组胺药在治疗荨麻疹时能有效减轻瘙痒，减少风团的数量、大小及持续时间。在消除病因的同时，抗组胺药物已被证实能够有效治疗急性荨麻疹。据报告，一些第二代H_1抗组胺药（氯雷他定、西替利嗪）优于氯苯那敏[49-50]，而与第一代H_1抗组胺药（羟嗪、苯海拉明）相比则无差别[51-52]。两项研究显示，对组胺导致的红色风团的抑制作用，左西替利嗪优于地氯雷他定[53]、非索非那定、氯雷他定和咪唑斯汀[54]，但临床相关性尚未明确。单用H_2抗组胺药并无疗效，而与H_1抗组胺药联合应用可以促进皮损的早期消退[55-58]。

H_1抗组胺药是慢性荨麻疹的治疗选择，几项研究已经证实了它们减轻瘙痒、水肿、风团的效果。研究证明，羟嗪[59]、氯雷他定[59]、咪唑斯汀[60]、西替利嗪[61]、酮替芬[62]、依巴斯汀[63]、非索非那定[64]、地氯雷他定[65]、左西替利嗪[66]和卢怕他定[67]的疗效优于安慰剂。研究发现，总体上第二代H_1抗组胺药的疗效等同于第一代，但羟嗪与苯海拉明相比[68]，氯雷他定与西替利嗪相比[69]，西替利嗪与非索非那定相比[70]，前者更有效、作用更快。有报告H_1抗组胺药羟嗪和马来酸氯苯那敏与H_2抗组胺药西咪替丁联合使用，在减轻瘙痒和减少风团的疗效上稍高于单用使用H_1抗组胺药[71-72]，但尚无充分数据支持这样的联合用药可常规用于临床实践。物理性荨麻疹的治疗仍是一个很大的挑战，没有几种H_1抗组胺药是有效的。在治疗皮肤划痕症方面，目前可得到的少数研究发现，西替利嗪和阿伐斯汀比安慰剂有效[73-74]，羟嗪比马来酸氯苯那敏有效[75]。联合使用H_1和H_2抗组胺药，尤其是羟嗪与西咪替丁联合、马来酸氯苯那敏与西咪替丁联和，比单用马来酸氯苯那敏更有效[77]。据报告，西替利嗪对于迟发型压力性荨麻疹[78]、日光性荨麻疹[79]、胆碱能性荨麻疹[80]的有效率与安慰剂一致。羟嗪曾被推荐用于治疗水源性荨麻疹[81]和胆碱能性荨麻疹[82]，依巴斯汀用于治疗获得性寒冷性荨麻疹[83]。有报告显示，H_1抗组胺药/抗白三烯药联合治疗迟发性压力性荨麻疹[84-85]和寒冷性荨麻疹[86]有效，H_1和H_2抗组胺药联合应用治疗寒冷性荨麻疹[87]和局限性热性荨麻疹[88]有效。

在评估皮肤病的治疗效率方面，与健康相关的生活质量量表（HRQoL）的评估已经成为流行趋势。众所周知，慢性荨麻疹因具有慢性和不可预测性而严重影响患者的生活质量。常见皮肤病量表（DLQI、VQ-Derm）[89]和慢性荨麻疹量表（CU-QoL）[90]均是针对这些人群而制定的。然而，应用这些量表的研究并不多，曾有过在H_1抗组胺药（地氯雷他定[91]、非索非那定[92]、左西替利嗪[66]和卢帕他定[93]）治疗中应用改良版HRQoL量表的报告。

44.4.2 特应性皮炎（AD）

已有证据支持特应性皮炎瘙痒症状的病理生理学改变与组胺有关[94]，而且 H_1 抗组胺药经常作为止痒剂应用于特应性皮炎的治疗。虽然赛庚啶[95-96]、羟嗪[95-96]、西替利嗪[97-98]、氯雷他定[99] 和非索非那定[100] 这些药物的有效性曾被报告过，目前没有来自全面研究的高级别证据来支持这一临床实践。有一些数据支持儿童长疗程应用 H_1 抗组胺剂而获得益处，例如，有一项拥有高级别证据的研究显示，经过 18 个月西替利嗪治疗的患有特应性皮炎的儿童[101] 可以获得减少外用糖皮质激素使用剂量的效果，那些对草花粉和尘螨过敏的儿童迟缓了哮喘的发展[102]。第二代 H_1 抗组胺药非索非那定联合外用糖皮质激素（60mg × 2/j）的疗效优于安慰剂[103]。上述结果的原因之一可能是免疫参数（IgE 数量、淋巴细胞增殖指数和 CD4 ∶ CD8 指数减少）的变化所导致[104]。

44.4.3 肥大细胞增多症

临床上 H_1 抗组胺药被广泛应用于肥大细胞增多症的治疗，尽管这类研究的数据并不多。氮䓬斯汀、马来酸氯苯那敏[105]、赛庚啶[106]、酮替芬[107] 和羟嗪[108] 对肥大细胞增多症的疗效研究时有报告，可这些研究均没有设安慰剂组作为对照。尚无第二代抗组胺药在这方面的研究报告。

44.4.4 昆虫叮咬反应

氯雷他定[109]、依巴斯汀[110] 和西替利嗪[111] 在防止和延迟儿童及成人被蚊子叮咬后出现的风团和丘疹上比安慰剂有效。与氯雷他定和安慰剂相比，西替利嗪和依巴斯汀在减少水肿和减轻瘙痒方面更有效[112]。最

新研究发现，左西替利嗪对被蚊子叮咬后的成年患者在减少风团的大小和缓解瘙痒方面有效[113]。

44.4.5 药 疹

药疹的治疗，关键在于尽早发现所敏化的药物并停用这类药物。由于药疹通常都伴有瘙痒症状，所以 H_1 抗组胺药经常被应用于药疹的治疗。除荨麻疹样的药疹外，目前还没有研究报告支持在药疹治疗中使用抗组胺药。

43.4.6 其他瘙痒性皮肤病

一些研究和案例报告了 H_1 抗组胺药治疗各类瘙痒性皮肤病的有效性。联合使用西替利嗪和西咪替丁可有效降低烧伤患者的瘙痒程度[114]。据报告，系统使用奥沙米特可有效治疗老年性皮肤瘙痒症[115]，外用奥沙米特可有效改善女性外阴硬化性苔藓的外阴瘙痒症状[116] 和特发性外阴瘙痒症[117]。使用马来酸二甲茚定可有效控制水痘 - 带状疱疹病毒感染的儿童出现的瘙痒症状[118]。

44.5 结 语

H_1 抗组胺药是一种有效治疗荨麻疹的药物，疗效已被广泛证明。H_1 抗组胺药不应该用于所有的瘙痒性皮肤病，但逻辑上可应用于与组胺有关的瘙痒性皮肤病。第二代药物应作为首选，因其具有不良反应较少、药代动力学最好的优点。所有的第二代药物在疗效方面相差无几，大部分无镇静作用和对心脏的不良反应。

（张广中 译 谢志强 校）

参考文献

1. Spittle MM, Hammer A, Malli R, et al. Functional analysis of histamine receptor subtypes involved in endothelium-mediated relaxation of the human uterine artery. *Clin Exp Pharmacol Physiol*. 2002;29:711–716.
2. Sugimoto Y, Iba Y, Nakamura Y, et al. Pruritus-associated response mediated by cutaneous histamine H3 receptors. *Clin Exp Allergy*. 2004;34:456–459.
3. McLeod RL, Mingo GG, Herczku C, et al. Combined histamine H1 and H3 receptor blockade produces nasal decongestion in an experimental model of nasal congestion. *Am J Rhinol*. 1999;13:391–399.
4. Dunford PJ, Williams KN, Desai PJ, et al. Histamine H4 receptor antagonists are superior to traditional antihistamines in the attenuation of experimental pruritus. *J Allergy Clin Immunol*. 2007;119:176–183.
5. MacGlashan D Jr. Histamine: a mediator of inflammation. *J Allergy Clin Immunol*. 2003;112:S53–S59.
6. Leurs R, Church MK, Taglialatela M. H1-antihistamines: inverse agonism, anti-inflammatory actions and cardiac effects. *Clin Exp Allergy*. 2002;32:489–498.
7. Hill SJ, Ganellin CR, Timmerman H, et al. Classification of histamine receptors. *Pharmacol Rev*. 1997;49:253–278.
8. García-Cardeña G, Fan R, Shah V, et al. Dynamic activation of endothelial nitric oxide synthase by Hsp90. *Nature*. 1998;392:821–824.
9. Bakker RA, Schoonus SB, Smit MJ, et al. Histamine H(1)-receptor activation of nuclear factor-kappa B: roles for G beta gamma- and G alpha(q/11)-subunits in constitutive and agonist-mediated signaling. *Mol Pharmacol*. 2001;60:1133–1142.
10. Akdis CA, Simons FE. Histamine receptors are hot in immunopharmacology. *Eur J Pharmacol*. 2006;533(1–3):69–76.
11. Pincus SH, DiNapoli AM, Schooley WR. Superoxide production by eosinophils: activation by histamine. *J Invest Dermatol*. 1982;79:53–57.
12. Triggiani M, Gentile M, Secondo A, et al. Histamine induces exocytosis and IL-6 production from human lung macrophages through interaction with H1 receptors. *J Immunol*. 2001;166:4083–4091.
13. Caron G, Delneste Y, Roelandts E, et al. Histamine polarizes human dendritic cells into Th2 cell-promoting effector dendritic cells. *J Immunol*. 2001;167:3682–3686.
14. Hill SJ. Distribution, properties, and functional characteristics of three classes of histamine receptor. *Pharmacol Rev*. 1990;42:45–83.
15. Gantner F, Sakai K, Tusche MW, et al. Histamine h(4) and h(2) receptors control histamine-induced interleukin-16 release from human CD8(+) T cells. *J Pharmacol Exp Ther*. 2002;303:300–307.
16. Sirois J, Menard G, Moses AS, et al. Importance of histamine in the cytokine network in the lung through H2 and H3 receptors: stimulation of IL-10 production. *J Immunol*. 2000;164:2964–2970.
17. Varty LM, Hey JA. Histamine H3 receptor activation inhibits neurogenic sympathetic vasoconstriction in porcine nasal mucosa. *Eur J Pharmacol*. 2002;452:339–345.
18. Arrang JM. Le récepteur H3 de l'histamine: une cible pour de nouveaux médicaments. *Ann Pharm Fr*. 2003;61:173–184.
19. Schwartz JC, Morisset S, Rouleau A, et al. Therapeutic implications of constitutive activity of receptors: the example of the histamine H3 receptor. *J Neural Transm Suppl*. 2003;64:1–16.
20. Nakamura T, Itadani H, Hidaka Y, et al. Molecular cloning and characterization of a new human histamine receptor. HH4R. *Biochem Biophys Res Commun*. 2000;279(2):615–620.
21. Cogé F, Guénin SP, Rique H, et al. Structure and expression of the human histamine H4-receptor gene. *Biochem Biophys Res Commun*. 2001;284:301–309.
22. Bakker RA, Wieland K, Timmerman H, et al. Constitutive activity of the histamine H(1) receptor reveals inverse agonism of histamine H(1) receptor antagonists. *Eur J Pharmacol*. 2000;387:R5–R7.
23. Trzeciakowski J, Levi R. Antihistamines. In: Middleton E Jr, Reed CE, Ellis EF, eds. *Allergy, Principles and Practice*. 2nd ed. Mosby: St Louis, MO; 1983:575–592.
24. Passalacqua G, Canonica GW. Structure and classification of H1-antihistamines and overview of their activities. In: Simons FER, ed. *Histamine and H1-Antihistamines in Allergic Disease*. New York: Marcel Dekker; 2002:65–100.
25. Chen C, Hanson E, Watson JW, et al. P-glycoprotein limits the brain penetration of nonsedating but not sedating H1-antagonists. *Drug Metab Dispos*. 2003;31:312–318.
26. Renwick AG. The metabolism of antihistamines and drug interactions: the role of cytochrome P450 enzymes. *Clin Exp Allergy*. 1999;29:116–124.
27. Robbins DK, Horton MW, Swan SK, et al. Pharmacokinetics of fexofenadine in patients with varying degrees of renal impairment. *Pharm Res*. 1996;13:S431. Abstract.
28. Matzke GR, Yeh J, Awni WM, et al. Pharmacokinetics of cetirizine in the elderly and patients with renal insufficiency. *Ann Allergy*. 1987;59:25–30.
29. Walsh GM. The anti-inflammatory effects of the second generation antihistamines. *Dermatol Ther*. 2000;13:349–360.
30. Holgate ST, Canonica GW, Simons FE, et al. Consensus group on new-generation antihistamines (CONGA): present status and recommendations. *Clin Exp Allergy*. 2003;33:1305–1324.
31. Schatz M. H1-antihistamines in pregnancy and lactation. In: Simons FER, ed. *Histamine and H1-Antihistamines in Allergic Disease*. New York: Marcel Dekker; 2002:421–436.
32. Kallen B. Effect of perinatal (prenatal?) Loratadine exposure on male rat reproductive organ development. *Reprod Toxicol*. 2004;18:453.
33. Welch MJ, Meltzer EO, Simons ER. H1-antihistamines and the central nervous system. In: Simons FER, ed. *Histamine and H1-Antihistamines in Allergic Disease*. New York: Marcel Dekker; 2002:337–388.
34. Hindmarch I, Shamsi Z, Kimber S. An evaluation of the effects of high-dose fexofenadine on the central nervous system: a double-blind, placebo-controlled study in healthy volunteers. *Clin Exp Allergy*. 2002;32:133–139.
35. Vuurman E, Theunissen E, van Oers A, et al. Lack of effects between rupatadine 10 mg and placebo on actual driving performance of healthy volunteers. *Hum Psychopharmacol*. 2007;22:289–297.
36. Vuurman EF, Rikken GH, Muntjewerff ND, et al. Effects of desloratadine, diphenhydramine, and placebo on driving performance and psychomotor performance measurements. *Eur J Clin Pharmacol*. 2004;60:307–313.
37. Verster JC, Volkerts ER. Antihistamines and driving ability: evidence from on-the-road driving studies during normal traffic. *Ann Allergy Asthma Immunol*. 2004;92:297–303.
38. Angello JT, Druce HM. Drug effects on driving performance. *Ann Intern Med*. 2000;132(5):354–363.
39. Simons FE, Fraser TG, Reggin JD, et al. Adverse central nervous system effects of older antihistamines in children. *Pediatr Allergy Immunol*. 1996;7:22–27.
40. Vuurman EF, van Veggel LM, Uiterwijk MM, et al. Seasonal allergic rhinitis and antihistamine effects on children's learning. *Ann Allergy*. 1993;71:121–126.
41. Stevenson J, Cornah D, Evrard P, et al. Long-term evaluation

of the impact of the h1-receptor antagonist cetirizine on the behavioral, cognitive, and psychomotor development of very young children with atopic dermatitis. *Pediatr Res.* 2002;52:251–257.

42. Simons FE. Early prevention of asthma in atopic children (EPAAC) study group. Safety of levocetirizine treatment in young atopic children: an 18-month study. *Pediatr Allergy Immunol.* 2007;18(6):535–542. Epub 2007 Jun 11.

43. Yap YG, Camm AJ. Potential cardiotoxicity of H1-antihistamines. In: Simons FER, ed. *Histamine and H1-Antihistamines in Allergic Disease.* New York: Marcel Dekker; 2002;389–420.

44. Lawrence CM, Byrne JP. Eczematous eruption from oral diphenhydramine. *Contact Dermatitis.* 1981;7:276–277.

45. Tella R, Gaig P, Bartra J, et al. Urticaria to cetirizine. *J Investig Allergol Clin Immunol.* 2002;12:136–137.

46. Assouere MN, Mazereeuw-Hautier J, Bonafe JL. Toxidermie à deux antihistaminiques ayant une parenté chimique: la cétirizine et l'hydroxyzine. *Ann Dermatol Venereol.* 2002;129:1295–1298.

47. Dwyer CM, Dick D. Fixed drug eruption caused by diphenhydramine. *J Am Acad Dermatol.* 1993;29:496–497.

48. Pionetti CH, Kien MC, Alonso A. Fixed drug eruption due to loratadine. *Allergol Immunopathol (Madr.).* 2003;31:291–293.

49. Roman IJ, Kassem N, Gural RP, et al. Suppression of histamine-induced wheal response by loratadine (SCH 29851) over 28 days in man. *Ann Allergy.* 1986;57:253–256.

50. Snyman JR, Sommers DK, Gregorowski MD, et al. Effect of cetirizine, ketotifen and chlorpheniramine on the dynamics of the cutaneous hypersensitivity reaction: a comparative study. *Eur J Clin Pharmacol.* 1992;42:359–362.

51. Gengo FM, Dabronzo J, Yurchak A, et al. The relative antihistaminic and psychomotor effects of hydroxyzine and cetirizine. *Clin Pharmacol Ther.* 1987;42:265–272.

52. Simons FE, Fraser TG, Reggin JD, et al. Comparison of the central nervous system effects produced by six H1-receptor antagonists. *Clin Exp Allergy.* 1996;26:1092–1097.

53. Denham KJ, Boutsiouki P, Clough GF, et al. Comparison of the effects of desloratadine and levocetirizine on histamine-induced wheal, flare and itch in human skin. *Inflamm Res.* 2003;52:424–427.

54. Grant JA, Riethuisen JM, Moulaert B, et al. A double-blind, randomized, single-dose, crossover comparison of levocetirizine with ebastine, fexofenadine, loratadine, mizolastine, and placebo: suppression of histamine-induced wheal-and-flare response during 24 hours in healthy male subjects. *Ann Allergy Asthma Immunol.* 2002;88:190–197.

55. Pontasch MJ, White LJ, Bradford JC. Oral agents in the management of urticaria: patient perception of effectiveness and level of satisfaction with treatment. *Ann Pharmacother.* 1993;27:730–731.

56. Watson NT, Weiss EL, Harter PM. Famotidine in the treatment of acute urticaria. *Clin Exp Dermatol.* 2000;25:186–189.

57. Moscati RM, Moore GP. Comparison of cimetidine and diphenhydramine in the treatment of acute urticaria. *Ann Emerg Med.* 1990;19:12–15.

58. Lin RY, Curry A, Pesola GR, et al. Improved outcomes in patients with acute allergic syndromes who are treated with combined H1 and H2 antagonists. *Ann Emerg Med.* 2000;36:462–468.

59. Monroe EW, Bernstein DI, Fox RW, et al. Relative efficacy and safety of loratadine, hydroxyzine, and placebo in chronic idiopathic urticaria. *Arzneimittelforschung.* 1992;42:119–1121.

60. Brostoff J, Fitzharris P, Dunmore C, et al. Efficacy of mizolastine, a new antihistamine, compared with placebo in the treatment of chronic idiopathic urticaria. *Allergy.* 1996;51:320–325.

61. Breneman DL. Cetirizine versus hydroxyzine and placebo in chronic idiopathic urticaria. *Ann Pharmacother.* 1996;30:1075–1079.

62. Kamide R, Niimura M, Ueda H, et al. Clinical evaluation of ketotifen for chronic urticaria: multicenter double blind comparative study with clemastine. *Ann Allergy.* 1989;62:322–325.

63. Kalis B. Double blind multicenter comparative study of ebastine, terfenadine and placebo in the treatment of chronic idiopathic urticaria in adults. *Drugs.* 1996;52:30634.

64. Kulthanan K, Gritiyarangsan P, Sitakalin C, et al. Multicenter study of the efficacy and safety of fexofenadine 60 mg. Twice daily in 108 Thai patients with chronic idiopathic urticaria. *J Med Assoc Thai.* 2001;84:153–159.

65. Monroe E, Finn A, Patel P, et al. Efficacy and safety of desloratadine 5 mg once daily in the treatment of chronic idiopathic urticaria: a double-blind, randomized, placebo-controlled trial. *J Am Acad Dermatol.* 2003;48:535–541.

66. Kapp A, Pichler WJ. Levocetirizine is an effective treatment in patients suffering from chronic idiopathic urticaria: a randomized, double blind, placebo controlled, parallel, multi-center study. *Int J Dermatol.* 2006;45:469–474.

67. Gimenez-Arnau A, Pujol RM, Ianosi S, et al. Rupatadine in the treatment of chronic idiopathic urticaria: a double blind, randomized, placebo controlled multicenter study. *Allergy.* 2007;62:539–546.

68. Sussman G, Jancelewicz Z. Controlled trial of H1 antagonists in the treatment of chronic idiopathic urticaria. *Ann Allergy.* 1991;67:433–439.

69. Guerra L, Vincenzi C, Marchesi E, et al. Loratadine and cetirizine in the treatment of chronic urticaria. *J E Acad Dermatol Venereol.* 1994;3:148–152.

70. Handa S, Dogra S, Kumar B. Comparative efficacy of cetirizine and fexofenadine in the treatment of chronic idiopathic urticaria. *J Dermatolog Treat.* 2004;15:55–57.

71. Simons FE, Sussman GL, Simons KJ. Effect of the H2-antagonist cimetidine on the pharmacokinetics and pharmacodynamics of the H1-antagonists hydroxyzine and cetirizine in patients with chronic urticaria. *J Allergy Clin Immunol.* 1995;95:685–693.

72. Bleehen SS, Thomas SE, Greaves MW, et al. Cimetidine and chlorpheniramine in the treatment of chronic idiopathic urticaria: a multi-centre randomized double-blind study. *Br J Dermatol.* 1987;117:81–88.

73. Sharpe GR, Shuster S. The effect of cetirizine on symptoms and wealing in dermographic urticaria. *Br J Dermatol.* 1993;129:580–583.

74. Boyle J, Marks P, Gibson JR. Acrivastine versus terfenadine in the treatment of symptomatic dermographism - a double blind, placebo-controlled study. *J Int Med Res.* 1989;17:9B–13B.

75. Matthews CN, Kirby JD, James J, et al. Dermographism: reduction in weal size by chlorpheniramine and hydroxyzine. *Br J Dermatol.* 1973;88:279–282.

76. Breathnach SM, Allen R, Ward AM, et al. Symptomatic dermographism: natural history, clinical features laboratory investigations and response to therapy. *Clin Exp Dermatol.* 1983;8:463–476.

77. Kaur S, Greaves M, Eftekhari N. Factitious urticaria (dermographism): treatment by cimetidine and chlorpheniramine in a randomized double-blind study. *Br J Dermatol.* 1981;104:185–190.

78. Kontou-Fili K, Maniatakou G, Demaka P, et al. Therapeutic effects of cetirizine in delayed pressure urticaria: clinicopathologic findings. *J Am Acad Dermatol.* 1991;24:1090–1093.

79. Monfrecola G, Masturzo E, Riccardo AM, et al. Cetirizine for solar urticaria in the visible spectrum. *Dermatology.*

2000;200:334–335.

80. Zuberbier T, Munzberger C, Haustein U, et al. Double-blind crossover study of high-dose cetirizine in cholinergic urticaria. *Dermatology.* 1996;193:324–327.

81. Medeiros M, Jr. Aquagenic urticaria. *J Investig Allergol Clin Immunol.* 1996;6:63–64.

82. Kobza Black A, Aboobaker J, Gibson JR, et al. Acrivastine versus hydroxyzine in the treatment of cholinergic urticaria. A placebo-controlled study. *Acta Derm Venereol.* 1988;68:541–544.

83. Magerl M, Schmolke J, Siebenhaar F, et al. Acquired cold urticaria symptoms can be safely prevented by ebastine. *Allergy.* 2007;62:1465–1468.

84. Nettis E, Pannofino A, Cavallo E, et al. Efficacy of montelukast, in combination with loratadine, in the treatment of delayed pressure urticaria. *J Allergy Clin Immunol.* 2003;112:212–213.

85. Nettis E, Colanardi MC, Soccio AL, et al. Desloratadine in combination with montelukast suppresses the dermographometer challenge test papule, and is effective in the treatment of delayed pressure urticaria: a randomized, double blind, placebo-controlled study. *Br J Dermatol.* 2006;155:1279–1282.

86. Bonadonna P, Lombardi C, Senna G, et al. Treatment of acquired cold urticaria with cetirizine and zafirlukast in combination. *J Am Acad Dermatol.* 2003;49:714–716.

87. Duc J, Pecoud A. Successful treatment of idiopathic cold urticaria with the association of H1 and H2 antagonists: a case report. *Ann Allergy.* 1986;56:355–357.

88. Irwin RB, Lieberman P, Friedman MM, et al. Mediator release in local heat urticaria: protection with combined H1 and H2 antagonists. *J Allergy Clin Immunol.* 1985;76:35–39.

89. Lennox RD, Leahy MJ. Validation of the dermatology life quality index as an outcome measure for urticaria-related quality of life. *Ann Allergy Asthma Immunol.* 2004;93:142–146.

90. Baiardini I, Pasquali M, Braido F, et al. A new tool to evaluate the impact of chronic urticaria on quality of life: chronic urticaria quality of life questionnaire (CU-qol). *Allergy.* 2005;60:1073–1078.

91. Grob JJ, Stalder JF, Ortonne JP, et al. Etude multicentrique randomisée en double insu, contre placebo, comparant les effets d'un traitement quotidien par desloratadine 5 mg ou placebo pendant six semaines sur la qualité de vie d'adultes atteints d'urticaire chronique idiopathique. *Rev Fr Allergo Immunol Clin.* 2004;44:127.

92. Thompson AK, Finn AF, Schoenwetter WF. Effect of 60 mg twice-daily fexofenadine hcl on quality of life, work and classroom productivity, and regular activity in patients with chronic idiopathic urticaria. *J Am Acad.Dermatol.* 2000;43:24–30.

93. Mullol L, Bousquet J, Bachert C, et al. Rupatadine in allergic rhinitis and chronic urticaria. *Allergy.* 2008;63:5–28.

94. Reitamo S, Ansel JC, Luger TA. Itch in atopic dermatitis. *J Am Acad Dermatol.* 2001;45:S55–S56.

95. Baraf CS. Treatment of pruritus in allergic dermatoses: an evaluation of the relative efficacy of cyproheptadine and hydroxyzine. *Curr Ther Res Clin Exp.* 1976;19:32–38.

96. Klein GL, Galant SP. A comparison of the antipruritic efficacy of hydroxyzine and cyproheptadine in children with atopic dermatitis. *Ann Allergy.* 1980;44:142–145.

97. Hannuksela M, Kalimo K, Lammintausta K, et al. Dose ranging study: cetirizine in the treatment of atopic dermatitis in adults. *Ann Allergy.* 1993;70:127–133.

98. La Rosa M, Ranno C, Musarra I, et al. Double-blind study of cetirizine in atopic eczema in children. *Ann Allergy.* 1994;73:117–122.

99. Monroe EW. Relative efficacy and safety of loratadine, hydroxyzine, and placebo in chronic idiopathic urticaria and atopic dermatitis. *Clin Ther.* 1992;14:17–21.

100. Kawakami T, Kaminishi K, Soma Y, et al. Oral antihistamine therapy influences plasma tryptase levels in adult atopic dermatitis. *J Dermatol Sci.* Aug;2006;43(2):127–134. Epub 2006 Jul. 14.

101. Diepgen TL. Long-term treatment with cetirizine of infants with atopic dermatitis: a multi-country, double-blind, randomized, placebo-controlled trial (the ETAC trial) over 18 months. *Pediatr Allergy Immunol.* 2002;13:278–286.

102. Warner JO. ETAC study group, early treatment of the atopic child. A double-blind, randomized, placebo-controlled trial of cetirizine in preventing the onset of asthma in children with atopic dermatitis: 18 months treatment and 18 months post treatment follow-up. *J Allergy Clin Immunol.* 2001;108:929–937.

103. Kawashima M, Tango T, Noguchi T, et al. Addition of fexofenadine to a topical corticosteroid reduces the pruritus associated with atopic dermatitis in a 1-week randomized, multicentre, double-blind, placebo-controlled, parallel-group study. *Br J Dermatol.* 2003;148:1212–1221.

104. Guzik TJ, Adamek-Guzik T, Bzowska M, Miedzobrodzki J, Czerniawska-Mysik G, Pryjma J. Influence of treating atopic dermatitis with oral antihistamine and topical steroids on selected parameters of cell and humoral immunity. *Folia Med Cracov.* 2002;43:79–93.

105. Friedman BS, Santiago ML, Berkebile C, Metcalfe DD. Comparison of azelastine and chlorpheniramine in the treatment of mastocytosis. *J Allergy Clin Immunol.* 1993;92:520–526.

106. Gasior-Chrzan B, Falk ES. Systemic mastocytosis treated with histamine H1 and H2 receptor antagonists. *Dermatology.* 1992;184:149–152.

107. Czarnetzki BM. A double-blind cross-over study of the effect of ketotifen in urticaria pigmentosa. *Dermatologica.* 1983;166:44–47.

108. Povoa P, Ducla-Soares J, Fernandes A, et al. A case of systemic mastocytosis; therapeutic efficacy of ketotifen. *J Intern Med.* 1991;229:475–477.

109. Karppinen A, Kautiainen H, Reunala T, Petman L, Reunala T, Brummer-Korvenkontio H. Loratadine in the treatment of mosquito-bite-sensitive children. *Allergy.* 2000;55:668–671.

110. Karppinen A, Petman L, Jekunen A, et al. Treatment of mosquito bites with ebastine: a field trial. *Acta Derm Venereol.* 2000;80:114–116.

111. Reunala T, Lappalainen P, Brummer-Korvenkontio H, et al. Cutaneous reactivity to mosquito bites: effect of cetirizine and development of anti-mosquito antibodies. *Clin Exp Allergy.* 1991;21:617–622.

112. Karppinen A, Kautiainen H, Petman L, et al. Comparison of cetirizine, ebastine and loratadine in the treatment of immediate mosquito-bite allergy. *Allergy.* 2002;57:534–537.

113. Karppinen A, Brummer-Korvenkontio H, Petman L, et al. Levocetirizine for treatment of immediate and delayed mosquito bite reactions. *Acta Derm Venereol.* 2006;86(4):329–331.

114. Baker RA, Zeller RA, Klein RL, et al. Burn wound itch control using H1 and H2 antagonists. *J Burn Care Rehabil.* 2001;22:263–268.

115. Dupont C, de Maubeuge J, Kotlar W, et al. Oxatomide in the treatment of pruritus senilis. A double-blind placebo-controlled trial. *Dermatologica.* 1984;169:348–353.

116. Origoni M, Ferrari D, Rossi M, et al. Topical oxatomide: an alternative approach for the treatment of vulvar lichen sclerosus. *Int J Gynaecol Obstet.* 1996;55:259–264.

117. Origoni M, Garsia S, Sideri M, et al. Efficacy of topical oxatomide in women with pruritus vulvae. *Drugs Exp Clin Res*. 1990;16:591–596.

118. Englisch W, Bauer CP. Dimethindene maleate in the treatment of pruritus caused by varizella zoster virus infection in children. *Arzneimittelforschung*. 1997;47:1233–1235.

第45章 抗惊厥药治疗瘙痒

Nora V. Bergasa · Deewan Deewan

瘙痒是皮肤科最常见的临床症状，肝、肾病和各种癌症也可以并发瘙痒。瘙痒的起因可以是较轻的皮肤病，也可以是较重的中枢神经系统病变，如多发性硬化和脑梗死。人们对瘙痒的病理生理学认识还存在一些空白，但是人们认为瘙痒可以引起搔抓行为，搔抓是人们对不愉快或者有害刺激的高度保守性反应。对瘙痒病理生理认识的不足使人们采取很多没有理论依据的干预措施，治疗这个使人痛苦的并发症。本章节我们回顾抗惊厥药治疗瘙痒，在表45.1中提供了用抗惊厥药治疗瘙痒的已经发表的实验研究。

45.1 瘙痒的神经生理学机制

人们已经证实刺激多觉（即可以同时对多种刺激做出反应）伤害感受器（即可以对伤害性刺激做出反应的感觉神经纤维）可以导致瘙痒。只对组胺产生反应的神经元被定义为传导瘙痒神经元[1]。

人们已经将功能性磁共振成像(fMRI)s[2-5]和正电子断层显像术（PET）[6-9]应用于探索变应原和致痒剂组胺刺激后产生的激活区。多项研究显示皮下注射组胺，可以导致志愿者大脑中枢系统的活化，其中包括与情绪处理有关的前扣带回皮质、脑岛、后扣带回皮质和与运动计划相关的基底核、辅助性前运动区。这些数据提供的视像描述解释了瘙痒的感觉输入和行为表现，然而，与某些自发性瘙痒相关的大脑区域我们仍然未知，例如患者内用药物时发生的瘙痒。

45.2 瘙痒的行为学研究

临床研究中缺少方法学的总结也是瘙痒研究中的一个主要障碍。瘙痒是一种感觉，正是因为如此，很难对其直接定量；相对的，由瘙痒引起的搔抓行为则可以用相关的仪器进行测量，记录搔抓的程度，同时将其与其他躯体动作区分开来。这种仪器的原型就是搔抓活动监测系统（SAMS）[10]。SAMS包括一个由电压薄膜构成的搔抓传感器，可以固定在手指甲或者假肢器官装置的指甲上。由指甲搔抓产生的减震信号，通过配置的电子仪器进行放大，传导和处理。这样就可以通过指甲上的压力薄膜，一种接触传感器，记录人们的搔抓行为。由仪器得到的搔抓数据可以按小时进行抽提和处理（HSA）。SAMS已经被人们应用于临床试验中，监测对胆汁淤积性瘙痒的医疗干预，并能够明确的得到每个断点的数据，即搔抓的变化情况[11-16]。使用压电技术，开发出了能让人们在日常生活中使用的便携式SAMS[17-19]。通过这种方法，人们可以系统收集行为学数据，比较不同病人群体的搔抓行为，近期这种方法也提供了很多有启发性的安慰剂效应的信息，直接影响了数据的分析，特别是对干预措施的止痒效果的评估。

表 45.1　部分已发表的抗惊厥药物治疗瘙痒经验

药物	原理	疗程	病例	病例数（例）	研究设计	瘙痒评判方法	结果	参考文献
加巴喷丁	缓解神经痛	4个月	臂桡侧瘙痒	1	病例报告	口述	高剂量时缓解瘙痒	24
加巴喷丁	缓解糖尿病神经病变患者瘙痒	4周	血液透析中尿毒症瘙痒	25	双盲随机安慰剂对照试验	VAS	瘙痒平均 VAS 改善从 8.4 到 1.2（$P=0.0001$）；安慰剂组一半患者 VAS 降低 50%	26
加巴喷丁	报道改善瘙痒	9个月	原因不明的瘙痒	2	病例	口述	瘙痒缓解	59
加巴喷丁	报道提高伤害性感受阈	4周	胆汁淤积性瘙痒	16	双盲随机安慰剂对照试验	VAS 和 HSA	与安慰剂组比较，VAS 和瘙痒加重	16
拉莫三嗪	报道缓解神经痛	18个月	臂桡侧瘙痒	1	病例报告	口述	瘙痒缓解	57
苯巴比妥	动物实验改善肝外形	7～12个月	胆汁淤积性瘙痒	15	公开	口述	瘙痒缓解	22
普瑞巴林	报道如加巴喷丁改善神经痛	17天	西妥昔单抗诱导的瘙痒	1	病例报告	NRS	高剂量瘙痒缓解，NRS 评分由 9 到 3	60
普瑞巴林	降低神经元兴奋性	6个月	原因不明的慢性瘙痒	3	病例报告	VAS	高剂量瘙痒缓解，NRS 评分由 8 到 3	56

45.3 抗惊厥药治疗瘙痒的原理

源于皮肤的瘙痒似乎是由外周致痒剂刺激特异性 C 神经纤维的游离神经末梢引起的 [1]。尽管瘙痒 - 搔抓 - 循环的具体神经传导通路还不是很明确，但是致痒剂的刺激是通过中枢神经系统处理后人们才会发生搔抓行为。瘙痒被认为是次级伤害性感受，主要伤害性感受是疼痛。疼痛和瘙痒之间的这种关系，为人们合理应用治疗神经痛的抗惊厥药物于瘙痒治疗提供了依据。

45.4 苯巴比妥

苯巴比妥可以诱导肝和微粒体的酶 [20]。它已用于治疗由于胆管分泌障碍 [23]，即胆汁淤积 [20-22] 引起的瘙痒。有研究报道，应用苯巴比妥可以改善胆汁淤积患者的肝外形。苯巴比妥可以降低血清胆红素和血清胆汁酸水平，两者在胆汁淤积患者中浓度会大大升高，而且苯巴比妥可以促进肝将血清中的有机阴离子分泌到胆管中 [22]；苯巴比妥的利胆作用，可能有助于其止痒作用。苯巴比妥还可以作用于中枢神经系统 γ- 氨基丁胺（GABA）复合体，因此有些人认为，苯巴比妥的止痒效果可能与中枢镇静有关。

45.5 加巴喷丁

加巴喷丁已经用于治疗臂桡侧瘙痒 [24-25]，继发于尿毒症的瘙痒 [26-28]，胆汁淤积性瘙痒 [16]，和烧伤创面愈合相关的瘙痒 [29]。加巴喷丁作为一种辅助性药物，用于治疗局部和全身强直阵挛性发作和带状疱疹后遗神经痛 [30]。加巴喷丁的药理机制还不完全清楚。它不是 γ- 氨基丁胺类似物 [30]，作用于电压门控钙离子通道的 α-2δ-1 和 α-2δ-2 辅助性亚基的突触前表位，减少神经末梢

钙离子内流引起的去极化，降低神经传导兴奋性 [30]。近期文献报道，加巴喷丁可以抑制电压门控钙离子通道的运输和离子通道在膜质上的表达，且通过作用于细胞内 α-2 亚基，而不是通过抑制钙电流对突触间神经递质产生抑制作用 [31]。有报道，银屑病和瘙痒症患者，其皮肤各层神经肽和其受体的表达和分布都有所改变，包括 P 物质，降钙素基因相关肽（CGRP）和生长抑素 [32]。有一项研究显示，伴有瘙痒的银屑病患者，其血浆中 CGRP 的浓度与正常人相比明显增高 [33]。这些数据表明这些肽与瘙痒有关。降钙素基因相关肽是一种神经肽，介导瘙痒，加巴喷丁可以抑制它的释放 [34]。一个研究伤害感受的动物模型显示，纳洛酮可以逆转加巴喷丁的抗伤害感受的作用 [35]。这提示加巴喷丁可能通过阿片受体发挥其药效。

有报道显示，加巴喷丁可以增加 CAI 海马区神经元的超极化电流（Ih），减少动作电位的产生，降低神经元兴奋性 [36]。Ih 通过大大降低输入电阻，显著影响海马区神经元的静止电位 [37]。因此，Ih 增加，可以降低输入电阻，使细胞对突触输入的敏感性降低；因此，人们认为，加巴喷丁通过诱导增加 Ih，保护 CA1 锥体细胞免于过度的突触活化或者自我激活 [36]。

加巴喷丁也可以提高对伤害感受的阈值 [38-39]，基于此原理，我们用加巴喷丁对 16 例胆汁淤积性瘙痒的女性患者，进行为期 4 周的双盲、随机、安慰剂对照试验。连续记录患者治疗前及至少治疗 4 周后 48h 的 HAS（图 15.1 和图 15.2）。用访谈及视觉模拟尺来评估瘙痒的程度。安慰剂干预可以降低 HAS，而加巴喷丁可以提高 HAS。这意味着视觉模拟评分法（VAS）在安慰剂干预组和一些加巴喷丁干预组的药效评价中，不是特别重要 [16]。

这项研究的数据结果令人惊讶。图

45.2b 显示服用安慰剂患者的搔抓程度比加巴喷丁组轻。图 45.2a 显示服用安慰剂患者的搔抓行为持续下降，这表明安慰剂不但引起主观好转，也可以导致行为改变。相比之下，服用加巴喷丁组，有些患者瘙痒非但没有好转，搔抓反而比治疗前有所加重，平均 VAS 增高。近期对帕金森患者进行安慰剂干预研究，其结果与 PET 相同，安慰剂可以引起多巴胺释放，继而改善患者的临床症状[40]，在加巴喷丁试验中，安慰剂干预导致胆汁淤积性患者瘙痒改善，也可能与多巴胺的释放相关。这证实胆汁淤积性患者伴发的瘙痒，至少部分是由中枢阿片类递质增加引起的，这也是用麻醉药治疗此类瘙痒的基

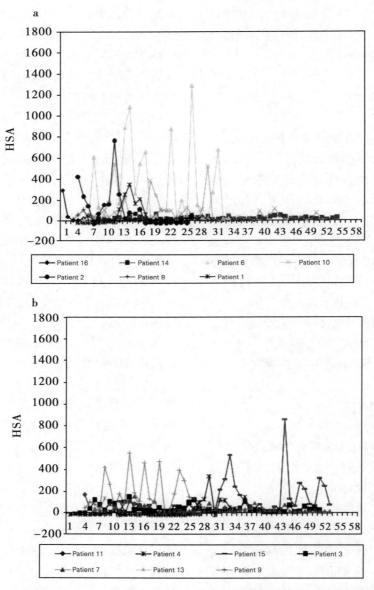

图 45.1 随机分配加入巴喷丁组（a）和安慰剂组（b）的胆汁淤积性瘙痒患者的基线平均每小时搔抓活动（HSA）[16]

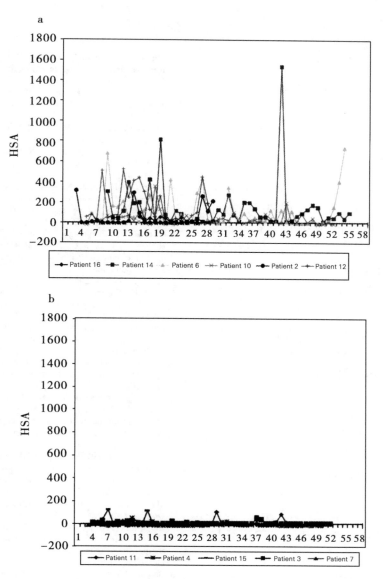

图 45.2　治疗 4 周后，加巴喷丁组和安慰剂组患者平均每小时搔抓活动（HSA）。与加巴喷丁组相比，安慰剂组 HSA 明显降低 [16]

础 [11-14,41-47]。由此可见，中枢注射吗啡（如阿片类神经递质增加引起的瘙痒）引起的瘙痒类似于胆汁淤积性瘙痒，可以用氟哌利多 [48-49]，一种亲 D_2 多巴样受体的短效镇痛剂，有效地缓解 [50]。神经安定药的即时药效与多巴胺相似，可以激活多巴胺神经元和多巴胺的释放 [50]。因此，如果氟哌利多可以减少中枢吗啡诱导的瘙痒，内源性多巴胺

释放可以减少中枢阿片类物质介导的瘙痒（如胆汁淤积）。同样的，安慰剂活化黑质纹状体系统（如多巴胺释放），代表瘙痒刺激和搔抓的活化信号在神经系统基底神经节和大脑皮质间进行传递 [6-8]，从而减弱受试患者瘙痒感 [51-52]。有人曾提出，本研究中的活性药物，正如体外实验 [53] 和行为学 [54] 研究中报道的，加巴喷丁可能阻断了多巴胺的

释放，从而妨碍了安慰剂效应。本研究的结果为胆汁淤积性瘙痒的研究开辟了新领域。另外，这些结果强调了瘙痒研究中安慰剂效应的重要性，并强调，行为学方法的选择应包括在瘙痒治疗药物的临床试验中。

45.6 普瑞巴林

普瑞巴林是一种相对较新的用于治疗神经痛的抗惊厥药物。有关使用加巴喷丁治疗瘙痒的临床经验显示，普瑞巴林有可能成为治疗瘙痒的一种新的备选方案。普瑞巴林是一种 GAGB 类似物。它选择性地与神经元电压门控的钙离子通道相结合，调节突触前神经递质的释放，进而调节神经活性[55]，减少神经元的过度兴奋。有人推测，普瑞巴林在慢性瘙痒中的疗效与其能中和瘙痒慢性化过程中的中枢敏化有关。

45.7 拉莫三嗪

据报道，拉莫三嗪可以减轻神经性瘙痒[57]。拉莫三嗪通过阻断钠离子和钙离子通道发挥其抗癫痫作用。文献报道，拉莫三嗪缓解神经痛，可能与其能阻断钠离子通道有关[58]；这种降低疼痛阈值的过程可能与瘙痒相关。

总之，抗惊厥药物作为一种有效的替代方案用于治疗瘙痒，其数据并不是很充分；但是一些用客观的方法学进行的临床研究显示，近期市场上出售的一些抗惊厥药物的治疗效果还是很乐观的。本文中，加巴喷丁治疗胆汁淤积性瘙痒的疗效来源于安慰剂效应，因此临床研究应该使用行为学方法，尽量避免单一使用主观方法学。

（门月华 译　谢志强 校）

参考文献

1. Schmelz M, Schmidt R, Bickel A, Handwerker HO, Torebjork HE. Specific C-receptors for itch in human skin. *J Neurosci*. 1997;17:8003–8008.
2. Walter B, Sadlo MN, Kupfer J, et al. Brain activation by histamine prick test-induced itch. *J Invest Dermatol*. 2005;125: 380–382.
3. Leknes SG, Bantick S, Willis CM, Wilkinson JD, Wise RG, Tracey I. Itch and motivation to scratch: an investigation of the central and peripheral correlates of allergen- and histamine-induced itch in humans. *J Neurophysiol*. 2007; 97:415–422.
4. Mochizuki H, Sadato N, Saito DN, Toyoda H, Tashiro M, Okamura N, Yanai K. Neural correlates of perceptual difference between itching and pain: a human fMRI study. *Neuroimage*. 2007;36:706–717.
5. Valet M, Pfab F, Sprenger T, Wöller A, Zimmer C, Behrendt H, Ring J, Darsow U, Tölle TR. Cerebral processing of histamine-induced itch using short-term alternating temperature modulation – an fMRI study. *J Invest Dermatol*. 2008;128(2):426–433.
6. Hsieh JC, Hagermark O, Stahle-Backdahl M, et al. Urge to scratch represented in the human cerebral cortex during itch. *J Neurophysiol*. 1994;72:3004–3008.
7. Mochizuki H, Tashiro M, Kano M, Sakurada Y, Itoh M, Yanai K. Imaging of central itch modulation in the human brain using positron emission tomography. *Pain*. 2003;105:339–346.
8. Drzezga A, Darsow U, Treede RD, et al. Central activation by histamine-induced itch: analogies to pain processing: a correlational analysis of O-15 H$_2$O positron emission tomography studies. *Pain*. 2001;92:295–305.
9. Darsow U, Drzezga A, Frisch M, et al. Processing of histamine-induced itch in the human cerebral cortex: a correlation analysis with dermal reactions. *J Invest Dermatol*. 2000;115:1029–1033.
10. Talbot TL, Schmitt JM, Bergasa NV, Jones EA, Walker EC. Application of piezo film technology for the quantitative assessment of pruritus. *Biomed Instrument Technol*. 1991;25:400–403.
11. Bergasa NV, Talbot TL, Alling DW, et al. A controlled trial of naloxone infusions for the pruritus of chronic cholestasis. *Gastroenterology*. 1992;102:544–549.
12. Bergasa NV, Alling DW, Talbot TL, Wells MC, Jones EA. Oral nalmefene therapy reduces scratching activity due to the pruritus of cholestasis: a controlled study. *J Am Acad Dermatol*. 1999;41:431–434.
13. Bergasa NV, Schmitt JM, Talbot TL, et al. Open-label trial of oral nalmefene therapy for the pruritus of cholestasis. *Hepatology*. 1998;27:679–684.
14. Bergasa NV, Alling DW, Talbot TL, et al. Effects of naloxone infusions in patients with the pruritus of cholestasis. A double-blind, randomized, controlled trial. *Ann Intern Med*. 1995;123:161–167.
15. Bergasa NV, Link MJ, Keogh M, Yaroslavsky G, Rosenthal RN, McGee M. Pilot study of bright-light therapy reflected toward the eyes for the pruritus of chronic liver disease. *Am J Gastroenterol*. 2001;96:1563–1570.
16. Bergasa NV, McGee M, Ginsburg IH, Engler D. Gabapentin in patients with the pruritus of cholestasis: a double-blind, randomized, placebo-controlled trial. *Hepatology*. 2006;44: 1317–1323.
17. Molenaar HA, Oosting J, Jones EA. Improved device for measuring scratching activity in patients with pruritus. *Med Biol Eng Comput*. 1998;36:220–224.

18. Stein H, Bijak M, Heerd E, et al. Pruritometer 1: portable measuring system for quantifying scratching as an objective measure of cholestatic pruritus. *Biomed Tech (Berl)*. 1996;41:248–252.

19. Bijak M, Mayr W, Rafolt D, Tanew A, Unger E. Pruritometer 2: portable recording system for the quantification of scratching as objective criterion for the pruritus. *Biomed Tech (Berl)*. 2001;46:137–141.

20. Cies JJ, Giamalis JN. Treatment of cholestatic pruritus in children. *Am J Health Syst Pharm*. 2007;64:1157–1162.

21. Ghent CN, Bloomer JR, Hsia YE. Efficacy and safety of long-term phenobarbital therapy of familial cholestasis. *J Pediat*. 1978;93:127–132.

22. Bloomer JR, Boyer JL. Phenobarbital effects in cholestatic liver diseases. *Ann Internal Med*. 1975;82:310–317.

23. Reichen J, Simon F: Cholestasis. In: Arias IM, Jakoby WB, Popper H, Schachter D, Schafritz DA, eds. *The Liver: Biology and Pathobiology*. 2nd ed. New York: Raven Press; 1988;1105–1124.

24. Bueller HA, Bernhard JD, Dubroff LM. Gabapentin treatment for brachioradial pruritus. *J Eur Acad Dermatol Venereol*. 1999;13:227–228.

25. Winhoven SM, Coulson IH, Bottomley WW. Brachioradial pruritus: response to treatment with gabapentin. *Br J Dermatol*. 2004;150:786–787.

26. Gunal AI, Ozalp G, Yoldas TK, Gunal SY, Kirciman E, Celiker H. Gabapentin therapy for pruritus in haemodialysis patients: a randomized, placebo-controlled, double-blind trial. *Nephrol Dial Transplant*. 2004;19:3137–3139.

27. Manenti L, Vaglio A, Costantino E, et al. Gabapentin in the treatment of uremic itch: an index case and a pilot evaluation. *J Nephrol*. 2005;18:86–91.

28. Naini AE, Harandi AA, Khanbabapour S, Shahidi S, Seirafiyan S, Mohseni M. Gabapentin: a promising drug for the treatment of uremic pruritus. *Saudi J Kidney Dis Transpl*. 2007;18:378–381.

29. Mendham JE. Gabapentin for the treatment of itching produced by burns and wound healing in children: a pilot study. *Burns*. 2004;30:851–853.

30. Taylor CP. The biology and pharmacology of calcium channel alpha2-delta proteins Pfizer satellite symposium to the 2003 society for neuroscience meeting. Sheraton New Orleans Hotel, New Orleans, LA November 10, 2003. *CNS Drug Rev*. 2004;10:183–188.

31. Hendrich J, Van Minh AT, Heblich F, et al. Pharmacological disruption of calcium channel trafficking by the alpha2delta ligand gabapentin. *Proc Natl Acad Sci USA*. 2008;105:3628–3633.

32. Chang SE, Han SS, Jung HJ, Choi JH. Neuropeptides and their receptors in psoriatic skin in relation to pruritus. *Br J Dermatol*. 2007;156:1272–1277.

33. Reich A, Orda A, Wisnicka B, Szepietowski JC. Plasma concentration of selected neuropeptides in patients suffering from psoriasis. *Exp Dermatol*. 2007;16:421–428.

34. Fehrenbacher JC, Taylor CP, Vasko MR. Pregabalin and gabapentin reduce release of substance P and CGRP from rat spinal tissues only after inflammation or activation of protein kinase C. *Pain*. 2003;105:133–141.

35. Yoon MH, Choi JI, Jeong SW. Spinal gabapentin and antinociception: mechanisms of action. *J Korean Med Sci*. 2003;18:255–261.

36. Surges R, Freiman TM, Feuerstein TJ. Gabapentin increases the hyperpolarization-activated cation current Ih in rat CA1 pyramidal cells. *Epilepsia*. 2003;44:150–156.

37. Maccaferri G, Mangoni M, Lazzari A, DiFrancesco D. Properties of the hyperpolarization-activated current in rat hippocampal CA1 pyramidal cells. *J Neurophysiol*. 1993;69:2129–2136.

38. Gustafsson H, Flood K, Berge OG, Brodin E, Olgart L, Stiller CO. Gabapentin reverses mechanical allodynia induced by sciatic nerve ischemia and formalin-induced nociception in mice. *Exp Neurol*. 2003;182:427–434.

39. Rodrigues-Filho R, Campos MM, Ferreira J, Santos AR, Bertelli JA, Calixto JB. Pharmacological characterisation of the rat brachial plexus avulsion model of neuropathic pain. *Brain Res*. 2004;1018:159–170.

40. de la Fuente-Fernandez R, Ruth TJ, Sossi V, Schulzer M, Calne DB, Stoessl AJ. Expectation and dopamine release: mechanism of the placebo effect in Parkinson's disease. *Science*. 2001;293:1164–1166.

41. Bernstein JE, Swift R. Relief of intractable pruritus with naloxone. *Arch Dermatol*. 1979;115:1366–1367.

42. Thornton JR, Losowsky MS. Opioid peptides and primary biliary cirrhosis. *Br Med J*. 1988;297:1501–1504.

43. Carson KL, Tran TT, Cotton P, Sharara AI, Hunt CM. Pilot study of the use of naltrexone to treat the severe pruritus of cholestatic liver disease. *Am J Gastroenterol*. 1996;91:1022–1023.

44. Wolfhagen FHJ, Sternieri E, Hop WCJ, Vitale G, Bertolotti M, van Buuren HR. Oral naltrexone treatment for cholestatic pruritus: a double-blind, placebo-controlled study. *Gastroenterology*. 1997;113:1264–1269.

45. Neuberger J, Jones EA. Liver transplantation for intractable pruritus is contraindicated before an adequate trial of opiate antagonist therapy. *Eur J Gastroenterol Hepatol*. 2001;13:1393–1394.

46. Terg R, Coronel E, Sorda J, Munoz AE, Findor J. Efficacy and safety of oral naltrexone treatment for pruritus of cholestasis, a crossover, double blind, placebo-controlled study. *J Hepatol*. 2002;37:717–722.

47. Mansour-Ghanaei F, Taheri A, Froutan H, et al. Effect of oral naltrexone on pruritus in cholestatic patients. *World J Gastroenterol*. 2006;12:1125–1128.

48. Horta ML, Ramos L, Goncalves ZR. The inhibition of epidural morphine-induced pruritus by epidural droperidol. *Anesth Analg*. 2000;90:638–641.

49. Horta ML, Ramos L, Goncalves Zda R, de Oliveira MA, Tonellotto D, Teixeira JP, de Melo PR. Inhibition of epidural morphine-induced pruritus by intravenous droperidol. The effect of increasing the doses of morphine and of droperidol. *Reg Anesth*. 1996;21:312–317.

50. Baldessarini RJ. Drugs and the treatment of psychiatric disorders. In: Molinoff PB, Ruddon RW, eds. *The Pharmacological Basis of Therapeutics*. New York: McGraw-Hill; 1996:399–430.

51. Coté L, Crutcher M: The basal ganglia. In: Kandel ER, Scwartz JH, Jessell TM, eds. *Principles of Neural Science*. Norwalk: Appleton and Lange; 1991:647–659.

52. McFarland NR, Haber SN. Thalamic relay nuclei of the basal ganglia form both reciprocal and nonreciprocal cortical connections, linking multiple frontal cortical areas. *J Neurosci*. 2002;22:8117–8132.

53. Reimann W. Inhibition by GABA, baclofen and gabapentin of dopamine release from rabbit caudate nucleus: are there common or different sites of action? *Eur J Pharmacol*. 1983;94:341–344.

54. Andrews N, Loomis S, Blake R, Ferrigan L, Singh L, McKnight AT. Effect of gabapentin-like compounds on development and maintenance of morphine-induced conditioned place preference. *Psychopharmacology (Berl)*. 2001;157:381–387.

55. Shneker BF, McAuley JW. Pregabalin: a new neuromodulator with broad therapeutic indications. *Ann Pharmacother*. 2005;39:2029–2037.

56. Ehrchen J, Stander S. Pregabalin in the treatment of chronic pruritus. *J Am Acad Dermatol*. 2008;58:S36–S37.

57. Crevits L. Brachioradial pruritus – a peculiar neuropathic disorder. *Clin Neurol Neurosurg*. 2006;108:803–805.

58. Lindia JA, Kohler MG, Martin WJ, Abbadie C. Relationship between sodium channel NaV1.3 expression and neuropathic pain behavior in rats. *Pain*. 2005;117:145–153.

59. Jesudian P, Wilson NJ. Efficacy of gabapentin in the management of pruritus of unknown origin. *Arch Dermatol* 2005;141:1507–1509.

60. Porzio G, Aielli F, Verna L, Porto C, Tudini M, Cannita K, Ficorella C. Efficacy of pregabalin in the management of cetuximab-related itch. *J Pain Symptom Manage*. 2006;32: 397–398.

第46章 阿片受体拮抗剂或激动剂

Laurent Misery

使用激动剂和拮抗剂治疗瘙痒让人觉得惊奇。确实，众所周知，阿片类药物诱发瘙痒，但是，在药理学上同时使用一种肽类物质的激动剂和拮抗剂非常罕见。对这些治疗的理解需要病理生理学数据。

46.1 阿片类药物

在灵长类，阿片类药物有 3 种受体：μ（MOR）、κ（KOR）、δ（DOR）。阿片类药物（海洛因、吗啡、可待因）可以引发瘙痒的发生。全身应用 μ 受体激动剂诱发挠抓动作，但是 κ 受体激动剂和 δ 受体激动剂却抑制挠抓 [1]。这种现象不由组胺介导。与此相反，κ 受体激动剂与 μ 受体拮抗剂类似，可以通过预防或拮抗来抑制阿片类诱发的瘙痒 [2-3]。这些激动剂开发应用目的包括：治疗海洛因和酒精依赖，对抗麻醉后抑郁、麻醉药过量和阿片类药物解毒。

生理性阿片类物质（脑啡肽、内啡肽、强啡肽）参与瘙痒的病理生理机制，特别是特应性皮炎（AD）、尿毒症瘙痒和肝性瘙痒。主要的肽类物质是 β 内啡肽（MOR 激动剂）、强啡肽 A（KOR 激动剂）。它们在中枢、脊髓和周围水平发挥作用。非组织胺依赖性阿片类物质依赖性瘙痒似乎产生于表皮无髓鞘 C 神经纤维 [4]。行为学实验揭示了 KOR 和 MOR 基因敲除型小鼠在皮肤干燥性皮炎模型中的搔抓行为比野生型显著减少。这些结果显示：MOR 和 KOR 对皮肤内稳态、表皮神经纤维调节和瘙痒病理生理非常重要 [5]。在 AD 患者中，只有 κ 受体系统的下调，而不含 μ 受体系统。进一步研究发现，经补骨脂素和紫外线治疗的患者其 κ 受体系统有所恢复，同时伴有瘙痒视觉模拟评分的下降。这些结果提示，表皮内阿片类物质与 AD 患者的瘙痒调控密切相关 [6]。这些新发现有助于我们对外周性瘙痒控制机制的了解。

46.2 μ 受体拮抗剂

许多临床试验对阿片类药物导致的瘙痒进行了药物控制研究。在一项大样本分析中，大多数 μ 受体拮抗剂对治疗瘙痒有效 [7]。静脉用纳洛酮，$0.25 \sim 2.4\mu g/(kg \cdot min)$，相对危险度 2.31（95% 可信区间：$1.5 \sim 3.54$），治疗瘙痒所需要的数量与对照组相比为 3.5；口服纳洛酮 9mg，相对危险度 2.80（$1.35 \sim 5.80$），治疗需要的数量 1.7；纳曲酮 6mg 效果较差，3mg 没有作用。静脉应用与硬膜外应用不同剂量的纳布啡，相对危险度 1.71（$1.12 \sim 2.62$）。治疗需要的数量为 4.2。静脉用纳米芬 0.5mg 或 1.0mg 没有抗瘙痒效应。

选择 50 例瘙痒患者，其病因分别为内科疾病、接触羟乙基淀粉、接触水、皮肤淋巴瘤、特应性皮炎、干性皮肤、斑状淀粉样变、银屑病、其他皮肤病及不知起源的瘙痒，随机选择上述患者每天接受纳曲酮

50mg[8]。50 例患者中有 35 例 1 周内出现了显著的治疗反应。（可信区间是 0.55 ~ 0.82，可信度 0.95）。纳曲酮对 17 例结节性痒疹患者中的 9 例有很高的治疗瘙痒效应，并有助于皮肤愈合。快速耐受不常见（6/50），有 2 例患者发生较晚，并可以用增大剂量来应对。药物的不良反应主要出现在治疗开始的 2 周内，包括：恶心（11/50）、疲劳无力（3/50）、头晕、胃灼热、腹泻（1/50）。

16 例胆汁淤积性瘙痒患者随机接受纳曲酮（50mg/d，4 周疗程）和安慰剂治疗，无论对于日间瘙痒（–54% 对比 8%）还是夜间瘙痒（–44% 对比 7%）[9]，与基线对比纳曲酮治疗效果显著。研究者同时注意到，4 例（3 例是一过性的）接受纳曲酮治疗的患者出现了与阿片类药物戒断综合征类似的药物不良反应。在接受纳曲酮治疗组和对照组纳曲酮和 6-βnaltrexol 血药浓度没有区别，血药浓度与治疗反应之间也没有显著联系。

在尿毒症瘙痒患者中，有一项临床研究认为 μ 受体拮抗剂治疗有效[10]，另一项临床研究认为无效[11]，第三项临床研究认为对部分患者有效[12]。

11 例特应性皮炎患者参与了我们的双盲研究。在试验参与者皮内注射乙酰胆碱 60min 之前，或接受纳曲酮（纳美芬）25mg，或接受安慰剂治疗[13]。以生理盐水缓冲液为安慰剂于对侧前臂皮内注射作为对照。口服纳曲酮显著减轻乙酰胆碱皮内注射局部周围的皮肤痒感。在我们的病例中，有 4 例患者的痒觉异常完全消失。瘙痒持续时间（过程）减少 20 余秒，痒强度减低，但不显著。纳曲酮对激光多普勒检测到的胆碱能血管反应没有显著疗效。

纳曲酮对氯喹诱发的瘙痒有治疗作用，但是这种作用并不比异丙嗪更好[14]。

46.3 κ 受体激动剂

曾在恒河猴身上进行研究 κ 受体激动剂 TRK-820 对静脉应用吗啡（一种微小的阿片类受体激动剂）诱发瘙痒的抑制作用。静脉预先应用 0.25μg/kg 和 0.5μg/kg 的 TRK-820 或者 64μg/kg 和 128μg/kg 的 U-50488H 均可呈剂量依赖性抑制吗啡 1mg/kg 静脉使用所诱发的瘙痒。经胃内途径预先给予 4μg/kg 的 TPK-820，可以显著抑制吗啡导致的全身搔抓，但在 512 ~ 2048μg/kg 剂量范围内，U-50488 不呈现抑制搔抓效应。上述结果表明，TPK-820 有明显的抑制静脉吗啡所致全身瘙痒的效应，与 U-50488 相比，更适于胃内给药，生物利用度较高[15]。同样的试验结果也见于以小鼠为实验对象的研究[16]。κ 受体激动剂对于组胺敏感性和组胺抵抗性瘙痒都有治疗作用[16]。

在两项多中心、随机、双盲、安慰剂对照研究中，对 144 例透析后尿毒症性瘙痒患者静脉应用 nalfurafine 或安慰剂，进行 2 ~ 4 周的观察。用荟萃分析方法评价 nalfurafine 的止痒效果。统计学结果表明，与安慰剂组比较，nalfurafine 显著抑制最恶性的瘙痒、最剧烈的瘙痒以及干扰睡眠的瘙痒。患者应用 nalfurafine 后，痒觉和抓痕现象有改善，不良反应与安慰剂组相似。总之，nalfurafine 对罹患严重瘙痒的人群是安全有效的治疗用药[17]。

鼻腔内应用 butarphenol（也是 MOR 激动剂）可以用来治疗瘙痒，但是关于这方面的临床研究还很缺乏[18]。

46.4 δ 受体激动剂

关于特定的 δ 受体激动剂的研究很少，但是，静脉应用氟哌啶 2.5mg 对阿片类药物所致瘙痒有效[7,19]。

46.5 局部应用

曾有两项独立的关于纳曲酮外用的临床研究，各自有不同的研究目的[20]。在其中一项开放性研究中，超过70%的患者认为使用1%纳曲酮膏剂显著减轻瘙痒。另一项安慰剂交叉对照试验也明确表明，纳曲酮霜有29.4%总效应优于安慰剂。含纳曲酮的配方需要46min的中位数才可以使瘙痒的症状降低50%，而安慰剂组则需要74min。butarphenol脂质复方可能对治疗瘙痒有效[21]，但是到撰写本文时为止，还没有相应的临床试验资料。

（孟秀丽 译 李启芳 校）

参考文献

1. Ko MC, Song MS, Edwards T, Lee H, Naughton NN. The role of central mu opioid receptors in opioid-induced itch in primates. *J Pharmacol Exp Ther.* 2004;310:169–176.
2. Ko MC, Lee H, Song MS, et al. Activation of kappa-opioid receptors inhibits pruritus evoked by subcutaneous or intrathecal administration of morphine in monkeys. *J Pharmacol Exp Ther.* 2003;305:173–179.
3. Ständer S, Weisshaar E, Luger T. Neurophysiological and neurochemical basis of modern pruritus treatment. *Exper Dermatol.* 2008;17:161–169.
4. Bigliardi-Qi M, Lipp B, Sumanovski LT, Buechner SA, Bigliardi PL. Changes of epidermal mu-opiate receptor expression and nerve endings in chronic atopic dermatitis. *Dermatology (Basel, Switzerland).* 2005;210:91–99.
5. Bigliardi-Qi M, Gaveriaux-Ruff C, Pfaltz K, et al. Deletion of mu- and kappa-opioid receptors in mice changes epidermal hypertrophy, density of peripheral nerve endings, and itch behavior. *J Invest Dermatol.* 2007;127:1479–1488.
6. Tominaga M, Ogawa H, Takamori K. Possible roles of epidermal opioid systems in pruritus of atopic dermatitis. *J Invest Dermatol.* 2007;127:2228–2235.
7. Kjellberg F, Tramer MR. Pharmacological control of opioid-induced pruritus: a quantitative systematic review of randomized trials. *Eur J Anaesthesiol.* 2001;18:346–357.
8. Metze D, Reimann S, Beissert S, Luger T. Efficacy and safety of naltrexone, an oral opiate receptor antagonist, in the treatment of pruritus in internal and dermatological diseases. *J Am Acad Dermatol.* 1999;41:533–539.
9. Wolfhagen FH, Sternieri E, Hop WC, Vitale G, Bertolotti M, Van Buuren HR. Oral naltrexone treatment for cholestatic pruritus: a double-blind, placebo-controlled study. *Gastroenterology.* 1997;113:1264–1269.
10. Peer G, Kivity S, Agami O. Randomized cross-over trial of naltrexone in uremic pruritus. *Lancet.* 1996;348:1552–1554.
11. Pauli-Magnus C, Mikus G, Alscher D, et al. Naltrexone does not relieve uremic pruritus: Results of a randomized, double-blind, placebo-controlled crossover study. *J Am Soc Nephrol.* 2000;11:514–519.
12. Legroux-Crespel E, Cledes J, Misery L. A comparative study on the effects of naltrexone and loratadine on uremic pruritus. *Dermatology (Basel, Switzerland).* 2004;208:326–330.
13. Heyer G, Groene D, Martus P. Efficacy of naltrexone on acetylcholine-induced alloknesis in atopic eczema. *Exper Dermatol.* 2002;11:448–455.
14. Ajayi A, Kolawole B, Udoh S. Endogenous opioids, mu-opiate receptors and chloroquine-induced pruritus: a double-blind comparison of naletrexone and promethazine in patients with malaria fever who have an established history of generalized chloroquine-induced pruritus. *Int J Dermatol.* 2004;43:972–977.
15. Wakasa Y, Fujiwara A, Umeuchi H, et al. Inhibitory effects of TRK-820 on systemic skin scratching induced by morphine in rhesus monkeys. *Life Sci.* 2004;75:2947–2957.
16. Togashi Y, Umeuchi H, Okano K, et al. Antipruritic activity of the kappa-opioid receptor agonist, TRK-820. *Eur J Pharmacol.* 2002;35:259–264.
17. Wikstrom B, Gellert R, Ladefoged SD, et al. Kappa-opioid system in uremic pruritus: multicenter, randomized, double-blind, placebo-controlled clinical studies. *J Am Soc Nephrol.* 2005;16:3742–3747.
18. Dawn AG, Yosipovitch G. Butorphanol for treatment of intractable pruritus. *J Am Acad Dermatol.* 2006;54:527–531.
19. Lee IH, Lee IO. The antipruritic and antiemetic effects of epidural droperidol: a study of three methods of administration. *Anesth Analg.* 2007;105:251–255.
20. Bigliardi PL, Stammer H, Jost G, Rufli T, Buchner S, Bigliardi-Qi M. Treatment of pruritus with topically applied opiate receptor antagonist. *J Am Acad Dermatol.* 2007;56:979–988.
21. Lim GJ, Ishiuji Y, Dawn A, et al. In vitro and in vivo characterization of a novel liposomal butorphanol formulation for treatment of pruritus. *Acta dermato-venereologica.* 2008;88:327–330.

第 47 章 5- 羟色胺再摄取抑制剂及其他抗抑郁药治疗慢性瘙痒

Zbigniew Zylicz · Malgorzata Krajnik

47.1 引　言

抗抑郁药物治疗慢性瘙痒有效这一观点出现于 20 世纪 90 年代。Zylicz 等于 1998 年报道帕罗西汀对许多患有各种类型的瘙痒患者有治疗效果[1]，而 Browning 等[2] 在 2003 年发表的报告中观察了 32 例原发性胆汁性肝硬化引起瘙痒的患者，时间长达 7.5 年。出乎意料的是，在 7 例最初由于抑郁症而给予舍曲林治疗的患者中，有 6 例瘙痒症状明显改善，并有 3 例患者瘙痒症状完全消失。

Zylicz 等[1] 观察到的第 1 个病例是一例肺癌患者，同时由于患大疱性类天疱疮而遭受严重顽固性皮肤瘙痒的折磨。由于这例患者在病房自杀未遂，他被诊断为患有严重抑郁症并开始服用帕罗西汀。他的主诊医生惊喜地发现，这例患者的皮肤瘙痒在 3 天之内停止，由于疱疮和抓痒而严重损坏的皮肤也在一个星期内愈合。随后，Zylicz 等用同样剂量的帕罗西汀治疗了其他 4 例不同病因引起瘙痒的患者，同样也取得了良好效果[1]。

在这一偶然发现病例的基础上，Diehn 和 Tefferi 用帕罗西汀 20mg 治疗 10 例由于真性红细胞增多症而患有瘙痒症的患者，还有 1 例患者给予氟西汀[3-4]。所有患者均取得良好的治疗效果，10 例中有 8 例瘙痒症状完全或接近完全缓解。患者将帕罗西汀和羟嗪列为最有效的治疗瘙痒的药物。直到

2003 年第 1 例相关的对照试验文献发表。这例实验是由 Zylicz 等完成的，观察帕罗西汀对肿瘤性瘙痒患者的治疗效果[5]。随后，Mayo 等[6] 观察了舍曲林对原发性胆汁性肝硬化引起瘙痒的治疗效果。最近，Stander 等[7] 观察由于皮肤科疾病引起瘙痒的 72 例患者，他们被随机分为帕罗西汀组或氟伏沙明组接受治疗。3 项研究表明抗抑郁药物对治疗严重瘙痒有效。此外，有一例报告称帕罗西汀对治疗心因性瘙痒有效[8]。

米氮平可能和选择性 5- 羟色胺再摄取抑制剂（SSRIs）一样有类似的止痒作用，不良反应更少。其相关止痒作用的文献已经有报道[9-12]，但仍缺乏对照实验研究。

有趣的是，SSRIs 作为一个止痒剂有时也可能导致瘙痒[13]。停用帕罗西汀后可能引发严重的瘙痒[14]，在服用帕罗西汀和氟伏沙明治疗期间吃巧克力也可能引起瘙痒[15]。

47.2 现有证据的优缺点

一项由 Zylicz 等[15] 在两个晚期患者救济院应用帕罗西汀进行临床研究，其研究对象是基于相同环境的异质性患者：17/26 患者患实体肿瘤；4/26 患血液系统恶性肿瘤；5/26 为非恶性肿瘤疾病。由于这些观察对象所患疾病的进展性，对照研究的时间必须较短，交叉实验在 1 周后进行。随后由 Stander 等[7] 进行的研究发现，虽然有些

患者在第 1 周内即有治疗效果，但治疗效果的评价只能在几周后进行。由于 Zylicz 等[1]进行的研究缺乏一个洗脱期，安慰剂和帕罗西汀之间的差异可能被低估。一例患者在使用帕罗西汀治疗的第 1 周内没有显示显著的治疗效果，然而在用安慰剂治疗的第 2 周内出现了止痒效果。在这个研究中未能逐渐增加剂量直至有效剂量，因为许多患者出现严重的不良反应，主要表现为恶心和呕吐。2 例患者由于严重的不良反应不得不终止治疗（均服用帕罗西汀）。不过这一试验以 50% 瘙痒强度缓解作为终止服药的标准，其治疗效果还是很好，弥补了这一实验的其他不足。总体上，这一实验表明安慰剂和帕罗西汀之间的平均差异为 0.78（95%CI 0.37 ~ 1.19）。24 例患者中有 9 例符合治疗标准。

Mayo 等[6]随后用舍曲林进行的实验研究对象均为由于原发性胆汁性肝硬化引起瘙痒的患者。药物标签是注明的，逐渐加量至有效剂量，患者被随机分为两组，先服用舍曲林或安慰剂 6 周。随后经过 4 周的洗脱期后，再进行交叉实验，服用安慰剂或舍曲林 6 周。由于试验时间过长，仅 12/21 患者完成了这一研究。与 Zylicz 等[5]研究中研究对象所患的恶性肿瘤不同，Mayo 等进行的研究所有患者均为原发性胆汁性肝硬化，进展较慢，但这仍不能保证在进行研究的 4 个月中患者的肝功能和瘙痒程度不发生变化，在研究的 2 个周期中患者的情况完全相同。此外，药物标签是注明的，这会对使用安慰剂的患者产生深远、持续的影响。在这个实验中，每天给予舍曲林 75 ~ 100mg 效果最佳。使用舍曲林治疗的患者瘙痒症净原始分改善了 1.86，而使用安慰剂的患者其瘙痒症净原始分恶化了 0.38（净有效率 2.24，P = 0.009）。正如预期的那样，在开放标签研究中的治疗有效率比在双盲实验中高得多。双盲是不理想的，因为患者可以认出活性药物。

由 Stander 等[7]进行的第 3 个对照研究患者数更多（72 例），但也包括不同的原发疾病。研究对象是从许多皮肤科门诊患者中选出，均患有伴瘙痒症状的皮肤病，这是前 2 项试验中缺乏的。有趣的是，这项试验中包括许多瘙痒性特应性皮炎和其他传统上被视为给予抗组胺药物治疗的患者。然而，这项试验没有设立安慰剂组，患者被随机分为帕罗西汀组和氟伏沙明组。72 例患者中 49 例（68.0%）有止痒效果，其中 9 例弱，16 例良好，24 例非常良好。统计分析表明，帕罗西汀和氟伏沙明止痒效果没有显著性差异。

47.3 哪些瘙痒症可以用 SSRIs 类药物治疗？

总体而言，上述 3 项实验[3-4]表明 SSRIs 类药物可以治疗许多类型的瘙痒症，包括原发性皮肤疾病伴发的瘙痒及系统性疾病所引起的瘙痒，如胆汁淤积和恶性肿瘤。但目前没有证据表明 SSRIs 类药物对所有瘙痒症有效，在上述的 3 个试验中 SSRIs 类药物对几种瘙痒无效。对于霍奇金淋巴瘤或神经性瘙痒，帕罗西汀及氟伏沙明没有止痒效果。同样，在 Stander 等[7]进行的试验中，帕罗西汀或氟伏沙明对皮肤淋巴瘤患者的瘙痒无效，这与本章作者尚未发表的观察一致。有足够的证据表明，SSRIs 类药物在针对胆汁淤积性瘙痒及肿瘤性瘙痒的治疗中有效，可以作为一线治疗药物。然而，本章作者曾尝试在用阿片拮抗剂治疗胆汁淤积性瘙痒无效后使用帕罗西汀治疗，但效果不佳[28-29]。目前数据表明，SSRIs 类药物可能作用于瘙痒信号传递的调节，而非外周途径。

47.4 SSRIs 类药物的治疗效果是这类药物都具有的吗?

这个问题很难回答,因为目前在这类药物中,我们只对少数几种药物进行了研究。目前研究的 3 种药物是帕罗西汀、舍曲林和氟伏沙明。在抑制体外培养的大鼠脑放射性配体的结合能力方面这三种药物没有很大的差异性[30]。同时,在临床治疗方面这三种药物也没有差异性。由 Stander 等[7] 进行的试验直接比较了帕罗西汀和氟伏沙明的止痒效果,发现帕罗西汀止痒效果并不会更好,氟伏沙明也非毒性更小。米氮平对一些患者也有止痒效果[10],这一事实表明,许多影响 5- 羟色胺再摄取的药物可能具有相同的属性。目前,临床医师仍需考虑使用这 3 种 SSRIs 类药物其中的一种,而不是任意一种。

47.5 在使用 SSRIs 类药物治疗期间会发生哪些不良反应?如何克服它们?

造成早期停止治疗的最常见的不良反应是恶心、呕吐。这些不良反应可以通过缓慢增加服药剂量来克服[6],通常需要数周。当发生恶心、呕吐时,可服用西沙必利[5],但现在这一药物已退出市场。目前在临床上昂丹司琼这一选择性 5-HT$_3$ 抑制剂运用最广泛。昂丹司琼对抑制瘙痒也有效果[31]。困扰一些患者的其他不良反应包括失眠、情绪暴躁、易怒。这一不良反应在 Mayo 等[6] 的文献中有详细描述。一些患者以前由于瘙痒失眠,现在则由于舍曲林而失眠。这些患者使用舍曲林或安慰剂其睡眠质量相同。那些从未经历过失眠的患者特别讨厌这一不良反

应。一些长期服用 SSRIs 类药物的患者可能发生性功能障碍,如果患者觉得这比瘙痒更为糟糕,可以改服米氮平,尽管这一举动仍缺乏证据。在 Mayo 等[6] 进行的对照试验中有 2 例患者出现了不同寻常的视觉幻觉,这在使用 SSRIs 类药物治疗抑郁症的患者中并不常见。许多患者认为自己的情绪有所改善,尽管他们从前没有被认为患有抑郁症(见下文)。

47.6 SSRIs 类药物的止痒机制是什么?

目前已有的证据不能阐明 SSRIs 类药物的止痒机制,甚至不能阐明 SSRIs 类药物的止痒机制是否与 5- 羟色胺再摄取抑制有关。SSRIs 类药物可能作为痒觉信号向上输送,因此 SSRIs 类药物可能会抵消阿片类药物的影响,SSRIs 类药物与阿片系统可能互相作用[32-34],但目前这一理论仍存在争议。SSRIs 类药物可以通过 5- 羟色胺消耗血小板[35],这一机制对于治疗真性红细胞增多症引起的瘙痒很重要[36]。所有的 SSRIs 类药物,特别是帕罗西汀、舍曲林和氟伏沙明是 CYP2D6 的氧化酶抑制剂[37]。这种抑制作用可能会干扰一个或多个致痒剂的代谢,尽管这方面的证据仍不充分。

47.7 SSRIs 类药物的止痒效果多久可以出现?停药前患者需要服用 SSRIs 类药物多久?

从目前已发表的文献看,SSRIs 类药物的止痒效果通常是迅速的,但整体治疗有效性的评价仍需几周后进行。Stander 等[7] 进行的试验表明,12/49 的患者在第 1 周出现止

痒效果（24.5%），第 2 周为 12/49（24.5%），第 4 周为 11/49（22.5%），第 8 周为 8/49（16.3%），还有 6/49（12.2%）在第 8 周后出现治疗效果。因此，实现最大止痒效果的时间从 3 天到 34 周不等。Mayo 等进行的试验没有测定实现最大止痒效果的时间，因为这项试验需要缓慢增加药物剂量。Zylicz 等[5] 进行的试验由于观察期较短，可能低估了 3 ～ 4 倍的止痒效果。

47.8 SSRIs 类药物的止痒效果持续稳定吗？

没有一项真正的试验设计用于回答这一问题。Stander 等[7] 得出的结论是帕罗西汀和氟伏沙明的止痒作用可以长期持续。然而有几个患者需要增加药物剂量。在试验外的治疗患者的过程中，作者经常观察到使用帕罗西汀几周后，其止痒效果会慢慢消退，但本章作者并没有像 Stander 等增加到这么高的剂量，由于这些患者全身情况更差。Tefferi 长期治疗真性红细胞增多症引起的瘙痒症[3-4]，他曾亲自告诉本章作者，他治疗的患者中没有人出现这种情况，但他强调一定不能停止其他抗肿瘤治疗而单一依靠止痒药物的治疗。在肿瘤晚期进行姑息治疗时，抗肿瘤治疗等手段都已耗尽，患者也不能耐受高剂量的 SSRIs 类药物的治疗时，止痒药物往往会出现快速耐受而失效。

47.9 停止使用 SSRIs 类药物后还会再次出现瘙痒症状吗？

通过使用 SSRIs 类药物控制的瘙痒症状在停用 SSRIs 类药物后还会再次出现。然而，有人指出停用 SSRIs 类药物后再次出现

的瘙痒症状其持续时间较之前少得多（未发表的意见）。在 Zylicz 等[5] 进行的对照试验中，有两例患者由于严重的不良反应不得不退出实验，但即使只服用 1 个和 2 个剂量的帕罗西汀，他们的瘙痒症状暂停了几个星期。然而，皮肤瘙痒可能会在停用帕罗西汀后出现，即使在治疗前并没有这一症状[14]。

47.10 抑郁症的患者对 SSRIs 类药物是否有效？

这一问题 Mayo[6] 和 Stander[7] 都做了解答。在这两人的试验中，所有的患者都作了抑郁评分，结果发现抑郁患者和非抑郁患者对 SSRIs 类药物的反应一致。止痒效果可能会马上出现（5 天内），但平均为 4.9 周（Stander[7]）。这一事实并不排除止痒效果与药物的抗抑郁效应有关。

47.11 三环类抗抑郁药的止痒作用

此外，其他的抗抑郁药，主要是三环类抗抑郁药，也有止痒作用。例如，多塞平，三环类抗抑郁药，也被报道用于治疗皮肤瘙痒。多塞平制成 5% 的霜剂后在志愿者皮肤局部使用，对治疗由组胺[16] 和乙酰胆碱[17] 引起的瘙痒症状有效。在第一项研究中，[16] 阿米替林和苯海拉明在皮肤局部使用中效果类似。三环类抗抑郁药止痒作用与其抗组胺作用有关。这个观点通过外用 5% 多塞平治疗特应性皮炎所引起的瘙痒症 1 周而证实[18]。试验结果令人振奋，尽管有一些患者（39/270）在使用霜剂后局部出现刺痛。小剂量的口服多塞平也有显著的止痒作用[19]。在最近的

两项对照试验中，多塞平被认为和安太乐具有相同的止痒作用[20-21]。在这些稀有数据的基础上，口服或局部使用多塞平在许多治疗指南中推荐使用[22-27]。阿米替林还未被报道作为临床使用的止痒剂。由于多塞平的止痒作用为抗组胺作用，而许多慢性瘙痒，特别是没有原发皮肤病的瘙痒对抗组胺治疗不敏感，所以本章作者决定集中探讨SSRIs类药物的止痒作用。

47.12 结 语

本章的论证分析表明SSRIs类药物，在这里特指帕罗西汀、舍曲林、氟伏沙明，可以作为伴随不同疾病的瘙痒的一线治疗药物，主要治疗胆汁淤积性瘙痒及肿瘤性瘙痒，此外也可以治疗一些其他情况引起的瘙痒。如果可能的话，止痒治疗还应与肿瘤或原发疾病的治疗同时进行。此外，患者应继续使用润肤霜和其他措施帮助控制瘙痒。在大多数情况下，可以停止使用抗组胺药物，除了一些皮肤疾病对抗组胺药物特别敏感。使用SSRIs类药物后不良反应较为普遍，通常在治疗的第1周出现，并可以通过缓慢增加服药剂量及服用特定的药物（如止吐药）避免。SSRIs类药物的止痒作用出现较快，但通常需要数周才能达到最大止痒效果。SSRIs类药物的止痒作用通常是持续的，但一些患者可能需要剂量增加。SSRIs类药物的止痒作用机制至今仍不清楚，可能与其抗抑郁作用机制类似。

（李启芳 张 瑛 译 谢志强 校）

参考文献

1. Zylicz Z, Smits C, Krajnik M. Paroxetine for pruritus in advanced cancer. *J Pain Symptom Manage*. 1998;16: 121–124.
2. Browning J, Combes B, Mayo MJ. Long-term efficacy of sertraline as a treatment for cholestatic pruritus in patients with primary biliary cirrhosis. *Am J Gastroenterol*. 2003;98: 2736–2741.
3. Diehn F, Tefferi A. Pruritus in polycythaemia vera: prevalence, laboratory correlates and management. *Br J Haematol*. 2001;115:619–621.
4. Tefferi A, Fonseca R. Selective serotonin reuptake inhibitors are effective in the treatment of polycythemia vera-associated pruritus. *Blood*. 2002;99:2627.
5. Zylicz Z, Krajnik M, Sorge AA, Costantini M. Paroxetine in the treatment of severe non-dermatological pruritus: a randomized, controlled trial. *J Pain Symptom Manage*. 2003;26: 1105–1112.
6. Mayo MJ, Handem I, Saldana S, Jacobe H, Getachew Y, Rush AJ. Sertraline as a first-line treatment for cholestatic pruritus. *Hepatology*. 2007;45:666–674.
7. Stander S, Bockenholt B, Schurmeyer-Horst F, Weishaupt C, Heuft G, Luger TA, Schneider G. Treatment of chronic pruritus with the selective serotonin re-uptake inhibitors paroxetine and fluvoxamine: results of an open-labelled, two-arm proof-of-concept study. *Acta Derm Venereol* 2009;89: 45–51.
8. Biondi M, Arcangeli T, Petrucci RM. Paroxetine in a case of psychogenic pruritus and neurotic excoriations. *Psychother Psychosom*. 2000;69:165–166.
9. Hundley JL, Yosipovitch G. Mirtazapine for reducing nocturnal itch in patients with chronic pruritus: a pilot study. *J Am Acad Dermatol*. 2004;50:889–891.
10. Davis MP, Frandsen JL, Walsh D, Andresen S, Taylor S. Mirtazapine for pruritus. *J Pain Symptom Manage*. 2003;25: 288–291.
11. Demierre MF, Taverna J. Mirtazapine and gabapentin for reducing pruritus in cutaneous T-cell lymphoma. *J Am Acad Dermatol*. 2006;55:543–544.
12. Dawn A, Yosipovitch G. Treating itch in psoriasis. *Dermatol Nurs*. 2006;18:227–233.
13. Spigset O. Adverse reactions of selective serotonin reuptake inhibitors: reports from a spontaneous reporting system. *Drug Saf*. 1999;20:277–287.
14. Mazzatenta C, Peonia G, Martini P. Pruritus induced by interruption of paroxetine therapy. *Br J Dermatol*. 2004; 150:787.
15. Cederberg J, Knight S, Svenson S, Melhus H. Itch and skin rash from chocolate during fluoxetine and sertraline treatment: case report. *BMC Psychiatry*. 2004;4:36.
16. Bernstein JE, Whitney DH, Soltani K. Inhibition of histamine-induced pruritus by topical tricyclic antidepressants. *J Am Acad Dermatol*. 1981;5:582–585.
17. Groene D, Martus P, Heyer G. Doxepin affects acetylcholine induced cutaneous reactions in atopic eczema. *Exp Dermatol*. 2001;10:110–117.
18. Drake LA, Fallon JD, Sober A. Relief of pruritus in patients with atopic dermatitis after treatment with topical doxepin cream. The Doxepin Study Group. *J Am Acad Dermatol*. 1994;31:613–616.
19. Smith PF, Corelli RL. Doxepin in the management of pruritus associated with allergic cutaneous reactions. *Ann Pharmacother*. 1997;31:633–635.
20. Shohrati M, Tajik A, Harandi AA, Davoodi SM, Akmasi M. Comparison of hydroxyzine and doxepin in treatment of pruritus due to sulfur mustard. *Skinmed*. 2007;6:70–72.
21. Shohrati M, Davoudi SM, Keshavarz S, Sadr B, Tajik A. Cetirizine, doxepin, and hydroxyzine in the treatment of pruritus due to sulfur mustard: a randomized clinical trial. *Cutan Ocul Toxicol*. 2007;26:249–255.

22. Greaves MW. Itch in systemic disease: therapeutic options. *Dermatol Ther*. 2005;18:323–327.

23. Arnold LM, Auchenbach MB, McElroy SL. Psychogenic excoriation. Clinical features, proposed diagnostic criteria, epidemiology and approaches to treatment. *CNS Drugs*. 2001;15:351–359.

24. Nowak MA, Tsoukas MM, Delmus FA, Falanga V, Brodell RT. Generalized pruritus without primary lesions. Differential diagnosis and approach to treatment. *Postgrad Med*. 2000;107:41–42, 5–6.

25. Greiding L, Moreno P. Doxepin incorporated into a dermatologic cream: an assessment of both doxepin antipruritic action and doxepin action as an inhibitor of papules, in allergen and histamine-caused pruritus. *Allergol Immunopathol (Madr)*. 1999;27:265–270.

26. Millikan LE. Treating pruritus. What's new in safe relief of symptoms? *Postgrad Med*. 1996;99:173–176, 9–84.

27. Anonymous. Doxepin cream for pruritus. *Med Lett Drugs Ther*. 1994;36:99–100.

28. Zylicz Z, Stork N, Krajnik M. Severe pruritus of cholestasis in disseminated cancer: developing a rational treatment strategy. A case report. *J Pain Symptom Manage*. 2005;29:100–103.

29. Jones EA, Zylicz Z. Treatment of pruritus caused by cholestasis with opioid antagonists. *J Palliat Med*. 2005;8:1290–1294.

30. Johnson AM. The comparative pharmacological properties of selective serotonine re-uptake inhibitors in animals. In: Feighner JP, Boyer, W.F,, eds. *Selective Serotonin Re-uptake Inhibitors*. Chichester, Willey; 1991:37–70.

31. O'Donohue JW, Pereira SP, Ashdown AC, Haigh CG, Wilkinson JR, Williams R. A controlled trial of ondansetron in the pruritus of cholestasis. *Aliment Pharmacol Ther*. 2005;21:1041–1045.

32. Narita N, Hashimoto K, Tomitaka S, Minabe Y. Interactions of selective serotonin reuptake inhibitors with subtypes of sigma receptors in rat brain. *Eur J Pharmacol*. 1996;307:117–119.

33. Gray AM. The effect of fluvoxamine and sertraline on the opioid withdrawal syndrome: a combined in vivo cerebral microdialysis and behavioural study. *Eur Neuropsychopharmacol*. 2002;12:245–254.

34. Gray AM, Spencer PS, Sewell RD. The involvement of the opioidergic system in the antinociceptive mechanism of action of antidepressant compounds. *Br J Pharmacol*. 1998;124:669–674.

35. Hergovich N, Aigner M, Eichler HG, Entlicher J, Drucker C, Jilma B. Paroxetine decreases platelet serotonin storage and platelet function in human beings. *Clin Pharmacol Ther*. 2000;68:435–442.

36. Fjellner B, Hagermark O. Pruritus in polycythemia vera: treatment with aspirin and possibility of platelet involvement. *Acta Derm Venereol*. 1979;59:505–512.

37. Alfaro CL, Lam YW, Simpson J, Ereshefsky L. CYP2D6 inhibition by fluoxetine, paroxetine, sertraline, and venlafaxine in a crossover study: intraindividual variability and plasma concentration correlations. *J Clin Pharmacol*. 2000;40:58–66.

第 48 章　系统性免疫抑制剂治疗瘙痒

Silvia Moretti · Francesca Prignano · Torello Lotti

48.1 引　言

瘙痒是一种感觉，这种感觉如果足够强烈，就会引起搔抓的欲望[1]。瘙痒是最常见皮肤症状，不仅与许多皮肤病有关，也与皮肤外疾病有关。瘙痒的产生是复杂的、多因素作用的结果，中枢和周围神经系统都参与其产生机制。如何治愈慢性瘙痒是瘙痒患者和医生共同关注的问题。传统的系统治疗疗效极其有限，新的治疗方法正在逐渐出现。目前，在瘙痒信号传导和生理机制方面有了一些新的认识，这些新理念有助于找到对瘙痒更有效的治疗方法。事实上，瘙痒治疗方案的制定主要取决于对其病理生理机制的认识。关于瘙痒分型已经有很多版本，虽然都不尽完美，但是在临床上以 Bernhard[2] 提出的分型最被认同。他将瘙痒分为：①皮肤性，指由皮肤机能失调引起的疾病，如银屑病、湿疹、冬季瘙痒病、疥疮和荨麻疹等；②系统性，指由体内疾病引发如原发性胆汁酸淤积性肝病、肾衰竭、霍奇金病、红细胞增多症等，或者由一些多因子失调造成的代谢紊乱；③神经源性或神经病性，指由中枢或周围神经系统紊乱引起或者由神经压迫刺激引起的神经疾病，如脑瘤、多发性硬化、神经压迫或刺激如背部异常性疼痛、臂桡侧瘙痒等；④心因性；⑤混合性；⑥其他。

另外，有学者按照病理生理学特点将瘙痒分为：①皮肤源性瘙痒，指源于皮肤病如疥疮、荨麻疹等；②神经源性瘙痒，指中枢起源但无神经病理学证据瘙痒，作为神经化学活性的结果，如阿片类肽物质在胆汁淤积症中的作用；③神经病理性瘙痒，指源于原发性神经性疾病的瘙痒如脑肿瘤；④精神性或心因性瘙痒，与心理异常有关，如寄生虫恐怖妄想症[3]。

确定每种瘙痒症的独特通路，可以促使我们找到新的治疗瘙痒的靶标。因此，治疗策略就是根据瘙痒不同发病机制选择治疗方法。瘙痒原包括引起瘙痒症的大量生物活性物质，除组胺（最早发现并已明确其机制的瘙痒因子）外，还有许多活性物质可以直接或间接的引起瘙痒，如蛋白酶类、胺类、神经肽类、阿片类、花生酸类、内源性香草素类、内源性大麻素类、生长因子以及细胞因子等[4]。其中一些化学物质是通过肥大细胞释放的组胺起作用，或者通过致敏介导瘙痒的源于表皮特化的 C 神经纤维发挥作用[4]。

在系统治疗中，最经典的瘙痒治疗方法包括：H_1 和 H_2 抗组胺药物治疗，它们对由组胺引起的瘙痒非常有效；阿片受体拮抗剂可以有效抑制阿片类物质引起的瘙痒传递；多种抗抑郁药物能降低中枢神经系统的瘙痒；也有报道显示，抗癫痫类药物在治疗神经病理性瘙痒取得很好疗效[5-6]；近年来，系统免疫抑制剂也被用于抗瘙痒治疗。

48.2 系统免疫抑制剂与瘙痒

免疫抑制剂主要用于治疗上述分类中的产生于皮肤的瘙痒或皮肤源性瘙痒[2-3]，这种皮肤源性瘙痒在炎症反应时释放细胞因子和生长因子。事实上，皮肤内炎症在瘙痒过程中起主要作用，同时也应考虑上调和促进慢性瘙痒的神经源炎症的恶性循环[7]。

用于瘙痒症治疗的免疫抑制剂主要包括沙利度胺、环孢霉素、麦考酚酯，还有一些用于中重度银屑病的生物制剂。

沙利度胺可用于神经病理性或皮肤源瘙痒的治疗，这种药物作为免疫抑制剂已使用多年，它的免疫调节作用可能与抑制过度的肿瘤坏死因子-α（TNF-α）的产生有关。TNF-α 不会直接引起瘙痒，但是作为促炎因子，在多种瘙痒性皮肤病中含量增高，因此这种药物的止痒作用是继发于抑制 TNF-α[6,8]。另一种可能是沙利度胺作为外周及中枢神经抑制剂[9]。据报道，沙利度胺对结节性痒疹[10]、HIV 阳性的顽固性痒疹、对抗组胺药物及外用或皮损内糖皮质激素治疗无效以及对光疗无效的瘙痒症治疗有效[11]。沙利度胺的剂量是 100 ～ 200mg/d，或略多，2 ～ 3 周内起效，治疗时间需持续数月。当然，这种药物的严重不良反应也应该受到重视，尤其是神经损害和致畸性[8,10]。沙利度胺外周神经损害的典型特征是伤及对称性神经末梢伴有手足感觉异常、疼痛和下肢的感觉缺失。定期的感觉测试和剂量调整有助于防止运动神经功能紊乱[12]。致畸性（特别是上下肢的畸形）是最严重的药物不良反应。处于生育期的女性需用各种适当避孕措施和出生控制，严格监测防止怀孕[8,12]。较轻的不良反应有体质量增加、镇静、便秘和性情改变等[13]。

环孢素可以减轻瘙痒，如对特应性湿疹的止痒作用[14]。它主要是对 T 淋巴细胞的强烈抑制作用，通过抑制细胞因子的分泌和增殖来阻止抗原免疫反应。这种抑制作用是通过对钙调神经磷酸酶的抑制作用来实现的，这种胞浆酶有促进多种细胞因子细胞核转录的能力，如 IL-2、IFN-γ、粒细胞巨噬

细胞刺激因子、IL-3、IL-4、TNF-α 等[15]。细胞因子如 IL-2 募集和激活 T 淋巴细胞可产生瘙痒[16]，这也是免疫抑制剂如环孢素用于瘙痒症治疗的基本机制。最近，一系列系统的回顾性分析实验结果显示，系统应用环孢素对重症特应性皮炎治疗有效[17]。经过两周的治疗后，病情严重程度呈剂量相关性缓解，这其中就包括瘙痒症。当剂量小于 3mg/kg 时病情严重程度会缓解 22%，在剂量大于 4mg/kg 时则会缓解 40%[16]。同时，另一篇报道显示有 73% 的患者会在终止环孢素治疗后 24 周内复发[18]，有 86% 的患者会在 9 个月内复发[19]。此外，环孢素还有引起肌酐增加、高血压、感染及胃肠道症状等不良反应。与儿童比较，不良反应和不耐受撤出事件在成人身上更容易出现，更可能与高剂量相关[17,19]。

环孢素还被用于重型慢性荨麻疹的治疗，它的生物活性除了对 T 淋巴细胞的抑制作用外[15]，还可以抑制嗜酸性粒细胞和肥大细胞脱颗粒[21-22]。在持续至少 8 周的治疗后出现疗效。

用于器官移植免疫治疗的霉酚酸酯类已成为免疫抑制剂中的一个新成员。麦考酚酯在口服给药后很快以霉酚酸酯化形式被吸收，霉酚酸酯被水解为有活性的霉酚酸代谢产物。该产物可以有效、选择性的、可逆的抑制腺苷单磷酸酶，因此抑制了 T 淋巴细胞和 B 淋巴细胞中嘌呤的合成途径[23]。淋巴细胞需要这一途径进行嘌呤的合成。而其他炎性细胞利用一个援救途径使霉酚酸有选择性地抑制淋巴细胞功能，减少对其他细胞的不良反应[23]。霉酚酸还能通过抑制白细胞的募集及抑制涉及内皮细胞黏附的淋巴细胞糖蛋白的糖基化而发挥其免疫调节作用[24]。近来，霉酚酸已被证实具有抑制内皮前列腺素 E_2 生成的作用，这样就可能降低器官移植后前列腺素 E_2 触发的免疫应答效应[24]。麦

考酚酯可作为治疗中重度特应性湿疹的高效药物，剂量 1g/d（每日 2 次），服用 4 周，在第 5 周至第 8 周逐渐减为 500mg，每日 2 次或第 1 周每日 1g[24]，另外，第 11 周每日 2g，未发现有严重不良反应发生[25]。麦考酚酯还可以用于治疗严重的小儿特应性皮炎[26]。同时，麦考酚酯也被认为是治疗对组胺及糖皮质激素无效和需要强化瘙痒治疗的重症慢性荨麻疹的有效、安全治疗药物[27]。但是，目前尚缺乏大样本对照试验依据。

　　因为细胞因子可引起瘙痒[4,7]，应用于银屑病中的抑制细胞因子和 T 淋巴细胞的生物制剂在瘙痒治疗中起一定作用，尽管几乎所有的这些生物制剂有包括瘙痒的不良反应[6]。依法利珠单抗是人源性的单克隆抗体，它能抑制通过 LFA-1（白细胞功能抗原 -1）介导的 T 细胞依赖性相关功能。特别是结合 LFA-1 亚单位 CD11a，因此防止 T 细胞移出外周血管进入皮肤和防止 T 细胞刺激[28]。与安慰剂对照，依法利珠被证实可以明显改善银屑病的瘙痒[29]，显著改善重症特应性皮炎[30]，虽然需要相关对照研究去证实它在特应性湿疹中的有效性和安全性。英夫利昔是一种结合和中和可溶性及受体结合性 TNF-α 的人鼠单克隆抗体，被认为是治疗与接触过敏有关的慢性重症特应性皮炎的有效药物[31]。依那西普是一种人源性、可溶性 TNF 受体 IgG1 融合蛋白，可成功减轻顽固性红皮病相关瘙痒症状[32]。

　　细胞因子与瘙痒的关系为我们提供了一种新的瘙痒治疗研究思路。同时，免疫抑制剂作为一种新的瘙痒治疗方法已经应用于慢性瘙痒患者。

（杨高云　李启芳　译　谢志强　校）

参考文献

1. Savin JA. How should we define itching? *J Am Acad Dermatol.* 1998;38:268–269.
2. Bernhard JD. Itch and pruritus: what are they, and how should itches be classified? *Dermatol Ther.* 2005;18:288–291.
3. Yosipovitch G, Greaves MW, Schmelz M. Itch. *Lancet.* 2003;361:690–694.
4. Twycross R, Greaves MW, Handwerker H, Jones EA, Libretto SE, Szepietowski JC, Zylicz Z. Itch: scratching more than surface. *Q J Med.* 2003;96:7–26.
5. Teofoli P, Procacci P, Maresca M, Lotti T. Itch and pain. *Int J Dermatol.* 1996;35:159–166.
6. Summey BT, Yosipovitch G. Pharmacologic advances in the systemic treatment of itch. Dermatol Ther, 2005;18:328–332.
7. Paus R, Schmelz M, Birò T, Steinhoff M. Frontiers in pruritus research: scratching the brain for more effective itch therapy. *J Clin Invest.* 2006;116:1174–1185.
8. Wu JJ, Huang DB, Pang KR, Hsu S, Tyring SK. Thalidomide: dermatological indications, mechanisms of action and side-effects. *Br I Dermatol.* 2005;153:254–273.
9. Daly BM, Shuster S. Antipruritic action of thalidomide. *Acta Derm Venereol.* 2000;80:24–25.
10. Alfadley A, Al-Hawsasawi K, Therstrup-Pedersen K, Al-Aboud K. Treatment of prurigo nodularis with thalidomide: a case report and review of the literature. *Int J Dermatol.* 2003;42:372–375.
11. Maurer T, Ponceler A, Berger T. Thalidomide treatment for prurigo nodularis in human immunodeficiency virus-infected subjects. *Arch Dermatol.* 2004;140:845–849.
12. Mellin GW, Katzenstein M. The saga of thalidomide: neuropathy to embryopathy, with case reports of congenital anomalies. *N Engl J Med.* 1962;267:1184–1192.
13. Grosshans E, Illy G. Thalidomide therapy for inflammatory dermatoses. *Int J Dermatol.* 1984;23:598–602.
14. Munro CS, Levell NJ, Shuster S, Friedmann PS. Maintenance treatment with cyclosporine in atopic eczema. *Br J Dermatol.* 1994;130:376–380.
15. Berth-Jones J. The use of cyclosporine in psoriasis. *J Dermatol Treat.* 2005;16:258–277.
16. Yosipovitch G. The pruritus receptor unit: a target for novel therapies. *J Invest Dermatol.* 2007;127:1857–1859.
17. Schmitt J, Schmitt N, Meurer M. Cyclosporin in the treatment of patients with atopic eczema - a systematic review and meta-analysis. *J Eur Acad Dermatol Venereol* 2007;21:606–619.
18. Atakan N, Erden C. The efficacy, tolerability and safety of a new oral formulation of Sandimmun – Sandimmun Neoral in severe refractory atopic dermatitis. *J Eur Acad Dermatol Venereol.* 1998;11:240–246.
19. Harper JL, Ahmend I, Barclay G, et al. Cyclosporin for severe childhood atopic dermatitis: short course versus continuous therapy. *Br J Dermatol.* 2000;142:52–58.
20. Teofoli P, De Pità O, Frezzolini A, Lotti T. Antipruritic effect of oral cyclosporine A in essential senile pruritus. *Actd Derm Venereol.* 1998;78:232.
21. Kaplan AP. Chronic urticaria: pathogenesis and treatment. *J Allergy Clin Immunol.* 2004;114:465–474.
22. Vena GA, Cassano N, Colombo D, Peruzzi E, Pigatto P. NEO-I-30 Study Group. Cyclosporine in chronic idiopathic urticaria: a double-bind, randomised, placebo controlled trial. *J Am Acad Dermatol.* 2006;55:705–709.

23. Murray ML, Cohen JB. Mycophenolate mofetil therapy for moderate to severe atopic dermatitis. *Clin Exp Dermatol.* 2006;32:23–27.

24. Grundmann-Kollmann M, Podda M, Ochsendorf F, Boehncke WH, Kaufmann R, Zollner TM. Myciphenolate mofetil is effective in the treatment of atopic dermatitis. *Arch Dermatol.* 2001;137:870–873.

25. Neuber K, Schwatz I, Itschert G, Dieck AT. Treatment of atopic eczema with oral mycophenolate mofetil. *Br J Dermatol.* 2000;143:385–391.

26. Heller M, Shin HT, Orlow SJ, Schaffer JV. Mycophenolate mofetil for severe childhood atopic dermatitis: experience in 14 patients. *Br J Dermatol.* 2007;157:127–132.

27. Shahar E, Bergman R, Guttman-Yassky E, Pollack S. Treatment of severe chronic idiopathic urticaria with oral myciphenolate mofetil in patients not responding to antihistamines and/or corticosteroids. *Int J Dermatol.* 2006;45:1224–1227.

28. Krueger J, Gottlieb AB, Miller B, Dedrick R, Garovoy M, Walicke P. Anti-CD11a treatment for psoriasis concurrently increases circulating T cells and decreases plaque T cells, consistent with inhibition of cutaneous T cell trafficking. *J Invest Dermatol.* 2000;115:333–339.

29. Menter A, Kosinski M, Bresnahan BW, Papp KA, Ware JE Jr. Impact of efalizumab on psoriasis-specific patient-reported outcomes. Results from three randomised, placebo-controlled clinical trials of moderate to severe plaque psoriasis. *J Drugs Dermatol.* 2004;3:27–38.

30. Takiguchi R, Tofte S, Simpson B, Harper E, Blauvelt A, Hanifin J, Simpson E. Efalizumab for severe atopic dermatitis: a pilot study in adults. *J Am Acad Dermatol.* 2007;56:222–227.

31. Cassano N, Loconsole F, Coviello C, Vena GA. Infliximab in recalcitrant severe atopic eczema associated with contact allergy. *Int J Immunopathol Pharmacol.* 2006;19:237–240.

32. Querfeld C, Guitart J, Kuzel TM, Rosen S. Successful treatment of recalcitrant, erythroderma-associated pruritus with etanercept. *Arch Dermatol.* 2004;140:1539–1540.

第 49 章　其他系统性治疗

Sonja Ständer

前面的章节中我们已经讨论了大部分系统性治疗，只有少部分治疗方法仍未提及。这些治疗比其他治疗应用较少，并且常缺乏对照研究。

49.1 白三烯受体拮抗剂

有些研究提示白三烯在瘙痒诱导中发挥作用[1]。例如，在小鼠皮内注射白三烯 B_4 可引起搔抓。孤啡肽可作用于角质形成细胞阿片类受体样 1 受体（ORL1），产生白三烯 B_4，从而诱导小鼠产生瘙痒相关的反应。因此，白三烯受体拮抗剂 ONO-4057 可抑制孤啡肽介导的瘙痒[2]。此外，特应性皮炎（AD）的患者，夜间瘙痒与尿白三烯 B_4 水平升高存在相关性[3]，提示白三烯可能在 AD 患者的夜间剧烈瘙痒中发挥作用。白三烯受体拮抗剂如扎鲁司特、齐留通和孟鲁司特等可阻断半胱氨白三烯受体。孟鲁司特是一种最常见的白三烯 D_4 受体拮抗剂，已批准用于治疗哮喘。孟鲁司特对荨麻疹及人工荨麻疹的治疗效应也已得到证明[4-5]。我们的实验证实，孟鲁司特可缓解水源性荨麻疹患者的瘙痒[6-8]。然而，目前仍没有关于白三烯受体拮抗剂对慢性瘙痒治疗作用的对照研究。

49.2 α 干扰素

α 干扰素（INF-α）可抑制骨髓增生性疾病患者的异常克隆的生长，从而减少病理性骨髓增生的临床症状及实验室标志。此外，INF-α 还可有效抑制真性红细胞增多症[9-10]和非霍奇金淋巴瘤的瘙痒[11]。

49.3 西咪替丁

有病例报道，西咪替丁可有效抑制荨麻疹、血管性水肿及人工荨麻疹[12-13]。另有一些报道，大剂量应用西咪替丁（800 ～ 1000mg）可有效减轻实体瘤和骨髓增生性疾病如真性红细胞增多症和霍奇金淋巴瘤的瘙痒[14-17]。

49.4 阿司匹林

有少数报道记载了系统使用阿司匹林（ASS）治疗瘙痒的效果。有一篇注册的循证医学妊娠和分娩队列研究的分析指出，在减轻无皮疹存在时的瘙痒方面，ASS 比氯苯吡胺更为有效（比值比为 2.39，95% 可信区间 1.25 ～ 4.57）。而如果有皮疹存在，氯苯吡胺更有效[18]。在多篇综述和病例报道中，均提及 ASS 在治疗水源性瘙痒[19-21]和真性红细胞增多症[22]（阿司匹林 300mg）中的作用。然而，900mg 阿司匹林似乎对炎性皮肤（除荨麻疹外的其他皮肤疾病病）的瘙痒作用甚微[23]。

49.5 硝西泮

在特应性皮炎患者中进行的一项双盲安慰剂 - 对照交叉研究检测了苯二氮䓬类药物

的效用[24]。10mg 硝西泮不能缩短特应性皮炎的夜间搔抓的总时间，但却可以降低夜间搔抓的频率。除此之外，尚无其他研究观察硝西泮的抗瘙痒效用。

49.6 羟色胺受体拮抗剂

据称，羟色胺受体拮抗剂（5-HT₃拮抗剂）例如昂丹司琼（8mg，每日 1 ~ 3 次）、托烷司琼（5mg/d）以及格拉司琼（1mg/d），对胆汁淤积性瘙痒[25-28]、肾性瘙痒[29-30]以及鞘内或硬膜外阿片类物质诱导的瘙痒[31-34]均有效。此外，一些病例报道和个案报道曾报道过关于 5-HT₃拮抗剂的疗效反应[35-37]。尽管如此，亦有报道称，昂丹司琼治疗胆汁淤积性瘙痒[38-39]和阿片类物质介导的瘙痒[40-42]无效。迄今为止，仍缺乏评估羟色胺受体拮抗剂抗瘙痒潜能的大样本对照研究。

49.7 沙利度胺

有研究表明，沙利度胺（200 ~ 400mg/d）在多种疾病的治疗中起到抗瘙痒的作用。例如，沙利度胺对光化性痒疹[43-44]、结节性痒疹[45-48]、银屑病[48]、艾滋病[49]、肾性瘙痒[50]以及原发性胆汁性肝硬化[48,51]的瘙痒均有效。虽然沙利度胺在治疗上看起来是个不错的选择，但其发生不良反应的风险致使其应用受到严格限制：即超过 50% 的患者可能会发生周围神经病变。

49.8 己酮可可碱

己酮可可碱[52-54]可有效缓解肾性瘙痒[52]、瘢痕疙瘩[54]和光化性痒疹[55]及伴瘙痒性丘疹艾滋病感染患者的瘙痒[53]。在一项对 12 例艾滋病患者进行的开放性、无对照研究中

发现，给患者使用 8 周己酮可可碱后，瘙痒平均程度从试验开始时的 6.5 下降至试验结束时的 3.6，差异性显著（P=0.0009）[53]。在 11 例瘙痒减轻的患者中，有 10 例瘙痒不同程度减少，从 22.6% ~ 87.3%。己酮可可碱还对光化性痒疹的治疗有效[55]。在一项开放性无对照研究中，有 10 例严重光化性痒疹的患者使用了 6 个月己酮可可碱，所有患者均可见到皮损明显减轻。经过 1 个月治疗后，患者的瘙痒已明显减轻，并得到持续改善[55]。然而，原发性硬化性胆管炎的患者，己酮可可碱并不能很好地缓解瘙痒或改善其他疾病参数，例如肝功能、血清肿瘤坏死因子 α（TNF-α）或者 TNF 受体水平[56]。

49.9 依那西普

TNF-α 是一种促炎症细胞因子，它可促使瘙痒发生。因此，依那西普（一种重组 TNF-α 受体结合蛋白）可用于治疗多种瘙痒。例如，依那西普可缓解 5/12 瘢痕疙瘩患者的瘙痒[57]，还可治疗红皮病患者的严重瘙痒[58]以及原发性硬化性胆管炎引起的瘙痒[59]。

49.10 屈大麻酚

在 AD 模型小鼠（NC 小鼠）中系统应用选择性大麻 CB₂ 受体拮抗剂/反向激动剂 JTE-907 可抑制自发性瘙痒的相关反应[60]。据一篇临床报道记载，在 3 例胆汁淤积性瘙痒患者身上，屈大麻酚的抗瘙痒效果得到很好的印证[61]，而大样本的对照研究却未能证实系统使用大麻素的抗瘙痒效用。

（兰宇贞 译 谢志强 校）

参考文献

1. Andoh T, Kuraishi Y. Intradermal leukotriene B4, but not prostaglandin E2, induces itch-associated responses in mice. *Eur J Pharmacol*. 1998;353: 93–96.

2. Andoh T, Yageta Y, Takeshima H, Kuraishi Y. Intradermal nociceptin elicits itch-associated responses through leukotriene B(4) in mice. *J Invest Dermatol*. 2004;123:196–201.

3. Miyoshi M, Sakurai T, Kodama S. Clinical evaluation of urinary leukotriene E4 levels in children with atopic dermatitis. *Arerugi*. 1999;48:1148–1152.

4. Di Lorenzo G, Pacor ML, Mansueto P, et al. Is there a role for antileukotrienes in urticaria? *Clin Exp Dermatol*. 2006; 31:327–334.

5. Bernardini N, Roza C, Sauer SK, Gomeza J, Wess J, Reeh PW. Muscarinic M2 receptors on peripheral nerve endings: a molecular target of antinociception. *J Neurosci*. 2002;22:RC229.

6. Carucci JA, Washenik K, Weinstein A, Shupack J, Cohen DE. The leukotriene antagonist zafirlukast as a therapeutic agent for atopic dermatitis. *Arch Dermatol*. 1998;134:785–786.

7. Woodmansee DP, Simon RA. A pilot study examining the role of zileuton in atopic dermatitis. *Ann Allergy Asthma Immunol*. 1999;83:548–552.

8. Zabawski EJ Jr, Kahn MA, Gregg LJ. Treatment of atopic dermatitis with zafirlukast. *Dermatol Online J*. 1999;5:10.

9. Finelli C, Gugliotta L, Gamberi B, Vianelli N, Visani G, Tura S. Relief of intractable pruritus in polycythemia vera with recombinant interferon alfa. *Am J Hematol*. 1993;43: 316–318.

10. Muller EW, de Wolf JT, Egger R, Wijermans PW, Huijgens PC, Halie MR, Vellenga E. Long-term treatment with interferon-alpha 2b for severe pruritus in patients with polycythaemia vera. *Br J Haematol*. 1995;89:313–318.

11. Radossi P, Tison T, Vianello F, Dazzi F. Intractable pruritus in non-Hodgkin lymphoma/CLL: rapid response to IFN alpha. *Br J Haematol*. 1996;94:579.

12. Deutsch PH. Dermatographism treated with hydroxyzine and cimetidine and ranitidine. *Ann Intern Med*. 1984;101:569.

13. Farnam J, Grant JA, Guernsey BG, Jorizzo JL, Petrusa ER. Successful treatment of chronic idiopathic urticaria and angioedema with cimetidine alone. *J Allergy Clin Immunol*. 1984;73:842–845.

14. Berild D, Hasselbalch H. Itching of the skin in myeloproliferative disease treated with cimetidine. *Ugeskr Laeger*. 1985;147:1403–1404.

15. Easton P, Galbraith PR Cimetidine treatment of pruritus in polycythemia vera. *N Engl J Med*. 1978;299:1134.

16. Aymard JP, Lederlin P, Witz F, Colomb JN, Herbeuval R, Weber B. Cimetidine for pruritus in Hodgkin's disease. *Br Med J*. 1980;280:151–152.

17. Twycross R, Greaves MW, Handwerker H, Jones AE, Libretto SE, Szepietowski JC, Zylicz Z. Itch: scratching more than the surface. *QJM*. 2003;96: 7–26.

18. Young GL, Jewell D. Antihistamines versus aspirin for itching in late pregnancy. *Cochrane Database Syst Rev*. 2000;2:CD000027.

19. Bircher AJ. Water-induced itching. *Dermatologica*. 1990; 181(2):83–87.

20. Durand-Malgouyres C, Bazex J, Marguery MC. Aquagenic pruritus (A.P.). *Allerg Immunol (Paris)*. 1990; 22:271–273.

21. Fjellner B, Hägermark O. Pruritus in polycythemia vera: treatment with aspirin and possibility of platelet involvement. *Acta Derm Venereol*. 1979;59:505–512.

22. Jackson N, Burt D, Crocker J, Boughton B. Skin mast cells in polycythaemia vera: relationship to the pathogenesis and

treatment of pruritus. *Br J Dermatol*. 1987;116:21–29.

23. Daly BM, Shuster S. Effect of aspirin on pruritus. *Br Med J (Clin Res Ed)*. 1986;293:907.

24. Ebata T, Izumi H, Aizawa H, Kamide R, Niimura M. Effects of nitrazepam on nocturnal scratching in adults with atopic dermatitis: a double-blind placebo-controlled crossover study. *Br J Dermatol*. 1998;138(4):631–634.

25. Schwörer H, Ramadori G. Improvement of cholestatic pruritus by ondansetron. *Lancet*. 1993;341:1277.

26. Schwörer H, Ramadori G. Treatment of pruritus: a new indication for serotonin type 3 receptor antagonists. *Clin Investig*. 1993;71:659–662.

27. Schwörer H, Hartmann H, Ramadori G: Relief of cholestatic pruritus by a novel class of drugs: 5-hydroxytryptamine type 3 (5-HT3) receptor antagonists: effectiveness of ondansetron. *Pain*. 1995;61:33–37.

28. Raderer M, Müller C, Scheithauer W. Ondansetron for pruritus due to cholestasis. *N Engl J Med*. 1994;330:1540.

29. Andrews PA, Quan V, Ogg CS. Ondansetron for symptomatic relief in terminal uraemia. *Nephrol Dial Transplant*. 1995;10:140.

30. Albares MP, Betlloch I, Guijarro J, Vergara G, Pascual JC, Botella R. Severe pruritus in a haemodialysed patient: dramatic improvement with granisetron. *Br J Dermatol*. 2003;148:376–377.

31. Han DW, Hong SW, Kwon JY, Lee JW, Kim KJ. Epidural ondansetron is more effective to prevent postoperative pruritus and nausea than intravenous ondansetron in elective cesarean delivery. *Acta Obstet Gynecol Scand*. 2007;86: 683–687.

32. Gulhas N, Erdil FA, Sagir O, Gedik E, Togal T, Begec Z, Ersoy MO Lornoxicam and ondansetron for the prevention of intrathecal fentanyl-induced pruritus. *J Anesth*. 2007;21:159–163.

33. Iatrou CA, Dragoumanis CK, Vogiatzaki TD, Vretzakis GI, Simopoulos CE, Dimitriou VK. Prophylactic intravenous ondansetron and dolasetron in intrathecal morphine-induced pruritus: a randomized, double-blinded, placebo-controlled study. *Anesth Analg*. 2005;101:1516–1520.

34. Pirat A, Tuncay SF, Torgay A, Candan S, Arslan G Ondansetron, orally disintegrating tablets versus intravenous injection for prevention of intrathecal morphine-induced nausea, vomiting, and pruritus in young males. *Anesth Analg*. 2005;101:1330–1336.

35. Frigon C, Desparmet J. Ondansetron treatment in a child presenting with chronic intractable pruritus. *Pain Res Manag*. 2006;11(4):245–247.

36. Ruiz Villaverde R, Sánchez Cano D, Villaverde Gutiérrez C. Ondansetron. A satisfactory treatment for refractory palmo-plantar pruritus. *Actas Dermosifiliogr*. 2006; 97(10): 681–682.

37. Zenker S, Schuh T, Degitz K. Therapy of pruritus associated with skin diseases with the serotonin receptor antagonist ondansetron. *J Dtsch Dermatol Ges*. 2003;1(9):705–710.

38. Müller C, Pongratz S, Pidlich J, et al. Treatment of pruritus in chronic liver disease with the 5-hydroxytryptamine receptor type 3 antagonist ondansetron: a randomized, placebo-controlled, double-blind cross-over trial. *Eur J Gastroenterol Hepatol*. 1998;10:865–870.

39. O'Donohue JW, Haigh C, Williams R. Ondansetron in the treatment of cholestasis: a randomised controlled trial. *Gastroenterology*. 1997;112: A1349.

40. Larijani GE, Goldberg ME, Rogers KH. Treatment of opioid-induced pruritus with ondansetron: report of four patients. *Pharmacotherapy*. 1996;16:958–960.

41. Borgeat A, Stirnemann HR. Ondansetron is effective to treat

spinal or epidural morphine-induced pruritus. *Anesthesiology.* 1999;90:432–436.

42. Kjellberg F, Tramer MR. Pharmacological control of opioid-induced pruritus: a quantitative systematic review of randomized trials. *Eur J Anaesthesiol.* 2001;18:346–357.

43. Londono F. Thalidomide in the treatment of actinic prurigo. *Int J Dermatol.* 1973;12:326–328.

44. Calnan CD, Meara RH. Actinic prurigo (Hutchinson's summer prurigo). *Clin Exp Dermatol.* 1977;2:365–372.

45. van den Broek H. Treatment of prurigo nodularis with thalidomide. *Arch Dermatol.* 1980;116:571–572.

46. Sheskin J. Zur Therapie der Prurigo nodularis Hyde mit Thalidomid. *Hautarzt.* 1975;26:215–217.

47. Winkelmann RK, Connolly SM, Doyle JA, Padilha-Goncalves A. Thalidomide treatment of prurigo nodularis. *Acta Derm Venereol.* 1984;64:412–417.

48. Daly BM, Shuster S. Antipruritic action of thalidomide. *Acta Derm Venereol.* 2000;80(1):24–25.

49. Maurer T, Poncelet A, Berger T. Thalidomide treatment for prurigo nodularis in human immunodeficiency virus-infected subjects: efficacy and risk of neuropathy. *Arch Dermatol.* 2004;140:845–849.

50. Silva SR, Viana PC, Lugon NV, Hoette M, Ruzany F, Lugon JR: Thalidomide for the treatment of uremic pruritus: a crossover randomized double-blind trial. *Nephron.* 1994;67:270–273.

51. McCormick PA, Scott F, Epstein O, Burroughs AK, Scheuer PJ, McIntyre N. Thalidomide as therapy for primary biliary cirrhosis: a double-blind placebo controlled pilot study. *J Hepatol.* 1994;21:496–499.

52. Mettang T, Krumme B, Bohler J, Roeckel A. Pentoxifylline as treatment for uraemic pruritus – an addition to the weak armentarium for a common clinical symptom? *Nephrol Dial Transplant.* 2007;22:2727–2728.

53. Berman B, Flores F, Burke G 3rd efficacy of pentoxifylline in the treatment of pruritic papular eruption of HIV-infected persons. *J Am Acad Dermatol.* 1998;38:955–959.

54. Wong TW, Lee JY, Sheu HM, Chao SC. Relief of pain and itch associated with keloids on treatment with oxpentifylline. *Br J Dermatol.* 1999;140(4):771–772.

55. Torres-Alvarez B, Castanedo-Cazares JP, Moncada pentoxifylline in the treatment of actinic prurigo. A preliminary report of 10 patients. *Dermatology.* 2004; 208(3):198–201.

56. Bharucha AE, Jorgensen R, Lichtman SN, LaRusso NF, Lindor KD. A pilot study of pentoxifylline for the treatment of primary sclerosing cholangitis. *Am J Gastroenterol.* 2000;95(9):2338–2342.

57. Berman B, Patel JK, Perez OA, et al. Evaluating the tolerability and efficacy of etanercept compared to triamcinolone acetonide for the intralesional treatment of keloids. *J Drugs Dermatol.* 2008;7(8):757–761.

58. Querfeld C, Guitart J, Kuzel TM, Rosen S. Successful treatment of recalcitrant, erythroderma-associated pruritus with etanercept. *Arch Dermatol.* 2004;140(12):1539–1540.

59. Epstein MP, Kaplan MM. A pilot study of etanercept in the treatment of primary sclerosing cholangitis. *Dig Dis Sci.* 2004;49(1):1–4.

60. Maekawa T, Nojima H, Kuraishi Y, et al. The cannabinoid CB2 receptor inverse agonist JTE-907 suppresses spontaneous itch-associated responses of NC mice, a model of atopic dermatitis. *Eur J Pharmacol.* 2006;542 (1–3):179–183.

61. Neff GW, O'Brien CB, Reddy KR, et al. Preliminary observation with dronabinol in patients with intractable pruritus secondary to cholestatic liver disease. *Am J Gastroenterol.* 2002;97 (8):2117–2119.

第四部分
其他方法

第50章 心理学干预

Sabine Dutray · Laurent Misery

从头到脚，我只是想赶紧穿上宽松的棉睡衣好好休息，但这突如其来的疾病却让我感到不知所措，甚至不能睡个好觉。深知这种瘙痒是自己无法控制的，我只好绑上自己的双手，因为抓挠根本不能解决持续瘙痒的问题……中午电话响了，工作也很让人担心……我一句话没说就挂断了。我知道，如果不能解决瘙痒问题，我就不能像以前一样工作生活。

Lorette Nobécourt，La démangeaison[Itching]

Editions J'ai lu，Paris，1999

出现瘙痒是否总需要心理治疗呢？这个问题的答案仍隶属于皮肤科的临床研究范围，包括心理成分皮肤科医生的整体观察和临床判断是不断变化的。"病人告诉了我关于痒的什么信息？""是心理和身体都痒吗？""这会改变他的日常生活吗？""他告诉的症状仅仅是关于皮肤的，还是瘙痒对于他整个人的影响呢？"考虑到医疗下主体的心理作用，这允许进行全面性的研究。

由于瘙痒具有很强的主观性，不可避免的有心理成分（作为起源或者影响）。结果有时正是通过心理维度的敏锐表述，建立了首先定位于心因起源的真实的皮肤病诊断[1]。医生关注患者表述的心理痛苦，因此医患沟通顺畅。

然而，重要的是考虑到患者的第一需求：治疗他们的皮肤[2]。患者来咨询专科医生——皮肤科医生，主要就是为了治疗皮肤病，医生必须首先对皮肤病做出回应。而且，在很多情况下，适当的细心而周到的皮肤科支持治疗也能缓解皮肤病对日常生活的影响。如果因为患者疾病的特殊性需要额外的治疗，也必须首先考虑患者的支付能力进行对症治疗。因此，首先治疗患者的皮肤病，然后根据其心理特点给予心理支持治疗。

50.1 基本需求：改善皮肤状态

实际上，适用于皮肤病的治疗教育旨在帮助患者更好地理解他们的疾病和某些特殊症状，如瘙痒[2]。患者学习些皮肤护理知识，也会提高依从性，随之会出现相当可观的持久的皮肤状况的改善。患者逐渐会恢复以往舒适的生活状态，更加积极地配合治疗。皮肤护理治疗不仅针对患者，还针对关爱患者的家属，他们也会积极主动给予治疗上的支持。

由此，儿童特应性皮炎的治疗教育目标有两个：孩子和父母。法国皮肤病社会学的治疗教育组织做的一项研究显示，建立一个参考系统很必要，以便于医学专业人员评估和发展3个方面的能力[3]：皮肤病原因与治疗等方面的知识；父母和孩子日常护理方面的技术与技巧；怎样向患者解释疾病和护理方法，在什么时候要和谁联系等。这样，一旦发生急性瘙痒，患者会用别的方式代替搔抓，同时告知家人或者医生。医生也会告知他们病情的控制程度，这些都是使患者和亲属放心的参考点。

一项在德国7家医院进行的多中心、随机研究进一步表明，治疗教育计划等构成的主要支持疗法适合儿童和青少年特应性皮炎的治疗，并且作用显著，也可以更好地治疗像特应性皮炎这样的伴有瘙痒或者其他症状的皮肤病[4]。试验是由患有特应性皮炎的儿童（3个月~7岁，8~12岁）或者青少年（13~18岁）和其家人组成，他们参加为期6周的每周2h的小组会议，或者没有任何治疗。治疗方法包括由多学科综合小组实施的医疗、营养、心理干预。所以，针对瘙痒，8~12岁年龄组在"疾病范畴"和"解决方案"上（参见下文）改进很重要，而在青少年（13~18岁）年龄组仅在第一尺度范围有意义。

当联合治疗教育，健康心理学就会给我们提供些额外的工具。学习应对策略和健康心理学可以以不同方式联合起来：一种行为方式，如面对问题（例如逃避行为）或者寻求社会帮助。这种学习就使我们可以更好地处理一些问题，如压力、瘙痒或者各种生活问题，这些都严重困扰主体，并使其产生巨大压力[2]。因此，就要针对瘙痒和抓挠的程度和频率、相关的适应策略、社会心理不健全和生活质量方面，研究一个"应对瘙痒"的探索性护理计划的效果和可行性[5]。该计划旨在减少患者瘙痒和缓解治疗危机。为实现这一目标，患有慢性瘙痒的患者要经过为期4个月的1~4次培训会，一次大概45min。内容包括教育和行为认知干预、心理培训、行为改变和放松训练。结果显示这个研究符合研究目的，同时在缓解患者瘙痒和抓挠、适应瘙痒、减轻社会心理疾病上也似乎有效。这些现象在培训会结束后持续一段时间，从建立到维持超过9个月。此外，多学科的性质决定了联合教育和行为干预等治疗会比单独治疗取得更好的结果。

其他解决方法包括社会支持。如上文提到的患者父母的支持，患者之间的支持以及患者协会的支持[2]。这些支持提供了情感保证，能被患有相同疾病有着同样痛苦经历的患者所理解，也在日常生活和遇到困难时得到具体实在的帮助。

50.2 替代性治疗，从身体到心灵

相对标准皮肤病学护理，我们更加关注身体，推拿疗法也主张主体强身健体。选取20例中度烧伤恢复期同时伴有严重瘙痒的患者做随机调查，结果发现推拿按摩疗法可以减轻烧伤后疼痛和皮肤瘙痒。同样，选取病情相似的患者随机平分成两组，推拿按摩组比接受标准医学疗法[6]的对照组明显缓解患者的焦虑和抑郁。对照组的标准医学疗法，包括临床测试、药物治疗及集中在物理或职业活动的治疗。而实验组的疗法主要是按摩，每周2次每次30min的按摩，共5周。烧伤处及其周围用特殊按摩。接受按摩患者的瘙痒、焦虑、抑郁及疼痛明显减轻。此外，这项疗法还应在综合各种指征的前提下不断改进，长期发展。

这种疗法是基于身体知觉，帮助患者恢复平稳的更加强壮的机体：整体按摩可以使机体本不平衡的瘙痒获得物理上的统一[2]。一旦患者皮损边缘处瘙痒促使其抓挠攻击自己的皮肤时，按摩过的皮肤可以从躯体和心理两个角度缩小创面、抑制炎症反应（参考第34章心理疗法部分）。它进一步作为一个中介通过肢体语言建立起医患沟通[7]。

为了达到身心合一，我们可以根据患者集中注意力的能力应用不同的放松技巧[2]。舒尔茨自我训练（Schultz autogenic training）是基于患者积极参与基础上的一种感应法，以达到一种肌肉放松状态，缓和整个机体，减轻生理表现的焦虑。例如，患者需要忘记自己的想法和周围的环境，集中注意力于感觉上，如体质量、温度、心脏的跳动或呼吸等。

Jacobsons 的渐进式放松法首先是一个生理学方法[8]。它能有条不紊的检测每个功能肌肉群，并使其得到最大程度的放松，从而最大可能减少兴奋性和情感反应活性。对于患者来说，就是要试着感觉潜意识下的肌肉收缩和舒张。这项技术可在白天当患者面对突如其来的状况不知所措时实施。

放松性分析心理疗法（analytical psychotherapy by relaxation）是一种新型的方法。它基于两种看似迥异的实体：作为治疗中介的身体和基于潜意识的精神分析理论。这两者的结合使得一种真正的治疗关系浮出水面，同时鼓励主体去表达自己身体的感觉和这种方法对他灵魂产生的影响。

这些放松技术对之前提到的瘙痒也有重大意义。这些技术能让患者保持对身体和感觉的集中来解决瘙痒的心理影响，同时很有可能解决患者的痛苦，甚至又痒又痛的问题。

50.3 思考或心理分析：根据患者注意力的治疗

医学催眠术是一种可应用于皮肤病的治疗方法，催眠术中可移开身体的支撑物，既可以使痛苦减轻或消失，又可以改变精神或行为习惯[8]。医学催眠术可采用两种形式："无为式催眠术"通过放松的情景来达到加强"自我"的目的，包括焦虑症（举例），"问题中心型"催眠术则是通过直接或暗喻的提示发挥作用，比如减少强迫动作。曾有一篇涵盖 1966—1998 年的文献综述，其中所引用研究就表明催眠术可能对免疫反应有直接影响，同样，催眠术对特应性皮炎或湿疹的过敏性表现也可能有一定影响[2,9]。更甚者，催眠术似乎可以用来增加患者有利健康的行为而减少或控制他们有害的行为，比

如搔抓，或者使患者出现短暂或长久的无痛苦表情。对于搔抓的表现，催眠术可以通过暗示将其替代为其他身体动作，例如向抓痕处及该区域施压，或做出减压动作如体育运动。瘙痒本身的剧烈程度似乎可以借由催眠术来改变或有所改善，如果联合其他疗法，将会更加完善。

有人进行了一项研究，3 名 HIV 携带者，持续瘙痒，皮损处出现明显抓痕[10]。他们对患者进行了为期 6 周多的 6 个催眠疗程。期间包括肌肉放松、愉悦场景虚拟以及利用想象和暗示来控制瘙痒。试验结束后，3 例患者均报道瘙痒严重程度明显减轻，包括对睡眠质量的影响。1 例患者有瘙痒感觉明显减轻，其余患者有明显的瘙痒时间缩短。2 例患者可继续进行催眠试验研究，催眠疗法继续起效并产生了更多作用。

但有一个困难，不同形式的医学催眠术取决于患者的接受度和敏感度。这就是为什么医学催眠术必须加入适当的受试者的治疗方案。

行为疗法与认知疗法可应用于多种皮肤病，例如荨麻疹、特应性皮炎、银屑病以及瘙痒症[2,11]。行为疗法可以通过模拟将患者逐步暴露于可引发焦虑的环境来进行干预。认知疗法作为前者的补充，可以对有认知扭曲表现的患者的思维产生作用，例如精神模式功能失调的患者会产生错误理念，如传染的例子。这些疗法对于施治者和患者都有积极的作用。治疗包括 4 个主要阶段：根据患者在临床表现中的特征对其工作中的行为进行治疗前评估，患者选择是否签署知情同意书，告知适合该患者的治疗流程、治疗过程中和治疗后的预计结果[7]。

最后，根据治疗情感障碍和抽动症的实践，设计行为纠正试验，其中包括特应性皮炎，因为特应性皮炎引起的瘙痒十分剧烈，并且搔抓后引起显著的皮肤损伤。46 例成

人特应性皮炎患者被纳入随机分组试验，共4组每组12例：前2组需使用可的松乳膏4周以上，其余2组需使用强效激素2周以上，然后使用2周以上可的松乳膏。每组患者均在习惯转换技术中受益，应用了瘙痒替代法（例如，握紧拳头数到30，或紧攥某物体），尝试了选择另一种应对瘙痒的方法，例如拧住某部位皮肤。所以患者在先前1周内均记录了每次瘙痒发生的时间点、搔抓情况、瘙痒区域及瘙痒发生时间。有2组患者的瘙痒及搔抓情况得到差异性显著的结果。但是4周试验结束后，这些患者的皮肤情况并未完全恢复。实际上，我们有必要将湿疹疾病本身的恢复与行为认知疗法治疗后3天内瘙痒症状改善90%可能性之间的差异区分开。况且，这种试验是持续的，不断加强患者面对瘙痒的行为作用的意识，这样他们就可以养成新的行为习惯，无论是借助治疗者还是患者自身，且适用于日常生活的任何时间。

这些疗法无疑可以使患者扮演治疗教育程序中的一个角色。就儿童特应性皮炎来说，认知-行为疗法围绕瘙痒及搔抓行为，旨在辅助适当的药物疗法，掌握相关日常护理要点，掌握一种手段，从而提高整个治疗方案效果[13]。这种疗法一共有5个阶段。首先，要通过评估当前的病情，设计一种系统的方法。然后，针对父母及孩子特别介绍及配备方案：为了医学信息的反馈，需要使患者对可引起瘙痒及搔抓的环境更加敏感等。第三，致力于向患者讲解，将改变习惯本身替换为相反的行为，例如握紧拳头，按压或叩击皮肤，这些方式可单独使用或多法并用，也可根据每家各自的选择，同时联合皮肤病治疗。第四阶段，通过紧密的支持，努力将疗程达到一定的时间。第五阶段进行疗法实施后评估。

在全面有针对性的治疗之后，患者为

了从瘙痒-搔抓-瘙痒的恶性循环中解脱出来，从而拥有了一些基本的反应行为。

患者希望通过不同的途径去了解他们自身的心理功能，也希望在更深层次的精确了解他们的痛苦，这样感觉可以更好地与自身达到和谐[2]。精神分析[7]与分析主导的精神疗法可以促使这种情形长期发挥作用。精神分析试图重现婴儿期的冲突，鼓励对这种冲突的了解，允许患者重新施加新的、不同的、可利用的推动能量，扩大这种"自我"在他的整个精神生命里的影响（见第34章）。这样做，治疗内容就很重要：患者依靠性的地位，分析者观察力之外，频繁的疗程，稳定的步调，疗程的类似持续时间。从患者的角度，最基本的规则是与治疗者不可见的这种自由的联系，在交流互动中，患者与治疗者重新实现以往的关系。从治疗者的角度，他/她无偏倚地希望得到患者表达中的原始元素，反向移情分析使得治疗过程中事情不知不觉发生。对于分析引导的精神治疗[17]，患者（与之前患者类似）赞成了解那些引发症状表现的冲突。与做出改变不同的是，这在某种程度上也了解了自我的机制。这种方式的做法也更加灵活，因为患者直接面对治疗者，治疗疗程更短，且1周内频次较少，总的治疗持续时间更短。当基本规则相同时，治疗者的可视性存在是不被允许的，因为直观意识控制下的放松会对治疗产生一些限制，患者会根据治疗者的反应而做出反应。治疗技术的选择由患者通过何种方式及潜意识中的幻想，与欲望心理的可能性来决定。第二种技术则是当精神与躯体重叠时，允许加强或经常进行节制[14]。如果患者提出，治疗是以"消除"肉体症状为目的，这种要求可使患者陷入结果导向的过程中而不能自拔，那么治疗进展可以逐渐移除他的这种狭隘的要求，去诊察这个人的情感和精神生活的放松。他/她可以度量出什么对他／她来说整体上是舒服的，不只是皮肤层面。更多的是，治疗者必须想到患者的个体性。在皮肤专业里，述情障碍这个术语常被提及，是由 Sifneos 定义，表示以一种精神功能状态，特征是辨别和口头表达情感的无能、想象力受限，有求助于行动去处理冲突和逐条陈述事实及躯体症状的倾向。从精神分析的观点，这条术语使用替代的是"操作思维"，根据 P．Marty 提出的相似的成分："思考是当下的、事实的、机动的、不受影响的空白"[15]。这种类型的功能要求选择出某种语境，但是它不能去除每个患者的病根，即使这些根源不是最初影响他们的。这时，后者鉴于皮肤表现，认为患者的精神潜能可以浮现并告知他，因此他就可以更加安心地对他感到不确定的事情进行探究[15]。

当这个限制有疑问的时候，例如瘙痒症，当肉体皮肤问题也就是精神性皮肤的效应器皮肤自我不能完全获得时，精神分析师将象征性地建议患者在 5 个元素上[15]重新演绎附属器功能，并且在一定时期内充分发挥附属自我的功能[15,17]（见第 34 章）。有了分析者和他／她的支持，每个患者的渠道都是独特的，通过接触他自己的身体和精神生活，并依赖两者，目的是担负任务，为患者提供更大的福利。

精神科药物作为这些治疗的一种辅助，来源于那些有思考诉求的患者，是对身体的特殊干预，履行非常重要的功能。处方药是根据皮肤科症状、发病部位、部位重要性及患者的精神特点来确立的。精神安定剂用于精神病，而抗抑郁药和镇定剂更普遍用于皮肤病患者的化学性支持。这些药可以由精神科医生开具处方。除此之外，抗抑郁药对瘙痒有一种特殊的作用[19]（见抗抑郁药，第47 章）。

展示的所有疗法，从治疗教育到分析引导型精神分析，再到精神药物，都表明建立这样种依靠精神症状、患者需求和皮肤科医师可能的支持联合起来的模式的可行性。

50.4 治疗联盟：医学专业人士之间及医生与患者之间

如果某一患者去找皮肤科医生或普通全科医生诊治，根据他所陈述的病情，医生可能会采取多样化的治疗方法，涉及普通全科医生和其他医学专业人士的联合诊疗，而这个其他医学专业人士，以研究精神学方面的专家为主，可以是精神科医生、心理医生、或者精神分析医生。

基于这个特殊的会诊，精神科医生和皮肤科医生共同磋商会很有帮助。在法国一个军港城市的布雷斯特大学附属医院里，患者和他的医生共同参与会诊，他知道即将接受的是一个皮肤科医生和一个精神科医生的联合诊治[20]。这种会诊的目的就是将皮肤疾病和精神因素联合起来表述，找出二者的联系，从而为二者的治疗提供指导。随着皮肤科医生投身于临床实验，这种行为便自然而然地成了一种与心理学本质的对话，而这种本质由精神病学家发现，尽管只有一点是与患者相关联的，而这一点正是这两种医生都具有的部分。这就使单一的媒介里只有一个处方，皮肤病学治疗合并可能精神病学方面的治疗。在 1 年以上的观察中，有 50 例患者从这个治疗方案中受益，其中 8 例患者表现出一种没有实质性原因的瘙痒症（比如：未见明显皮损的瘙痒症），抑郁和焦虑会经常出现。针对这 50 例患者中的 23 例，我们又提出了一种新的联合磋商治疗方案，而仅有 4 例没有参与。其中在 16 例患者中的药方中就写有精神治疗药。而且，这种磋商被认为是最合适、最可能接近心理治疗的过滤器，这在 23 例患者中均被提及：15 例患者接受的是心理疗法激发式的分析疗法，4 例患者接受的是放松疗法，2 例患者接受住院治疗，1 例患者接受的是心理疗法。这种医学专业技术的互补性和同时性可以让患者意识到：他正在接受综合的治疗，没有任何部分（身体的或者心理的）被忽视。另外，在皮肤病治疗的支持方面，临床方面实施了一种保护措施，以致患者自身体验不到心理干预的这种状态。而这种假想也引发了患者对于标准的精神病诊治方案的拒绝态度，而在这种情况下，这两种医生就要询问患者是否愿意或者拒绝分享他内心深处更多的想法。

此外，共同磋商本身就有一种治疗的效应，这种效应将躯体和灵魂联系起来。然而它有一种影响——从更多方面——对于两种医生来说，共同磋商对患者也相当重要。它使精神科医生意识到，在他和患者的关系中存在皮肤病的治疗以及身体和皮肤的相互联系。同时皮肤科医生也会在会诊中获得对患者心理活动的了解。通常情况下，让患者意识到他的心理问题很难，为了能提供给患者最合适的治疗方法，有精神科医生、心理医生或者精神分析医生的支持，对于一个皮肤科医生来说是非常重要的。而这份支持对于精神科医生、心理医生或精神分析医生来说也很有用，因为皮肤科医生会持续关注患者的皮肤状态，而这点对于他们来说也不可忽略[16]。医生要在躯体上和精神上给予患者支持。这就是为什么医学专业人士间的沟通和交流有助于获得更合适的治疗方案的原因[15]。

但以上的疗法是皮肤科医生和患者会面后的首要治疗方案吗？医患关系定位于患者和医生二者的角色。不同的角色可以努力促进沟通[21]。

首先，对于患者来说，会诊的持续时间应是皮肤科医生对他自身专业知识重视和感兴趣的一个标准；然而它还涉及医生自身的倾听能力和获得相关病史的能力，而这实际上对医生自己也很重要。更进一步说，医生应当多花费平均 18s 的时间去了解病情，然后再打断患者，否则就有可能需要花费 2min 的时间才能得到相同的解释。"门把手综合征"就是一个需要时间和注意力的综合征。当会诊趋于结束，接近尾声的时候，患者传达重要信息的过程就会发生短路。如果皮肤科医生能够了解到这点，并在下次会诊中维持在最初的环境氛围下，更充分地去了解患者的情况，那么患者也会感到自己被充分理解了。类似的情况还有，如果当患者无限的毫无来龙去脉的倾吐一连串不间断的话时，在这种情况下，医生的态度可用这些方法来获得帮助——起立并走向门口，从而表示沟通的停止，然后过一会再继续面向患者并倾听讲述。

患者寻求最多的就是自己能够被倾听。在特殊的环境下，就好像在寄生虫妄想症状况下一样，倾听就会受到考验。即便皮肤科医生也能很快认识到问题的突出点，但是就患者（大部分是女性）所抱怨的问题来讲，他们仍首先考虑的是皮肤问题。患者必定会表达心理上的痛苦，而且也有皮肤方面不适的感觉。尽管向精神病学方面的同僚倾诉也是合理的，但是这很难提出并令人接受。事实上，患者自己向医生表达精神上的痛苦也是很常见的，即便患者感到无能为力[22]："我不能再忍受了"或者"发自内心的痛苦烦扰我……"，抓住这些重点，在下次会诊期间用更长远的眼光来诊治他们，征求患者的解释，然后从患者精神上的痛苦开始，发起一条通往临床实践的道路。由此而论，精神病学范围、精神分析学范围、或者心理学范围的联系会让患者更自信地迈出第一步。通过皮肤科医生和他们的同僚之间已存在的联系，患者也会因此而感觉到安心。

从一种不同却又相似的微妙方式来说，一例承受着顽固皮肤瘙痒的患者，他的家属往往会因为患者治疗效果不满意，意气消沉和具有攻击性地来找医生[21]。尽管这样，患者依然需要皮肤科医生的帮助。同时他还可能涉及依从性困难，而这种困难主要来源于药物恐惧症。所面对的压力、重复性治疗的疲劳心态、社会的孤立或者抑郁的因素。医生会把这样的抱怨看作谈话的出发点而不是失败的出发点[22]，这样的事实会一直存在。此外，这样的情况可能会使医生受个人的影响，感觉自己被患者当成目标，并因此对患者诱发一定的烦恼和疏远。但这真是医生自己的问题，还是有别的原因？

事实上，医患关系是不公平的，因为就患者来说，他们需要关心和安慰，然后把这些告诉医生；而对于医生而言，他们则是知识的承载者[23]。更进一步说，他们中的每一个人都有一种理想化的其他表现："在各方面都能满足我有意识和无意识的愿望，并与之相符合的那个人。"对于患者而言，这种关系正从过去的关系，尤其是亲子关系中寻求转移。同样，对于皮肤科医生而言，这种关系中的反移情作用便会激起他的愿望、梦想和再现——其机制就是二者经历的被动分析学和主动分析学。正是由于这个原因，医生才想知道自身存在的问题。而自己需要记住的是，他是"另外一个人"，而这个人就是抱怨的接受者，在许多病例中，正是这个人才可能避免治疗受到干扰。而且，在此种意义下，在特定的心理皮肤病学领域里，加强皮肤科医生的意识并培训他们则是一种更大的优势[24]。

能够对患者所表达的事情感到好奇，即使会与科学和医学数据相违背，但仍乐意追随并巧妙地自愿地支持患者。只有使每个人都能够站在适合的立场上，我们才能建立起真正的联合治疗[14]。

（张峻岭 史先花 柳君如 康 元译
杨高云 校）

参考文献

1. Misery L. Ne dites pas trop vite: "c'est psy" ou "c'est le stress". *Cutis et Psyché*. 2007;21:5–6.
2. Consoli SG. *Psychiatrie et Dermatologie. Encycl Méd Chir, Dermatologie, 98–874-A-10*. Paris: Elsevier; 2001.
3. Barbarot S, Gagnayre R, Bernier C, et al. and the members of the Therapeutic Education Group of the French Dermatology Society. Dermatite atopique: un référentiel d'éducation thérapeutique du malade. *Ann Dermatol Venereol*. 2007;134:121–127.
4. Staab D, Diepgen TL, Fartasch M, et al. Age related, structured educational programmes for the management of atopic dermatitis in children and adolescents: multicentre, randomised controlled trial. *BMJ*. 2006;332:933–938.
5. Van Os-Medendorp H, Eland-De Kok PC, Ros WJ, Bruijnzeel-Koomen CA, Grypdonck M. The nursing programme "Coping with itch": a promising intervention for patients with chronic pruritic skin diseases. *J Clin Nurs*. 2007;16(7):1238–1246.
6. Field T, Peck M, Hernandez-Reif M, Krugman S, Burman I, Ozment-Schenck L. Postburn itching, pain, and psychosocial symptoms are reduced with massage therapy. *J Burn Care Rehabil*. 2000;21(3):189–193.
7. Guelfi JD, Boyer P, Consoli SM, Olivier-Martin R. *Psychiatrie*. Paris: PUF; 1996.
8. Garat H. Dermatologie et hypnose médicale. *Cutis et psyché*. 2007;21:11–12.
9. Shenefelt PD. Hypnosis in dermatology. *Arch Dermatol*. 2000;136:393–399.
10. Rucklidge JJ, Saunders D. *The efficacy of hypnosis in the treatment of pruritus in people with HIV/AIDS: a time-series analysis. Int J Clin Exp Hypn*. 2002; 50(2):149–169.
11. Gieler U, Niemeier V, Brosig B, Kupfer J. Psychosomatic aspects of pruritus. *Dermatol Psychosom*. 2002;3:6–13.
12. Noren P. Habit reversal: a turning point in the treatment of atopic dermatitis. *Clin Exp Dermatol*. 1995;20(1):2–5.
13. Buchanan PI. Behavior modification: a nursing approach for young children with atopic eczema. *Dermatol Nurs*. 2001;13(1):15–25.
14. Consoli SG. Psychopathologie en dermatologie. *Nouv Dermatol*. 2000;19:582–585.
15. Consoli SG. Psychothérapie psychanalytique et dermatologie. *Nervure*. 2006;19(2):8–14.
16. Consoli SG. *Le moi-peau. Médecine/Sciences*. 2006;22:197–200.
17. Consoli SG, Consoli SM. *Psychanalyse, dermatologie, prothèses – D'une peau à l'autre*. Paris: PUF; 2006.
18. Misery L. *La peau neuronale – Les nerfs à fleur de peau*. Paris: Ellipses; 2002.
19. Misery L. Symptomatic treatment of pruritus. *Ann Dermatol Venereol*. 2005 May;132(5):492–495.
20. Misery L, Chastaing M. Joint consultation by a psychia-

trist and a dermatologist. *Dermatol Psychosom*. 2003;4: 160–164.

21. Poot F. La relation médecin-patient en dermatologie. *Cutis et Psyché*. 2005;18:12–17.

22. Consoli SG, Consoli SM. *Dermatologie... Et si c'était votre patient? Clés de communication médecin-patient-15 situa-tions concrètes*. Paris: Editions scientifiques L et C; 2004.

23. Consoli SG. Le contre-transfert dans la relation dermato-logue-malade. *Nouv Dermatol*. 2001;20(1):510–513.

24. Poot F, Sampogna F, Onnis L. Basic knowledge in psycho-dermatology. *J Eur Acad Dermatol Venereol*. 2007;21(2): 227–234.

第 51 章　瘙痒的紫外线光疗

Joanna Wallengren

2000 多年来，人们已经知道一些皮肤病在日光照射后会好转。但是直到 19 世纪末，Niels R. Finsen 才开始用日光和电光治疗皮肤结核[1]，并因为他使用集中光辐射治疗疾病，特别是治疗寻常性狼疮的贡献，开创了医学科学的新纪元，由此被授予 1903 年诺贝尔奖。Finsen 最初使用的碳弧灯随后被人们发现可以发出长波紫外线。Gustav Bucky 在 1929 年构建了另外的一种设备，成功地应用于一些瘙痒性皮肤病的治疗。这个装置产生的电离辐射即超软 X 射线（0.07 ~ 0.4nm），Bucky 称之为 "界射线"，因为他相信，这些射线的生物效应在某些方面类似 X 射线，而在其他方面类似紫外线[2]。

1932 年哥本哈根第二届国际光学会议上认为紫外线（UV）应该分为 3 个不同的光谱区域：UVA，UVB 和 UVC[3]。光疗领域的另一个里程碑是由 Ingram1953 年创立的使用焦油和 UVB 联合治疗银屑病[4]。20 年后，推荐联合使用补骨脂和 UVA（PUVA）治疗严重的银屑病[5]。在随后的 20 年间，宽波 UVB（BB-UVB；290 ~ 320nm），UVA（UVA；320 ~ 400nm），UVA/UVB（UVAB；290 ~ 400 nm）和补骨脂 UVA（PUVA）成为现代光疗中最常见的紫外线光源。渐渐地，新的治疗方式开始应用于临床，它们选用特定的发射光谱，例如窄波 UVB（NB-UVB；311nm）和长波 UVA（UVA；340 ~ 400nm）。UVA1 光疗可使用高剂量（HD-UVA1，130J/cm^2），中剂量（MD-UVA1，50 J/cm^2）或低剂量（LD-UVA1，10 J/cm^2）。此外，还有几种靶向光疗设备，研究得最多

的是准分子激光器，能向皮肤发射 308nm 的紫外线[6]。

光疗大多数是经验性的。因此，尽管长期使用，但其机理不清。近来越来越多的研究证实，光疗对瘙痒的疗效来自皮肤结构的改变，包括使表皮增厚、皮肤神经纤维减少、诱导免疫抑制和免疫细胞的凋亡。光疗的优点是停止治疗后，紫外线照射引起的皮肤变化可持续几个月。但是，这种变化不会永远持续下去，瘙痒会复发。因此，一个治疗方法是长时间进行每周 2 次的维持治疗。

本章主要讲紫外线治疗炎症性和非炎症性皮肤病性瘙痒和系统疾病引起的瘙痒；还将讨论不同波长 UV 与瘙痒传递的作用机制。不过，许多光疗治疗瘙痒的研究是无对照的或者小样本非对照性研究。

51.1 可能的作用机制

短时间 UV 照射可发生红斑、发热、水肿、疼痛和瘙痒[7]。UVB 造成的影响主要局限在表皮，UVA 既会影响表皮也会影响真皮细胞群。有趣的是大多数的急性日光作用主要由波长小于 320nm 的 UVB 引起。这表明 UVB 刺激表皮合成和释放的炎性介质会诱导真皮炎症的产生。一些研究已经指出 UVB 和 UVA 可以显著增加几种前列腺素，主要是前列腺素 E$_2$[7-10]。

此外，UVB 诱导角质形成细胞表达多种细胞因子：促炎细胞因子 IL-6 和抗炎细胞因子 IL-10 和 TNF-a[11-12]。紫外线照射既

可以刺激又可以抑制促炎性的细胞内黏附分子 ICAM-1 的产生，这取决于照射后的时间点[13]。紫外线照射后角质形成细胞释放的免疫介质可引起局部及全身的免疫抑制[12]。另一个导致免疫抑制的因素是，紫外线照射会引起表皮中朗格汉斯细胞数目减少，从而抑制湿疹的产生[13]。

早期研究表明，UVR 急性暴露导致真皮血管的变化和肥大细胞脱颗粒，表皮内新合成的前列腺素 E_2 先于这些事件[7]。另一项研究表明，组胺和缓激肽都可以刺激 UV 照射后的前列腺素的合成[14]。前列腺素 E_2 也可由存在皮肤中的白细胞及炎症应答时进入皮肤的白细胞合成。几种炎症介质如血管活性肠肽（VIP）、P 物质（SP）和降钙素基因相关肽（CGRP）也作为神经递质在感觉神经纤维中传递瘙痒，它们被证实在晒伤或者光疗后由神经纤维释放[15-18]。神经肽也有免疫调节的特性。SP 可刺激荨麻疹和湿疹反应，VIP 和 CGRP 抑制湿疹反应[14,19-21]。

上述的组胺、缓激肽、细胞因子、前列腺素和神经肽（CGRP 除外）是瘙痒原，它们在紫外线照射后释放诱导瘙痒。瘙痒效应部分是由肥大细胞脱颗粒介导[22]。有文献显示 BB-UVB 和 NB-UVB 可诱导培养的肥大细胞凋亡[23]。

这项发现可以解释为什么反复用 UVB，UVA 或 PUVA 治疗可抑制由组胺释放剂复合物 48/80 诱导的反应[24]。然而，也有可能是其他原因。因为肥大细胞和感觉神经纤维是引发瘙痒的一个功能单位[25]，损伤感觉神经也可使组胺释放减少。确实，13 例患者在接受 PUVA 或者 NB-UVB 治疗后上皮内神经纤维（PGP 9.5- 免疫反应）的数目减少[26]。此外，表皮下神经纤维会增厚[26]。在以往研究中，接受反复 UVA 治疗后，2 例在电子显微镜下出现了神经纤维肿大；但是在此研究中，表皮内神经纤维有增生[27]。

此外，半身照射紫外线，可使尿毒症患者全身皮肤瘙痒明显减轻，这表明光疗对循环介质的影响[28]。紫外线照射后合成和释放的介质的相互作用总结见图 51.1。

51.2 炎性皮肤的瘙痒

在伴有炎症存在的瘙痒性皮肤病中，炎性因子持续产生，助长了感觉神经的激发反应。炎症减退则瘙痒减轻。因此治疗瘙痒时，减轻炎症非常必要。因为 UVA 可穿透到炎症发生的真皮，所以可以选择 UVA，

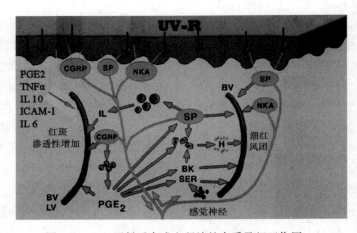

图 51.1　UV 照射后合成和释放的介质及相互作用

PUVA 和不同期剂量的 UVA1。然而，因为传导瘙痒的神经纤分布在表皮下层并且大多数也穿透入表皮并在表皮释放细胞因子和前列腺素 E_2，所以不同的 UVB 对瘙痒治疗也有效果。

51.2.1 特应性皮炎

特应性皮炎治疗有多种方法，主要需要修复和维护屏障功能，减少微生物定植和终止瘙痒 - 搔抓循环，减少炎症反应。光疗对上述都有治疗作用 [29-31]。本综述的范围是不同 UV 方式对皮肤瘙痒即特应性皮炎的 3 大症状之一的治疗效果 [32]。Jekler 和 Larko 进行了几个配对比较性研究：比较不同波长 UV 对特应性皮炎患者半身照射的影响。关于瘙痒他们发现 BB-UVB 比安慰剂组明显有效，UVAB 比 BB-UVB 和 BB-UVA 更有效果 [33-36]。Hjerppe 等在类似的半身模型中比较了 NB-UVB 和 UVAB 对特应性皮炎的治疗效果。他们发现，在湿疹的治疗上，二者无明显差异；但治疗瘙痒上，NB-UVB 效果更好 [37]。在半身比较研究中，在治疗严重慢性 AD 上 8- 甲氧基补骨脂素 PUVA 和 NB-UVB 效果相同，但患者更喜欢 NB-UVB 治疗，因为它易于操作 [37]。在这项研究中，皮损的好转常发生于治疗的前 2 周瘙痒的缓解之后 [38]。

当今，MD-UVA1 被推荐用于治疗急性特应性湿疹，而 NB-UVB 用于治疗慢性湿疹（综述见参考文献 39）。MD-UVA1 对 AD 疗效与 HD-UVA1 相同，优于 LD-UVA1 [39]。然而，传统的 UVA1 机器产生大量的热量，使者治疗中持续出汗超过半小时。因为出汗会引发特应性患者皮肤瘙痒，在治疗 AD 患者时配有滤片和冷却系统的"冷光源"UVA1 比传统的 UVA1 有更好的耐受性。

在安慰剂对照实验中，比较 NB-UVB 和 BB-UVA 治疗 AD 效果，NB-UVB 组 90%AD 患者瘙痒得到缓解，而 BB-UVB 组 63%AD 患者瘙痒得到缓解 [41]。另外一项半身 NB-UVB 和 MD-UVA1 比较研究中，NB-UVB 治疗瘙痒效果更好 [42]。在一项非对照研究中，准分子激光治疗 15 例 AD 患者（308 纳米的紫外线治疗）4 周，每周 2 次，瘙痒减少 80% [43]。研究表明，NB-UVB 是治疗 AD 瘙痒最好的方法。

51.2.2 荨麻疹

除了难看的风团，灼热和瘙痒是荨麻疹最主要的不适感觉。每日荨麻疹活性分数，包括风团数量和瘙痒程度，可以用来评价荨麻疹的治疗效果。然而，这种分数还没有用于荨麻疹的光疗研究，只用于少数监测瘙痒的研究。

51.2.2.1 慢性荨麻疹

在 19 例安慰剂对照研究中，UVA 和 PUVA 一样可使 60% 慢性荨麻疹患者症状改善 [44]。在另外的 88 例回顾性研究中，NB-UVB 治疗组 72% 病例症状消失或改善 [45]。在 BB-UVB 对 15 例有不同形式的慢性荨麻疹疗效研究中，其中 12 例患物理性荨麻疹 [46]。在这项研究中，11 例好转，没有特发性荨麻疹 [46]。在另一项 MD-UVA1 研究中，4 例慢性荨麻疹患者没有一例改善。但治疗病例数量不足（平均 8±4 例）[47]。

51.2.2.2 人工荨麻疹

BB-UVB 治疗 43 例皮肤划痕症患者 [43]。经过 10 ~ 15 次治疗（每周 5 次，共 2 ~ 3 周），25 例症状消失，14 例症状改善 [48]。

在另外一个 14 例严重皮肤划痕症患者研究中，PUVA 治疗 4 周，5 例患者临床瘙痒明显减轻[49]。

51.2.2.3 水源性荨麻疹

1 例水源性荨麻疹对 BB-UVB 有效，另 1 例对 PUVA 治疗有效[50-51]。

51.2.2.4 日光性荨麻疹

日光性荨麻疹可由从可见光到 UVB 等不同紫外线波诱导产生[52]。

可尝试使用不同 UV 照射预防性治疗日光性荨麻疹，但 PUVA 被认为是诱导耐受的最有效方法[52]。

51.2.2.5 色素性荨麻疹（肥大细胞增多症）

患有色素性荨麻疹的患者，在局部发热或摩擦后出现瘙痒。用 NB-UVB 治疗 6 例中度瘙痒的患者，口服性 PUVA 治疗 5 例重度瘙痒的患者。所有患者都获得较好疗效，特别是 PUVA 治疗后，其中 2 例患者治疗后皮损也减轻（未发表）。

然而，停止 PUVA 治疗，皮损复发。此外，PUVA 可以产生色素沉着，使得原发皮损很少可见。

2 项研究中使用浴疗性 PUVA 治疗色素性荨麻疹，5 例有效，4 例无效[53-54]。在最近一项研究中，口服性 PUVA 治疗 20 例色素性荨麻疹患者，14 例有效。另一项研究中，MD-UVA1 治疗 19 例色素性荨麻疹患者，45% 好转[47]。一项 22 例色素性荨麻疹患者研究，证实 MD-UVA1 对患者瘙痒和生活质量的疗效与 HD-UVA1 相同[55]。由于 UVA1 迅速诱导晒黑，它在这些患者中也有一定的美容价值。

紫外线治疗色素性荨麻疹以及一些其他形式的荨麻疹，会触发一群肥大细胞脱颗粒，从而导致血管舒张，瘙痒，有时会有头痛或恶心。因此，该疗法应谨慎进行，至少在治疗初期，使用非镇静抗组胺药物进行保护。

51.2.3 银屑病

虽然银屑病是最先使用光疗的皮肤病，现在仍然是温带地区频繁使用光疗的疾病群体，但是对瘙痒的研究较少。在 108 例银屑病患者的问卷回答中，84% 有全身皮肤瘙痒[56]。20 例患者给予 BB-UVB 治疗，只有 7 例缓解，2 例长期缓解[56]。另一项研究证实，银屑病患者的瘙痒是广泛的，并不仅局限于银屑病斑块[57]。20 例患者接受 NB-UVB 治疗后，部分患者瘙痒有改善。

51.2.4 皮肤 T 细胞淋巴瘤

皮肤 T 细胞淋巴瘤是光化学疗法治疗有效的一种疾病。大多数研究是不同 UV 对组织和临床治疗有效性的研究，清除皮损少于 50% 属无效。尽管瘙痒是皮肤 T 细胞淋巴瘤早期最常见表现，但研究很少。蕈样肉芽肿是最常见的皮肤 T 细胞淋巴瘤，早期红斑期或斑块期常用 PUVA 进行治疗[58]。有一例病例报道，MF 皮损改善慢，治疗 3 个月后瘙痒消失[59]。1 例表现为红皮和严重瘙痒的 Sézary 综合征患者，对泼尼松和环磷酰胺无效，但加用 PUVA 治疗后症状消失。然而，PUVA 可增加皮肤 T 细胞淋巴瘤患者的瘙痒，与 PUVA 治疗银屑病相比，使用 UVA 治疗增加剂量要更加谨慎[58]。在一项 8 例斑块期 MF 研究中，使用 19 ～ 42 NB-UVB 曝光时间治疗，所有患者的临床症状都因瘙痒缓解或消失而显著改善[60]。在 1

例 MD-UVA1 冷光源治疗 T 细胞淋巴瘤报道中，治疗每周 5 次，共 3 周，治疗 1 周内患者红皮和皮肤瘙痒即好转 [61]。

51.2.5 痒 疹

痒疹是一种结节性皮肤损害，痒觉如此强烈，被称为瘙痒 - "pruire"。少数急性形式可由蚊虫叮咬引起，大部分亚急性和慢性皮损继发于 AD 或不明原因 [62]。

亚急性痒疹一般疗法很难控制，光疗是一种治疗选择。对 11 例亚急性痒疹患者给予口服性 PUVA，UVAB 和 BB-UVB 治疗，PUVA 治疗的所有患者至少有不同程度的改善，UVAB 为 66% 患者有不同程度的改善，BB-UVB 为 80% 患者有不同程度的改善 [63]。然而，这项研究未监测瘙痒，只对皮损进行分析。另外一个研究中，用箔浴性 PUVA 治疗 10 例亚急性痒疹患者，平均 13 次治疗后皮疹可消除，并未评估瘙痒情况，未报到有明显不良反应 [64]。一项 33 例亚急性痒疹随机研究中，分别采用 PUVA 浴，MD-UVA1 和 NB-UVB，并用 PIP（丘疹、渗出、瘙痒）评估结果。PUVA 浴每周 4 次，MDVA1 和 NB-UVB 每周 5 次，4 周后分析结果。其中，PUVA 和 MD-UVA1 组患者 PIP 积分降低明显高于 NB-UVB 组 [65]。

慢性痒疹的真正形式是结节痒疹，由海德氏于 1919 年命名 [62]。在芬兰的一项研究中，15 例结节性痒疹患者每日行 PUVA 浴治疗，共 1 ~ 4 周，然后每隔 1 个月治疗 4 天，共 5 个月 [66]。据报道，4 ~ 6 天内，瘙痒明显减少或完全消失，所有病灶持续好转，13 例患者保持痊愈 [66]。Hann 等报道 1 例泛发结节性痒疹患者接受 BB-UVB24 曝光时间治疗，大部分瘙痒性结节及瘙痒消失 [67]。然而，随后剩下的较大的痒性结节使用 8- 甲氧补骨脂素局部 PUVA 治疗，每周

3 次，共 2 个月，皮疹及瘙痒都得到了极大好转 [67]。在英国的一项研究中，8 例中 7 例结节性痒疹患者 BB-UVB 治疗后好转 [68]。8 例中 4 例慢性痒疹患者 BB-UVB 治疗后好转（未发表的观察）。10 例结节痒疹患者接受每周 1 次 NB-UVB，维持治疗 6 周，皮损得到了明显好转，9 例患者随访 1 年无复发 [69]。

17 例结节性痒疹患者接受 MD-UVA1 治疗，14 例瘙痒减轻。41% 明显减轻，29% 中度减轻，95% 轻度改善 [47]。

51.3 非炎症性皮肤的瘙痒

非炎症性皮肤的瘙痒分为神经病理性（继发于神经纤维形态学改变）或神经源性（继发于神经介质释放或循环中致痒原增多），两者都有或不明判定（不明起源的瘙痒）。

已发现终末期肾衰竭瘙痒患者表皮内神经纤维增生 [70-71]，虽然有皮肤肥大细胞增多的说法，但是，皮肤伤害性感受器的神经病理性变化可以解释血液透析患者的皮肤瘙痒 [23]。HIV 相关瘙痒可能与血中可溶性介质如细胞因子等调节因子有关，但瘙痒是非炎症性的 [62,72]。早在 1899 年，Johnst 在《皮肤科成就》中指出痒疹患者有神经纤维增生，后被证明是 CGRP 阳性的神经纤维 [73]。

实验表明，半身 UVB 光疗使尿毒症患者全身瘙痒得到好转，表明循环介质在非炎性皮肤的瘙痒中是致病性的 [28]。胆汁淤积性瘙痒是由肝内阿片肽合成增多而不是组织中的胆盐的累积引起 [74]。红细胞增多症患者热浴引发的瘙痒与聚集血小板释放的五羟色胺和前列腺素有关 [75]。

51.3.1 慢性肾衰竭

瘙痒影响 12% ~ 20% 慢性肾衰竭患者及 60% ~ 80% 血液透析或者腹膜透析患者 [76]。

症状可以是局部轻度到泛发重度。紫外线疗法可用于治疗中、重度尿毒症瘙痒。有几个对照试验比较 UVB 与 UVA 或安慰剂疗效，评估治疗前后瘙痒。

Gilchrest 等第一次报道，10 例患者 BB-UVB 治疗，每周 2 次，共 4 周，9 例有效；而 UVA 组 8 例中 2 例有效[77]。但另一项 Simpson 和 Davison 进行的 12 例患者对照研究中，UVB 和 UVA 治疗尿毒症瘙痒有相同的疗效。17 例透析后慢性严重瘙痒的患者，每周 3 次治疗，UVB 治疗有效，UVA 无明显的疗效。但是治疗时间仅为 2 周[79]。

在用 BB-UVB 治疗 14 例严重的尿毒症患者瘙痒的非对照试验中，8 例患者明显好转，所有患者瘙痒减轻，平均瘙痒评分从 7 下降至 5 分[80]。

在一项近期对 15 例尿毒症瘙痒患者行每周 3 次共 4 周的 NB-UVB 治疗研究中，9 例报道瘙痒减轻 60%[80]。

BB-UVB 和 NB-UVB 治疗后瘙痒的缓解级别从 1 ～ 10 个月是等同的[28,80]。

51.3.2 胆汁淤积

25% 胆汁淤积和 100% 胆管硬化患者有瘙痒症状[81]。有多种方法治疗胆汁性瘙痒，包括使用抗胆汁淤积性药、阿片拮抗药和抗抑郁药[74]。但光疗报道最多。BB-UVB 治疗 5 例胆管硬化患者 10 天，瘙痒减轻，停止治疗 2 周后症状复发，再进行一个新的光疗疗程依然有效[82]。但是，随着病情发展，UVB 治疗效果会消失，如 Perlstein 曾报道 2 例类似病例[83]。另 1 例患者 UVA 治疗每周 3 ～ 5 次，瘙痒减轻[84]。

Johnston 等对胆汁淤积性瘙痒进行 14 年调查，发现 14 例，其发生率为 1 比 1293[85]。虽未报道，但建议 NB-UVB 治疗胆汁淤积瘙痒，并可以在妊娠期安全使用[86]。

51.3.3 真性红细胞增多症和水源性瘙痒

真性红细胞增多症患者中，60% 有全身性皮肤瘙痒，在洗浴后或自然发生[87]。真性红细胞增多症有类似水源性瘙痒的症状，因此所有患水源性瘙痒的患者都应检查是否存在真性红细胞增多症。

俄克拉何马州首次报告，光化学疗法成功治疗真性红细胞增多症继发的瘙痒[88]。在夏季，让患者摄入 30mg 补骨脂素 2h 后，暴露在正午的阳光下，慢慢增加时间至最大 25min，每周 3 次。停止治疗 2 个月后及在秋季，皮肤瘙痒复发[88]。在另一项研究中，口服性 PUVA 治疗 11 例真性红细胞增多症瘙痒患者[89]。患者接受至少 15 次治疗，每周 2 ～ 3 次，然后每周或每两周 1 次的维持治疗。该方案下，11 例患者中的 8 例疗效显著，3 例瘙痒分别得到好转[89]。Menagé 等报道 1 例真性红细胞增多症患者 BB-UVB 光疗后瘙痒加重，但对 PUVA 治疗 8 次，每 2 周 1 次维持治疗有效[90]。Baldo 等报道 10 例真性红细胞增多症严重瘙痒患者对 NB-UVB 治疗有良好的效果[87]。每周治疗 3 次，2 ～ 10 周后，8 例患者瘙痒完全消失，2 例患者瘙痒部分缓解。停止用药后 8 个月内皮肤瘙痒复发[87]。

Steinman[91] 报道 14 例 BB-UVB 治疗无真性红细胞增多症的水源性瘙痒患者，8 例患者明显缓解，治疗频率减低或者停止治疗后很快复发，需要每周 2 ～ 3 次亚红斑量维持治疗[91]。5 例水源性瘙痒患者口服性 PUVA 治疗每周 2 次共 12 次，病症消失[90]，但 2 ～ 24 周病情复发，建议维持治疗。另一报道中，1 例水源性瘙痒患者口服 PUVA 治疗，每周 2 次，连续 6 周后用 PUVA 浴疗进行维持。

51.4 HIV

HIV 患者可并发多种皮肤病，如银屑病、瘙痒症、嗜酸性细胞毛囊炎和湿疹。特发性泛发性 HIV 瘙痒是一种排除性诊断[93]。最早报导用 PUVA 治疗 HIV 瘙痒患者每周 2 次连续 4 周，每周 1 次，3 个月维持治疗[94]。治疗停止 1 月后瘙痒复发，另一例 HIV 并发瘙痒和痒疹患者在用 BB-UVB 治疗 2 月后瘙痒消失[95]，停止治疗后复发，BB-UVB 每周治疗 3 次可防止复发。Lim 等用 BB-UVB 治疗 21 例 HIV 瘙痒患者，每周 3 次，连续 6 ~ 7 周，瘙痒评分从 9 下降到 2[96]。

鉴于紫外线辐射有潜在增加艾滋病病毒复制的作用，随后几个研究调查了 UVB 或者 PUVA 治疗前后 HIV 血浆水平及 CD4 淋巴细胞数量，表明 UVB 或 PUVA 没有此不良反应[93,97]。

51.5 老年性瘙痒和不能确定起源的瘙痒

不能确定起源的瘙痒是排外内脏疾病的瘙痒，它的发生率要比表现出来的高，因为许多瘙痒患者的致痒性内脏疾病被认为是平行现象而不是引起瘙痒的原因。Seckin 等用 NB-UVB 治疗 25 例不能确定起源的瘙痒，每周 3 次，共 6 ~ 7[80]。17 例患者完成了治疗，其瘙痒分级评分从 9 下降到 4。13 例患者随访 6 个月，8 例缓解，5 例 3 个月内复发。

老年性瘙痒十分多见[98]，虽然报道不多，但建议采用光疗法[98-99]。我们已用 NB-UVB 成功治疗数例老年瘙痒症的患者。选择 NB-UVB 治疗，因为 NB-UVB 光照时间短，疗效和 PUVA 一样，而且没有服用可与其他可能药物有相互作用的补骨脂的不方便。

51.6 结　语

在我们科室，BB-UVB，NB-UVB 或 PUVA 治疗瘙痒一般是每周 3 次，连续 6 周。目前前 NB-UVB 比 BB-UVB 更常用，因为它很少发生红斑反应。口服性 PUVA 用于治疗严重瘙痒的患者或者 UVB 治疗效果不好时[58,60]。作为一个不太攻击性的治疗方案建议用于皮肤淋巴瘤而不是银屑病，因为这些患者有较低瘙痒和红斑阈值[58,60]。

在前 3 周内瘙痒明显减轻，疗程结束后症状全部消失。因为治疗停止后复发率很高，之后 6 周应给予每周 2 次或 1 次维持治疗。如果瘙痒加重，治疗次数增加到每周 3 次。有时患者在第一次治疗 6 周后，因为社会原因不能坚持 UV 治疗，可以继续治疗。可推荐使用 MD-UVA1 治疗继发特应性皮炎加重的瘙痒[61]，每周治疗 5 次，连续 3 周，后用 NB-UVB 治疗，防止复发。

维持性治疗很有必要，一般瘙痒患者比慢性炎性患者治疗疗程要短，长期光疗效果还在观察中[100]。因此，在瘙痒患者中 UV 治疗的慢性不良反应还不多见。

（牛云彤　谭艳红 译　谢志强 校）

参考文献

1. Møller KI, Kongshoj B, Philipsen PA, Thomsen VO, Wulf HC. How Finsen's light cured lupus vulgaris. *Photodermatol Photoimmunol Photomed*. 2005;21(3):118–124.
2. Lindelöf B. Grenz ray therapy in dermatology. An experimental, clinical and epidemiological study. *Acta Derm Venereol Suppl (Stockh)*. 1987;132:1–67.
3. McGregor JM. The history of human photobiology. In: ED Hawk JLM. Arnold eds. *Photodermatology*. Oxford University Press; 1999.
4. Ingram JT. The approach to psoriasis. *Br Med J*. 1953; 2(4836):591–594.
5. Parrish JA, Fitzpatrick TB, Tanenbaum L, Pathak MA. Photochemotherapy of psoriasis with oral methoxsalen and longwave ultraviolet light. *N Engl J Med*. 1974;291(23): 1207–1211.
6. Rivard J, Lim HW. The use of 308-nm excimer laser for der-

matoses: experience with 34 patients. *J Drugs Dermatol.* 2006;5(6):550–554.

7. Gilchrest BA, Soter NA, Stoff JS, Mihm MC Jr. The human sunburn reaction: histologic and biochemical studies. *J Am Acad Dermatol.* 1981;5(4):411–422.

8. Ruzicka T, Walter JF, Printz MP. Changes in arachidonic acid metabolism in UV-irradiated hairless mouse skin. *J Invest Dermatol.* 1983;81:300–303.

9. Black AK, Fincham N, Greaves MW, Hensby CN. Time course changes in levels of arachidonic acid and prostaglandins D2, E2, F2 alpha in human skin following UVB irradiation. *Br J Clin Pharmacol.* 1980;10:453–457.

10. Hawk JL, Black AK, Jaenicke KF, et al. Increased concentrations of arachidonic acid, prostaglandins E2, D2, and 6-oxo-F1α, and histamine in human skin following UVA irradiation. *J Invest Dermatol.* 1983;80:496–499.

11. Grandjean-Laquerriere A, Le Naour R, Gangloff SC, Guenounou M. Differential regulation of TNF-alpha, IL-6 and IL-10 in UVB-irradiated human keratinocytes via cyclic AMP/protein kinase A pathway. *Cytokine.* 2003;23(4–5):138–149.

12. Schwarz T. Mechanisms of UV-induced immunosuppression. *Keio J Med.* 2005;54(4):165–171.

13. Norris DA, Lyons MB, Middleton MH, Yohn JJ, Kashihara-Sawami M. Ultraviolet radiation can either suppress or induce expression of intercellular adhesion molecule 1 (ICAM-1) on the surface of cultured human keratinocytes. *J Invest Dermatol.* 1990;95(2):132–138.

14. Hruza LL, Pentland AP. Mechanisms of UV-induced inflammation. *J Invest Dermatol.* 1993;100(1):35S–41S.

15. Wallengren J, Ekman R, Möller H. Substance P and vasoactive intestinal peptide in bullous and inflammatory skin disease. *Acta Derm Venereol (Stockh).* 1986;66:23–28.

16. Gillardon F, Moll I, Michel S, Benrath J, Weihe E, Zimmermann M. Calcitonin gene-related peptide and nitric oxide are involved in ultraviolet radiation-induced immunosuppression. *Eur J Pharmacol.* 1995;293(4):395–400.

17. Legat FJ, Griesbacher T, Schicho R, et al. Repeated subinflammatory ultraviolet B irradiation increases substance P and calcitonin gene-related peptide content and augments mustard oil-induced neurogenic inflammation in the skin of rats. *Neurosci Lett.* 2002;329:309–313.

18. Scholzen TE, Brzoska T, Kalden DH, et al. Effect of ultraviolet light on the release of neuropeptides and neuroendocrine hormones in the skin: mediators of photodermatitis and cutaneous inflammation. *J Investig Dermatol Symp Proc.* 1999;4(1):55–60.

19. Wallengren J. Substance P antagonist inhibits immediate and delayed type cutaneous hypersensitivity reactions.*Br J Dermatol.* 1991;124(4):324–328.

20. Bondesson L, Nordlind K, Mutt V. Lidén S. Vasoactive intestinal polypeptide inhibits the established allergic contact dermatitis in humans. *Ann N Y Acad Sci.* 1996;805:702–707.

21. Wallengren J. Dual effects of CGRP-antagonist on allergic contact dermatitis in human skin. *Contact Dermatitis.* 2000;43(3):137–143.

22. Wallengren J. Neuroanatomy and neurophysiology of itch. *Dermatol Ther.* 2005;18(4):292–303.

23. Szepietowski JC, Morita A. Tsuji T. Ultraviolet B induces mast cell apoptosis: a hypothetical mechanism of ultraviolet B treatment for uraemic pruritus. *Med Hypotheses.* 2002;58(2):167–170.

24. Fjellner B, Hagermark O. Influence of ultraviolet light on itch and flare reactions in human skin induced by histamine and the histamine liberator compound 48/80. *Acta Derm Venereol.* 1982;62:137–140.

25. Wallengren J. Vasoactive peptides in the skin. *J Investig Dermatol Symp Proc.* 1997;2(1):49–55.

26. Wallengren J, Sundler F. Phototherapy induces loss of epidermal and dermal nerve fibers. *Acta Derm Venereol (Stockh).* 2004;84:111–115.

27. Kumakiri M, Hashimoto K, Willis I. Biological changes of human cutaneous nerves caused by ultraviolet irradiation: an ultrastructural study. *Br J Dermatol.* 1978;99(1):65–75.

28. Gilchrest BA, Rowe JW, Brown RS, Steinman TI, Arndt KA. Ultraviolet phototherapy of uremic pruritus. Long-term results and possible mechanism of action. *Ann Intern Med.* 1979;91(1):17–21.

29. Jekler J, Bergbrant IM, Faergemann J. Larkö O. The in vivo effect of UVB radiation on skin bacteria in patients with atopic dermatitis. *Acta Derm Venereol.* 1992;72(1):33–36.

30. Faergemann J, Larkö O. The effect of UV-light on human skin microorganisms. *Acta Derm Venereol.* 1987;67(1):69–72.

31. Samson Yashar S, Gielczyk R, Scherschun L, Lim HW. Narrow-band ultraviolet B treatment for vitiligo, pruritus, and inflammatory dermatoses. *Photodermatol Photoimmunol Photomed.* 2003;19(4):164–168.

32. Hanifin JM, Rajka G. Diagnostic features of atopic dermatitis. *Acta Derm Venereol.* 1980;92:44–47.

33. Jekler J, Larkö O. UVB phototherapy of atopic dermatitis. *Br J Dermatol.* 1988;119(6):697–705.

34. Jekler J, Larkö O. Combined UVA-UVB versus UVB phototherapy for atopic dermatitis: a paired-comparison study. *J Am Acad Dermatol.* 1990;22(1):49–53.

35. Jekler J, Larkö O. Phototherapy for atopic dermatitis with ultraviolet A (UVA), low-dose UVB and combined UVA and UVB: two paired-comparison studies. *Photodermatol Photoimmunol Photomed.* 1991;8(4):151–156.

36. Jekler J, Larkö O. UVA solarium versus UVB phototherapy of atopic dermatitis: a paired-comparison study. *Br J Dermatol.* 1991;125(6):569–572.

37. Hjerppe M, Hasan T, Saksala I, Reunala T. Narrow-band UVB treatment in atopic dermatitis. *Acta Derm Venereol.* 2001;81(6):439–440.

38. Der-Petrossian M, Seeber A, Hönigsmann H, Tanew A. Half-side comparison study on the efficacy of 8-methoxypsoralen bath-PUVA versus narrow-band ultraviolet B phototherapy in patients with severe chronic atopic dermatitis. *Br J Dermatol.* 2000;142(1):39–43.

39. Meduri NB, Vandergriff T, Rasmussen H, Jacobe H. Phototherapy in the management of atopic dermatitis: a systematic review. *Photodermatol Photoimmunol Photomed.* 2007;23(4):106–112.

40. von Kobyletzki G, Pieck C, Hoffmann K, Freitag M, Altmeyer P. Medium-dose UVA1 cold-light phototherapy in the treatment of severe atopic dermatitis. *J Am Acad Dermatol.* 1999;41(6):931–937.

41. Reynolds NJ, Franklin V, Gray JC, Diffey BL, Farr PM. Narrow-band ultraviolet B and broad-band ultraviolet A phototherapy in adult atopic eczema: a randomised controlled trial. *Lancet.* 2001;357(9273):2012–2016.

42. Legat FJ, Hofer A, Brabek E, Quehenberger F, Kerl H, Wolf P. Narrowband UV-B vs medium-dose UV-A1 phototherapy in chronic atopic dermatitis. *Arch Dermatol.* 2003;139(2):223–234.

43. Baltás E, Csoma Z, Bodai L, Ignácz F, Dobozy A, Kemény L. Treatment of atopic dermatitis with the xenon chloride excimer laser. *J Eur Acad Dermatol Venereol.* 2006;20(6):657–660.

44. Olafsson JH, Larkö O, Roupe G, Granerus G. Bengtsson U. Treatment of chronic urticaria with PUVA or UVA plus placebo: a double-blind study. *Arch Dermatol Res.* 1986;278(3):228–231.

45. Berroeta L, Clark C, Ibbotson SH, Ferguson J, Dawe RS. Narrow-band (TL-01) ultraviolet B phototherapy for chronic urticaria. *Clin Exp Dermatol*. 2004;29(1):97–98.

46. Hannuksela M, Kokkonen EL. Ultraviolet light therapy in chronic urticaria. *Acta Derm Venereol*. 1985;65(5): 449–450.

47. Rombold S, Lobisch K, Katzer K, Grazziotin TC, Ring J, Eberlein B. Efficacy of UVA1 phototherapy in 230 patients with various skin diseases. *Photodermatol Photoimmunol Photomed*. 2008; 24(1):19–23.

48. Johnsson M, Falk ES. Volden G. UVB treatment of factitious urticaria. *Photodermatol*. 1987;4(6):302–304.

49. Logan RA, O'Brien TJ. Greaves MW. The effect of psoralen photochemotherapy (PUVA) on symptomatic dermographism. *Clin Exp Dermatol*. 1989;14(1):25–28.

50. Parker RK, Crowe MJ, Guin JD. Aquagenic urticaria. *Cutis*. 1992;50(4):283–284.

51. Juhlin L, Malmros-Enander I. Familial polymorphous light eruption with aquagenic urticaria: successful treatment with PUVA. *Photodermatol*. 1986;3(6):346–349.

52. Hönigsmann H. Mechanisms of phototherapy and photochemotherapy for photodermatoses. *Dermatol Ther*. 2003; 16(1):23–27.

53. Väätäinen N, Hannuksela M, Karvonen J. Trioxsalen baths plus UV-A in the treatment of lichen planus and urticaria pigmentosa. *Clin Exp Dermatol*. 1981;6(2):133–138.

54. Godt O, Proksch E, Streit V, Christophers E. Short- and long-term effectiveness of oral and bath PUVA therapy in urticaria pigmentosa and systemic mastocytosis. *Dermatology*. 1997;195(1):35–39.

55. Gobello T, Mazzanti C, Sordi D, et al. Medium versus high-dose ultraviolet A1 therapy for urticaria pigmentosa: a pilot study. *J Am Acad Dermatol*. 2003;49(4):679–684.

56. Yosipovitch G, Goon A, Wee J, Chan YH, Goh CL. The prevalence and clinical characteristics of pruritus among patients with extensive psoriasis. *Br J Dermatol*. 2000; 143(5):969–973.

57. Amatya B, Nordlind K. Focus groups in Swedish psoriatic patients with pruritus. *J Dermatol*. 2008;35(1):1–5.

58. Lowe NJ, Cripps DJ, Dufton PA, Vickers CF. Photochemotherapy for mycosis fungoides: a clinical and histological study. *Arch Dermatol*. 1979;115(1):50–53.

59. Pujol RM, Gallardo F, Llistosella E, et al. Invisible mycosis fungoides: a diagnostic challenge. *J Am Acad Dermatol*. 2000;42(2 pt 2):324–328.

60. Clark C, Dawe RS, Evans AT, Lowe G, Ferguson J. Narrowband TL-01 phototherapy for patch-stage mycosis fungoides. *Arch Dermatol*. 2000;136(6):748–752.

61. von Kobyletzki G, Dirschka T, Freitag M, Hoffman K, Altmeyer P. Ultraviolet-A1 phototherapy improves the status of the skin in cutaneous T-cell lymphoma. *Br J Dermatol*. 1999;140(4):768–769.

62. Wallengren J. Prurigo: diagnosis and management. *Am J Clin Dermatol*. 2004;5(2):85–95.

63. Clark AR, Jorizzo JL, Fleischer AB. Papular dermatitis (subacute prurigo, "itchy red bump" disease): pilot study of phototherapy. *J Am Acad Dermatol*. 1998;38(6 pt 1): 929–933.

64. Streit V, Thiede R, Wiedow O, Christophers E. Foil bath PUVA in the treatment of prurigo simplex subacuta. *Acta Derm Venereol*. 1996;76(4):319–320.

65. Gambichler T, Hyun J, Sommer A, Stücker M, Altmeyer P, Kreuter A. A randomised controlled trial on photo(chemo) therapy of subacute prurigo. *Clin Exp Dermatol*. 2006; 31(3):348–353.

66. Väätäinen N, Hannuksela M, Karvonen J. Local photochemotherapy in nodular prurigo. *Acta Derm Venereol*.

67. Hann SK, Cho MY, Park YK. UV treatment of generalized prurigo nodularis. *Int J Dermatol*. 1990;29(6):436–437.

68. Divekar PM, Palmer RA, Keefe M. Phototherapy in nodular prurigo. *Clin Exp Dermatol*. 2003;28(1):99–100.

69. Tamagawa-Mineoka R, Katoh N, Ueda E, Kishimoto S. Narrow-band ultraviolet B phototherapy in patients with recalcitrant nodular prurigo. *J Dermatol*. 2007;34(10):691–695.

70. Fantini F, Baraldi A, Sevignani C, Spattini A, Pincelli C, Giannetti A. Cutaneous innervation in chronic renal failure patients. An immunohistochemical study. *Acta Derm Venereol*. 1992;72(2):102–105.

71. Johansson O, Hilliges M, Ståhle-Bäckdahl M. Intraepidermal neuron-specific enolase (NSE)-immunoreactive nerve fibres: evidence for sprouting in uremic patients on maintenance hemodialysis. *Neurosci Lett*. 1989;99(3):281–286.

72. Milazzo F, Piconi S, Trabattoni D, et al. Intractable pruritus in HIV infection: immunologic characterization. *Allergy*. 1999;54(3):266–272.

73. Vaalasti A, Suomalainen H, Rechardt L. Calcitonin gene-related peptide immunoreactivity in prurigo nodularis: a comparative study with neurodermatitis circumscripta. *Br J Dermatol*. 1989;120(5):619–623.

74. Bergasa NV. The pruritus of cholestasis. *J Hepatol*. 2005;43(6):1078–1088.

75. Fjellner B, Hägermark O. Pruritus in polycythemia vera: treatment with aspirin and possibility of platelet involvement. *Acta Derm Venereol*. 1979;59(6):05–12.

76. Stahle-Backdahl M. Uremic pruritus: clinical and experimental studies. *Acta Derm Venereol*. 1989;145(suppl): 1–38.

77. Gilchrest BA, Rowe JW, Brown RS, Steinman TI, Arndt KA. Relief of uremic pruritus with ultraviolet phototherapy. *N Engl J Med*. 1977;297(3):136–138.

78. Simpson NB, Davison AM. Ultraviolet phototherapy for uraemic pruritus. *Lancet*. 1981;1(8223):781.

79. Blachley JD, Blankenship DM, Menter A, Parker TF 3rd, Knochel JP. Uremic pruritus: skin divalent ion content and response to ultraviolet phototherapy. *Am J Kidney Dis*. 1985;5(5):237–241.

80. Seckin D, Demircay Z, Akin O. Generalized pruritus treated with narrowband UVB. *Int J Dermatol*. 2007; 46(4):367–370.

81. Martin J. Pruritus. *Int J Dermatol*. 1985;24(10):634–639.

82. Hanid MA, Levi AJ. Phototherapy for pruritus in primary biliary cirrhosis. *Lancet*. 1980;2(8193):530.

83. Perlstein SM. Phototherapy for primary biliary cirrhosis. *Arch Dermatol*. 1981;117(10):608.

84. Person JR. Ultraviolet A (UV-A) and cholestatic pruritus. *Arch Dermatol*. 1981;117(11):684.

85. Johnston WG, Baskett TF. Obstetric cholestasis. A 14 year review. *Am J Obstet Gynecol*. 1979;133(3):299–301.

86. Tauscher AE, Fleischer AB Jr, Phelps KC, Feldman SR. Psoriasis and pregnancy. *J Cutan Med Surg*. 2002;6(6): 561–570.

87. Baldo A, Sammarco E, Plaitano R, Martinelli V. Monfrecola. Narrowband (TL-01) ultraviolet B phototherapy for pruritus in polycythaemia vera. *Br J Dermatol*. 2002;147(5):979–981.

88. Swerlick RA. Photochemotherapy treatment of pruritus associated with polycythemia vera. *J Am Acad Dermatol*. 1985;13(4):675–677.

89. Jeanmougin M, Rain JD, Najean Y. Efficacy of photochemotherapy on severe pruritus in polycythemia vera. *Ann Hematol*. 1996;73(2):91–93.

90. Menagé HD, Norris PG, Hawk JL. Graves MW. The efficacy of psoralen photo-chemotherapy in the treatment of aquagenic pruritus. *Br J Dermatol*. 1993;129(2):163–165.

1979;59(6):544–547.

91. Steinman HK, Greaves MW. Aquagenic pruritus. *J Am Acad Dermatol*. 1985;13(1):91–96.
92. Smith RA, Ross JS, Staughton RC. Bath PUVA as a treatment for aquagenic pruritus. *Br J Dermatol*. 1994;131(4):584.
93. Gelfand JM, Rudikoff D. Evaluation and treatment of itching in HIV-infected patients. *Mt Sinai J Med*. 2001;68(4–5): 298–308.
94. Gorin I, Lessana-Leibowitch M, Fortier P, Leibowitch J, Escande JP. Successful treatment of the pruritus of human immunodeficiency virus infection and acquired immunodeficiency syndrome with psoralens plus ultraviolet A therapy. *J Am Acad Dermatol*. 1989;20(3):511–513.
95. Weiss DS, Taylor JR. Treatment of generalized pruritus in an HIV-positive patient with UVB phototherapy. *Clin Exp Dermatol*. 1990;15(4):316–317.
96. Lim HW, Vallurupalli S, Meola T, Soter NA. UVB photo- therapy is an effective treatment for pruritus in patients infected with HIV. *J Am Acad Dermatol*. 1997;37(3 pt 1): 414–417.
97. Akaraphanth R, Lim HW. HIV, UV and immunosuppression. *Photodermatol Photoimmunol Photomed*. 1999;15(1): 28–31.
98. Ward JR, Bernhard JD. Willan's itch and other causes of pruritus in the elderly. *Int J Dermatol*. 2005;44(4):267–273.
99. Lonsdale-Eccles A. Carmichael AJ. Treatment of pruritus associated with systemic disorders in the elderly: a review of the role of new therapies. *Drugs Aging*. 2003;20(3): 197–208.
100. Lindelöf B, Sigurgeirsson B, Tegner E, et al. PUVA and cancer risk: the Swedish follow-up study. *Br J Dermatol*. 1999;141(1):108–112.

第52章 瘙痒和针灸

Laurent Misery · Laurence Potin-Richard

52.1 定 义

针灸（来源于拉丁文的"针"、"刺激"和"刺"）是起源于中国的一种治疗方法，它沿着"经络"针刺皮肤上某些特定的穴位。传统上认为，针灸的治疗作用基于能量流，但新的病理生理数据已给予了更好的解释。

52.2 病理生理

52.2.1 传统认识

针灸作为一门古老的技术，仅仅是中医学的一部分。首先对它的解释是基于哲学，而不是科学。能量主要是沿着人体表面的线路全天循行，这些线路称为"经络"。人体（犹如宇宙）由相互对立又相互依存的两个方面构成，即阴和阳。人体健康需要阴阳之间保持平衡。阴或阳的偏盛会导致疾病，而针灸能调和阴阳，恢复机体平衡。另外许多其他的概念对了解中医学和针灸学也是必要的，如气机的升降出入、经脉气血的循环流注、五行和六气等。

每条经脉分别隶属于一脏或一腑（或某种功能），十二正经分别隶属于：肺、大肠、胃、脾-胰腺、心脏、小肠、膀胱、肾、心包、三焦、胆囊和肝。浅表经络是这些主要经络（十二正经）在皮肤的投影。这就是针刺皮肤穴位能治疗脏腑病症的原因。这些穴位是被精确定义的可以按压的区域。

没有专门隶属于"皮肤"这个器官的经脉。皮肤被描述成人体的表面（中医又称为"表"）。皮肤病学（皮肤科）是外科学（外科）中的一部分。瘙痒症与阴偏盛有关。某些腧穴可以用于皮肤疾病的治疗。针灸穴位的选择非常复杂，比如曲池穴，由于具有祛除风邪的作用，常被用于伴有瘙痒的皮肤病患者。但是没有特定的某个穴位可以针对性地治疗瘙痒、任何疾病或症状，因此我们需要一些原则来进行选穴。

52.2.2 现代认识

神经生理学的研究数据可能有助于我们对针灸作用的了解。针灸穴位是可用手指点压法按压的小面积区域（< 1mm）。有时这种按压会引起疼痛。穴位是否存在解剖学基础引起了人们的讨论。穴位有较低的电阻率[1]，并且通常有无髓鞘胆碱能纤维和有髓鞘纤维构成的纤维丛，Aα、Aβ、Aδ和C类神经纤维末梢在皮肤的部位或肌肉感受器末端的分布表现出与穴位有紧密相关的现象[2]，大约80%的穴位似乎局限在肌肉间和肌筋膜间的分割点前[3]。

一项对胶原晶格的研究表明，捻转行针（由针灸师操作）可诱导成纤维细胞的机械传导，这种作用可能继发于神经纤维的活化作用[4]。而针刺大鼠穴位的研究表明，针刺作用会引起去甲肾上腺素的局部释放[5]。

在脊髓水平，针灸被认为通过对内脏敏感性皮肤投影点的影响而激活门控，一个区域的疼痛（或瘙痒）被另一个区域的疼痛所抑制。

针刺远处的穴位似乎能够激活与针刺拟治疗部位相应的大脑区域：例如，为了治疗眼睛疾患而针刺足部，结果激活了大脑的视觉区域[6]。针灸能刺激阿片类物质的释放[7]，这种作用可以被阿片受体拮抗剂如纳洛酮所抑制。50～200Hz的电针能诱导强啡肽A的释放，激活κ受体并且可以抑制瘙痒，2～4Hz的电针则与之相反（表52.1）。

为了评估针灸的作用，有必要区分纯正的插抽捻转针刺与单纯性针刺，后者可以作为安慰剂进行对照。通过功能磁共振成像（fMRI）评估这两种方法，发现它们对大脑的激活作用是不同的[9]。通过和安慰剂比较，针灸的特殊效果似乎与脑岛的激活相关[10]。与安慰剂进行对照的几项研究表明针灸具有镇痛作用。

52.3 对瘙痒的影响

52.3.1 病理生理学研究

针灸对瘙痒的作用，与其对疼痛的作用一样，可能通过门控制抑制C纤维有关。已知针灸对许多炎症介质[如阿片类物质、5-羟色胺、前列腺素E_2、P物质、降钙素基因相关肽（CGRP）、肠血管活性肽（VIP）、神经肽Y、肿瘤坏死因子α（TNF-α）、IgE、IL-1、IL-6、IL-8、IL-10]有作用[11]，提示

表52.1 不同刺激频率的效应差异（此表来源于Brown[8]）

50～200Hz	2～4Hz
Aβ纤维	Aδ纤维
低强度刺激	高强度刺激
效果：立即	在刺激后20～30min
持续时间：刺激时	刺激后数小时或数天
增强强啡肽	增强甲硫氨酸脑啡肽
激活κ受体	激活μ受体

针灸对多种原因引起的瘙痒有效。而针灸对神经性瘙痒[臂桡侧瘙痒症，感觉异常性背痛（NP）和感觉异常性股痛][12]的作用表明针灸也具有神经性影响。

在最近的一项研究中[13]，10例无皮肤病的患者接受了针刺治疗。分别在针刺前和10次连续针刺后的第3天和第6天对针刺区域进行皮肤活检，组胺点刺试验被用于诱导这些区域和对照区域的瘙痒，通过对PGP9.5和CGRP的免疫染色评估发现，皮肤的神经分布大幅度减少。这样的减少可以解释针灸对瘙痒的影响。但是对组胺的反应无差异。可能有两种假设：一种是由于针灸对患者的一般作用；另一种假设是针灸产生作用也许发生在组胺释放之前。

因此，针灸对瘙痒的影响可能发生在两个层次：脊髓和脊髓上水平——门控制对C纤维的作用；皮肤水平——降低C纤维密度。

52.3.2 临床研究

52.3.2.1 组胺诱导的瘙痒

对10名健康受试者用组胺诱导皮肤瘙痒[14]。然后分别进行安慰针刺治疗，针刺治疗，或频率为2Hz和80Hz的电针治疗，每种治疗之间间隔1周（电针治疗间隔4周）。针刺后5min和针刺后20min分别进行瘙痒程度的评估。根据视觉模拟评分（VAS），在组胺注射过的同一皮区应用针灸、2Hz和80Hz的电针治疗后瘙痒明显减轻，但在其他皮区，没有产生以上结果。

另一项研究在32名健康受试者中进行[15]。在受试者前臂注射组胺，然后进行电耳针。在注射后5min就瘙痒程度进行一次测量，然后电耳针治疗5min后再次测量。4周后再次注射一次组胺，但之后不再使用电耳针。研究发现受试者同侧前臂的瘙痒程度显

著减轻。因为没有对照组，这些结果尚需进一步讨论。

在一项随机对照双盲研究中[16]，没有接受过任何针灸治疗的 10 名健康志愿者被随机分为 3 组：针灸组（针刺曲池穴）、安慰剂组（根据针灸疗法的规范在相同皮区针刺另一个区域）和不使用针灸组。每组进行 20s 瘙痒评估。结果只有针刺曲池穴这组在防止瘙痒、风团及潮红方面取得了明显效果。

52.3.2.2 尿毒症瘙痒

在一项对 6 例既往治疗无效的患者进行的研究中[17]，经过电针治疗后瘙痒明显减轻，而且睡眠得到改善。而表面电刺激则不会产生任何效果。

在一项针对 40 例尿毒症瘙痒患者的曲池穴进行的随机双盲对照试验中[18]，第一组的 20 例患者每周针刺曲池穴 2 次；第二组的 20 例患者在相同条件下，在距曲池穴 2cm 处进行针刺。第一组在治疗前、治疗后和治疗后 3 个月的瘙痒评分分别是（38.3±4.3）、（17.3±5.5）和（16.5±4.9）。而对照组的瘙痒评分分别是（38.3±4.3）、（37.5±3.2）和（37.1±5）。针刺组瘙痒的改善程度与对照组相比具有显著的统计学差异（$P < 0.001$）。试验中血肌酐、镁、磷、钙、甲状旁腺激素的量并没有发生变化。

52.3.2.3 老年性皮肤瘙痒症

目前只有一项针对老年性皮肤瘙痒症的研究[19]，不过，由于研究方法不精确，尚无法得出关于其疗效的任何结论。

52.3.2.4 神经性瘙痒

在一项回顾性研究中，在生理学数据正常且没有任何皮肤病学原因的分节性瘙痒患者中，16 例患者中的 12 例在针刺椎旁肌对应的相关皮区（俞穴）4 个疗程后，发现针刺有利于消除他们的瘙痒症状[20]。

52.4 结　语

除疼痛和伤口愈合外，瘙痒是经随机研究验证有效的 3 个皮肤病适应证之一[20]。但是，目前我们只能接受针灸对组胺诱导的瘙痒的预防作用和对尿毒症瘙痒的疗效，更多适应证还需要进一步的研究。

（张广中 译　谢志强 校）

参考资料

1. Rabischong P, Niboyet JE, Terral C, Senelar R, Casez R. Bases expérimentales de l'analgésie acupuncturale. *Nouv Presse Med.* 1975; 4:2021–2026.
2. Li AH, Zhang JM, Xie YK. Human acupuncture points mapped in rats are associated with excitable muscle/skin–nerve complexes with enriched nerve endings. *Brain Res.* 2004;1012:154–159.
3. Langevin HM, Yandow JA. Relationship of acupuncture points and meridians to connective tissue planes. *Anat Rec.* 2002;269:257–265.
4. Kessler D, Dethlefsen S, Haase I, Plomann M, Hirche F, Krieg T. Fibroblasts in mechanically stressed collagen lattice assume a "synthetic" phenotype. *J Biol Chem.* 2001; 276:36575–36585.
5. Jia-Xu C, Basil OI, Sheng-Xing M. Nitric oxide modulation of norepinephrine production in acupuncture points. *Life Sci.* 2006;79:2157–2164.
6. Cho Z, Chung S, Jones J, et al. New findings of the correlation between acupoints and corresponding brain cortices using functional MRI. *Proc Natl Acad* Sci. 1998;95:2670–2673.
7. Kaptchuk TJ. Acupuncture: theory, efficacy, and practice. *Ann Intern Med.* 2002;136:374–383.
8. Brown JH. Stimulation-produced analgesia: acupuncture, TENS and alternative techniques. *Anaesth Intens Care Med.* 2005; 6:45–47.
9. Wu MT, Hsieh JC, Xion J, et al. Central nervous pathway for acupuncture stimulation: localization of processing with functional MRI of the brain-preliminary experience. *Radiology.* 1999;133:133–141.
10. Pariente J, White P, Richard S, Frackowiak J, Lewith G. Expectancy and belief modulate the neuronal substrates of pain treated by acupuncture. *Neuro Image.* 2005; 25:1161–1167.
11. Zijlstra FJ, Van den Berg-de Lange I, Huygen FJ, Klein J. Anti-inflammatory actions of acupuncture. *Mediators Inflamm.* 2003;12:59–69.
12. Stellon A. Neurogenic pruritus: an unrecognised problem? A retrospective case series of treatment by acupuncture.

Acupunct Med. 2002;20:186–190.

13. Carlsson CP, Sundler F, Wallengren J. Cutaneous innervation before and after one treatment period of acupuncture. *Br J Dermatol.* 2006;155:970–976.

14. Lundeberg T, Bondesson L, Thomas M. Effect of acupuncture on experimentally induced itch. *Br J Dermatol.* 1987;117: 771–777.

15. Kesting MR, Thurmuller P, Holzle F, Wolff KD, Holland-Letz T, Stucker M. Electrical ear acupuncture reduces histamine-induced itch (alloknesis). *Acta Derm Venereol.* 2006;86:399–403.

16. Pfab F, Hammes M, Bäcker M, et al. Preventive effect of acupuncture on histamine-induced itch: a blinded, randomized, placebo-controlled, crossover trial. *J Allergy Clin Immunol.* 2005;116:1386–1388.

17. Duo LJ. Electrical needle therapy of uremic pruritus. *Nephron.* 1987;47:179–183.

18. Chen-Yi C, Wen CY, Min-Tsung K, Chiu-Ching H. Acupuncture in haemodialysis patients at the Quchi (LI11) acupoint for refractory uraemic pruritus. *Nephrol Dial Transplant.* 2005;20:1912–1915.

19. Yang, Mingchang, Mao, Jinglie, Yu, Ju. Observation on therapeutic effect of acupuncture and moxibustion on senile cutaneous pruritus. *Chin Acupunct Moxib.* 2002;22.

20. Potin-Richard L, Peau et acupuncture. Medical Thesis, Brest, 2007.

第五部分
未来展望

第53章　未来展望：前景

Sonja Ständer · Laurent Misery

瘙痒的皮肤和中枢神经生物学是复杂的，同时构成了可变的和应激脆弱性机制的调节基础。目前，仍不清楚包括神经介质和受体的所有机制。本书呈现的治疗方法和潜在机制仅是神经相互作用复杂网络的一部分。然而，现在的知识为新的和未来可能的治疗方法提供了思索。例如诱导神经纤维外周或中枢敏化的神经介质（如神经营养素），可使瘙痒变成慢性，并因此成为未来治疗的靶标。神经营养素及其受体在皮肤神经发育和损伤后重建中起重要作用。它们被非神经性炎性细胞如嗜酸性粒细胞释放，在结合外周神经纤维上的特异性受体后，沿细胞体上的轴突进入背根神经节，在那里调节涉及神经生长和敏感的多种蛋白的表达。神经生长因子可导致外周神经受体如组胺和辣椒素受体敏化。已证明神经生长因子在结节性痒疹和特应性皮炎上过度表达，而且推测神经生长因子及其受体有助于这些疾病的神经增生。靶向神经生长因子将是治疗结节性痒疹或特应性皮炎的选择，并有助于防止瘙痒变成慢性。

10年前，发现蛋白酶活化受体2（PAR-2）存在于皮肤感觉神经纤维上，可被肥大细胞介质如类胰蛋白酶激活。激活导致瘙痒和神经源炎症，类似于由肥大细胞释放组胺诱导的效应。在特应性皮炎皮损中，初级传入神经纤维PAR-2表达增强，表明这个受体参与特应性皮炎瘙痒的病理生理机制。PAR-2拮抗剂在抑制外周诱导的瘙痒上应当是有效的，然而目前尚无用于治疗的制剂。

其他最近发现的诱导外周瘙痒的分子如IL-31，代表了新的抗瘙痒药物的靶标。利用神经激肽-1拮抗剂靶向神经肽（如P物质）的小规模探索性研究获得了成功。因为目前的治疗方法不能用于长期治疗，特别是严重慢性瘙痒，如肾性瘙痒和水源性瘙痒，需要新的有效的治疗。总之，治疗慢性瘙痒是一种挑战，需要掌握直接作用于皮肤或中枢神经系统的神经结构的现代治疗知识。确定瘙痒起源及早期开始防止症状变成慢性（慢性化）的特异性治疗具有优先权，这种优先权具有重要意义。

（谢志强 译　李启芳 校）

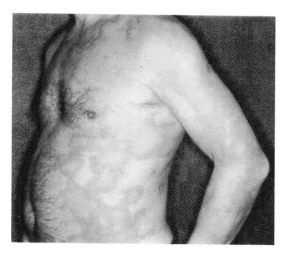

彩图 16.1　慢性荨麻疹患者典型风团，即皮肤中心苍白中心体绕以红晕

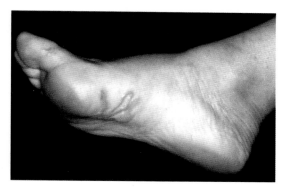

彩图 17.1　钩虫相关皮肤幼虫移行导致足部匐行疹

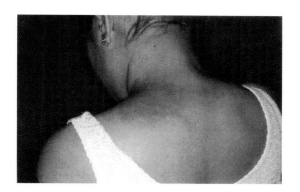

彩图 17.2　脂膜炎提示皮肤棘腭口线虫病

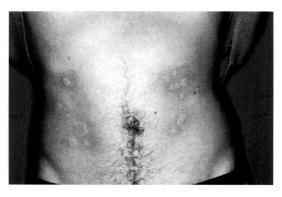

彩图 17.3　血吸虫病急性侵袭期导致荨麻疹

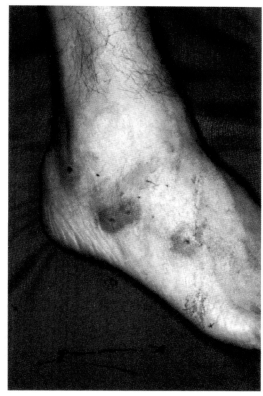

彩图 17.4　无意行走在蚁丘上导致的急性痒疹

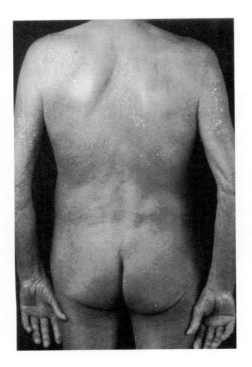

彩图 18.1 红皮病型蕈样肉芽肿（MF）：患者表现为红皮病、掌跖角化病和剧烈瘙痒

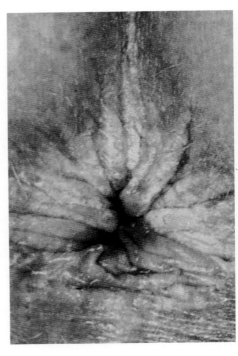

彩图 19.1 慢性单纯性苔藓为肛周特应性皮炎的慢性形式：过度苔藓化

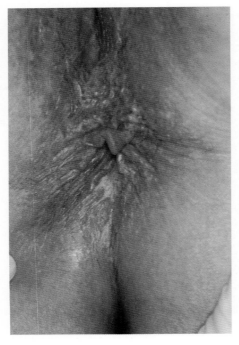

彩图 19.2 肛周红色苔藓：非常瘙痒的炎症皮肤病，可见白色条纹，即所谓的 Whickham 纹

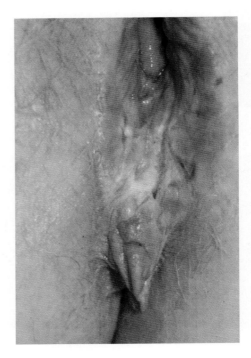

彩图 19.3 硬化性苔藓：非常瘙痒的结缔组织病，可见硬化、萎缩和毛囊性角化过度

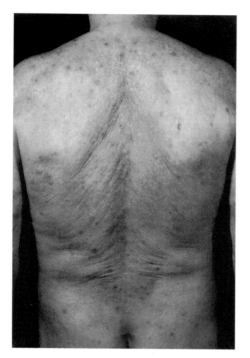

彩图 20.1　患者背部抓痕和继发的色素沉着形状为"蝶形"

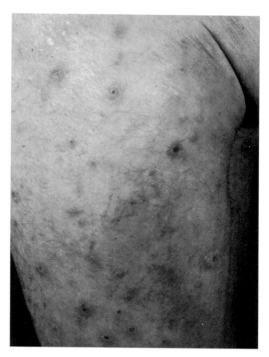

彩图 20.2　搔抓继发的痒疹表现为丘疹及小结节损害

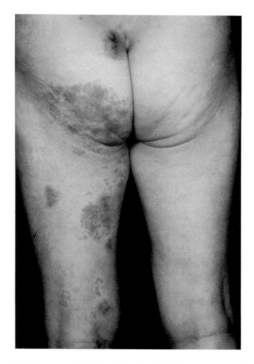

彩图 24.1　带状疱疹患者，累及左腿 S2 和 S3 皮区

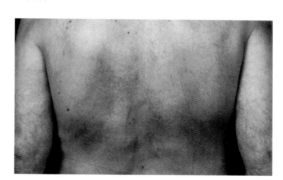

彩图 24.2　感觉异常性背痛患者和背部相应的搔抓损害（courtesy of S. Ständer）

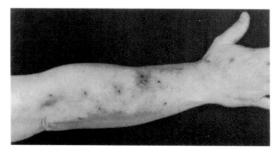

彩图 25.2　臂桡侧瘙痒症（BRP）患者右上肢相应的搔抓性皮损

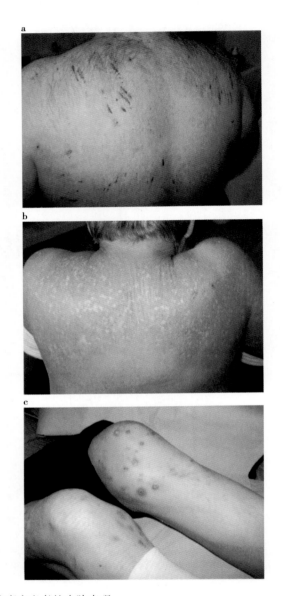

彩图 27.1　CKD 相关性瘙痒患者的皮肤表现
a：背部抓痕　b：一位进行血透妇女的双肩和后背有深瘢痕　c：一位进行腹膜透析患者的下肢有结节性痒疹伴有表皮剥蚀和重叠感染